高等学校教材

儿童物理治疗学
Physical Therapy for Children

主　编　庞　伟　吴绪波

副主编　李　鑫　宋福祥　张　琦

编　委　（按姓氏笔画排序）

马婷婷　首都医科大学康复医学院　中国康复研究中心
王春南　沈阳市儿童医院
王景刚　深圳市儿童医院
李　鑫　佳木斯大学附属第三医院
吴绪波　上海中医药大学康复医学院
宋福祥　佳木斯大学康复医学院
张　琦　首都医科大学康复医学院　中国康复研究中心
张晓霞　长沙民政职业技术学院
陆　琰　上海中医药大学附属第七人民医院
陈　楠　上海交通大学医学院附属新华医院
范艳萍　佳木斯大学附属第三医院
林　强　中山大学附属第七医院
庞　伟　佳木斯大学康复医学院
赵彦博　佳木斯大学附属第三医院
柳维林　福建中医药大学
姜　影　滨州医学院
栾天明　佳木斯大学康复医学院
唐　欣　昆明医科大学
曾　庆　南方医科大学珠江医院
潘　玮　佳木斯大学康复医学院

秘　书　潘　玮　陆　琰

人民卫生出版社
·北　京·

图书在版编目（CIP）数据

儿童物理治疗学 / 庞伟，吴绪波主编 . -- 北京 ：
人民卫生出版社，2024. 7. -- ISBN 978-7-117-36506-2

Ⅰ. R720. 5

中国国家版本馆 CIP 数据核字第 2024LC3909 号

人卫智网	www.ipmph.com	医学教育、学术、考试、健康，购书智慧智能综合服务平台
人卫官网	www.pmph.com	人卫官方资讯发布平台

儿童物理治疗学

Ertong Wuli Zhiliaoxue

主　　编：庞　伟　吴绪波

出版发行：人民卫生出版社（中继线 010-59780011）

地　　址：北京市朝阳区潘家园南里 19 号

邮　　编：100021

E - mail：pmph @ pmph.com

购书热线：010-59787592　010-59787584　010-65264830

印　　刷：三河市宏达印刷有限公司

经　　销：新华书店

开　　本：787 × 1092　1/16　印张：22

字　　数：535 千字

版　　次：2024 年 7 月第 1 版

印　　次：2024 年 7 月第 1 次印刷

标准书号：ISBN 978-7-117-36506-2

定　　价：78.00 元

打击盗版举报电话：010-59787491　E-mail：WQ @ pmph.com

质量问题联系电话：010-59787234　E-mail：zhiliang @ pmph.com

数字融合服务电话：4001118166　E-mail：zengzhi @ pmph.com

前　言

在我国，四千年前就已形成物理治疗的雏形，人类在与自然及疾病的长期斗争中不断总结经验，并随着现代科学的兴起而不断发展和完善。我国现代物理治疗已有 30 多年的发展历史，儿童物理治疗也随之迅速发展，以应对特殊需要儿童生长过程中所面临的各种障碍。儿童物理治疗在理念、理论、专业技术、辅助器具和设备等方面都取得了明显进步。但与国际先进水平相比，我国儿童物理治疗师在数量上仍不能满足实际需要，相关院校也鲜有开设独立的儿童物理治疗课程。另外，现有的儿童物理治疗师也需要进行专科化培训，以提高临床实践能力，不断提高服务质量。

为顺应特殊儿童对提高功能性活动、回归家庭、适应和参与校园及社会活动等需求，同时根据国内儿童康复治疗师学历教育及继续医学教育的实际情况，我国第一所儿童康复临床、教学与研究的专门机构(黑龙江省小儿脑瘫康复疗育中心)的儿童物理治疗临床与教学团队在全面总结数十年实践经验的基础上，经过前期充分的调研论证，联合国内知名高校及教学医院，遴选了既具有深厚理论基础，又有丰富实践经验的骨干教师共同编写了《儿童物理治疗学》。

本书依据儿童物理治疗师所需要的理论知识与专业技术体系编写而成，包括总论与各论共十九章内容，前三章重点介绍儿童物理治疗的概论、儿童粗大运动生长发育及运动功能评定，第四章至第十三章介绍了关节活动技术、肌肉牵伸技术、肌力训练技术、体位转换技术、平衡与协调训练、步行功能训练、神经发育技术、运动控制、姿势管理及辅助器具和物理因子疗法等常用儿童物理治疗技术，第十四章至第十九章介绍了高危儿早期干预、神经发育障碍性疾病、神经系统疾病、儿童肌肉骨骼系统疾病、遗传性疾病及其他相关疾病的物理治疗方法。

本书旨在让康复治疗学专业学生、康复治疗师，尤其是儿童物理治疗师全面、系统地掌握先进的物理治疗理论与技术，并力求在儿童物理治疗实践中创造性地灵活运用，帮助其遵循循证医学原则，科学规范地开展儿童物理治疗，使更多的特殊需求儿童及其家庭受益。

本书在编写过程中尽量做到各章内容有效衔接、融会贯通、图文并茂，各章撰写形式尽可能一致，力求体现科学性、先进性、创新性与实用性。既可作为康复治疗学专业师生的参考书，又可作为儿童物理治疗师在职培训教材，以及儿童物理治疗实践的重要参考书。

衷心感谢各位编委的辛勤劳动与奉献。由于编写时间仓促，编写人员水平有限，本书出版之际,恳切希望广大读者在阅读过程中不吝赐教,欢迎发送邮件至邮箱 renweifuer@pmph.com,或扫描下方二维码,关注"人卫儿科学",对我们的工作予以批评指正,以期再版修订时进一步完善,更好地为大家服务。

主　编
2024 年 6 月

目　　录

第一章

概　论

第一节　概　述

康复(rehabilitation)是指采用各种措施,消除或减轻康复对象(病、伤、残者等)身心及社会功能障碍,使其功能达到或保持在最佳水平,增强其生活自理能力,重返社会,提高其生存质量。尽管有些病理变化无法消除,但经过康复,仍然可以使个体达到其最佳的生存状态。其目的是以人为对象并提高局部及整体功能水平,提高生存质量(the quality of life),最终融入社会(social integration)。有些康复对象也许局部或系统功能无法恢复,但通过积极的康复仍可以使其带着某些功能障碍而过着有意义的生活。

儿童康复是康复医学的一个分支,服务于儿童,主要针对小儿在发育过程中出现的运动、语言、智力、行为等方面的异常进行筛查、评估、诊断及康复治疗,最终使儿童通过一系列康复手段实现功能独立、生活自理。

一、儿童物理治疗理念

物理治疗是对运动功能障碍的患儿进行针对性的治疗和训练,以保持、重新获得功能或防止继发性残疾,以及功能丧失的重要治疗方法。儿童物理治疗由两部分组成,一部分是以功能训练和手法治疗为主要手段,又称为运动治疗或运动疗法;另一部分是以各种物理因子(声、光、冷、热、电、磁、水等)为主要手段,促进患儿康复的疗法,又称为理疗。儿童物理治疗的目的是改善血液循环、减轻疼痛、预防和改善障碍,最大限度地恢复患儿的力量、移动能力和协调能力。

运动疗法是指利用器械、徒手或患儿自身力量,采用主动和被动运动,通过改善、代偿和替代的途径,旨在改善运动组织(肌肉、骨骼、关节、韧带等)的血液循环和代谢,促通神经并恢复肌肉功能,提高肌力、耐力、心肺功能和平衡功能,减轻异常压力或施加必要的治疗压力,纠正躯体畸形和功能障碍,并使患儿获得全身或局部运动功能、感觉功能恢复的训练方法。运动疗法着重进行躯干、四肢运动、感觉、平衡等功能的训练,包括关节功能训练、肌力训练、有氧训练、平衡训练、易化训练、移乘训练和步行训练,提高社会参与能力和改善日常生活活动能力。运动疗法多为主动性治疗,患儿在治疗师的指导和监督下,主动进行运动治疗活动,如翻身、坐、爬、站等各种运动训练,行走功能训练,以及轮椅使用训练等。运动疗法是儿童康复领域中应用最普遍的康复治疗方法,其主要针对诸多疾病、发育障碍及功能障碍者。脑瘫儿童主要表现为运动功能障碍,因此运动疗法已成为脑瘫儿童康复的核心治疗手段。

物理因子疗法是应用电、光、声、磁和热动力学等物理学因素,以及现代科学技术治疗疾病的方法,包括利用各类物理特性结合现代科学技术而采用的治疗手段有音频、超声波、激光、红外线、短波、微波、超短波、固频干扰、电磁、旋磁、电、仿生物电等方法,也包括运用热动力学因素,采用各种冷、热方法进行的治疗,如水疗、蜡疗等。物理因子疗法属于物理治疗的范畴,是现代康复的重要治疗手段之一。

儿童物理治疗可以运用各种神经发育学理论,根据神经生理与神经发育的规律,即由头到脚、由近端到远端的发育过程,应用易化或抑制方法,使患儿逐步学会如何以正常的运动方式去完成日常生活动作,掌握基本的技巧和技能,从而达到生活自理及生活质量提高的目的。随着康复医学的不断发展,人们普遍认为患儿积极参与的主动运动是改善运动功能障碍的主要手段,所以康复医学工作者将物理疗法的研究重点放在运动疗法上。

二、儿童物理治疗理论模型

应根据儿童不同疾病及功能障碍特点,选择不同的物理治疗项目。在康复干预过程中需要进一步观察、评定和诊断。儿童无论哪种疾病或功能障碍,都发生于生长发育阶段,其发病机制、病理生理学特点、临床表现等生物学特征及其生长发育和致病的社会学因素,均明显区别于成人。因此,在临床康复工作中,应以儿童发展理论为依据,来实施物理治疗。

不同生长发育阶段的物理治疗目标及策略的选择不同。根据不同年龄段儿童康复目标,选择采用不同的物理治疗。儿童康复的策略选择还要充分强调特殊需求儿童及其家庭参与的重要性,特殊需求儿童的活动和参与既作为物理治疗的方法,也作为康复的目标。父母作为重要的康复团队成员,所能起到的作用不亚于专业人员,而康复治疗师所面对的不仅是儿童,还包括父母及所有相关人员。因此,康复治疗师不仅要实施康复治疗,还有责任实施对父母的引导,以及努力创造有利于特殊需求儿童康复的环境。

1. 医院 - 社区 - 家庭康复 医院康复(hospital rehabilitation,HR)是指儿童在医院内接受康复治疗。其特点是具备了较为完善的康复设备,有经过正规培训的各类康复专业人员(如康复医师、康复治疗师、康复护士等),开展的康复治疗比较系统和规范,能解决儿童的各种康复问题。其劣势是儿童必须来医院才能接受康复服务,且儿童接受康复服务还受到床位数和住院日的限制。医院是实施康复技术规范的制订者,对整个康复过程能否取得好的效果起到决定作用。

社区康复(community-based rehabilitation,CBR)是指儿童在具有一定人群和地域特征的特定范围接受康复治疗,其特点是这种康复依靠社区资源(人、财、物、技术),主要为本社区儿童(特别是恢复期和慢性期的对象)开展就地康复服务,是分级诊疗中基层首诊的基础。社区康复强调的是发动社区、家庭和儿童参与,以医疗、教育、社会等全面康复为目标;其不足是受场地、设备和技术等条件的限制,对一些病情比较复杂的儿童其功能恢复需要转诊到上级医院或专科康复机构进行康复。因此,建立有效的上下转诊系统(双向转诊),解决当地无法解决的各类康复问题,是确保社区康复有效运作的长效机制。

家庭康复(home-base rehabilitation)也称居家康复、上门康复服务(out-reachingrehabilitation service,ORS),是指具有一定水平的康复专业人员,走出康复机构,到有需要的儿童家庭开展康复服务。家庭康复的最大特点是儿童在家庭就可以享受既往在医院内才可以享受的康复服务,是实现康复全生命周期覆盖的保证。其不足是受现阶段康复专业人员数量不足的限制,能提供的康复服务有限;同时限于家庭场地的制约,医院等康复机构内许多仪器和设备都不能随康复专业人员上门出诊而随同携带。因此,儿童接受的康复项目也受限。

医院康复、社区康复和家庭康复三种服务并非平行,也不相互排斥,而是相辅相成,构建成一个完整的、全面的康复服务体系。没有进行有效的医院康复就难以有良好的社区康复和家庭康复。

2. 生物 - 心理 - 社会医学康复 生物 - 心理 - 社会医学模式也称为现代医学模式,它认为人类健康与疾病取决于生物、心理及社会等各种因素,保护与促进健康,要从人们的生活环境行为、精神及卫生服务等多方面努力,从生物、心理和社会等方面来观察、分析和思考,并且处理疾病和健康问题的科学观和方法论。其主要观点为:①不仅关注疾病,更关注患者;②不仅关注疾病的治疗,更关注疾病对患者心理和情感的影响,了解患者家庭的关系状况。在研究疾病的发生、发展和转归时,既要重视生理因素,又不要忽视社会因素和心理因素的影响,把人的自然属性和社会属性结合起来进行考察,才能揭示生命活力的本质,探明人类和疾病斗争的规律性,解放医学思维模式,用综合的思维方式处理问题,医学研究的思路得以扩大,社会、心理预防的应用让疾病预防提高到新的层次。生物 - 心理 - 社会医学模式重视儿童的社会生存状态,从生物与社会结合角度理解人的生命、健康和疾病,同时也对医护和康复治疗师的职业道德提出更高的要求:医护和康复治疗师不仅要关心儿童的躯体,还要关心儿童的心理;不仅要关心儿童个体,还要关心儿童父母、关心社会。物理治疗过程中,应对儿童进行多学科联合诊疗与康复,从而提高生活质量。

3. ICF 理论框架(图 1-1)

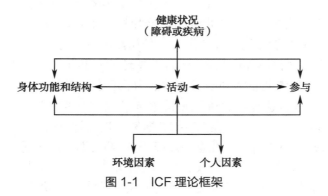

图 1-1 ICF 理论框架

2001 年 5 月,世界卫生组织(world health organization,WHO)正式发布《国际功能、残疾和健康分类》(International Classification of Functioning,Disability and Health,ICF),使不同国家与学科间在功能、残疾和健康领域的评定与分类有了国际通用的理论架构和语言体系。为了更好地理解功能,ICF 提供了基于人和环境间交互作用的综合多维度研究方法。ICF 基于生物 - 心理 - 社会模式,为健康与功能障碍的理解提供新概念。为了能将 ICF 更好地运用于儿童和青少年,并弥补在儿童和青少年功能与健康分类的不足,2007 年 WHO 发布了《国际功能、残疾和健康分类(儿童与青少年版)》(International Classification of Functioning,Disability and Health:Children and Youth Version,ICF-CY),2013 年完成国际中文版的翻译和标准化工作。ICF-CY结合儿童身心发展特点,在ICF原有类目的基础上,删减了一个类目,还增加了37条身体功能类目,18条身体结构类目,155条活动和参与类目,以及9条环境类目。增加的类目使ICF-CY更具有针对性和指导性,奠定了儿童康复理论基础,并为儿童的功能诊断、功能干预和功能评估提供了方法和工具。

功能包括身体结构、身体功能、活动和参与能力,它表示个体与个体所处的背景因素之间发生交互作用的积极方面。这种交互作用是动态和双向的,其中一种成分的变化可能影响其他成分。背景性因素包括个人因素和环境因素,环境因素可以成为障碍,产生或加重功能障碍的严重性;或是有利因素,改善甚至是消除功能障碍。功能障碍指身体结构损伤、身体功能损伤、活动能力受限、参与能力受限,它表示个体和个体所处的背景因素之间发生交互作用的消极方面。

就不同类型特殊儿童的物理治疗而言,ICF的临床系统应用较少,也暂无符合机构床边实际操作的ICF核心组合(ICF Core Set)与简明核心组合的指导,后续在ICF现有理论框架下对特殊儿童的物理治疗进行统一描述是ICF儿童康复临床应用的重要方向,即"用ICF的语言说话"。儿童康复评估部分可先按ICF核心类目表列出问题清单,再将问题按ICF的编码转换成ICF语言,治疗方面则按ICF理论框架安排物理治疗(按功能障碍列出治疗表),同时在ICF-CY的基础上,加快进行诸如儿童常见颅脑疾病,脊髓、外周神经系统疾病,脊柱与骨关节疾病的ICF核心组合与简明核心组合的研究。

根据ICF的理论,使用者的关注点是功能而不是疾病的结局。它为临床、公共卫生和研究应用提供一套共同和通用的语言,有利于记录和衡量儿童青少年的健康和残疾。疾病和功能障碍等健康状况是功能、功能障碍和健康整个构架的组成部分。ICF在儿童物理治疗方面主要以ICF-CY为指导,因后者记录儿童和少年的特征时包括更多详细信息。ICF"生物-心理-社会"观念的引入,给儿童物理治疗指引了新的方向,在多因素的参与下更有利于特殊儿童整体和综合发育。ICF作为一种功能的分类标准,最重要的理念之一是将"活动"和"参与"作为评价功能的尺度,同时考虑环境对参与度的影响。指导治疗师在应对残疾时,不仅要提高特殊儿童活动与参与的能力,更要寻求某种方法,让他们在活动和参与中不受残疾的影响,或将这种影响降到最低,使他们忽略残疾的环境,提高他们在生活、学习、工作及娱乐中的满意度。因此,在ICF-CY框架下进行评估分析和治疗,要根据以下六个方面来改进理念,并最终改善特殊儿童功能障碍,以期帮助他们重返校园,提高生活质量。

(1)以任务为导向,实现功能活动:ICF强调儿童功能在个人活动和生活情景中的应用,物理治疗应以功能活动为核心。应用ICF理论不仅应关注儿童功能障碍,还要重视其功能的优势。在物理治疗中,给其设定一项具体的、难度适中的、有可操作性的任务,使孩子可充分发挥其功能优势,尽量减少训练在生活中无实际应用价值的动作,避免重复的肢体功能训练,物理治疗任务要与情景相结合。强调儿童主动运用习得的技能,并参与到现实生活和社会活动中。

(2)诱发主动运动和主动治疗:ICF理论重视儿童的个人体验,强调在动作完成过程中实时给予诱导,注意孩子活动中的各个细节,及时纠正异常姿势和代偿。在改善儿童身体结构和功能层面问题后,还须提高其主动活动的意识,诱发大脑的学习机制,让儿童不但能完成这项功能,还能学会将这项功能在日常活动中加以运用,并根据不同的环境适度调整。

(3)寓治于乐:ICF遵从联合国《儿童权利公约》,而游戏是儿童正当的权利,特殊儿童同样应享有这种权利。儿童在活动和参与上相对于成人有所不同,儿童游戏的早期经验在决定大脑回路和儿童智力的广度和质量上起着重要作用。儿童必须且只有通过游戏才能实现其身体的发育和心理的成长。对于儿童而言,增加满足感、鼓励、陪伴、奖励等均可提高参与度。因此,在物理治疗的设计中,需要考虑如何将治疗变得有趣,以提高儿童参与的积极性。

(4)家庭参与:ICF理论强调给儿童提供有利的环境因素,儿童所处的环境主要是家庭环境,家庭是儿童康复的自然环境,多维度的干预措施首先要从家庭入手。父母与孩子接触的时间最长,是患儿最亲近、最信赖的人,要教育父母除在衣、食、住、行上提供给孩子基本的物质需求和给予孩子适度的爱外,还应充当老师和治疗师的角色。家长既不能因为儿童特殊的情况过度溺爱,事事代劳,使其自身具有的能力得不到充分的运用,也不要让孩子因自己的"特殊"而刻意回避社会,以避免进一步加重其活动和参与的受限程度。指导家长以正确的态度面对儿童,家庭的态度和家长学习应用教育与康复手段的能力是康复治疗结局的关键环节。

(5)去机构化治疗模式:ICF理论强调环境因素的影响,环境中的物理和社会元素对儿童的功能提高有很大的影响。特殊儿童的社会环境一般比较局限,大多主要活动区域仅限于家庭和治疗机构之间,只有部分儿童可以以随班就读的形式上正常幼儿园或学校,部分上特殊教育学校,若长期坚持在康复机构或特殊学校进行强化康复治疗,客观上脱离了正常儿童的生活成长环境,社会交往的范围较窄,除与父母、治疗师、教师接触外,与同龄儿童的交往机会不多,且在交往的过程中,主要接触人都会给予儿童特殊的照顾,是在一个相对隔离的环境中成长,这会影响其身心的健康成长。因此,持续的关注和改善儿童的环境,调动环境中的相关人员,消除环境障碍,创造一种支持性的物理和社会环境,建立并强化个人的资源,改善其与周围环境的交互作用水平,积极寻求当地残联、医疗、特殊教育、福利机构中可利用的服务与资源,为孩子争取更多融入主流社会的机会。

(6)医教结合:儿童的参与能力与其在不同的发育时期能否接受教育有密切联系。因此,儿童的物理治疗应与普教、特教、融合教育相结合。0~3岁婴幼儿的中枢神经系统尚未发育成熟,脑组织各部位功能尚未专一化,此阶段的脑组织有很强的可塑性,是进行物理治疗的最佳时期。3岁以上学龄前期和7岁以上学龄期的儿童将面临继续在医疗机构以物理治疗为主还是到幼儿园以接受教育为主的"两难"选择。国际上通行的方式是以物理治疗与教育相结合的模式,不仅保证儿童接受"正常"教育的机会,且从肢体、言语、日常生活、行为及感知觉等方面提高其功能、活动和参与能力。

ICF的理论拓展了传统儿童物理治疗的思路,改变以往物理治疗中重功能、少参与、轻环境的治疗方式。应用ICF的国际康复理论与方法来指导物理治疗,是按照生物-心理-社会的现代康复医学模式,将个体、任务和环境相结合的康复策略,功能只有通过主动的活动和参与才能体现其价值。辅具及心理支持、改善物理与接纳环境的改善,能提高特殊儿童的参与度,从而减轻残疾。

三、儿童物理治疗的目的

儿童物理治疗在儿科疾病的临床应用中十分广泛,是促使儿童身心健康与功能恢复的非创伤性治疗手段。对于典型发育中的儿童来讲,物理治疗可以提升和改善儿童生长发育阶段各类疾患导致的功能障碍,达到预防及保健的目的。对于特殊儿童来讲,物理治疗则是改善其功能及预后的一项重要治疗措施。以脑瘫儿童为例,通过物理治疗可以缓解肌肉痉挛,改善因痉挛导致的疼痛及关节受限,促进其建立正常的姿势及运动模式,纠正躯体畸形和功能障碍。家庭是儿童生长发育最需要的条件之一,通过家庭指导,将物理治疗渗透至家庭康复中,是脑瘫儿童长期康复及训练成功的关键,可最大限度地发挥脑瘫儿童的潜能,尽可能地促进其进行日常生活、学习、工作和劳动,改善社会生活能力,提高生活质量,最终达到回归社会和融入社会的目的。

四、儿童物理治疗师的角色与作用

物理治疗师是儿童康复治疗工作的直接执行者,是康复效果的重要保障。在康复评定的基础上,儿童物理治疗师可根据特殊需求儿童特点选择康复治疗策略,结合患儿或家属的意愿开出物理治疗处方,采用适合儿童生长发育需求,以及功能障碍特征的康复治疗途径、方法与技术,最大限度地发展、维持和重建患儿的功能。近年来,随着儿童康复治疗技术的不断创新、发掘与应用,儿童物理治疗师在儿童康复治疗的全过程中仍然发挥着不可替代的作用,主要体现在专业性、安全性及机械设施所不具备的同理心。

但仍不容忽视的是,家庭在儿童康复治疗全过程中的独特作用,多数特殊儿童需要进行长期综合性的康复,而家庭康复则是保证康复效果的关键。在以家庭为中心的康复治疗中,家长是了解孩子的"专家",在为儿童提供康复服务中发挥着决策作用,治疗师的角色是家庭的技术顾问。在治疗师进行家庭指导的基础上,家长在家庭环境中对患儿进行干预,家庭计划和自我管理计划的制订是提高康复治疗强度的有效方法。

五、儿童物理治疗的对象

1. 特殊儿童 残疾儿童又称特殊需求儿童,简称特殊儿童,包括视力残疾、听力残疾、智力残疾、肢体残疾、精神残疾和多重残疾。近年来,随着产科技术、围产医学、新生儿医学的快速发展,新生儿死亡率明显下降,但脑瘫儿童的发病率并无下降,重症脑瘫的比例有增多的趋势,因此脑瘫儿童仍有较大的康复需求。

2. 发育障碍儿童 大多数发育障碍的儿童均为物理治疗的对象,如发育指标(里程碑)延迟、发育性协调障碍、全面性发育迟缓和多重复杂发育障碍等。

3. 各类疾病及功能障碍者 包括的疾病有①先天性疾病:先天性肢体畸形、先天性脊柱裂、先天性脑积水、脊髓形成不全、骨形成不全症等;②围产期疾病:早产及低体重儿、新生儿脑病、胆红素脑病、分娩麻痹等;③后天性疾病:急性疾病、慢性疾病、各类损伤及个人或环境因素导致的功能障碍者;④亚专科疾病:重症肌无力、脊肌萎缩症、腓骨肌萎缩症、进行性肌营养不良等儿童遗传性疾病;软骨病、脊柱侧凸、髋关节脱位、上下肢骨折等儿童骨科疾病;唐氏综合征、先天性甲状腺功能减退症、线粒体脑病(或脑肌病)、脂质沉积性肌病、苯丙酮尿症等遗传代谢性疾病。

六、儿童物理治疗的内容

常用的儿童物理治疗技术包括生物力学疗法(渐增阻力训练法、关节活动度的维持与改善训练法、呼吸系统疾病运动疗法、生态矫正训练法)、神经发育学疗法(Bobath 疗法、Vojta 疗法等)、基于运动控制理论的提高儿童主动运动表现治疗技术(任务导向性训练、目标导向训练、限制 - 诱导的运动疗法、手 - 臂双侧徒手强化训练)等。

循证医学研究表明,一些辅助干预措施,如电刺激、水疗、软组织贴扎、经颅直流电刺激等与运动干预措施同时使用时能增强运动干预的效果。

1. 常用的儿童物理治疗技术

(1)生物力学疗法:包括渐增阻力训练法、关节活动度的维持与改善训练法、呼吸系统疾病运动疗法、生态矫正训练法等。

1)渐增阻力技术(progressive resistance exercise):是一种逐渐增加阻力的训练方法,肌肉的能力增强时负荷量也随之增加。肌力训练是根据超量负荷(over load)的原理,通过肌肉的主动收缩来改善或增强肌肉的力量。渐增阻力技术可被视为儿童肌力增加的可能的一种手段。

2)关节活动技术(joint activities therapy):主要用于改善和维持关节活动范围(range of joint motion,ROM)的康复治疗技术。关节活动度的维持和改善是运动功能恢复的前提和关键,是恢复肌力、耐力、协调性、平衡等运动要素的基础,也是进行日常生活训练、职业训练、使用各种矫形具、假肢和轮椅的必需条件。

3)关节松动技术(joint mobilization therapy):是一种治疗者在关节活动允许的范围内完成的针对性很强的手法操作技术,运动时常选择关节的生理运动和附属运动作为治疗手段。

4)软组织牵伸技术(stretching therapy):使病理性缩短的软组织延长的治疗方法,其目的主要为改善或重新获得关节周围软组织的伸展性,降低肌张力,增加或恢复关节的活动范围,防止发生不可逆性的组织挛缩,预防或降低躯体在活动或从事某项运动时出现的肌肉、肌腱损伤。

5)协调性训练(coordination exercise):协调能力是指人们迅速、合理、省力和机敏地完成有控制的运动,特别是复杂而突然的运动能力。协调性训练是以发展神经肌肉协调能力为目的的练习,常用于神经系统和运动系统疾病的患儿。

6)平衡训练(balance exercise):指改善人体平衡功能的训练。通过这种训练能激发姿势反射,加强前庭器官的稳定性,从而改善平衡功能。训练内容主要包括静态平衡法和动态平衡法。

7)减重步行训练(body weight support gait trainer):减重步行训练又称部分重量支撑(partial body weight support,PBWS)步行训练,是指通过器械悬吊的方式将患者身体的重量部分向上吊起,使患者步行时下肢的负担减轻,以帮助患者进行步行训练、平衡训练,提高患者日常生活活动能力,早日回归家庭和社会。如果配合运动平板(treadmill)进行训练,效果更好。

8)核心稳定性训练(core stability training):指针对提高人体在非稳态下的控制能力,增强平衡能力,更好的训练人体核心部位深层的小肌肉群,协调大小肌群的力量输出,增强运动功能,预防运动损伤的训练方法。核心稳定性训练的作用包括:①增强躯干深层稳定肌的肌力;②协调大小肌群的力量输出;③改善运动平衡性、协调性和灵敏度;④增强躯干骨盆周围本体感受器的刺激作用;⑤提高能量的利用效率;⑥减少运动过程造成的损伤。

9)神经肌肉激活技术(neuromuscular activation,Neurac):源自挪威,是一种悬吊运动疗法的训练技术(悬吊训练治疗 / 神经激活技术设备)。核心是激活"休眠"或失活的肌肉,依靠感觉运动刺激技术,使大脑、脊髓或肌肉感受器发出或接收的信息重新整合,并对运动程序重新编码,重建其正常功能模式及神经控制模式。利用装置的不稳定性,调动身体的整体协同运动实现负重与重心转移,自重牵拉等高强度的肌肉训练,发挥稳定肌群与动力肌群的良好配合。Neurac 装置系统在儿童中的应用具有集游戏、治疗为一体,充分调动儿童主动参与治疗的积极性和依从性的特点。

悬吊训练治疗(sling exercise therapy,SET)是一种运动感觉综合训练系统,把人体某些部位悬吊起来,使其在处于不稳定的状态下进行主动运动,通过主动训练和康复治疗达到恢复感觉和运动的控制能力、肌力、耐力及心血管功能,最终达到提高运动系统整体功能的方法。

10)全身振动训练(whole body vibration training,WBVT):利用机械振动和外在抗阻负荷刺激机体,提高神经肌肉的兴奋性,振动刺激肌肉纺锤体和运动神经元,激活更多的运动单位参与肌肉收缩,提高肌肉温度和皮肤血流流速,防止骨骼、肌肉僵化,引起肌肉振荡及神经系统的适应性反应而改善肌肉骨骼功能,对肌力、肌张力、平衡功能、姿势控制能力、柔韧性和骨密度的提高等都具有较好的训练效果。经典的训练为 9 分钟的振动,频率最高达到 30Hz。

11)体育活动:体育活动对改善儿童健康至关重要,对于行动受限、行动缓慢的严重身体功能障碍儿童设计和实施中等强度至高强度的运动项目比较复杂。体育活动干预可提高心肺健康、移动活动、参与和生活质量。在体育活动中一些指令性动作、体操、体育舞蹈等,不仅可以促进儿童身体运动功能,还可提高其认知能力,发展动作技能。而团体性的球类项目、集体性的运动比赛,不仅可以使儿童感受到运动互动的乐趣,促进身体锻炼和社会交流,更重要的是运动中的一些规则有利于儿童道德品质的培养。

体育活动从身体水平层面看,对于改善儿童的身体结构和功能有重要作用,主要作用在于改善儿童的肌肉骨骼系统、姿势异常和运动控制等运动功能,同时也促进精神功能、认知功能等的改善;从个体层面看,尽可能地改变儿童活动受限和参与局限,使儿童基本的身体活动能力增强,提高儿童的自理能力,提高游戏、娱乐、休闲及教育的参与水平;从社会层面看,体育活动的社会互动性又促进了儿童的沟通交流等。应用 ICF-CY 构建功能导向的体育活动和运动康复个别化方案,可改善身体功能,提升整体活动水平,促进儿童全面发展。

(2)神经发育学疗法(neurodevelopmental therapy,NDT):神经发育学疗法是根据神经生理与神经发育的规律,即由头到脚、由近端到远端的发育过程,应用易化或抑制方法,使儿童逐步学会如何以正常的运动方式去完成日常生活动作的训练方法。在康复治疗中应用较普遍的有 Bobath 疗法、Vojta 疗法、Rood 疗法、Brunnstrom 疗法、本体感觉神经肌肉易化法(proprioceptive neuromuscular facilitation,PNF)、Temple Fay 法、Domain 法及 Phelps 技术等。

早期干预一般依据发育龄及里程碑,主张以家庭为中心,采用促进粗大和精细运动功能发育的 NDT 疗法,以及包括抚摸、体位性干预、多感官刺激、水疗等综合方法。干预效果和预后与治疗时间长短、全方位的干预措施和家庭成员的积极参与有高度的相关性。但近年来的循证医学研究结果显示,NDT 对脑瘫儿童的疗效尚不清楚,由于缺乏可靠的证据,提倡谨慎应用 NDT,仔细观察脑瘫儿童的反应。主动形式的神经发育疗法可改善脑瘫儿童的运动功能和日常生活活动能力,以被动活动为主的神经发育疗法对脑瘫儿童是无效的。

(3)主动运动治疗技术:循证医学研究证据表明,基于运动控制理论的提高儿童主动运动表现治疗技术(任务导向性训练、目标导向训练、限制-诱导的运动疗法、手-臂双侧徒手强化训练)等干预有效,可改善身体功能,提高儿童平衡能力、运动功能和日常生活能力。

1)运动控制(motor control)理论:当前康复领域讨论和研究的新热点主要是研究调节或管理动作所必需的能力、动作的性质及动作是怎样被控制的。动作由个体、任务及环境因素相互作用而产生。运动控制理论可以量化患儿运动能力,并且使已经存在的功能进一步分化,使之泛化到日常生活活动中;运动控制疗法可以从力量、时间、位置、顺序等方面给患儿中枢神经系统输入更多的刺激,从而促进患儿的发育。其中,任务导向性训练是依据运动控制理论产生的、最具代表性的临床治疗方法。

2)任务导向性训练(task oriented training,TOT):根据世界卫生组织(WHO)的国际功能、残疾和健康分类(ICF)框架,对儿童和青少年脑瘫儿童的康复干预措施有了巨大变化,重点转变是从主要解决潜在症状和损伤的角度改善功能,转而更关注活动和现实生活中的任务训练,以及将他们在社区内参与的全部活动作为直接目标。任务导向性训练着重于帮助患儿获得解决目标任务的能力,相关理论和方法越来越广泛地被应用到各种运动功能障碍的康复治疗中,尤其是中枢神经系统损伤导致的运动功能障碍。

3)目标导向性训练(goal directed training,GDT):目标导向性训练是指在当前运动控制和运动学习理论的动态系统模式下以任务 - 导向的治疗性实践为证据基础的方法。目标导向运动训练也可用于改善粗大运动功能分级(gross motor function classification system,GMFCS)Ⅰ ~ Ⅳ级的脑瘫儿童和青少年的粗大运动功能。对手功能分级(manual ability classification system,MACS)Ⅳ级的脑瘫儿童和青少年采用目标导向性训练,并考虑环境的适应性和设备因素,可以增强儿童的独立性并减少照顾者的负担。特需儿童的目标与使用手有关,应采用整体任务实践中的目标导向性训练,依据儿童的认知能力、运动类型、环境、目标、儿童和家庭偏好,以及可用的资源,选择有效的干预措施。

4)目标 - 活动 - 运动环境(goals-activity-motor enrichment,GAME)疗法:目标 - 活动 - 运动环境疗法包括以目标为导向的强化运动训练、家庭教育和丰富儿童运动学习环境策略。GAME 疗法是以家庭为中心的康复治疗方式,结合父母的问题和要求,以儿童面临的问题为核心,采集训练信息,制订运动训练计划,将家庭教育与丰富的儿童学习环境相结合。GAME 疗法适用于脑瘫高危儿的早期干预,可以有效改善儿童的发育商,提高儿童日常生活活动能力。目标导向的强化运动训练依据功能性目标、发挥儿童自主活动能力和潜力,治疗师与家长共同决定训练任务目标,制订家庭干预计划。家庭教育通过小组教学和个别辅导的方法培训家长掌握 GAME 疗法的理念和在家庭中的训练方法,以及家庭环境改造。通过建立丰富的游戏环境以强化儿童自发运动的潜能,探索如何成功完成任务,将玩具、目标区域的选择与任务相匹配,通过正面的学习刺激和角色模型来增强认知和学习,帮助家长设计相对统一的干预环境,从而提高儿童的运动功能。GAME 疗法是实现儿童全面康复不可忽视的重要环节。

5)强制性诱导运动疗法(constraint-induced movement therapy,CIMT):强制性诱导运动疗法又称为强迫使用疗法、强制性治疗或限制诱导运动疗法。限制健侧的同时强化使用患侧肢体,提高患者自发地使用患侧肢体和阻止发生忽略患侧的现象。近年来,用于偏瘫型脑瘫的康复显示了良好的疗效,包括 3 个主要部分,①重复性任务:导向的患肢训练,每天 6 小时,连续 2~3 周;②应用坚持:增强行为方法将获得的技能转移到现实环境中;③限制健侧:强迫儿童使用患侧。由于年龄和发育性的特点,脑瘫的治疗中应适当修改 CIMT,以儿童友善的方式进行,以保证顺利实施,同时酌情使用神经发育学疗法、体感神经肌肉易化法、肌张力和肌力训练作为补充。

6)手 - 臂双侧徒手强化训练(hand-arm bimanual intensive training,HABIT):手 - 臂双侧徒手强化训练是一种基于运动学习原理和神经可塑性理论,由哥伦比亚大学开发的一种新型物理疗法。HABIT 是以活动为基础、任务为导向的作业疗法,通过双手目的性重复的作业活动,对两侧上肢进行任务强化及塑型训练,它要求儿童双手具有相等的使用机会,两侧上肢不断调整相互适应,共同参与作业活动以提高其协调能力,高效地完成作业,注重功能活动表现,主要目的是提高双上肢日常活动中的功能。HABIT 吸收了强制性运动疗法强化训练的优点,同时让健侧的手帮助患侧的手进行各种训练,重点是提高两手的协调性。通过有计划的工作训练完成双手合作的游戏和功能训练。HABIT 是一种新的治疗手段,该方法保留了儿科 CIMT 的两个主要元素,即强化练习和对儿童友善性,可以解决 CIMT 疗法的限制并改善双手协调性。

HABIT 适用于手功能受限严重的儿童、青少年和 2 岁以下因束缚而感到痛苦的儿童,有助于建立儿童的自信心、愉悦感和主动性,更有助于促进优势手的发育。HABIT 重视选择活动和创建环境,进行特定目标的整体任务训练,以促进自发使用双手,同时考虑更受影响的手在完成期望双手活动时的作用。

7)动作观察疗法(action observation therapy,AOT):动作观察疗法是基于镜像神经元系统(mirror neuron system,MNS)理论的治疗手段,患儿通过仔细观察相关动作视频资料,并尽力去模仿,从而达到提高肢体运动功能的目的。

8)运动想象疗法(motor imagery therapy,MIT):运动想象疗法是指为了提高运动功能而反复进行的动作想象,即没有任何运动输出,根据运动记忆在大脑中激活某一活动的特定区域而达到提高运动功能的目的。MIT 的想象内容以常规康复训练和日常生活的常用动作为主,集中于某项或某几项活动,重点改善儿童目前的功能障碍,可以提高儿童运动功能。

9)镜像视觉反馈疗法(mirror visual feedback,MVF):镜像视觉反馈疗法是一种综合运动观察、运动模仿和运动想象的过程,通过视觉输入并反馈,提高大脑运动皮质兴奋性,激活相应皮质的脑神经,使其放电形式与实际执行动作时对应脑区的电活动一致,从而达到提高运动控制的目的。MVF 基于镜像神经元系统理论,当个体执行目标导向的动作或观察到其他个体执行类似动作时,镜像神经元系统会被激活放电,从而导致功能相互关联的皮质结构相互作用以改善运动功能障碍。MVF 结合虚拟现实技术可改善脑瘫大龄儿童的肢体功能,缓解疼痛。

2. 常用的物理因子疗法

(1)电疗法

1)功能性电刺激疗法(functional electric stimulation,FES):使用高频、低频、中频等瞬间出现的医用电流来刺激失去神经控制的横纹肌或平滑肌,引起肌肉收缩,以获得有益的功能性运动,使肌肉产生被动的、节律性收缩。包括经皮神经电刺激法、神经肌肉电刺激法、单极运动电刺激法和仿生物电刺激法等。FES 适用于上运动神经元性瘫痪,包括偏瘫、下肢轻度瘫痪和脑性瘫痪,以及某些多发性硬化症儿童。应用 FES 的目的是缓解痉挛、在发病早期帮助重新组织运动、加速随意运动控制的自然恢复、促进脊髓基本运动控制的重建、用电控制替代简单的运动如足背屈等。FES 可作为一种独立疗法,亦可与其他疗法联用,或作为功能矫正器成为运动功能的直接替代物。

2）经颅直流电刺激（transcranial direct-current stimulation,tDCS）：利用恒定、低强度直流电（<2.0mA）调节大脑皮质神经元活动的一种非侵入性治疗技术，通过弱直流电刺激调节患者大脑皮质兴奋性，改善儿童的脑功能。20世纪90年代Priori专家团队发现，微弱的tDCS可以引起皮质双相的、极性依赖性的改变，该技术逐渐应用于临床，适用于上运动神经元性瘫痪，包括偏瘫、下肢轻度瘫痪、脑性瘫痪及某些多发性硬化症儿童。近年来有研究显示，tDCS作用于右侧颞顶交界区可改善儿童的社会认知及社交技能问题，特别是可以提高情感口语的流利性。具体作用部位可根据临床症状选择。

（2）超声波疗法：超声波疗法是指将每秒振动频率在20kHz以上的声波作用于人体，达到治疗疾病促进康复的物理治疗方法。研究证明，超声波可改变脑组织的供血状态，使输送到血的氧含量及营养物质增多，提高组织的新陈代谢，改善脑细胞的功能，有利于脑细胞的再生，使受损的脑细胞逐渐被新生的脑细胞所取代。此外，超声波的机械振动、温热等作用，还有利于侧支循环的形成，从而增加对受损脑组织的血液供给。机械振动可以对脑组织细胞产生细微的按摩作用，从而改善细胞膜的通透性，有利于细胞膜内外的物质交换，对细胞功能的恢复有促进作用。常用的治疗操作方法有接触法、药物透入法、水囊法和水下法。

（3）传导热疗法：将加热后的介质作用于人体表面，使热传导到病变部位以治疗疾病，促进康复的方法称为传导热疗法。可用作传导热疗法的介质有水、泥、蜡、砂、盐、酒、中药和化学盐袋等。传导热疗法包括石蜡疗法、热袋温敷法、温热罨包疗法、Kenny湿敷温热法和蒸汽疗法，主要用于缓解肌肉痉挛和疼痛。

（4）水疗法：水疗法（hydrotherapy）是指利用水的物理特性如温度刺激、机械刺激（冲击力量）和化学刺激治疗疾病促进康复。水疗法既是一种运动疗法，也是一种物理因子疗法。通过水中的温度刺激、机械刺激和化学刺激来缓解肌痉挛，改善循环，调节呼吸频率，增加关节活动度，增强肌力，改善协调性，提高平衡能力，纠正步态等。尤其对儿童还可增加训练的兴趣，树立自信心，调节情绪，对于智力、语言、个性的发展都有极大的好处。

（5）生物反馈疗法：生物反馈疗法是指在仪器的帮助下将人体内部通常不能觉察的生理活动及生物电活动的信息加以放大，使其以视觉、听觉的形式在仪器上显示，个体借助反馈信息了解自身变化，并根据变化逐渐学会在一定程度上随意控制和纠正这些活动的过程。目前，生物反馈疗法已广泛应用于各种特殊需求儿童的康复治疗，其疗效已逐渐被证实，该疗法可增强肌力、降低肌张力、增加肌肉的协调性、加强感觉反馈、促进脑功能重组、辅助肢体功能恢复。

（6）经颅磁刺激：经颅磁刺激（transcranial magnetic stimulation,TMS）是一种利用脉冲磁场作用于中枢神经系统（主要是大脑），改变皮质神经细胞的膜电位，使之产生感应电流，影响脑内代谢和神经电活动，从而引起一系列生理生化反应的磁刺激技术。TMS的低频刺激可使患儿受刺激侧脑血流量减少，降低该侧兴奋性，同时通过交互性抑制提高对侧的兴奋性；高频刺激可直接使其受刺激侧脑皮质兴奋性提高。针对患儿的临床症状等，采取相应的刺激部位、频率、强度及持续时间等相关参数，既可改善患儿的运动功能，亦可缓解其共患障碍。

第二节　物理治疗对人体的作用

一、运动治疗的作用

1. 维持和改善运动器官的功能　运动治疗可以促进全身血液循环,增加骨骼肌肉系统的血液供应,促进关节滑液的分泌,牵伸挛缩和粘连的软组织,维持和改善关节活动范围,提高和增强肌肉的力量和耐力,改善和提高平衡和协调能力,预防和延缓骨质疏松,对维持和改善运动器官的形态和功能具有重要的作用。

2. 增强心肺功能　运动时由于肌肉需要做功,消耗了身体内部的能源底物,促进了器官的新陈代谢,心肺功能水平高于休息水平几倍、几十倍,增加的程度与运动的强度成正比。运动时,大量的血液流向肌肉,心肺的功能活动也相应增加以适应机体的需要。如心率加快,心排血量增加,呼吸加深、加快,胸廓和横膈的活动幅度增大。

3. 促进代偿功能的形成和发展　对某些经过系统运动治疗,其功能仍难以完全恢复的患儿,通过对健侧肢体或非损伤组织的训练,可以发展代偿能力,以补偿丧失的功能。如偏瘫或截瘫患儿经过正规的运动治疗后,患肢功能仍未能恢复,此时,通过训练代偿能力,可以达到最大限度的生活自理。

4. 提高神经系统的调节能力　运动是一系列生理性条件反射的综合,适当的运动可以保持中枢神经系统的兴奋性,改善神经系统反应性和灵活性,维持正常功能,发挥对全身各脏器的调整和协调能力。

5. 增强内分泌系统的代谢能力　主动运动可以促进糖代谢,减少胰岛素分泌,维持血糖水平;增加骨组织对矿物质(如钙、磷)的吸收。因此,适当运动已经成为糖尿病、骨质疏松症的基本治疗方法之一。

6. 调节精神和心理　适度的运动可以对精神和心理产生积极的影响。研究发现,每次60分钟的低、中强度的运动,可以通过调节精神和心理促进大脑皮质、尾状核、下丘脑和小脑等处的内啡肽分泌增多,产生镇痛作用;运动中机体代谢活动增强,肾上腺素分泌增加和由此而产生的欣快感,缓解了精神和心理压力,打断了抑郁或焦虑情绪与躯体器官功能紊乱之间的恶性循环,增强了参与者的自信心。

二、物理因子的治疗作用

1. 消炎　各种病因引起的急慢性炎症,可采用不同的理疗方法进行消炎。对于急性化脓性炎症,表浅者可应用紫外线照射或抗生素离子导入治疗;对于慢性炎症,则可采用温热疗法、磁场疗法或低、中频电疗法。只要方法得当,均可取得预期疗效。临床研究认为,部分物理因子除具有直接杀灭病原微生物作用外(如紫外线),还与改善微循环、加速致炎物质排除和增强免疫机制等因素有关。

2. 镇痛　引起疼痛的原因很多,如损伤、炎症、缺血、痉挛、肌力不平衡、反射性乃至精神因素,均可引起疼痛。应用物理因子镇痛,则要弄清病因,有针对性地进行治疗。炎症性疼痛以抗炎性治疗为主;缺血性和痉挛性疼痛宜用温热疗法,改善缺血,消除痉挛;神经痛、神经炎应用直流电导入麻醉类药,以阻断痛觉冲动传入,或应用低、中频电疗法,以关闭疼痛闸门,激发镇痛物质释放。应用物理因子镇痛,与因子的选择、采用的方法、剂量和治疗部位等有密切关系,要结合患儿的具体情况,具体分析。

3. 抗菌 紫外线以杀菌作用著称。杀菌效力最强的光谱为 254~257nm,对金黄色葡萄球菌、枯草杆菌、铜绿假单胞菌、炭疽杆菌和溶血性链球菌等均有杀灭作用。它主要引起 DNA 两个胸腺嘧啶单体聚合成胸腺嘧啶二聚体,使细菌失去正常代谢、生长、繁殖能力,乃至死亡。

4. 镇静与催眠 具有此作用的物理疗法有电睡眠疗法、镇静性电离子导入疗法、颈交感神经节超短波疗法、静电疗法、磁场疗法、温水浴和按摩疗法等,这些疗法均能增强大脑皮质扩散性抑制,解除全身紧张状态,产生明显的镇静和催眠效果。

5. 兴奋神经肌肉 应用低频治疗仪、调制中频电流,能引起运动神经及肌肉兴奋,用于治疗小儿脑瘫、脑损伤遗留的肢体障碍、肌肉萎缩,或用于增强肌力训练。作用机制是细胞膜受电刺激后,产生离子通透性和膜电位变化,形成动作电位发生兴奋,引起肌肉收缩反应。

6. 缓解痉挛 具有此作用的物理疗法包括作用于深部组织的短波、超短波和微波疗法,浅部组织的石蜡疗法、湿热包疗法、太阳灯和红外疗法,以及全身的热水浴、光浴疗法等。作用机制主要在于热能降低肌梭中传出神经纤维兴奋性,使牵张反射减弱和肌张力下降。

7. 软化瘢痕、消散粘连 石蜡疗法、超声波疗法、碘离子导入疗法,可以改变结缔组织弹性,增加延展性,常用于治疗术后瘢痕和组织粘连,有明显软化瘢痕和消散粘连的作用。

8. 加速伤口愈合和加速骨痂形成 应用小剂量紫外线照射,不仅能防止和控制伤口感染,还能刺激肉芽组织生长,加速上皮搭桥和创口愈合过程。弱直流电阴极、经皮神经电刺激疗法、干扰电疗法和脉冲磁场,均可促进骨质生长,加速骨折愈合。

9. 改善脑循环和促进大脑发育 经颅磁治疗仪,专门针对认知、语言障碍、智力低下、脑性瘫痪、孤独症谱系障碍、注意力不集中的儿童,它能对大脑多个功能区同时进行立体刺激,电磁直接透过颅骨到达脑内较深层组织,提高损伤细胞的自身修复能力;改善细胞内分泌,抑制异常脑电、脑磁的发生和传播;改善患儿情绪不稳定和自闭状态,加快语言、智力、运动等各项康复进程,引导脑功能趋向正常化。此外,脑循环功能治疗仪通过置于耳后乳突处电极片输出,治疗电流克服颅骨屏障引入小脑顶核对人脑进行电刺激,改善脑循环,显著增加脑部血流量,保护神经细胞,促进神经功能恢复,稳定大脑细胞膜的电兴奋性,增加脑供血供氧量,全面修复受损脑神经细胞,促进脑发育。

(庞 伟)

第二章
儿童粗大运动生长发育

第一节　生长发育规律

一、生长发育的分期及特征

人的生长发育是一个连续、渐进的过程。在这一过程中形成了不同的发育阶段。根据各阶段解剖结构、生理功能及心理发育等特点将儿童的生长发育周期划分为 7 个阶段,分别为胎儿期、新生儿期、婴儿期、幼儿期、学龄前期、学龄期和青春期。

（一）胎儿期

从受精卵形成至胎儿娩出为胎儿期,胎儿的周龄即胎龄。此阶段是个体出生前身体结构和功能在母体子宫内发育的重要时期,是各系统、组织、器官形成和发育的重要时期,容易受到各种外界因素的影响,对整个生命周期具有重要意义。母亲妊娠期间如受自身及外界不利因素影响可能导致胎儿的正常生长发育,常见的影响因素如遗传、年龄、感染、放射线化学物质、外伤、营养缺乏、疾病和心理创伤等都可能导致胎儿畸形、流产或宫内发育障碍。

（二）新生儿期

自胎儿娩出脐带结扎至生后 28 天为新生儿期,在这一时期,新生儿脱离了母体而开始独立生存,而此时其适应能力尚不完善,加之如果有出生前和出生时的各种不利因素,发病率和死亡率都很高,先天畸形也常在此期被发现。由于生存环境发生变化,新生儿需要有一个生理调节和适应新环境的过程。多数新生儿在此期会发生生理性体重下降,即在出生后 1 周表现为体重不增或轻度下降。这种体重下降的程度不会超过新生儿出生体重的 8%,而且最迟 10 天新生儿的体重就会恢复甚至超过出生体重。

（三）婴儿期

自胎儿娩出至 1 周岁为婴儿期。这一阶段是小儿生长发育最迅速的时期,也是最容易受干扰的时期。这一阶段婴儿对营养的需求量相对较高,但各器官组织生长发育不够成熟和完善,许多因素直接或间接的影响都可干扰正常的生长发育过程,导致婴儿营养不良和感染各种疾病。尤其是消化系统的功能不完善,容易发生营养和消化功能紊乱。来自母体的抗体逐渐减少,自身免疫系统尚未完全成熟,抗感染能力较弱,易发生各种感染性疾病。

此期的主要特征是:①感觉和运动功能迅速发育,已有触觉和温度觉,味觉更加敏感,嗅觉反应比较灵敏,分辨声音的能力提高并可做出不同反应,追视移动的物体和远处的物体并开始能够分辨红色。原始反射逐渐减弱和消失,立直反射、平衡反应逐渐建立。在不断抗重力伸展发育过程中,从卧位到坐位,直至站立和行走;②言语功能的发育从出生时能发出哭叫声,到 1 岁末时大部分婴儿能说几个有意义的词;③开始产生最初的思维过程,自我意识萌芽,情绪有所发育;④可以接受大小便控制训练。

(四)幼儿期

自 1 岁至 3 岁为幼儿期。此期的主要特征是:①体格发育速度较之前稍减慢;②智能发育迅速;③开始会走,活动范围渐广,接触社会事物渐多;④语言、思维和社交能力的发育日渐增速;⑤消化系统功能仍不完善,营养的需求量仍然相对较高,适宜的喂养是保持正常生长发育的重要环节。对于危险事物的识别能力和自身保护能力有限,意外伤害的发生率较高。

(五)学龄前期

自 3 周岁至 6~7 岁入小学前为学龄前期。此期的主要特征是:①体格发育处于稳步增长状态;②各类感觉功能已渐趋完善,空间知觉和时间知觉逐渐发育;③智能发育更加迅速,理解力逐渐加强,好奇、好模仿;④可用语言表达自己的思维和感情,思维活动主要是直观形象活动;⑤神经系统兴奋过程占优势,抑制力量相对较弱,容易激动,喜欢喧闹,动作过多,注意力易分散;⑥与同龄儿童和社会事物有了广泛的接触,能力得到锻炼;⑦初步对自己的性别有所认识。

(六)学龄期

从入小学起(即 6~7 岁)至青春期开始前为学龄期。在这一阶段,孩子的体格仍稳步生长。除生殖器官外,其他器官系统发育水平到本期末均已接近成人水平,脑的形态发育也已基本与成人相同,认知功能继续发育,智能发育更加成熟,理解、分析、综合能力增强;思维过程开始由具体形象思维向抽象逻辑思维过渡。

(七)青春期

女孩从 9~12 岁开始至 17~18 岁,男孩从 10~13 岁开始至 18~20 岁为青春期。这一阶段孩子的主要特点是体格生长加快,体重、身高出现增长的第二个高峰,生殖系统迅速发育并趋向成熟,女孩出现月经,男孩有精子排出,第二性征逐渐明显。青春期的孩子由于神经内分泌调节不够稳定,常出现心理、行为、精神方面不稳定。

二、生长发育规律的特征

儿童的生长发育规律一般遵循以下几个特征。

1. 连续性　在儿童的整个发展周期内,机体在不断地生长发育,遵循一定规律,按顺序连接,前一时期的发育都是为了以后的发育奠定基础,是一个整体、连续的过程。出生后最初 6 个月生长最快,尤其是前 3 个月,后半年起生长逐渐减慢。

2. 阶段性　在生长发育的过程中,人体在不断变化,形成了不同的发育阶段。在各个不同的发育阶段,个体、器官、功能的表现均不同,通常根据这些不同而划分成不同的年龄期。反之,这些不同的年龄期,代表了儿童生长发育的阶段表现。在整个儿童生长发育过程中,不同年龄期生长发育的速度不同。一般来讲,儿童在 1 岁内和青春期生长发育的速度最快,变化最大。

3. **程序性**　一般生长发育通常遵循由上到下,由近到远,由低级到高级,由粗大到精细,由简单到复杂的规律,这就是生长发育的程序性。小儿的动作发育也遵循类似的规律,如头在婴幼儿期先生长,之后生长不多,所以新生儿和婴儿头大,四肢短小。之后四肢的增长速度快于躯干的增长速度,婴儿也逐渐变得头小、躯干粗、四肢长。

4. **非均衡性**　儿童的生长发育过程是波动的、非均速的。身体中所有的组织和器官并不是以同一速度生长,也不是同时停止生长的,而是有先有后,快慢不一地生长。如神经系统发育较早,生殖系统发育较晚,淋巴系统则先快后慢。在同一系统中,各个器官的发育也不平衡,也有先后之分。如在神经系统中,大脑优先发育,神经纤维则较晚。

5. **个体性**　在相同性别和年龄段的群体中,每个儿童的发育水平、发育速度、体型特点和功能状态等都不尽相同,存在个体差异性,但整体生长发育的差异符合生物学上的正态分布。

第二节　粗大运动发育

一、胎儿及婴儿期粗大运动发育

胎儿及婴儿期粗大运动(gross motor)发育是指抬头、翻身、坐、爬、站、走、跳等运动发育,是人类最基本的姿势和移动能力的发育。神经系统对姿势和运动的调节是复杂的反射活动,而反射发育是婴幼儿粗大运动发育的基础,故粗大运动发育主要指反射发育及姿势运动发育两方面。

(一) 神经发育与反射

胎儿期神经系统的发育先于其他系统,在体积和重量上占优势。新生儿脑重约370g(约占成人脑重的25%),6个月时脑重约为700g(约占成人脑重的50%),2岁时脑重900~1 000g,7~8岁时与成人接近约为1 500g。虽然小儿神经系统在解剖结构上与成人相近,但其功能还不够完善。小儿神经系统发育迅速,功能逐渐完善,有赖于内外环境作用下的突触的建立、功能的整合及神经元髓鞘化的完成,这也是中枢神经系统可塑性的体现。随着神经系统的发育,小儿的反射活动和姿势运动功能逐渐成熟。

神经反射(反应)评定是对神经发育水平进行评定的重要手段之一。

反射(reflex)是指在中枢神经系统参与下的肌体对内外环境刺激的规律性应答,在康复医学中所提到的反射是指运动反射,表现为肌肉的不随意收缩。反射的结构基础是反射弧,反射的初级中枢在脊髓和脑干等部位。反射发生时,感觉冲动传入初级中枢,除在同一水平与传出部分发生联系并发出传出冲动外,还上行传导至更高级中枢,乃至大脑皮质,高级中枢对冲动进行整合,使反射更具有适应性。高级中枢对某些刺激的整合,常诱发大肌肉或全身性的不随意收缩,即不随意运动反应(reaction),通常由体位、平衡和恐惧等诱发。

按照反射(反应)存在的时期,将其分为以下几种类型。

(1)与生俱来,终身存在的反射:这些反射是与生俱来的生理反射,由脑干部位的低级中枢控制,同时接受大脑皮质高级中枢的调控。如角膜反射、吞咽反射、瞳孔对光反射,出生后即有且终生存在。这些反射减弱或消失,提示神经系统病变。

(2)与生俱来,暂时存在的反射:也称为原始反射(primitive reflex),是指小儿出生后即有,随年龄增长在一定的年龄期便消失的反射,由脊髓及脑干部位的低级中枢控制,是婴儿初期各种生命现象的基础,也是后来分节运动和随意运动的基础,由于上级中枢的发育成熟而被整合,如觅食反射和拥抱反射。原始反射延迟出现或延迟消失,或两侧持续不对称,都提示神经系统异常(出生后一段时间内可存在的病理反射:2 岁以下正常儿童巴宾斯基征可呈现阳性,无临床意义,但该反射恒定不对称或 2 岁后继续阳性时提示锥体束损害)。

(3)出生后逐渐稳定的反射:包括①浅反射:腹壁反射要到 1 岁后才比较容易引出,最初的反应呈弥散性。提睾反射要到生后 4~6 个月才明显;②腱反射:新生儿期已可引出肱二头肌、膝腱和跟腱反射。这些反射减弱或消失提示神经、肌肉、神经肌肉结合处或小脑病变。腱反射亢进提示上运动神经元疾患。恒定的一侧反射缺失或亢进有定位意义。

另外,根据神经发育学原理和运动阶梯控制论,神经由低级中枢向高级中枢发育。以脊髓及脑干为中枢,随着神经发育逐渐被整合的反射为原始反射,继而出现中脑水平的矫正反应(righting reaction),部分矫正反应终生存在,随着皮质的发育成熟,平衡反应出现。

(二)姿势运动发育

1. 姿势运动发育一般规律　人们习惯上把婴儿运动发展概括为三项规律:①从整体到分化。最初的动作是全身性的、笼统的、散漫的,以后逐步分化为局部的、准确的、专门化的。②动作发展头尾方向。最早动作发生在头部,其次在躯干,最后是在下肢。其顺序沿着抬头 - 翻身 - 坐 - 爬 - 站 - 行走的方向发展。③从大肌肉到小肌肉,先会挥动上臂,然后会拇示指对捏的精细动作,运动发育包括粗大运动即头、躯干和上下肢的运动和精细运动即手的运动。

2. 常见的姿势运动发育

(1)竖颈、抬头:新生儿仰卧位扶至坐位时头竖立数秒钟,俯卧位时头能缓缓转向一侧。大约在 1 个月时,下颏能短暂离开床面。8 周时,抬头和胸部呈 45°~90°,扶坐时头能竖稳。

(2)坐位:4~8 周婴儿拉双手至坐位时头后垂,12 周婴儿被拉成坐位时头仅轻微下垂。16 周拉至坐位时,头不再后垂。若在坐位时摇晃其躯体,头可保持相对的稳定性。24~28 周,拉小儿至坐位时,头主动向上抬起。能靠坐、独坐时,能伸臂向前支撑身体,呈三脚架样。32 周能不用手支撑独坐稳并能左右转身。11 个月能从卧位坐起。

(3)爬:新生儿置俯卧位时有匍匐爬的动作,这是先天性反射动作。12~16 周能用肘支撑起胸部达数分钟。7 个月时,一只手可以支撑体重。7~9 个月俯卧时以腹部为支点,在原地打转,或先向后爬,也可匍匐向前爬。10 个月可手和膝协调向前爬,腹部可离开床面。

(4)站立和行走:新生儿有直立反应和踏步反射。在 5~6 个月以前扶站时,婴儿常屈曲双下肢不能负重,这是由运动发育头尾方面的规律决定,先有竖头,短暂坐位,然后站立。如果婴儿此时头不能竖立,但下肢站立很有力,不符合发育规律,脑瘫儿早期常有此现象。6~7 个月时,扶婴儿站立时,下肢蹦跳。8~9 个月时,能扶床栏站立,站立时腰、髋、膝关节能伸直。11~12 个月独站数秒钟并能牵一只手行走。13~15 个月能独走,也有早在 1 岁前或晚到 17 个月者。1 岁半或稍晚，能稳步走，能扶栏上下楼梯。上下台阶时一只脚踏到一个台阶时，需要另一只脚也踏上这个台阶上，才能迈向另一个台阶，此为两步一台阶上下楼梯。2 岁半会用脚尖走，3 岁时一步一台阶上楼梯，下楼时两步一台阶下楼梯。4 岁下楼时可以一步一个台阶。4 岁半至 5 岁能快跑。

（5）跳：约 1 岁半时两脚先后跨过低障碍物，2 岁时可以并足原地跳起，从最低一级台阶跳下。3 岁半至 4 岁可以独脚向前跳 1~3 步、蹦跳。5 岁时可以独脚向前跳 8~10 步、跳远。

（三）婴幼儿粗大运动的评定

粗大运动的评定方法多种多样，很多单位根据各自的情况制定了其内部使用的评定方法和量表，但其合理性和全面性很难得到广泛的认可，信度和效度也没有很好的论证。目前，在国际上较常用的粗大运动评定方法有两种，一种是粗大运动功能测试量表（Gross Motor Function Measure，GMFM），另一种是运动发育量表（Peabody Developmental Motor Scale，PDMS）中评定粗大运动发育的部分即 PDMS-GM。PDMS-GM 总计 151 项，每项 3 级，评分可以得出四大能区的原始分、相当月龄和标准分，以及粗大运动发育商和百分位，对全面判断运动水平有很好的临床意义，但 PDMS 项目较多，对评定人员要求也较高，必须经过长期训练才能熟练完成。GMFM 是针对脑瘫儿童的粗大运动评定方法，总计 88 项，可以得出五个能区的原始分、百分比和总百分比，每项 4 级评分法能较好地反映运动发育的细微变化，可以精确地判断疗效，五个能区的设定对康复训练也能起到指导意义。但是此项评定技术难度较大、耗时长，且只提供原始分，故只适用于康复专业人员对疗效的判断。

二、影响发育因素及异常发育

（一）影响发育因素

儿童的生长发育是在复杂的环境因素和先天素质相互作用中实现的，因此，影响生长发育的因素可分为生物学因素、环境因素，以及生物学因素与环境因素的相互作用三个层面。

1. 生物学因素

（1）遗传因素：细胞染色体所载的基因是决定遗传的物质基础。父母双方的遗传基因决定儿童生长发育的趋向。种族、家族的遗传信息影响深远，如皮肤头发的颜色、身材高矮、面型特征、性成熟的迟早、对营养的需求量和对传染病的易感性等。产前的各类致畸因素、染色体异常、遗传代谢缺陷病和内分泌障碍等均与遗传有关并可导致生长发育障碍。

（2）疾病因素：疾病可以严重阻碍生长发育。急、慢性疾病可以影响体重和身高的发育；内分泌疾病可以影响骨骼生长和神经系统发育；某些先天性代谢性疾病可以导致生长发育迟缓，如进行性肌营养不良最先出现的异常是粗大运动发育落后；脊髓性肌萎缩症运动发育落后非常明显；良性先天性肌弛缓症会坐的时间往往不延迟，但会走的时间却相当晚。母亲妊娠早期的病毒感染可导致胎儿先天畸形。

（3）性别因素：性别也是影响生长发育的重要因素。一般女孩在青春期前平均身高较同年龄男孩矮，体重较同年龄男孩轻。但女孩青春期比男孩早两年开始，所以在 11~12 岁后的 2~3 年中，女孩身高、体重都比男孩增长快，男孩在青春期开始后身高、体重开始追赶并超过女孩。青春期以后，女孩骨盆较宽，两肩距离较窄，皮下脂肪发达；而男孩肩宽，肌肉发达，这是性别对体型的影响。内分泌腺功能对生长发育起着重要的调节作用,其中甲状腺和垂体的作用尤为突出。甲状腺功能减退,基础代谢缓慢,会造成体格矮小、智力障碍;垂体功能不全会引起生长激素分泌不足;除此之外,母亲怀孕期间的营养状况、疾病情况、生活环境等各方面都可对胎儿的生长发育产生重要影响。而宫内生长迟缓会影响出生后小儿生长发育甚至累及终身。

2. 环境因素　环境对于儿童生长发育的影响也占有重要的地位。

(1)营养因素:在外界因素中,营养对生长发育的影响最为重要,年龄越小,受影响越大。儿童的生长发育需要充足的营养供给,宫内营养不良的胎儿不仅体格生长落后,严重时还影响脑的发育;生后营养不良,可影响体重、身高及智能的发育,使身体免疫、内分泌、神经调节等功能低下。

(2)母亲因素:胎儿在宫内的发育受母亲生活环境、营养、情绪等各种因素的影响。母亲妊娠期受到精神创伤、生活条件恶劣、营养不良等可引起流产、早产和胎儿体格及脑发育迟缓,受到某些化学因素、放射线照射也可影响胎儿的发育。

(3)社会学因素:家庭成员作为母亲及儿童的主要照顾者,对于儿童语言和非语言信号的关注,是否及时给予其回应,儿童安全感的建立等都影响儿童注意力、语言、社交和健康心理的发育;家庭成员之间的相处模式与氛围,在儿童生长发育中也起着重要作用。此外,良好的居住环境、充足的阳光、新鲜的空气、科学的生活习惯、良好教养、体育锻炼和完善的医疗保健服务等都是促进儿童生长发育的重要因素。

3. 生物学因素与环境因素的交互作用　生物学因素与环境因素的交互作用对于儿童的生长发育是十分重要的。在出生前,如何有效积极预防各类遗传因素是有效预防遗传代谢性疾病及各类先天性疾病和发育障碍的重要环节;在出生后,如何尽早发现并干预则是预防各类疾病及发育障碍的最佳途径。因此,科学合理的孕期保健、胎教、婴幼儿期及儿童生长发育不同时期的指导及措施至关重要。

(二)异常发育

1. 异常运动发育预警征　虽然运动发育的顺序是大体相似的,但是运动发育的速度却有很大的个体差异。同一个动作,有的孩子很早就掌握,有的比较晚才会。因此,临床上以发育预警征的表现来初步判断婴幼儿动作发育的状况是否正常。0~6岁儿童大运动发育预警征的具体表现详见表2-1。

表2-1　0~6岁儿童心理行为发育问题预警征

月龄	预警征	月龄	预警征
3月龄	俯卧时不会抬头	6月龄	不能扶坐
8月龄	不会独坐	12月龄	不会扶物站立
18月龄	不会独走	2岁	不会扶栏上楼梯/台阶
2岁半	不会跑	3岁	不会双脚跳
4岁	不会单脚站立	5岁	不会单脚跳
6岁	不会奔跑		

2. 异常发育的特点 若儿童在生长发育过程中出现以上提示存在发育异常的预警征，这种达不到正常发育里程碑的表现表明其运动发育可能存在异常。异常发育的主要特点主要有：

(1)运动发育的未成熟性：小儿在发育过程中，由于未成熟的脑组织受到损伤或发育障碍，可导致运动功能发育迟缓或停止，运动发育顺序和规律被破坏，与同龄儿相比运动发育明显落后或停滞。

(2)运动发育的异常性：儿童在生长发育过程中可能存在原始反射亢进或残存；立直反射及平衡反应延迟出现或不出现；肌力和肌张力异常；运动不规律、不协调或不自主运动；病理反射出现等。运动发育异常性可表现为运动的原始模式、整体模式、联合反应模式和代偿性的异常模式等。

(3)运动发育的不均衡性：主要体现在运动发育与精神发育的不均衡性；粗大运动和精细运动发育过程中的分离现象；不同体位运动发育的不均衡性；各种功能发育不能沿着正确的轨道平衡发展；对于外界刺激的异常反应而导致的运动紊乱。

(4)姿势运动的非对称性：由于原始反射的残存，儿童姿势运动发育很难实现对称性和直线化发展，难以实现竖头，将双手向胸前聚拢，手、口、眼动作的协调，抗重力伸展。

(5)运动障碍的多样性：由于脑损伤部位和程度不同，导致运动障碍的特点不同。如锥体系损伤呈痉挛性瘫痪；锥体外系损伤呈不自主运动、肌阵挛或强直；小脑损伤呈平衡障碍、共济失调、震颤等。

(6)异常发育的顺应性：由于得不到正常运动、姿势、肌张力的感受，不断体会和感受异常的姿势运动模式，形成异常的感觉神经通路和神经反馈，导致发育向异常的方向发展、强化而固定下来，异常姿势和运动模式逐渐明显，症状逐渐加重。

3. 异常运动发育 当儿童生长发育违背正常规律时，就会发生形态及功能发育的障碍。依据其发生的时间将可能的病因分为4类：①出生前病因，出生时即已形成的发育障碍，如基因异常、染色体异常、胎儿期的外因导致脑形成异常、脑损伤(如风疹、巨细胞病毒感染)、代谢障碍、母亲摄入毒素和罕见的遗传综合征、各类先天畸形、脊柱裂、先天性多发性关节挛缩症等；②围产期相关病因，如分娩时难产、胎儿胎龄小于37周、臀位分娩、双胎或多胎、窒息、胎位异常、产伤、脑性瘫痪、臂丛神经损伤等；③出生后因素主要包括新生儿期惊厥、新生儿呼吸窘迫综合征、吸入性肺炎、败血症、缺血缺氧性脑病、婴幼儿期的脑部感染；④后天因素所导致的发育障碍，如各类外伤、肿瘤、感染、污染等导致的发育障碍。

临床较为常见的运动发育障碍和异常如下：

(1)先天性运动功能障碍：是指出生前因素所导致的运动功能障碍。如染色体异常、先天性中枢神经系统畸形、肢体缺如、脊柱裂、髋关节脱位、进行性肌营养不良和遗传性脊髓性肌萎缩症等。

(2)后天性运动功能障碍：是指出生后因素所导致的运动功能障碍。如多发性周围神经炎、急性脊髓灰质炎、颅脑损伤、脑炎及脑膜炎后遗症、脊髓损伤、骨关节损伤和少年类风湿关节炎等。

(3)脑性瘫痪：脑性瘫痪(cerebral palsy，CP)是临床最为多见的小儿运动障碍和肢体残疾，是一组持续存在的中枢性运动和姿势发育障碍、活动受限的综合征，这种综合征是由于发育中的胎儿或婴幼儿脑部非进行性损伤所致。CP 的运动障碍及姿势异常常伴有感觉、知觉、认知、交流和行为障碍，以及癫痫和继发性肌肉、骨骼问题。由于病因不同，脑损伤部位和程度不同，临床表现多样，但都存在不同程度的运动发育落后，姿势异常，肌力、肌张力及反射发育异常。

（吴绪波）

第三章
儿童运动功能评定

第一节　概　　述

一、定义

儿童运动功能评定是指采用各种客观的方法获取与儿童相关的、有效的、可靠的、准确的信息,确定儿童是否存在运动功能障碍及功能障碍的种类、性质、部位、范围、严重程度等,制订符合儿童现有运动功能的康复干预计划及评估干预效果。

二、特点

儿童运动功能评定应注重儿童发育的特点,需要充分考量评定方法和评定工具的年龄特异性,儿童运动功能专项评估工具通常必须标注年龄适用范围,部分评估由于儿童认知和沟通能力的局限性,通常由监护者代为接受测评。

三、分类

目前,在儿童运动功能评定中主要采用定性评定和定量评定两种方法。

1. 定性评定　定性评定是儿童运动功能评定中至关重要的评定技术,是指从整体上分析评定对象特征,主要是为了确定评定对象"是不是"或"有没有"这个问题,适用于个案分析和比较分析中的差异性描述。定性评定为定量评定限定了范围,提高了评定的针对性,但定性评定结果容易受评定者和被评定者主观因素的影响,具有一定的不确定性。定性评定多数采用非标准化的评估工具,常用访谈、调查问卷和观察等手段获取儿童相关信息。由于儿童尤其是特殊儿童通常不具备良好的合作能力,定性评定灵活、多维度、与环境相适应、可使家长和儿童充分参与、较少干扰儿童等特性有助于我们全面深入地评定儿童的各项功能。可以将获得的儿童信息与正常儿童的表现特征或常模进行比较,初步判断该儿童是否存在功能障碍、功能障碍的性质及程度等。

2. 定量评定　定量评定是儿童康复评定中的主要方法,包括等级资料的量化评定和计量资料的评定两个部分。等级资料的量化评定是将定性评定中所描述的内容分等级进行量化,临床上常采用标准化量表进行评定,操作简便易行,评定标准统一,如徒手肌力检查 $0\sim5$ 分的六级分法,通过数字表达可以更加直观,并可以比较与常模及不同儿童之间的差异,或同一儿童在不同时间点功能障碍的变化。计量资料的评定是通过测量获得资料、分析量化结果的方法,可以清晰地表达功能障碍的性质、范围和程度,且结果客观、准确,便于治疗前后的比较和疗效判定。

四、常用的康复评定方法

1. **访谈**　通过与儿童及其家长的直接接触,可以了解儿童功能障碍发生的时间、持续时间、发展过程,以及对日常生活、学习等方面的影响等资料,也可以从儿童家长那里了解其他相关信息。通常在儿童的所有照顾者和亲属中,母亲对儿童功能障碍的描述往往是最准确的,因此取得儿童母亲的信任并进行有效的访谈,对了解病情、诊断、康复评定和制订康复治疗计划都是十分重要的。同时,通过访谈还可将治疗方案和注意事项告诉家长,建立良好的医患关系,使家长对治疗过程能够理解和配合。

2. **调查问卷**　指采用问卷的方式收集儿童或与儿童相关信息的评估方法,通常通过与家长或与儿童相关人员的交流间接了解儿童的功能水平,开展调查问卷主要用于反映儿童在家庭、学校中的实际表现。问卷可以采用文字、图片等形式,可以请被评定者当面填写,也可以采用信函或在线填写的方式。问卷法可以大大节省评估时间,操作简便,非常适合基层使用。由于调查问卷可以快速收集多个人、多方面的资料,常应用于团体性的初筛或流行病学调查。

3. **观察**　既要进行外部观察,即身体观察,也要进行内部观察,包括心理、精神、性格、情绪、智能等方面的观察。内部观察主要通过言语和行动进行,外部观察则包括局部观察、全身观察、静态观察及动态观察。

4. **量表评定**　指采用标准化的量表对儿童的功能进行评定的方法。在儿童康复评定中使用的量表,按照评定方式分为自评量表(客观量表)和他评量表(主观量表);按照量表的编排方式分为等级量表和总结性量表;按照量表的内容分为运动功能量表、语言言语功能量表、心理精神量表、日常生活活动能力量表和社会功能量表等。

5. **设备检测**　借助仪器设备对儿童的某一功能性变量进行直接测量,通过测量的数据反映儿童的功能情况,如使用量角器测量关节活动度、通过超声测量儿童骨骼肌的厚度等。设备检测的优点是可以将儿童功能情况精确地量化,获得客观、准确的数据,不足的是个别检测设备价格过于昂贵。

五、儿童运动功能评定的不同阶段

按照评定目的,儿童运动功能评定可分为四个阶段,各阶段之间相互关联,逐步推进。

1. **筛查性评定**　其目的在于确定儿童是否可能存在运动功能障碍或发育迟缓,从而决定儿童是否需要接受其他更多的评定,通常以常模参照的发展性量表为工具。主要特点是耗时短、操作简单,一般由于项目较少导致测试不够精细和全面,但有助于早期干预的尽早开展。开展筛查性评定应尽量选择操作简便易行的评估工具,评估工具应具有较好的敏感性和特异性,但筛查结果不能作为诊断依据,对于发育障碍高危的儿童应该适当增加筛查评定的次数,分阶段、多方面地开展多项发育筛查,单次筛查结果不能作为判断发育结局的依据。

2. **诊断性评定**　主要用于确定儿童是否存在发展障碍或迟缓,决定儿童是否需要进行康复干预及明确干预的重点。诊断性评定的项目全面精细,敏感度较高。通常采用标准化测量工具,由接受过专门培训的专业人员进行操作。在对儿童异常情况进行诊断和分类时,基于常模的诊断性评定是最基本且最重要的评定方法。诊断性评定工具通常以正常儿童人群为样本建立,用于评定残障儿童时适宜性会有不同程度的降低,在解释障碍儿童发育程度尤其是用于疗效评估时需要特别谨慎。为了提高诊断性评定在残障儿童评定中的适宜性,需要针对不同的残障儿童制订不同的量表,通过测定大量具有相同障碍的儿童,重新确定评定量表的信效度。

3. 任务性评定　又称课程性评定、目标性评估、治疗性评估等。采用多种方法对儿童在各种环境中的表现进行观察和测试,确定儿童目前的发展水平和干预目标,并以此为标准评定儿童的能力和进步状况,任务性评定是康复评定中最为重要的手段,任务性评定具有以下特点:即注重观察法与标准化测试相结合;注重评定儿童的个体特性和潜在能力;具有较强的专业性。

4. 追踪发展　通过持续追踪儿童的发展进程来监测干预方案的有效性,必要时对干预方案进行调整,为测量儿童的进步程度及干预效果提供比较基线,是对康复干预进行疗效研究的主要手段。

第二节　儿童运动功能康复评定

一、运动发育评定方法

(一) Alberta 婴儿运动量表

Alberta 婴儿运动量表(Alberta Infant Motor Scale, AIMS)起源于加拿大,是一个用于评估从出生到独立行走或到 18 月龄这段时期婴儿粗大运动发育的评估工具,在国内外被广泛应用、具有很好的信度和效度。它对婴儿各种体位包括卧位、坐位和立位,以及相互间的体位转换运动发育能力进行评定,可有效地监测婴儿的早期运动发育,评估因发育或干预带来的变化,辨别婴儿运动发育是否偏离正常。

(二) 全身运动评定

全身运动(general movements, GMs)是最常出现的和最复杂的一种自发性运动模式,最早出现于妊娠 9 周的胎儿,持续至出生后 5 个月,能够十分有效地评定婴儿神经系统的功能。正常 GMs 分为两大阶段:早产时期和扭动运动(出生后~足月后 8 周龄)阶段及不安运动阶段(足月后 9 周龄~足月后 5 月龄)。

1. 早产时期和扭动运动阶段　正常 GMs 指整个身体参与的运动,持续数秒钟到数分钟,臂、腿、颈和躯干以变化运动顺序的方式参与这种 GMs。在运动强度、力量和速度方面具有高低起伏的变化,运动的开始和结束都具有渐进性。沿四肢轴线的旋转和运动方向的轻微改变使整个运动流畅优美并产生一种复杂多变的印象。三种异常表现见表 3-1。

2. 不安运动阶段　正常的不安运动是一种小幅度中速运动,遍布颈、躯干和四肢,发生在各个方向,运动加速度可变,在清醒婴儿中该运动持续存在(烦躁哭闹时除外),可以和其他运动同时存在。不安运动出现的频度随年龄的增长而发生改变。两种异常表现见表 3-2。

表 3-1 早产时期和扭动运动阶段异常表现

名称	婴儿表现
单调性 GMs（poor repertoire GMs，PR）	各连续性运动成分的顺序单调，不同身体部位的运动失去了正常 GMs 的复杂性。常见于颅脑超声异常的婴儿，继续随访到不安运动阶段，部分婴儿的 GMs 可以转归为正常
痉挛 - 同步性 GMs（cramped-synchronised GMs，CS）	运动僵硬，失去正常的流畅性，所有肢体和躯干肌肉几乎同时收缩和放松。如果该异常表现在数周内持续存在，对于该婴儿"发展为痉挛型脑瘫的预后结局"具有高预测价值
混乱性 GMs（chaotic GMs，Ch）	所有肢体运动幅度大，顺序混乱，失去流畅性，动作突然不连贯。混乱性 GMs 相当少见，常在数周后发展为痉挛 - 同步性 GMs

表 3-2 不安运动阶段的异常表现

名称	婴儿表现
不安运动缺乏（absence of fidget movements，F-）	在足月后 9~20 周龄一直未观察到不安运动。但是通常仍可观察到其他运动。不安运动缺乏对于后期中枢神经系统损害，尤其是脑瘫具有高预测价值
异常性不安运动（abnormal fidgety movements，AF）	异常性不安运动看起来与正常不安运动相似，但在动作幅度、速度以及不平稳性方面呈中度或明显夸大。该异常模式少见

3. 全身运动评定的临床意义 全身运动的表现受大脑皮质及其神经通路的调节，当婴儿出现脑损伤或脑发育不良时，全身运动则失去其复杂多变的特性从而表现为各类异常。可以通过早产时期和扭动运动阶段，以及不安运动阶段的异常表现预测儿童罹患脑性瘫痪的风险。

（三）运动发育量表

运动发育量表 2（Peabody Developmental Motor Scales-2，PDMS-2）是由美国发育评估与干预治疗专家编写适用于评定 0~6 岁运动发育水平的儿童，是目前国内外康复界和儿童早期干预领域中被广泛应用的运动发育评定量表。

该量表由粗大运动评定量表（PDMS-GM）和精细运动评定量表（PDMS-FM）两部分组成。PDMS-GM 包括反射、姿势、移动和实物操作四个方面。PDMS-FM 包含抓握和视觉 - 运动统合两个方面，总量表共 249 个项目。评分标准见表 3-3。

表 3-3 PDMS-2 评分标准

分数	评分标准
0 分	儿童不能尝试或没有尝试做某项目，或其尝试未能显示出相应的技能正在形成
1 分	儿童在项目中的表现与掌握标准相似，但没有完全符合标准
2 分	儿童在项目中的表现已经达到掌握标准

PDMS-2 量表测试结束后可以得出五种分数：即各分测试的原始分、发育相当年龄、百分位、标准分及发育商。发育商用来评定被试儿童相对于同龄儿童的粗大和精细运动发育水平，可以有效地鉴别运动发育正常儿童和迟缓儿童。

测试结果最终以粗大运动、精细运动和总运动等的发育商来表示。作为一种专门的运动发育量表，其评测项目的可选择性、方法的可操作性和易用性、评分标准的明晰性等方面都有独到的优点。与其他发育量表不同，由于该量表是特别为残障儿童设计的，采用了将运动功能从低级到高级的分类方式，并考虑到各种运动障碍的特点，如该量表可对两侧肢体的功能分别测验。因此，该量表不仅可用于运动发育迟缓评价，也适用于运动障碍儿童的运动功能评价，并可用于儿童运动康复的评定。

二、运动功能评定方法

1. 粗大运动功能分级系统 粗大运动功能分级系统（Gross Motor Function Classification System，GMFCS）以自发运动为依据，侧重于坐（躯干控制）和行走功能，按照 0~2 岁、2~4 岁、4~6 岁、6~12 岁和 12~18 岁五个年龄段的标准，功能从高至低分为 I 级、II 级、III 级、IV 级和 V 级，能较为客观地反映脑损伤儿童粗大运动功能情况（表 3-4）。

表 3-4 6 岁以上儿童 GMFCS 各级别最高能力描述

级别	GMFCS 各级别最高能力描述
I 级	能够不受限制地行走；在完成更高级的运动技巧上受限
II 级	能够不需要使用辅助器械行走；但是在室外和社区内的行走受限
III 级	使用辅助移动器械行走；在室外和社区内的行走受限
IV 级	自身移动受限；儿童需要被转运或在室外和社区内使用电动移动器械行走
V 级	即使在使用辅助技术的情况下，自身移动仍然严重受限

目前，粗大运动功能评定量表（gross motor function measure，GMFM）是脑瘫儿童粗大运动评定中使用最广泛的量表，通用的有 88 项和 66 项两个版本。1988 年发表的 GMFM 量表共计 88 个评定项目，2000 年，Russell 等人使用 Rasch 分析法对 GMFM 量表进行了信度和效度分析，删除了 GMFM 88 中的 22 个项目，最后确立了 GMFM-66。GMFM 量表主要用于评估脑瘫儿童的粗大运动功能状况，评估的是被测儿童能否完成某个项目而不是完成某个动作的质量，正常的 5 岁儿童应该可以完成所有 88 项测试。现 GMFM-88 和 GMFM-66 两个版本在临床上都有应用，除用于脑瘫的评定外，还用于其他原因引起的运动发育障碍的儿童。此量表评分标准见表 3-5。

表 3-5 GMFM 评分标准

分数	评分标准
0 分	动作还没有出现的迹象
1 分	动作开始出现但只完成整个动作的 10% 以下
2 分	部分完成动作，可以完成整个动作的 10%~90%
3 分	整个动作可以全部完成

注：当无法确定分数时，按照较低的等级给分。

GMFM-88 项分为五个分区：A 区为卧位和翻身，总分 51 分（17 项）；B 区为坐位，总分60 分（20 项）；C 区为爬和跪，总分 42 分（14 项）；D 区为站位，总分 39 分（13 项）；E 区为走、跑和跳,总分 72 分(24 项)。

评定结果包括五个分区的原始分和百分数,以及目标区域百分数和总百分数。GMFM-88 项属于顺序量表,五个分区可以独自或组合进行评定(表 3-6)。

表 3-6　粗大运动能力评定表(GMFM-88/66)

项目	评分		
	第一次时间	第二次时间	第三次时间
A. 卧位和翻身			
仰卧			
1. 手在体侧,姿势对称,转动头部			
2. 手放到中线位,双手合拢			
3. 抬头至 45°			
4. 右髋、膝全范围屈曲			
5. 左髋、膝全范围屈曲			
6. 伸右手(前臂)过中线抓玩具			
7. 伸左手(前臂)过中线抓玩具			
8. 从右侧翻身成俯卧位			
9. 从左侧翻身成俯卧位			
俯卧			
10. 抬头向上			
11. 双肘伸直支撑,抬头、抬胸			
12. 右前臂支撑,左手充分前伸			
13. 左前臂支撑,右手充分前伸			
14. 从右侧翻身成仰卧位			
15. 从左侧翻身成仰卧位			
16. 用手足向右回旋 90°			
17. 用手足向左回旋 90°			
B. 坐位			
18. 自己双手抓物从仰卧到坐位			
19. 卧位:从右侧翻身到坐位			
20. 卧位:从左侧翻身到坐位			
21. 坐垫子,扶胸,头直立 3 秒			
22. 坐垫子,扶胸,头中线位立 10 秒			
23. 双臂撑地坐,保持 5 秒			
24. 双臂游离坐,保持 3 秒			
25. 前倾身体抓起玩具后回原坐位			
26. 触到右后方 45° 处玩具恢复原坐位			

续表

项目	评分		
	第一次时间	第二次时间	第三次时间
27. 触到左后方 45° 处玩具恢复原坐位			
28. 右侧坐位双臂游离保持 5 秒			
29. 左侧坐位双臂游离保持 5 秒			
30. 从坐位慢慢回到俯卧位			
31. 双脚在前从坐位向右侧转为四点位			
32. 双脚在前从坐位向左侧转为四点位			
33. 不用手协助,转体 90°			
34. 坐凳子上,手脚游离,保持 10 秒			
35. 从站位到坐在小凳子上			
36. 从地上坐到小凳子上			
37. 从地上坐到高凳子上			
C. 爬和跪			
38. 向前俯爬 1.8 米			
39. 手膝负重,四点位持续 10 秒			
40. 手自由,从四点位到坐位			
41. 从俯卧位到四点位,手膝负重			
42. 四点位伸出右手高过肩			
43. 四点位伸出左手高过肩			
44. 向前四点爬或蛙跳样爬 1.8m			
45. 交替四爬 1.8m			
46. 用手 / 脚爬上 4 级楼梯 /d			
47. 用手 / 脚后退爬下 4 级楼梯			
48. 扶物坐到直跪,自由保持 10 秒			
49. 扶物直跪到右单膝立位自由保持 10 秒			
50. 扶物直跪到左单膝立位自由保持 10 秒			
51. 自由跪走 10 步			
D. 站位			
52. 从地上扶着高凳站起			
53. 站立,双手游离 3 秒			
54. 一只手扶着高凳,抬起右脚 3 秒			
55. 一只手扶着高凳,抬起左脚 3 秒			
56. 站立,双手游离 20 秒			
57. 左脚独站 10 秒			

续表

项目	评分		
	第一次时间	第二次时间	第三次时间
58. 右脚独站 10 秒			
59. 不用手辅助,小凳子坐到站位			
60. 直跪从右单膝跪位站起			
61. 直跪从左单膝跪位站起			
62. 手游离,站位慢慢坐到地板上			
63. 手游离,从站位蹲下			
64. 从地上拾物站起			
E. 走、跑、跳			
65. 两手扶高凳右侧横走 5 步			
66. 两手扶高凳左侧横走 5 步			
67. 双手扶持,前行 10 步			
68. 一只手扶持,前行 10 步			
69. 不用扶持,前行 10 步			
70. 进 10 步,停,转身 180°,走回			
71. 退行 10 步			
72. 双手持物,前行 10 步			
73. 20cm 宽的平行线内连续走 10 步			
74. 沿 2cm 宽的直线连续走 10 步			
75. 右脚先行,跨过平膝高障碍			
76. 左脚先行,跨过平膝高障碍			
77. 向前跑 4.5m,停下,跑回			
78. 右脚踢球			
79. 左脚踢球			
80. 双脚同时,原地跳起 30cm 高			
81. 双脚同时,向前跳 30cm			
82. 直径 60cm 圆圈内,右脚跳 10 次			
83. 直径 60cm 圆圈内,左脚跳 10 次			
84. 单手扶栏杆,交替上 4 级台阶			
85. 单手扶栏杆,交替下 4 级台阶			
86. 自由交替上 4 级台阶			
87. 自由交替下 4 级台阶			
88. 双脚同时,从 15cm 高的台阶跳下			
总分			

2. 手功能分级系统　手功能分级系统（Manual Ability Classification System for Children with Cerebral Palsy，MACS）适用于 4~18 岁的脑瘫儿童，是针对脑瘫儿童在日常生活中操作物品的能力进行分级的系统。旨在描述哪一个级别能够很好地反映儿童在家庭、学校和社区中的日常表现，评定日常活动中双手的参与能力，并非单独评定每一只手。MACS 有 5 个级别，从高至低分为 I 级、II 级、III 级、IV 级和 V 级。分级标准见表 3-7。

表 3-7　MACS 各级别能力描述

级别	MACS 各级别能力描述
I 级	能轻易成功地操作物品
II 级	能操作大多数物品，但在完成质量和 / 或速度方面受到一定影响
III 级	操作物品困难，需要帮助准备和 / 或调整活动
IV 级	在调整的情况下，可以操作有限的简单物品
V 级	不能操作物品，进行简单活动的能力严重受限

3. 精细运动能力评定　精细运动能力评定（Fine Motor Function Measure Scale，FMFM）属于等距量表，适用于 0~3 岁的脑瘫儿童，可判断脑瘫儿童的精细运动功能水平，并且具有良好的信度和效度。量表分为 5 个方面，共有 61 个项目，包括视觉追踪（5 项）、上肢关节活动能力（9 项）、抓握能力（10 项）、操作能力（13 项）和手眼协调能力（24 项），采用 0、1、2、3 四级评分法，原始分满分为 183 分，通过查表可得出具有等距特性的精细运动能力分值，得分范围在 0~100 分。FMFM 评分标准见表 3-8。

表 3-8　FMFM 评分标准

分数	评分标准
0 分	不能进行
1 分	有进行动机或能少量完成
2 分	部分完成
3 分	全部完成

第三节　其他运动功能相关评定

一、肌张力评定

肌张力是维持身体各种姿势和正常运动的基础，表现形式有静止性肌张力、姿势性肌张力和运动性肌张力。只有这三种肌张力有机结合、相互协调，才会维持与保证人的正常姿势与运动。肌张力的变化可反映神经系统的成熟程度和损伤程度。目前，肌张力评定的指标量化比较困难，评定多从以下几方面进行（表 3-9）。

表 3-9　肌张力评定分类表

状态		检查方法	评定	
			肌张力亢进	肌张力低下
安静时	肌肉形态	视诊:肌肉的外观	丰满	平坦
	肌肉硬度	触诊:肌肉的硬度	硬	软
	伸张性	过伸展检查,被动检查	活动受限	关节过伸展
			抗阻力增强	抗阻力减弱
	摆动度	摆动运动检查	振幅减小	振幅增大
活动时	姿势变化	姿势性肌张力检查	肌紧张	无肌紧张变化
	主动运动	主动运动检查	过度抵抗	关节过度伸展

　　1. 静息性肌张力评定　是指肌肉处于安静状态的肌张力评定。检查时儿童保持安静、不活动、精神不紧张,临床多取仰卧位。检查包括肌肉形态、肌肉硬度、肢体运动幅度的改变及关节伸展度。包括:①通过观察可以判定肌肉形态;②通过触诊可以了解肌肉硬度;③用手固定肢体的近位端关节,被动摆动远端关节,观察摆动幅度大小,判定肌张力状况;④关节伸展度的检查可通过以下检查和测量进行判断:头部侧向转动试验、头背屈角、臂弹回试验、围巾征、手掌屈角、腘窝角、足背屈角、跟耳试验和股角等。

　　2. 姿势性肌张力评定　姿势性肌张力是在主动运动或被动运动时,姿势变化产生的肌张力。姿势性肌张力在姿势变化时出现,安静时消失。可以利用四肢的各种姿势变化,观察四肢肌张力的变化。利用各种平衡反应既观察躯干肌张力,也可转动小儿头部,发生姿势改变时观察肌张力的变化。

　　3. 运动性肌张力评定　运动性肌张力评定多在身体运动时,观察主动肌与拮抗肌之间的肌张力变化。主动或被动伸展四肢时,检查肌张力的变化。①锥体系损伤时,被动运动时各关节开始抵抗增强然后突然减弱,称为折刀现象;②锥体外系损伤时,被动运动时抵抗始终增强且均一,称为铅管样或齿轮样运动;③锥体系损伤时,肌张力增高有选择地分布,上肢以内收肌、屈肌及旋前肌明显,下肢多以伸肌明显;④锥体外系损伤时,除上述表现外,可有活动时肌张力的突然增高。

　　4. 异常肌张力的几种主要表现

　　(1)肌张力低下时可有以下几种表现:即蛙位姿势,W 字姿势,对折姿势,倒 U 字姿势,外翻或内翻扁平足,站立时腰椎前弯,骨盆固定差而走路左右摇摆似鸭步,翼状肩和膝反张等。

　　(2)肌张力增高时可有以下异常姿势:即头背屈,角弓反张,下肢交叉,尖足,特殊的坐位姿势和非对称性姿势等。对肌张力增高的传统分级是分为轻度、中度和重度三个等级,比较粗略。目前较为通用的评定标准多采用 Ashworth 痉挛量表或改良 Ashworth 痉挛量表,两者都将肌张力分为 0~4 级,改良 Ashworth 量表较 Ashworth 量表分得更细(表 3-10)。

表 3-10　改良的 Ashworth 痉挛评定量表

级别	评级标准
0 级	无肌张力增高
1 级	肌张力轻度增高:被动运动患侧肢体在 ROM 终末呈现最小阻力或突然卡住
1⁺ 级	肌张力轻度增高:被动运动患侧肢体在 ROM 后 50% 内突然卡住,然后出现较小的阻力
2 级	肌张力较明显地增高:被动运动患侧肢体在大部分 ROM 内均有阻力,但仍能比较容易地进行被动运动
3 级	肌张力显著增高:被动运动患侧肢体在整个 ROM 内均有阻力,被动运动困难
4 级	僵直:患侧肢体呈僵直状态,不能完成被动运动

二、肌力评定

在全身各部位,通过一定的动作姿势,分别对各肌群的肌力做出评定。评定中注意以下几点:

1. 局部或全身不同程度的肌力降低　可表现为不能实现抗重力伸展,抗阻力运动差,从而影响运动发育。

2. 对不同肌群的评定　可在全身各部位,通过一定的动作姿势,分别对各肌群的肌力作出评定。

3. 评定中所检查的运动方向　主要为屈 - 伸、内收 - 外展、内旋 - 外旋和旋前 - 旋后。

4. 通常检查的肌群　通常检查关节周围肌群及躯干的肌群。

5. 常用的肌力检查方法　为手法肌力检查(manual muscle testing,MMT),分级标准通常采用六级分级法(表 3-11),也可采用 MMT 肌力检查的详细分级标准,即在六级分级法的基础上以加、减号进行细化的标准。

表 3-11　MMT 肌力分级标准

级别	名称	标准	相当正常肌力的 %
0 级	零(zero,O)	无可测知的肌肉收缩	0
1 级	微缩(trace,T)	有轻微收缩,但不能引起关节活动	10
2 级	差(poor,P)	在减重状态下能做关节全范围运动	25
3 级	尚可(fair,F)	能抗重力做关节全范围运动,但不能抗阻力	50
4 级	良好(good,G)	能抗重力、抗一定阻力运动	75
5 级	正常(normal,N)	能抗重力、抗充分阻力运动	100

6. 器械评定　①等长肌力评定:采用握力计测试握力,用捏力计测试捏力,用拉力计测试背部肌肉肌力;②等张肌力评定:采用运动负荷方法测定一组肌群在做等张收缩时,能使关节做全幅度运动的最大阻力;③等速肌力测定:采用等速肌力测试仪测定肌肉在进行等速运动时的肌力。

三、关节活动度评定

关节活动度(ROM)评定是在被动运动下对关节活动范围的测定。当关节活动受限时,应同时测定主动运动的关节活动范围,并与前者相比较。

1. 决定关节活动度的因素 主要因素为:①关节解剖结构的变化;②产生关节运动的原动肌(收缩)的肌张力;③与原动肌相对抗的拮抗肌(伸展)的肌张力。测量可采用目测,但准确的测量多使用量角器。

2. 评定方法 临床通常采用的评定方法如下:

(1)头部侧向转动试验:正常时下颌可达肩峰,左右对称,肌张力增高时阻力增大,下颌难以达肩峰。

(2)臂弹回试验:使小儿上肢伸展后,突然松手,正常时在伸展上肢时有抵抗,松手后马上恢复至原来的屈曲位置。

(3)围巾征:将小儿手通过前胸拉向对侧肩部,使上臂围绕颈部,尽可能向后拉,观察肘关节是否过中线,新生儿不过中线,4~6个月小儿过中线。肌张力低下时,手臂会像围巾一样紧紧围在脖子上,无间隙;肌张力增高时肘不过中线。

(4)腘窝角:小儿仰卧位,屈曲大腿使其紧贴到胸腹部,然后伸直小腿,观察大腿与小腿之间的角度。肌张力增高时角度减小,降低时角度增大。正常4月龄后应大于90°(1~3个月为80°~100°、4~6个月为90°~120°、7~9个月为110°~160°、10~12个月为150°~170°)。

(5)足背屈角:小儿仰卧位,检查者一只手固定小腿远端,另一只手托住足底向背推,观察足从中立位开始背屈的角度。肌张力增高时足背屈角减小,降低时足背屈角增大。正常1~3个月为60°、3~6个月为30°~45°、7~12个月为0°~20°。

(6)跟耳试验:小儿仰卧位,检查者牵拉足部尽量靠向同侧耳部,骨盆不离开床面,观察足跟与髋关节的连线与桌面的角度。正常4个月龄后应大于90°,或足跟可触及耳垂。

(7)股角(又称内收肌角):小儿仰卧位,检查者握住小儿膝部使下肢伸直并缓缓拉向两侧,尽可能达到最大角度,观察两大腿之间角度,左右两侧不对称时应分别记录。肌张力增高时角度减小,降低时角度增大。正常1~3个月为40°~80°、4~6个月为70°~110°、7~9个月为100°~140°、10~12个月为130°~150°。

(8)牵拉试验:小儿呈仰卧位,检查者握住小儿双手向小儿前上方牵拉,正常小儿5个月时头不再后垂,上肢主动屈肘用力。肌张力低时头后垂,不能主动屈肘。

3. 对于变形与挛缩的评定 通过被动屈伸及在不同体位下进行关节活动度的检测,通常可以较好地辨别关节是否存在挛缩。变形后容易造成肢体的形态变化,因此还应注意测量肢体的长度及肢体的周径等。

四、反射及姿势评定

1. 原始反射 中枢神经系统损伤的患儿往往表现为原始反射不出现、亢进或延迟消失,临床常检查觅食反射、吸吮反射、手与足握持反射、拥抱反射、张口反射、跨步反射、踏步反射和侧弯反射等。

2. 姿势反射 人出生后就有抗重力维持立位和能够立位移动的基本能力,这种抗重力维持姿势的平衡、修正姿势的反射总称为姿势反射,大多是无意识的反射活动。因人在活动中保持姿势是多个反射协调的结果,所以姿势反射可以反映神经系统的成熟度,是评定运动障碍的根据。根据神经系统发育状况,不同的姿势反射应在不同时期出现、消失或终身存在。姿势反射主要包括非对称性紧张性颈反射、对称性紧张性颈反射、紧张性迷路反射、各类立直反射和降落伞反射等。

3. 平衡反应　是最高层次(皮质水平)的反应。当倾斜小儿身体支持面,移动其身体重心时,小儿为了保持平衡,四肢代偿运动,调节肌张力以保持整体的正常姿势。平衡反应的成熟发展,可以使人维持正常姿势。不同体位的平衡反应出现时间不同,终身存在。临床通常检查卧位、坐位、跪立位和立位平衡反应。

4. 背屈反应　从背后拉立位的小儿使之向后方倾斜,则踝关节和足趾出现背屈,对于无支持的站立和行走十分重要。正常小儿出生后 15~18 个月出现,不出现或出现延迟为异常。

5. 病理反射　锥体系受到损伤时可以诱发病理反射、牵张反射亢进、踝阵挛和联合反应。中枢神经系统损伤可以出现病理反射、牵张反射亢进和踝阵挛。

五、姿势与运动发育评定

姿势是指小儿身体各部位之间所呈现的位置关系,即机体在相对静止时,克服地心引力所呈现的自然位置。只有保持正常的姿势,才能出现正常的运动。通过评定小儿姿势与运动发育情况,可以早期发现异常,也可以作为康复效果评定的客观指标。姿势运动发育评定应在俯卧位、仰卧位、坐位和立位时进行,也应根据儿童的年龄及临床特点,进行体位转换,在翻身、四爬、高爬、跪立位、立位及行走等不同体位时进行评定。

六、步态分析

步态(gait)是人体结构和功能、神经运动系统、行为及心理活动在行走时的外在表现。异常步态(abnormal gait)指行走、站立的运动形式与姿态不同于正常。在儿童的成长过程中,异常步态的出现,常常提示某些疾病的存在。由于机体很多系统都参与维持正常步态,因此异常步态病因众多,具体表现亦是多种多样。步态分析(gait analysis)是对人体行走功能状态及步行规律进行分析的一种研究方法,通过步态分析找出异常因素并有针对地进行康复治疗。

1. 基本参数　步态分析中常用的基本参数包括步长、步幅、步宽、足角、步频、步速、步行周期和步行时相等,其中步长、步频和步速是步态分析中最常用的三大要素。

(1)步长(step length):行走时一侧足跟着地到紧接着的对侧足跟着地所行进的距离移为步长,又称单步长,通常用厘米(cm)表示。

(2)步幅(stride length):行走时,一侧足跟着地到该侧所跟再次着地的距离称为步幅。又称复步长或跨步长,通常是步长的两倍。

(3)步宽(stride width):在行走中左、右两足间的水平距离称为步宽,通常以足跟中点为测量参考点,通常用厘米(cm)表示。

(4)足角(foot angle):在行走中人体前进的方向与足的长轴所形成的夹角称足角。

(5)步频(cadence):行走中每分钟迈出的步数称为步频,又称步调。通常用 steps/min 表示。

（6）步速（walking velocity）：行走时单位时间内在行进的方向上整体移动的直线距离称为步速，通常用 m/min 表示。

（7）步行周期（gait cycle）：在行走时一侧足跟着地到该侧足跟再次着地的过程被称为一个步行周期，通常用秒（s）表示。

（8）步行时相（gait phase）：行走中每个步行周期都包含着一系列典型姿位的转移。人们通常把这种典型姿位变化划分出一系列时段，称之为步态时相。一个步行周期可分为支撑相（stance phase）和摆动相（swing phase）。一般用该时相所占步行周期的百分比（%）作为单位来表达，有时也用秒（s）表示。

2. 方法

（1）四期分析法：在步态分析中最常用的是步行时相四期分析法，即两个双支撑相、一个单支撑相和一个摆动相。平地行走时的理想状态是左右对称的，两个双支撑相大致相等，约各占步行周期的 12%；单支撑相占步行周期的 60%~62%（包括双支撑相），摆动相占步行周期的 38%~40%。各时相的长短与步行速度直接有关。行走快时，双支撑相减小，跑时双支撑相消失，为"0"。

（2）RLA 八分法：这是由美国加州 Rancho Los Amigos 康复医院的步态分析实验室提出的。它在传统步态时相分期的基础上，利用步态分析框图处理技术，全面、系统地阐述了视觉观察分析技术。如在一个步行周期中求出八个典型动作姿位点，即支撑前期（initial contact）、支撑初期（loading response）、支撑中期（mid-stance）、支撑末期（terminal stance）、摆动前期（pre-swing）、摆动初期（initial swing）、摆动中期（mid-swing）和摆动末期（terminal swing）。

（3）三维步态分析（three-dimensional gait analysis，3DGA）系统：是一种将运动分析系统、动态体表肌电图与压力板连接，利用客观、准确的数据，对步态进行运动学和动力学分析的系统。在评估儿童步态异常中，常用指标有以下几个：①运动学参数。主要包括时间 - 空间参数、重心和肢体阶段性运动等；②动力学参数。包括地板反作用力、关节力矩、肌肉活动，以及髋/膝/踝关节最大功率等；③动态肌电图。用于检测步行时肌肉活动与步态的关系，深入了解神经肌肉障碍患者在行走等活动期间病理性肌肉的功能情况，对明确导致异常步态的关键神经肌肉及制订康复方案有重要参考价值；④能耗分析。用于分析人在步行时所消耗的能量，正常步态是最节约能量的步行方式。

第四节　国际功能、残疾和健康分类

一、概述

2001 年，世界卫生组织（WHO）正式发布了《国际功能、残疾和健康分类》（ICF），在此基础上，2007 年世界卫生组织又出版了《国际功能、残疾和健康分类 - 儿童青少年版》（ICF-CY）。ICF-CY 扩大了 ICF 的覆盖范围，提供附加内容和更多的类目包含婴儿、学步儿童、儿童和青少年的身体结构和功能、活动和参与，以及环境等方面的内容。

二、ICF-CY 的编码系统

在 ICF-CY 编码系统中,其中身体功能是指身体各系统的生理功能(包括心理功能);身体结构是指身体的解剖部位,如器官、肢体及其组成成分;活动是指由个体执行一项任务或行动,代表了功能的个体方面;参与是指投入一种生活情景中,代表了功能的社会方面。ICF-CY 强调健康状况是疾病与背景性因素、环境和个人因素相互作用的结果,强调活动和参与的重要性,认为活动受限和参与局限受到了生理和环境等因素的影响,正因如此在使用 ICF-CY 类目评定时,应考虑到每个维度,进一步康复治疗时也要在 ICF-CY 的核心理念下进行。

ICF-CY 在原来的 ICF 1 424 个类目基础上增加了 231 个类目,运用了一种字母数字编码系统,类目之间相互排斥并按照等级式的结构分为不同的水平,每个类目具有一个简短的定义、包括和不包括。字母 b、s、d 和 e 分别代表身体功能、身体结构、活动和参与,以及环境因素,紧接这些字母是用章数开头的数字(一位数),后面是第二级水平(两位数)及第三级和第四级水平(各为一位数)。ICF-CY 的类目是嵌入式的,可以使意义广泛的类目包含更详细的母类及其中的子类。ICF 编码系统的限定值是在编码后面加上小数点再标明一位、两位或多位数字。使用任何编码应该至少加上一位限定值。没有限定值的编码没有意义。

三、ICF-CY 核心组合

(一) ICF 核心分类组合

ICF 核心分类组合有 3 种类型包括综合版、简明版和通用版。

1. 综合版 ICF 核心分类组合　涵盖了处于某种健康状况或特定卫生保健情境下,涉及所有临床问题的 ICF 类目,可以作为检查表指导进行功能评定,防止使用者遗漏某些重要的功能问题。由于综合版 ICF 核心分类组合提供了完整的跨学科功能评估,涉及的 ICF 类目广泛,多在临床科研工作中使用。

2. 简明版 ICF 核心分类组合　来源于综合版 ICF 核心分类组合,适用于所有功能障碍的人群。简明版 ICF 核心分类组合仅适用于需要进行简单功能评估的情况,提供与疾病或某种医疗情境相关的临床资料。简明版 ICF 核心分类组合是临床和流行病学研究中有效描述功能障碍的最低标准。

3. 通用版 ICF 核心分类组合　在开发过程中使用了心理测量学研究的方法,包括 7 个 ICF 类目,能很好地区别所有卫生保健情境中任一健康状况的不同功能水平。通用版 ICF 核心分类组合实现了不同健康状况的描述,在不同疾病的患者间功能具有可比性,可以为医疗相关专业技术人员更好地理解功能并提供便捷的数据。正因为如此,在应用其他任何一种 ICF 核心分类组合时,都需联合使用通用版 ICF 核心分类组合。

(二) 脑瘫 ICF-CY 核心分类组合

在目前拥有的 ICF-CY 儿童核心分类组合中,脑瘫 ICF-CY 核心分类组合涉及活动内容和功能是最多的。ICF-CY 包含 1 685 个类目,由于其涵盖众多,内容复杂,限制了其在临床上的大范围使用。脑瘫 ICF-CY 核心分类组合是首个基于 ICF 的脑瘫儿童评定工具,使不同领域的临床评定标准化,同时脑性瘫痪类目可描述涉及各种类型脑瘫的多维度功能水平。

脑瘫 ICF 核心分类组合有 5 个,其中综合版核心分类组合类目 135 个;简明通用版核心分类组合类目 25 个;3 个年龄段简明版核心分类组合类目中<6 岁组 31 个;6~<14 岁组 35 个;14~<18 岁组 37 个。

(宋福祥)

第四章

关节活动技术

第一节　儿童关节活动的特点

关节活动是人体运动中不可分割的部分。当一个人运动时,引起或调节运动肌肉活动的复杂控制来自中枢神经系统。关节的结构及构成关节的软组织的完整性和灵活性影响其可能发生的运动范围,这一可能的运动范围称为关节活动度。人体为了以最小的力实现最有效的运动,正常的关节活动范围是必不可少的。关节活动技术在康复治疗中起着举足轻重的作用,良好的活动度不但是其他训练的前提和基础,更是患者恢复日常生活活动能力的必要条件。

一、基础知识

（一）关节活动度的定义及相关知识

1. **定义**　关节活动度（ROM）或关节活动范围是指一个关节的运动弧度。关节活动度是衡量一个关节运动量的尺度,包括主动关节活动度（active range of motion, AROM）和被动关节活动度（passive range of motion, PROM）两种形式。

2. **运动平面**

（1）矢状面：关节围绕冠状轴在矢状面内完成屈曲、伸展运动。

（2）额状面：关节围绕矢状轴在额状面内完成内收、外展运动。

（3）水平面：关节围绕垂直轴在水平面内完成旋转运动。

3. **关节的分类**　根据关节运动轴的数目,可将关节分为单轴、双轴和多轴关节。

（1）单轴关节：只有一个运动轴,关节仅能沿此轴作一组运动,包括屈戌关节和车轴关节两种。①屈戌关节：又称滑车关节。关节头呈滑车状。通常只能绕冠状轴做屈、伸运动,如指间关节；②车轴关节：关节头呈圆柱状,运动时可绕垂直轴或自身的长轴做回旋运动,如寰枢正中关节及桡尺近侧关节。

（2）双轴关节：有相互垂直的运动轴,关节可沿此两轴做两组运动,并可进行环转运动。双轴关节包括椭圆关节和鞍状关节。①椭圆关节：关节头和关节窝都呈椭圆形。运动环节能进行屈、伸、内收、外展和环转运动,如桡腕关节；②鞍状关节：两关节面均呈马鞍形,呈十字交叉结合。可做屈、伸、内收、外展和环转运动,如拇指腕掌关节。

4. **运动方向**　关节运动包括屈曲、伸展、内收、外展、内旋、外旋和环转等。各关节根据自身结构的不同有不同的运动形式。

（二）影响关节活动度的因素

1. 生理因素　限制关节活动范围的生理因素主要包括肌肉的张力、软组织的限制、韧带的张力及骨性限制等。

（1）拮抗肌的肌张力：如髋关节的外展受到内收肌张力的限制，同样的，髋屈肌也会限制髋部的伸展动作。又如在膝关节伸展时进行屈髋，将受到腘绳肌的限制。

（2）软组织的限制：如髋关节的屈曲受到腹部软组织的抵抗。

（3）关节的韧带张力：关节韧带强，则活动的幅度就小。如髋伸展受髋部韧带的限制，膝关节的伸展会受到前交叉韧带、侧副韧带等的限制。

（4）关节周围组织的弹性情况：关节囊薄而松弛，关节的活动度较大，如盂肱关节与胸锁关节同属轴关节，但因盂肱关节的关节囊较胸锁关节更为松弛，故活动度较大。

（5）骨组织的限制：如伸展肘关节时，尺骨鹰嘴与肱骨鹰嘴窝的碰撞，限制肘关节过伸展。

2. 病理性因素

（1）关节周围软组织挛缩：关节周围软组织的挛缩可导致关节活动受限，影响关节的主、被动运动范围。临床上常见于由关节长期制动、卧床、创伤、烫伤等造成肌肉及皮肤短缩，形成瘢痕而导致挛缩。关节周围的结缔组织是由网硬蛋白和胶原组成，这是一种疏松的网状组织，关节损伤后制动将使胶原纤维和网硬蛋白沉积，形成致密的网状结构。受伤后的关节固定两个星期后会使结缔组织纤维融合，导致关节运动功能受限。

（2）神经性肌肉挛缩：包括①反射性挛缩：为了减少疼痛，长时间将肢体置于某一种强制体位造成的挛缩；②痉挛性挛缩：中枢神经系统原因所致的痉挛性疾患，因肌张力亢进造成的挛缩为痉挛性挛缩，如关节的主动肌进行运动时，因拮抗肌不能放松而限制关节的运动范围；③失神经支配性挛缩：因末梢神经疾患，肌肉失神经支配所致的弛缓性瘫痪造成的挛缩。由于肌张力低下，患者身体在抗重力、阻力的情况下不能完成某种动作，因此影响关节的主动运动，不能达到全关节的活动范围。

（3）粘连组织的形成：发生于关节内、关节周围软组织的粘连，以及引起该关节活动的主要肌肉的粘连。如关节组织受损伤后，大量的浆液纤维组织渗出，局部出现胶原纤维，导致粘连形成，又因疼痛，关节活动少、不充分，使韧带、肌腱等被胶体液粘在一起，一旦形成组织粘连，将影响关节的运动范围。同样，关节的周围组织烧伤、烫伤后形成的瘢痕也将与皮下软组织粘连，减小关节的活动范围，影响关节的主动、被动运动。因此，应在不加重患者损伤及不引起难以忍受的疼痛的条件下，尽早做轻柔的关节被动或主动活动，维持关节周围组织的灵活性，防止粘连的发生，以缩短功能恢复的时间，增大关节活动范围。

（4）关节疾患：如类风湿关节炎、关节僵硬、异位骨化和骨性关节炎等，将影响关节的活动范围。关节外伤后，关节腔内纤维软骨撕裂，使关节内产生异物，也会造成关节活动受限。

（5）疼痛/保护性肌痉挛：关节损伤后，由于疼痛或为了防止进一步的损伤而常常限制关节局部的活动，疼痛还常引发保护性痉挛，其后会产生继发性粘连和挛缩。这将影响关节的主动运动，偶尔也影响被动运动。

二、儿童关节活动的生理特点

（一）婴幼儿关节活动特点

婴幼儿关节的伸展性及柔韧性大，活动幅度大，如足背屈角正常 1~3 个月为 60°；3~6 个月为30°~45°；7~12个月为0~20°。腘窝角也会有一些变化，正常4月龄后大于90°（1~3个月为80°~100°；4~6个月为90°~120°；7~9个月为110°~160°；10~12个月为150°~170°）。但婴幼儿关节的牢固性较差，要合理锻炼，促进韧带的发育，增加关节的牢固性，不宜用力过猛牵拉幼儿的手臂，防止脱臼。婴幼儿骨关节还有如下特点：

1. 骨骼生长迅速 婴幼儿正处于身高迅速增长时期，其骨骼不断地生长、加粗。同时，骨骼外层的骨膜比较厚，血管丰富，有利于儿童骨骼的生长和骨组织的再生和修复。

2. 骨骼数量多于成年人 婴幼儿一些骨骼尚未融合连接成一个整体，如成人的髋骨是一块整骨，而婴幼儿的髋骨则由髂骨、坐骨和耻骨三块骨头连接在一起的，到7岁左右才逐渐骨化融合成为一块完整的骨头。

3. 骨骼柔软易弯曲 婴幼儿骨骼含较多的骨胶原蛋白等有机物，骨骼柔软，弹性大，可塑性强。因此，婴幼儿可以做许多成人无法做的动作，如婴幼儿能吃到自己的脚指头，但同时也很容易出现变形、弯曲。

4. 头部骨骼尚未发育好 新生儿出生时头部骨头之间有很大的缝隙。在颅顶前方和后方有两处仅有一层结缔组织膜覆盖，分别称前囟和后囟。婴幼儿的骨缝要到4~6个月才能闭合，后囟在3个月左右闭合，前囟到1.5岁左右才闭合。

5. 脊柱的生理弯曲 孩子出生时脊柱是直的，弯曲是随着动作发育逐渐形成的。一般婴幼儿在3个月左右抬头时出现颈曲，6个月能坐时出现胸曲，10~12个月学走路时出现腰曲。7岁前形成的弯曲还不是很固定，当儿童躺下时弯曲可消失。7岁后随着韧带发育完善后，弯曲才固定下来。

6. 腕骨的钙化 孩子出生时腕部骨骼均是软骨，约6个月才逐渐出现骨化中心，约10岁腕骨才全部钙化完成。因此，婴幼儿的手部力量小，不能拿重物。

7. 关节发育不全 婴幼儿关节窝浅，关节韧带松弛，容易发生关节脱臼。

8. 足弓尚未形成 婴幼儿的脚没有脚弓。到了站立和行走时，才开始出现脚弓。由于婴幼儿的肌肉力度小、韧带发育不完善，长时间站立、行走或负重，或经常不活动可导致脚底的肌肉疲劳，韧带松弛，出现扁平脚，影响行走和运动。

（二）学龄前期和学龄期关节活动的特点

学龄前期和学龄期儿童关节活动的特点主要在于柔韧性较好，稳定性逐渐增强，负重能力逐渐增强，损伤后恢复较快等。

1. 柔韧性较好 学龄前和学龄期儿童通常关节周围肌肉不是特别紧张，且关节缝隙相对较宽，所以关节的柔韧性比较好，通常关节较灵活，活动范围较大。

2. 稳定性逐渐增强 随着肌肉力量、运动能力的增强，学龄前和学龄期儿童关节周围的关节囊、韧带等组织逐渐发育稳定，关节的结构会进一步发生改变，关节结构逐渐定型，所以关节的稳定性也慢慢增强。

3. 负重能力增强 因学龄前和学龄期儿童的关节及周围组织发育逐渐稳定，肌肉力量增强，所以关节负重能力也有所增强。

4. 损伤后恢复较快 因学龄前和学龄期儿童处于生长发育时期，如果关节发生损伤，通常恢复较快。

学龄前及学龄期儿童在生长过程中如果出现关节的损伤，要及时治疗，以免后期产生功能异常或畸形改变。

三、临床常见儿童关节活动障碍

（一）关节活动障碍定义

关节活动障碍是骨关节与肌肉伤病、卧床制动或神经系统疾病肢体瘫痪后，关节内外或周围的纤维组织紧缩或缩短，并进一步引起该关节活动范围受限。常见于骨骼、关节和肌肉系统损伤，以及由于疾病而缺乏活动能力的儿童，各种类型的中枢神经系统损伤，如脊柱裂、痉挛型脑瘫、肌肉萎缩症等，以及长期卧床、长期坐轮椅的儿童。轻度关节活动受限，指的是肢体处于短缩位置，但关节尚存在小范围的活动；重度关节活动障碍则意味着肢体完全不能活动。临床常见的关节活动障碍主要包括：

1. 关节活动范围受限 即关节的活动范围减少，临床上较为常见，主要是由于制动导致的。

关节活动范围受限分为挛缩（contracture）与强直（ankylosis）。前者是指由于关节囊外软组织所致的关节限制，而后者则主要是由关节内的骨、软骨所引起的。强直的关节对日常生活造成较大影响，在日常生活中最舒适、最方便的体位即是良好肢位，也称之为功能位。各关节功能位见下文。

2. 关节活动范围过大 即关节的活动范围大于正常的活动范围，主要原因包括外伤导致的韧带断裂，由于炎症所致关节囊处于伸张状态及脊髓性小儿麻痹、查科特（Charcot）关节等。

3. 关节变形 主要是先天性和后天性原因造成。临床上常见的膝关节过伸展是一种关节变形，主要与内翻尖足挛缩（跖屈），股四头肌肌力减弱，腘绳肌肌力低下，且对侧髋、膝关节屈曲挛缩及膝关节周围软组织松弛等因素密切相关。

（二）分类及发生机制

1. 分类

（1）骨性关节活动障碍是由骨骼因素造成，主要由于骨质相互卡阻或骨性强直所致。此种类型关节活动障碍较为少见，通常康复治疗效果不佳。

（2）纤维性关节活动障碍是由于关节内外纤维组织挛缩或瘢痕组织粘连所致。包括关节内与关节外纤维组织挛缩与粘连两大类。此类型较为多见。

2. 发生机制 关节活动度的保持与关节囊的柔软和弹性密切相关。当创伤部位被固定受制，关节囊组织转化为致密结缔组织，局部将变得僵硬，弹性下降，尤其是跨关节肌肉、肌腱及周围滑液囊的挛缩和粘连，将会使肌腱上下滑移的程度缩小，导致关节活动度受限。儿童的物理治疗中早期采用的运动疗法就是促进致密结缔组织逆转为疏松结缔组织，从而改善关节的活动范围。

关节内韧带损伤、创伤后挛缩；关节内外瘢痕粘连及挛缩；关节内外骨折后制动带来的失用性肌肉、肌腱及关节囊的挛缩；关节挛缩于非功能位会造成关节畸形；关节、肌肉肌腱本身损伤或炎症时，可使关节结构破坏，从而导致更多的纤维组织损伤与修复，产生更严重的挛缩，引起更为广泛致密的瘢痕粘连。

（三）关节活动障碍对儿童运动功能的影响

关节活动障碍涉及上肢，将会影响儿童的个人卫生、进食、穿衣和写字等日常生活和学习；而涉及下肢障碍时则将影响其步行、上下楼梯和下蹲等日常生活中所要频繁发生的动作和行为。

1. 肌肉萎缩和肌力减退　关节活动受限较为明显的患者,很难产生理想的肢体摆动,这将导致关节附近肌群长期处于收缩不充分的状态,肌萎缩明显。处于生长发育期的儿童,需要通过大量的主动活动牵伸肌肉使之与骨骼的生长同步。然而,脑损伤后儿童,其主动活动存在困难,往往缺乏这种主动的牵伸,故其肌肉生长速度跟不上骨骼的生长速度,肌肉长期处于相对短缩的状态,最终导致关节活动范围丧失。在损伤初期,关节活动减少可引起明显的肌肉变短,但是关节的被动运动未受限。此种异常的永久性抵抗是一种动态挛缩。如果不正确处理,纤维化和最终的骨畸形可将关节锁住形成固定挛缩。另外,某些原始反射持续存在,使受影响的患儿经常固定在不对称和不良的姿态,久而久之即出现挛缩导致的中至重度关节受限,甚至导致骨骼变形,如非对称性紧张性颈反射(asymmetric tonic neck reflex,ATNR)导致特定肌群挛缩而出现关节活动障碍,长期足尖行走导致跟腱挛缩出现踝关节活动障碍。

2. 骨生长扭曲变形　是由于短缩肌肉的异常抵抗力而造成的。骨生长过程中由于受到持续压力而较易扭曲变形。未治疗的关节活动受限会对骨产生过度压力而使之发生异常扭转,或抑制长骨的生理性反旋。如果早期阶段压力得不到释放,骨畸形将产生。由于小腿三头肌和胫骨后肌痉挛而导致的长期马蹄内翻足,则有可能将胫骨向内旋转,这将抑制儿童股骨前倾的生理性反旋过程。

3. 日常生活能力低下　骨折术后,儿童在原发性疾病的恢复过程中,其日常生活活动(activities of daily living,ADL)能力将有所下降,但制动或直接创伤所致的关节受限产生的影响较原发性疾病所造成的影响严重。另外,所有的关节功能障碍将对个人形象产生不同程度的影响。

4. 加重瘫痪后肢体功能障碍　神经系统损伤后所导致的肌无力和肌肉痉挛会引起肌肉、肌腱、关节内外结缔组织挛缩,从而加重瘫痪肢体的功能障碍。

5. 心理障碍　长期的肌肉肌腱及关节的挛缩对以上功能产生的问题对患者均会带来不同程度的心理影响,治疗进展缓慢的儿童往往会放弃治疗。因此,在治疗期间需要给予一定的心理疏导。

第二节　关节活动技术

关节活动技术是指利用各种方法维持和恢复因组织粘连和肌肉痉挛等多因素引发的关节功能障碍的运动治疗技术,也可称为关节活动范围训练。

治疗师借用外在力量,控制关节的活动方向、速度、强度和持续时间,以改善肌肉挛缩导致的关节活动受限。关节活动的强度和持续时间根据儿童的耐受性、治疗师的力量和耐力而定,主要包括被动运动和关节松动术。两者是能立即缓解关节受限的手法治疗技术。利用器械、矫形器、夹板及功能位保持器对于预防人体力线改变是最基本的治疗方案。而对于促进儿童的功能性运动,肢体主动运动,以及躯干和肢体肌力强化训练,神经生理学疗法等应用则是必不可少的。

若仅实施运动疗法而不能维持和减少关节活动受限,或损伤后儿童已有生物力学的改变,尤其是中至重度关节受限,应尽早考虑其他治疗或干预措施。肌内注射肉毒毒素对于局灶性痉挛导致的关节活动障碍是一种治疗性选择,其疗效可持续 2~3 个月,在此期间物理治疗师可加强其运动控制,并进行肌力强化性训练。甚至在疗效逐渐消失后,仍可观察到一些功能性的进展。

一、被动运动

(一)基本概念

每日进行被动运动是处理关节活动受限最基本的措施。此方法常用于治疗因关节损伤而不能实施主动运动的患儿,主要目的是维持关节周围软组织及其肌肉长度,以改善关节活动范围,并加强关节的本体感觉。

(二)治疗原则

1. 逐步、反复多次的原则 反复多次、持续时间较长的牵张可产生较多的塑性延长;训练应循序渐进,尤其对于受限关节进行牵张时,应避免急于追求正常活动度,需逐步进行,以免引起不必要的拉伤。

2. 安全的原则 训练应在无痛或轻微疼痛、患者能耐受的范围内进行,避免发生软组织损伤。感觉障碍的患者对于疼痛的敏感性较差,进行关节活动度训练时应特别谨慎。

3. 综合治疗原则 配合药物或理疗等措施可增强疗效。

4. 功能活动的原则 训练方案应结合功能活动而制订,如步行所需的关节活动度分别为髋关节屈曲 30°,后伸 20°;膝关节屈曲 65°;踝关节背屈 15°,跖屈 15°。其他日常生活活动要求髋关节和膝关节至少屈曲 90°。

5. 在功能评定的基础上决定训练的形式 训练形式可分为被动训练、主动 - 辅助训练和主动训练等。

(1)被动训练:患者完全不用力,全靠外力来完成运动。外力可以来自重力、治疗师、患者自身或各种康复训练器械。被动训练的目的是增强瘫痪肢体的本体感觉、刺激屈伸反射、放松痉挛肌肉及促进主动运动;同时牵张挛缩或粘连的肌腱和韧带,维持或恢复关节活动范围,为进行主动运动作准备。

1)目的:首要目标是减少固定过程中可能发生的并发症,如软骨脱落、粘连和挛缩形成,以及循环障碍。具体包括:①保持关节和结缔组织活动性;②最大限度地减少挛缩形成的影响;③保持肌肉的机械弹性;④辅助循环和血管动力学;⑤加强滑液分泌,改善关节软骨营养;⑥减轻或抑制疼痛;⑦促进受伤或手术后的愈合过程;⑧保持患者的运动意识。

2)局限性:患者清醒且肌肉是受神经支配的,因此真正的、完全放松的被动活动可能难以实现。

(2)主动 - 辅助训练:在外力的辅助下,患者主动收缩肌肉来完成的运动。通常适用于患者自身力量不能达到全范围活动时。助力可由治疗师、患者自身、器械、引力或水的浮力提供。这种运动常是由被动运动向主动运动过渡的形式。其目的是逐步增强肌力,建立协调动作模式。由治疗师或患者健侧肢体通过徒手或棍棒、绳索和滑轮等装置帮助患者主动运动,兼有主动运动和被动运动的特点。训练时,助力可提供平滑的运动,适宜的助力应以最大限度地发挥患者主动力量为原则,任何时间均只给予完成动作的最小助力以免助力替代主动用力。关节的各方向依次进行运动。每一动作重复 10~30 次,每日 2 或 3 次。

(3)主动训练:适用于肌力在 3 级及以上的患者,主要通过患者主动用力收缩完成训练。既不需要助力,也不需要克服外来阻力。其目的是改善与恢复肌肉功能、关节功能和神经协调功能等。根据患者情况选择进行单关节或多关节、单方向或多方向的运动;根据病情选择体位。在治疗师指导下由患者自行完成所需的关节活动;必要时,治疗师的手可置于患者需要辅助或指导的部位。主动运动时动作宜平稳缓慢,尽可能达到最大幅度。关节的各方向依次进行运动,每一动作重复 10~30 次,每日 2 或 3 次。

(三)适应证、禁忌证及注意事项

1. 适应证

(1)被动关节活动度训练:患者不能主动活动,如昏迷、完全卧床等;为避免关节挛缩、肌肉萎缩、骨质疏松和心肺功能降低等并发症需进行被动训练;主动关节活动导致明显疼痛的患者也需进行被动活动。

(2)主动和主动 - 辅助关节活动度训练:患者能够主动收缩肌肉,但因各种原因所致的关节粘连或肌张力增高而使关节活动受限,可进行主动训练;肌力较弱(低于 3 级)者采用主动 - 辅助关节活动度训练;有氧训练时,多次重复的主动或主动 - 辅助关节活动度训练可改善心肺功能。

(3)特殊情况:身体的某一部分处于制动阶段,为保持其相邻关节的功能,可进行被动训练和主动训练,防止相邻关节的挛缩和肌肉萎缩,并为新的活动做准备。

2. 禁忌证 各种原因所致的关节不稳定、关节内未完全愈合的骨折、关节急性炎症或外伤所致的肿胀、骨关节结核和肿瘤等。

3. 注意事项

(1)关节活动度训练应尽早开始,但不要引起病情和疼痛的加重。

(2)治疗师应熟练掌握各关节的解剖学结构、运动方式、运动平面及关节活动范围的正常值。

(3)关节活动范围的训练应包括身体的各受累关节,每个关节必须进行全方位的关节活动(如膝关节屈曲、伸展;髋关节屈曲伸展、内收外展、内旋外旋等);被动活动范围尽可能地接近正常参考活动范围。

(4)固定肢体近端,活动远端,避免代偿运动。特别是在骨折或肌腱缝合术后,要在充分固定和保护下进行。

(5)能在同一体位进行的运动尽量集中进行,避免频繁变换体位。

(6)手法要缓慢轻柔,禁忌快速、粗暴的手法,特别是对于伴有感觉障碍的患者,应在有经验的治疗师指导下完成被动运动。

(7)对于关节僵硬的患者,可配合药物和理疗等镇痛或热疗措施,以增加疗效。

(四)具体被动活动技术

1. 上肢关节活动技术

(1)肩关节

1)屈曲:肩关节的屈曲是由肩肱关节与肩胛胸壁关节以 2∶1 的比例协同完成的复合运动,即肩关节屈曲 180° 实为肩肱关节屈曲 120° 和肩胛胸壁关节外旋 60° 的组合。在进行肩关节屈伸训练时,治疗师一只手握腕关节,另一只手固定肘关节使其呈伸展位,慢慢将上肢沿矢状面上举(图4-1)。

2)外展:肩肱关节外展,最初30°时是由肩肱关节单独完成的,当其继续外展时,与肩胛胸壁关节以2:1的比例协同完成,即肩关节的180°外展是由肩肱关节外展120°和肩胛胸壁关节外旋60°组合运动的结果。治疗师一只手固定腕关节,另一只手固定肘关节,在肘关节在屈曲位或伸展位完成肩关节外展动作(图4-2)。但由于肘关节屈曲位肩外展限制了肱骨的旋转,故活动度较肘关节伸展位小。

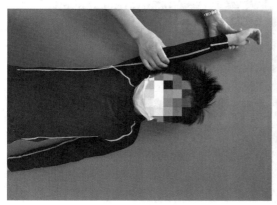

图 4-1　肩关节屈曲

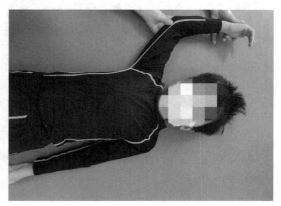

图 4-2　肩关节外展

3)内旋、外旋:患者取仰卧位,肩关节外展80°,肘关节屈曲90°。治疗师一只手固定肘关节,另一只手握持腕关节,以肘关节为轴心,前臂向前、向后运动,完成肩关节的内旋、外旋的训练(图4-3)。

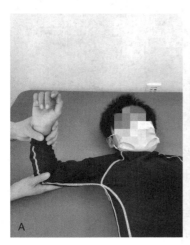
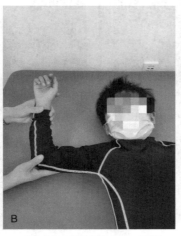
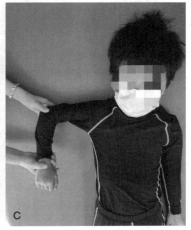

图 4-3　肩关节内旋、外旋

A. 肩关节中立位;B. 肩关节外旋;C. 肩关节内旋。

4)肩胛骨被动活动:患者取侧卧位,治疗师一只手虎口托住肩胛下角,另一只手置于肩关节处,两手同时向上、下、左、右及旋转方向活动肩胛骨。

（2）肘关节屈曲、伸展：治疗师一只手握住腕关节，另一只手固定肘关节，做肘关节屈伸运动（图 4-4）。屈曲可达 135°，伸展可达 0~5°。

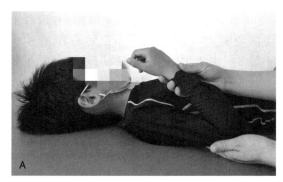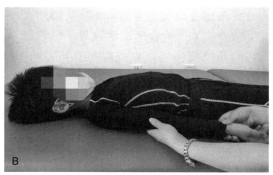

图 4-4 肘关节屈曲、伸展
A. 肘关节屈曲；B. 肘关节伸展。

（3）前臂旋前、旋后：患者仰卧位，肘关节屈曲 90°。治疗师一只手拖住肘关节，另一只手握住腕关节，进行从掌心朝向头侧，旋转 180° 至掌心朝向足侧方向，再做返回方向的旋转（图 4-5）。

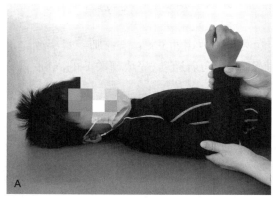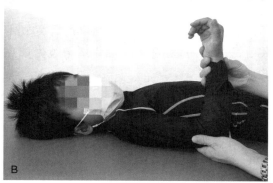

图 4-5 肘关节旋前、旋后
A. 肘关节中立位；B. 肘关节旋后。

（4）腕关节：治疗师一只手固定前臂，另一只手四指握患者的掌面，拇指在手背侧，完成腕关节的被动运动（参考范围：背屈 70°、掌屈 90° 和桡偏 25°、尺偏 55°）。

（5）掌指关节及指间关节：治疗师一只手握住掌部，另一只手活动手指，分别做掌指关节的屈曲、伸展、外展和内收动作。随后，一只手固定近端指骨，另一只手分别做近侧和远侧指间关节的屈曲、伸展动作。

2. 下肢关节活动技术

（1）髋关节

1）髋、膝关节屈曲：患者仰卧位，治疗师一只手托住膝关节后方，另一只手托住足跟进行髋、膝关节的屈曲（图 4-6）。

2）伸展：患者俯卧位，治疗师一只手固定骨盆，另一只手从下方抓住膝关节前部，并用前臂托住患者小腿，用力向上方抬，被动伸展髋部（图4-7）。

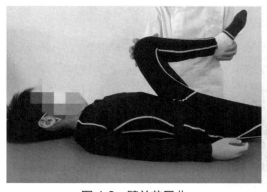
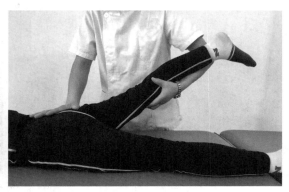

图 4-6　髋关节屈曲　　　　　　　　　　图 4-7　髋关节伸展

3）内旋、外旋：患者仰卧位，下肢伸展位，治疗师一只手固定患者膝关节上方，另一只手固定踝关节上方，完成下肢轴位的旋转，足尖向外侧为髋关节外旋，也可髋、膝关节呈 90° 屈曲位，治疗师双手固定膝关节，以髋关节为轴，前臂带动小腿在冠状面向内、外侧摆动，完成髋关节的外旋、内旋（图 4-8）。

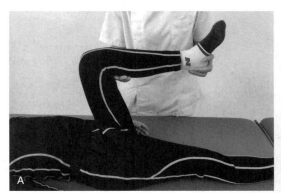
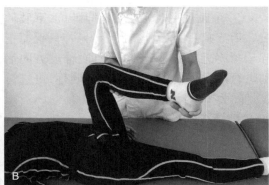
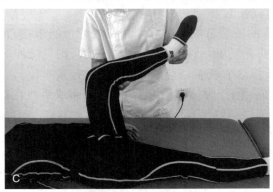

图 4-8　髋关节内旋、外旋
A.髋关节中立位；B.髋关节外旋；C.髋关节内旋。

4)外展：患者仰卧位,治疗师一只手托膝关节后方,另一只手握足跟,在髋关节轻度屈曲的状态下,完成髋关节的外展(图 4-9)。

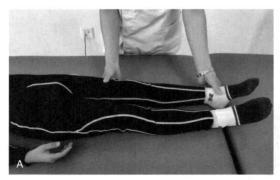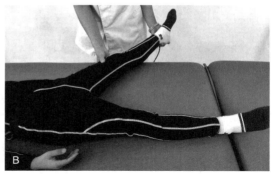

图 4-9 髋关节外展

A.髋关节中立位；B.髋关节外展位。

(2)踝关节背屈及内外翻：患者仰卧位,下肢伸展。治疗师一只手固定踝关节上方,另一只手用手心握住患者的足跟,前臂贴住足底,用力向上方拉动完成踝关节背屈(图 4-10)。一只手固定踝关节上方,另一只手握紧足掌分别向内、外侧施力进行踝关节的内外翻。

(3)足趾屈曲伸展：患者仰卧位,下肢伸展。治疗师一只手固定跖骨,另一只手拇指和示指将近节趾骨分别向屈曲、伸展方向活动进行跖趾关节的被动活动。同理,可进行趾骨间关节的被动活动。

3. 躯干活动技术

(1)颈部关节活动技术

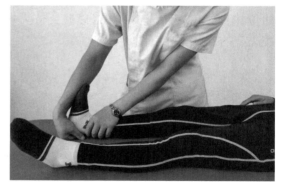

图 4-10 踝关节背屈

1)颈部屈曲：治疗师站在治疗台的末端,将双手放在枕部下方,牢牢抓住患者的头部。抬起头部,好像它在点头(下颌朝向喉头),以使头部在颈部弯曲。完成完全点头后,继续弯曲颈椎,将头部向胸骨方向抬起。

2)颈部伸展(向后弯曲或超伸展)：治疗师站在治疗台的末端,将双手放在枕部下方,牢牢抓住患者的头部。把头向后仰。注意：如果患者仰卧,则只能伸展头部和上颈椎；头部必须离开手术台末端,以延伸整个颈椎。患者也可取俯卧位或坐位。

3)侧屈(侧弯)和旋转：治疗师站在治疗台的末端,将双手放在枕部下方,牢牢抓住患者的头部。引导头部和颈部进行侧弯(使耳朵接近肩部)和旋转(从一侧到另一侧旋转)时,保持颈椎对弯曲和伸展呈中立状态。

(2)腰部关节活动技术

1)腰部屈曲：治疗师将患者双侧髋关节和膝关节弯曲,使其靠近胸部。当髋关节完全弯曲,骨盆开始后倾时,脊柱就会发生弯曲。治疗师用下方的手将患者骶骨下方抬起,可以获得更大的屈曲范围。

2）腰部伸展：患者俯卧位，治疗师双手放在大腿下方，向上抬起大腿，直到骨盆前倾，腰椎伸展。

3）腰部旋转：患者屈膝仰卧位，治疗师一只手将患者的双侧膝关节向一侧推，直对侧骨盆从治疗台上抬起，另一只手稳定患者的胸部。再向相反的方向重复。

二、关节松动术

（一）概述

1. 定义　关节松动技术（joint mobilization）是对关节进行徒手的被动活动的手法。物理治疗中的松动术和操作技术是直接针对关节力学改变和被膜组织受限的技术。通过这些技术，重新修复关节正常的受力状态，最大限度减少对关节软骨的异常挤压。

关节松动术常用于治疗由于囊性组织粘连所造成的关节受限，它在关节活动范围末端进行被动的过度挤压。这种技术必须在无痛情况下使用，使关节从错误的状态矫正过来。此技术属于被动运动范畴，具有针对性强、见效快、患者痛苦小和容易接受等特点。

2. 原理　关节松动技术的基本原理是利用关节的生理运动和附属运动作为治疗手段。

（1）生理运动（physiological movement）：关节在生理范围内完成的运动，如屈、伸、内收、外展和旋转等。生理运动既可以由患者主动完成，也可以由治疗师被动完成。

（2）附属运动（accessory movement）：关节在自身及其周围组织允许的范围内完成的运动，是维持关节正常活动不可缺少的一种运动，一般不能主动完成，需要由他人帮助才能完成。

使用关节松动术时要特别谨慎，治疗师必须熟练检查解剖结构，掌握关节运动学和神经肌肉骨骼系统的病理特点，知道何时可运用此技术，何时增加其他技术对恢复关节的运动功能更有效。

3. 治疗作用

（1）缓解疼痛：促进关节液的流动，增加关节软骨和软骨盘等无血管区的营养，缓解疼痛；关节松动的神经作用可以抑制脊髓和脑干致痛物质的释放，提高痛阈。

（2）改善关节活动范围：关节松动技术中Ⅲ、Ⅳ级手法，由于直接牵拉了关节周围的软组织，因此可改善关节的活动范围。

（3）增加本体感觉反馈：关节松动可为中枢神经系统提供有关姿势动作的感觉信息，如关节的静止位置和运动速度及其变化、关节运动的方向、肌肉张力及其变化。

（二）临床常用关节松动术

作为关节松动术的手法有 Maitland 的振动运动，Kaltenborn 的持续牵张。此外，还有 Paris 技术体系，针对牵张法（stretch），渐进振动法（progressive oscillation）和阶段振动法（graded oscillations）等进行应用。

1. Maitland 体系　Maitland 开创了振动手法，体系比较完善，应用较广。将松动术的等级分为Ⅰ~Ⅳ级，而推力作为第Ⅴ级（表 4-1）。Ⅰ级和Ⅱ级主要针对由于疼痛引起的活动受限，Ⅲ级和Ⅳ级主要是作用于关节的牵张手法。Ⅴ级（推力）针对通过普通的松动术则无法得到最大限度的改善，且没有肌肉痉挛的防御，或在可动域的终末部位存在轻微疼痛时使用。

表 4-1 Maitland 体系分级

分级	临床表现
Ⅰ 级	在可动的范围起始部位进行小振幅的运动
Ⅱ 级	在可动的范围内进行大振幅的运动,未到达活动受限的部位(Ⅱ级 –、Ⅱ级 +)
Ⅲ 级	到达活动受限部位为止进行较大振幅的运动(Ⅲ级 –、Ⅲ级 +)
Ⅳ 级	在活动受限的部位进行小振幅的运动(Ⅳ级 –、Ⅳ级 +)
Ⅴ 级	在活动受限的部位进行小振幅慢速的运动

2. Kaltenborn 体系 Kaltenborn 是在关节松动术中根据向关节面的离开力以及引出活动的力的强度分为 Ⅰ～Ⅲ 级(表 4-2)。评级是通过观察 Ⅱ 级之内的运动时关节游动的大小。在治疗中,Ⅰ 级和 Ⅱ 级主要针对以疼痛为特征的关节问题进行使用。Ⅲ 级主要以关节僵硬为特征,以增强关节可动域为目标时使用。

表 4-2 Kaltenborn 体系分级

分级	临床表现
Ⅰ 级	解除关节内压迫状态的牵引力,关节面不分离
Ⅱ 级	关节周围组织放松,在感受到结缔组织由于紧张使运动停止的部位施加使关节离开的力,即滑动的力
Ⅲ 级	超过松弛的离开力及滑力由于治疗师对痉挛的结缔组织进行牵张,引起关节内大的活动

3. Paris 体系和松动术的一般分类 Paris 体系是牵张法和渐进振动法,以及其他的振动法。Ⅰ～Ⅳ 级为振动法,狭义的手法操作(推力)为 Ⅴ 级。持续的手法为 Ⅰ～Ⅲ 级,关节的牵张为第 Ⅲ 级。弹性检查是在对于脊柱进行可动性检查时所运用的手法,渐进振动法是针对脊柱阶段的措施,在增加可动域的同时进行牵伸的手法。

(三)关节松动术的适用证和禁忌证

1. 适应证

(1)适用标准:松动术由于手法不同分级不同,适用也有所差别。大致区分为,在不同的可动域内进行缓和的松动术(振动法 Ⅰ～Ⅱ 级和持续牵张法 Ⅰ～Ⅱ 级),也存在更强的松动术(振动法 Ⅲ～Ⅳ 级和持续牵张法 Ⅲ 级)。各种各样的使用标准如表 4-3 和表 4-4 所示。

表 4-3 缓和的松动术的适用标准

症状	临床评定结果
①存在关节不适	①可以通过面部表情观察到强烈疼痛
②在大部分运动或全部的运动中引起强烈的疼痛	②脊柱运动会引起四肢远端疼痛
③特定的姿势会引起强烈的疼痛	③检查后疼痛或麻痹增强
④一定程度的四肢痛	④检查后使肌肉痉挛增强
⑤由于疼痛睡眠困难	⑤少量的检查引起疼痛变强
⑥咳嗽或打喷嚏使远端产生疼痛	⑥有神经学的缺损存在(由于以前存在的原因造成
⑦持续间断性疼痛	的症状以外其他的症状出现)
⑧肌肉紧张引起关节防御	

表 4-4　大强度的关节松动术的适用标准

症状	临床评定结果
①存在关节不适 ②进行关节运动也不会使疼痛恶化 ③即使疼痛恶化也不会长期持续 ④没有睡眠困难 ⑤没有强烈的远端疼痛 ⑥咳嗽、打喷嚏,身体摇晃也不会使疼痛加重 ⑦在特定的姿势也不会使疼痛恶化 ⑧肌肉痉挛不会引起关节的防御	①最小限度的关节不适,运动时也不会引起肌肉防御 ②检查关节附属运动,受限存在,但是疼痛不恶化 ③关节受限的原因与疼痛相比,更主要的原因是组织的紧张 ④没有神经学的缺损(由于以前存在的原因引起的症状以外没有其他的症状)

(2)伴随神经系统体征的适用标准:在伴随神经系统体征进行松动术时应当遵守一般规则(表 4-5)。作为基本的考虑方式,运动、感觉、反射的异常都不应妨碍松动术的治疗。应当通过病例,临床评定确定患者的关节损伤程度,并以此为基础进行治疗。因神经系统体征所伴随的疼痛造成关节问题的情况也是非常多的,故在这种情况下,与关节松动术相比,去除疼痛更能使患者满足。

表 4-5　存在神经系统体征时关节松动术遵循的一般规则

1. 没有一个以上的神经根损伤
2. 治疗侧腰椎以上小于两个相邻的脊髓节段受损,另外腰椎神经根无受损
3. 使用的手法不能使椎间孔变狭窄
4. 有脊髓压迫症时绝对禁止使用松动术

2. 禁忌证　下列情况应禁止使用关节松动术和操作技术:有严重的骨关节炎或骨质疏松症时,不能对脊柱使用;该区域有肿块或恶性肿瘤;椎动脉供血失调时,禁止对颈部使用;关节有出血;关节活动范围过大;全关节置换;生长板周围;关节退化;在没有进行全面的诊断之前。

(四)治疗原则

大多数关节松动的手法既可以进行评价,又可以进行治疗。从关节面结构的角度讲,脊柱椎间关节等关节面更趋向于平面关节。而构成四肢的大多数关节的关节面具有凸面和凹面,其运动应遵循凹凸的法则。四肢各关节面的凹凸构造如表 4-6 所示。

(五)实施步骤

1. 治疗时患者及治疗师的姿势

(1)应该在患者舒适的体位下进行。

(2)治疗关节的位置应根据关节障碍的阶段及治疗师的技术相对应,选择最适合的。

1)放松体位(resting position):损伤急性期,以及经验少的治疗师进行操作的时候运用。

2)进行松动术时,仅限在没有急性症状时由熟练的治疗师进行除放松体位以外部分的治疗。

(3)治疗师选取正确的人体生物力线的姿势,巧妙地利用重力向关节附属运动的方向进行活动。

2. 手的位置

(1)固定(fixation):治疗师一只手对应当固定的关节进行固定,也可利用带子或桌子进行。

表 4-6 四肢各关节面的形状

关节	形状
肩胛带·上肢	
肩胛肱骨关节	肩胛骨关节盂:凹,肱骨头:凸
胸锁关节(鞍关节){上提·下降}	胸骨:凹,锁骨:凸
{前凸·后撤}	胸骨:凸,锁骨:凹
肩锁关节	肩峰:凹,锁骨:凸
肱尺关节	肱骨滑车:凸,尺骨滑车切迹:凹
肱桡关节	肱骨滑车:凹,桡骨头:凸
上(近端)桡尺关节	桡骨头关节面:凸,尺骨桡骨切迹:凹
下(远端)桡尺关节	桡骨尺骨切迹:凹,尺骨头关节面:凸
腕桡关节	桡骨:凹,腕骨:凸
拇指腕掌关节(鞍关节){桡偏·尺偏}	大多角骨:凸,第一掌骨关节面:凹
{掌屈·背屈}	大多角骨:凹,第一掌骨关节面:凸
四指腕掌关节	腕骨:凸,掌骨:凹
掌指关节	掌骨头关节面:凸,指骨:凹
指间关节	近端指骨头关节面:凸,远端指骨根部:凹
下肢	
髋关节	髋臼:凹,股骨头:凸
膝关节	股骨:凸,胫骨:凹
髌、股关节	髌骨:凸,股骨:凹
踝关节(鞍关节){背屈·跖屈}	胫腓骨:凹,距骨:凸
{内翻·外翻}	胫腓骨:凸,距骨:凹
距舟关节	距骨:凸,足舟骨:凹
跗跖关节	跗骨:凸,跖骨:凹
掌趾关节	跖骨:凸,趾骨基部:凹
趾间关节	近端趾骨头关节面:凸,远端趾骨根部:凹

(2)施动手(mobilizing hand):尽可能靠近关节间隙。

(3)一般情况下,治疗师的双手及身体要最大限度地与患者的身体进行接触。这样做的目的是:

1)力量被表面积广泛分散。

2)由于与骨的突起部位进行接触,故可以使疼痛减少。

3)对患者的身体进行更好的固定。

4)通过身体接触,使患者感受到信赖感。

(4)在异性间进行治疗的情况下,若手及身体的接触引起患者或治疗师的不愉快时,可以变换身体及手的位置,其他可达到治疗目的的手法也是可以使用的。

3.手法

(1)手法的选择:使用振动法还是持续牵张法由患者的反应而决定。

1)在以治疗疼痛为目的的场合时,振动法适用。

2)在缺乏关节游动,可动域受限情况下,持续牵张法适用。

3)引出关节游动的手法技术,维持必要的关节活动时,振动法Ⅱ级及持续牵张法Ⅱ级都适用。

（2）运动方向：向受限存在的范围和其他的部位施加离开（distraction）及滑动（gliding）的力。

1）离开是相对于治疗平面（treatment plane）施加垂直的力。另外,治疗平面是垂直于关节的轴线并平行于关节面。

2）滑动是向与治疗平面相平行的方向施加力。

3）为了改善关节运动性而实施松动术的方向应遵循"凹凸的法则"：当关节面为凸面的骨在凹的关节面进行骨上运动时,施加力的方向与骨运动的方向相反；当关节面为凹面的骨在凸的关节面进行骨上运动时,施加力的方向与骨运动的方向相同。

（3）振幅：根据 Maitland 体系的分级,选择与患者状态相对应最适合的振幅。

（4）速度和治疗时间

1）振动法：2~3Hz,1~2 分钟的平滑的规则正确的振动。

2）持续牵张法,针对存在疼痛的关节,10 秒钟间歇地进行,加以数秒钟休息,多次进行。注意患者的反应,以此决定是继续还是终止。针对存在活动受限的关节,进行>6 秒的牵张,Ⅰ级～Ⅱ级持续的牵张放松。而后休息 3~4 秒,多次进行。

（5）治疗原则：所有治疗应当依照关节的关节运动学（arthrokinematics）而实施。

4. 注意事项

（1）不应在松动术中产生疼痛。

（2）选择的一系列手法完成后,对患者进行再评价。

（3）急性期须在多种运动后,进行再评价。

（4）亚急性期须与之前的评价相比,可以进行更多种类的运动。

（六）临床应用

针对平面关节的松动手法,主要是促进关节面的分离和相对滑动来调整关节的对位对线关系。针对具有凹凸两个关节面的关节,应从分离牵引、促进滑动和改善运动性（遵循凹凸法则的施术用力方向）等方面考虑。四肢各关节出现关节囊内原因导致活动受限的主要原因是关节面的相对滑动未能正常进行。

1. 颈椎关节中应用　关节松动术的应用主要是恢复由于痉挛而受限的关节的正常活动范围,如 McKenzie 技术等也可用于此目的。因此,可首先从颈部松动开始,应用抗痉挛模式调节肌张力。众所周知,Ⅰ类机械感受器位于颈部,对于缓解痉挛的影响作用较大。此外,颈部松动被认为可降低交感神经的活动,有利于全身张力的调节。脑外伤患儿的颈部松动应维持在Ⅰ级的范围内,在实施过程中,治疗师应紧密观察患儿的反应（图 4-11）。

2. 肩关节中应用　肩关节撞击综合征（sub-acromial impingement syndrome）中,肩关节外展时疼痛的主要原因是肩峰与肱骨头

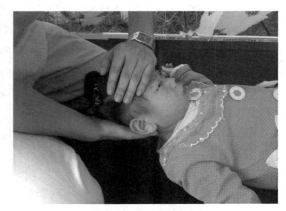

图 4-11　颈部松动

形成的所谓第二肩关节处间隙随着外展运动而变窄,此处走形的肩峰下滑囊和冈上肌肌腱受到压迫而引发疼痛,导致关节活动不能顺利完成(即受限)。其运动学上的根本原因是肩关节在外展过程中,由于遵循"凸的法则",肱骨头相对于肩胛骨关节盂进行向上的滚动,而肱骨头的关节面相对于肩胛骨关节盂的关节面进行向下的运动,同时肱骨头关节面向下方的滑动。但是,由于某些原因肱骨头向下方的滑动不充分,而导致第二肩关节处间隙变窄,压力增大,出现疼痛,导致肢体不能正常运动。因此,应主要针对肱骨头进行相对于肩胛骨向下方滑动的关节松动手法进行解决。换一个角度讲,滚动运动是肢体出现角度变化的根本,而滑动运动是否正常是决定滚动运动能否正常完成的决定因素。

（七）具体操作手法

本章节将主要介绍脊柱及四肢各关节促进滑动的手法。

1. 脊柱关节松动

(1)椎体向腹侧平滑

体位:患者取俯卧位。

手法:治疗师站于患者一侧。双手交叠,一只手的豆状骨放置于患者棘突上。双肘微屈,通过重心向手掌根的移动,将所治疗的椎体由背侧向腹侧按压。

可作为评价手法使用,从 T_1 棘突(头部中立位时可从下位颈椎开始)开始,向下位胸椎逐个进行按压。问题部位会出现疼痛等症状。

作为治疗手法时,针对目标椎体及相邻椎体进行反复按压。可以同时使用振动法或渐增振动法扩大活动范围。

适用:确认问题部位;促进椎体前方滑动;改善屈伸活动。

(2)促进椎体的旋转(颈椎)

体位:患者取坐位。

手法:治疗师站于患者后方,双手拇指分别放置于相邻的上下位椎体棘突的左右侧。通过重心前移将力量传至拇指处,对上下位椎体的棘突分别向相反(左右)方向挤压。

适用:旋转受限;关节突关节功能障碍;神经根压迫症状。

(3)促进椎体的旋转(胸椎)

1)棘突 - 棘突固定手法

体位:患者取侧卧位。

手法:治疗师站于患者腹侧,一只手拇指放置于上位椎体棘突上方(侧面),另一只手的示指和中指交叠放置于下位椎体棘突的下方(侧面)。通过重心向前及横向(拇指用力侧)的移动,将拇指向下方按压固定上位椎体的棘突,另一只手向上方提拉下位椎体的棘突,促进相邻椎体的旋转,达到分离关节突关节的目的。

根据需要可使用拇指向下固定下位椎体棘突,另一只手的示指和中指向上提拉上位椎体棘突,促进椎体间相反方向的运动。

适用:旋转受限;关节突关节功能障碍;神经根压迫症状。

2)棘突 - 横突固定手法

体位:患者取俯卧位。

手法:治疗师站于患者一侧,一只手拇指放置于上位椎体棘突侧方,另一只手拇指放置于下位椎体横突上方(如图所示右手拇指放置于上位棘突左侧,左手拇指放置于下位椎体左侧横突上方）。固定棘突的手指横向固定棘突，横突上方的拇指向腹侧按压横突，促进下位椎体的旋转。

此手法需要了解下位椎体的横突位置与上位椎体棘突的位置关系，如不能准确固定相邻两个椎体的棘突和横突，治疗效果将受到影响。

适用：旋转受限；关节突关节功能障碍；神经根压迫症状。

（4）促进腰椎关节突关节的分离

体位：患者取侧卧位。

手法：治疗师站于患者的腹侧，一只手拇指放置于上位椎体棘突上方（侧面），另一只手的示指和中指交叠放置于下位椎体棘突下方（侧面）。拇指向下方固定上位椎体棘突的同时，治疗师通过向患者尾侧移动重心，将下位棘突向上方及尾侧进行牵拉，促进椎体关节突关节的分离。

向尾侧施加力量的原因是，腰椎的关节突关节的构造有别于颈胸椎，腰椎两侧的关节突关节的关节面呈平行关系，对上下位椎体棘突施加横向相反方向的力并不能使关节突关节达到分离效果，所以应向尾侧施加力促进关节面的分离。

适用：旋转受限；屈伸受限；关节突关节功能障碍；神经根压迫症状。

（5）促进腰椎关节突关节分离的加强法

体位：患者取仰卧位。

手法：治疗师站于患者一侧，将患者双下肢被动活动至最大屈髋屈膝位，将患者双下肢转向自己一侧，通过治疗师腹部进行固定。一只手的拇指向下固定上位椎体的棘突，另一只手的示指和中指交叠放置于下位椎体棘突下方。治疗师向患者头侧移动重心的同时（患者躯干屈曲方向运动），将下位椎体的横突向上方及尾侧进行提拉，促进椎体间关节突关节的分离。

此种方法是腰椎关节突关节分离的强化手法，但是由于最大屈髋屈膝位使骨盆后倾，腰椎呈前弯（屈曲）位，另外，进行分离动作时下部躯干进行屈曲运动，关节突关节达到最大分离效果的同时，椎体前方压力会增大，因此，对于椎间盘突出的患者，此种手法需慎用。

适用：旋转受限；屈伸受限；关节突关节功能障碍；神经根压迫症状。

（6）骶骨的前倾

体位：患者取侧卧位。

手法：治疗师站于患者后方尾侧，一只手放置于髂前上棘的前方，另一只手放置于骶骨上缘（S_1 棘突位置）。将髂前上棘向上方提拉的同时，将骶骨上缘向水平（患者腹侧）方向按压，促进骶骨相对于髂骨进行前倾运动。

适用：骶髂关节功能障碍。

（7）骶骨的后倾

体位：患者取侧卧位。

手法：治疗师站于患者后方尾侧，一只手放置于髂骨侧方，另一只手放置于 S_3 棘突位置。一只手将髂骨向头侧推挤的同时，将 S_3 及以下部分沿水平（患者腹侧）方向按压，促进骶骨相对于髂骨进行后倾运动。

适用：骶髂关节功能障碍。

（8）骶髂关节前上部的分离

体位：患者取侧卧位。

手法:治疗师站于患者腹侧,一只手放置于髂前上棘上方,另一只手拇指放置于S_1棘突上方(侧面)。通过治疗师重心的下移,向下方固定S_1棘突的同时,将骨盆向后下方进行推挤,促进骶髂关节面前上部的分离。

根据治疗师的用力习惯,可交换双手放置的位置,通过重心的下移,固定S_1棘突的同时向后下方牵拉骨盆,达到分离骶髂关节前上部的目的。

适用:骶髂关节功能障碍。

(9)骶髂关节前下部的分离

体位:患者取侧卧位。

手法:治疗师站于患者腹侧,一只手放置于股骨大转子处,另一只手拇指放置于S_3棘突上方(侧面)。通过治疗师重心的下移,向下方固定S_3棘突的同时,将骨盆向后上方进行推挤,促进骶髂关节面前下部的分离。

根据治疗师的用力习惯,可交换双手放置的位置,通过重心的下移,固定S_3棘突的同时向后上方牵拉骨盆,达到分离骶髂关节前下部的目的。

适用:骶髂关节功能障碍。

(10)骶髂关节后上部的分离

体位:患者取侧卧位。

手法:治疗师站于患者腹侧,一只手放置于髂嵴后上方,另一只手拇指放置于S_1棘突上方(侧面)。通过治疗师重心的下移,向下方固定S_1棘突的同时,将骨盆向前下方进行推挤,促进骶髂关节面后上部的分离。

根据治疗师的用力习惯,可交换双手放置的位置,通过重心的下移,固定S_1棘突的同时向前下方牵拉骨盆,达到分离骶髂关节后上部的目的。

适用:骶髂关节功能障碍。

(11)骶髂关节后下部的分离

体位:患者取侧卧位。

手法:治疗师站于患者腹侧,一只手放置于坐骨结节处,另一只手拇指放置于S_3棘突上方(侧面)。通过治疗师重心的下移,向下方固定S_3棘突的同时,将骨盆向前上方进行推挤,促进骶髂关节面后下部的分离。

根据治疗师的用力习惯,可交换双手放置的位置,通过重心的下移,固定S_3棘突的同时向前上方牵拉骨盆,达到分离骶髂关节后下部的目的。

适用:骶髂关节功能障碍。

2. 上肢关节松动术

(1)肱骨头向前及向后滑动

1)中立位肱骨头的前方及后方滑动

体位:患者取仰卧位。

手法:治疗师站于患者体侧(治疗侧),用靠近患者一侧的肘部及躯干固定患者前臂并用手部握住肱骨内侧,另一只手从大结节前后方固定住患者肱骨头。

通过重心向后上方移动,将肱骨头向上方提拉,促进肱骨头向躯干前方滑动。

通过重心向前下方移动,按压肱骨头,促进肱骨头向患者躯干后方及外侧滑动。需要注意的是,由于肩胛骨关节盂的关节面并不与身体的矢状面平行,它与躯干前方的矢状面呈现向内侧 20° 左右的夹角,所以在做肱骨头后方滑动时,需要向外侧施加力量,防止后方关节间隙变窄和压力增大。向外侧施加的力量可由肱骨内侧的手来施加。

适用:屈曲受限;内外旋受限。

2)外展 90° 位的肱骨头前方及后方滑动

体位:患者取仰卧位,肩关节外展 90°。

手法:治疗师一侧肘部及躯干固定患者前臂,手部放置于肱骨干中部内侧,另一只手从大结节前后方固定肱骨头。

通过重心向后方移动对肱骨进行长轴牵引,促进肱骨头与肩胛骨关节盂的分离,之后重心向上方移动,将肱骨头向上方提拉,促进肱骨头向患者躯干前方滑动。

通过重心向后方移动对肱骨进行长轴牵引,促进肱骨头与肩胛骨关节盂的分离,之后重心向前下方移动,促进肱骨头向患者躯干后方及外侧滑动。此手法也需要对肱骨头施加向外侧的力量。

适用:屈曲受限;内外旋受限。

(2)肱骨头向尾侧的滑动

体位:患者取仰卧位,肩关节外展 90°。

手法:治疗师站于患者头侧面向其尾侧,用远离患者一侧的肘部及躯干固定患者前臂并用手握住肱骨内侧,另一只手掌根部在大结节外侧固定患者肱骨头。通过重心向外侧(远离患者)方向移动对肱骨施加长轴牵引,促进肱骨头与肩胛骨关节盂的分离,之后重心向前方移动将肱骨头向患者尾侧按压,促进肱骨头向尾侧的滑动。

如有需要,可在运动终末位施加震颤手法,增加松动效果。

适用:屈曲受限;外展受限。

(3)尺骨向后下方的滑动

体位:患者取坐位或立位,屈肘 70°~90°,前臂旋后。

手法:治疗师站于患者体侧,靠近患者的手从后方固定肱骨远端,另一侧肘部及躯干固定患者前臂的同时,用拇指和四指固定尺骨近端。治疗师通过重心前移将尺骨向后下方按压,促进肱尺关节的分离。

由于尺骨近端滑车切迹与肱骨远端滑车的构造和位置关系,肱尺关节的松动应为屈肘 70°~90° 时促进尺骨相对于肱骨向后下方的分离。肘关节伸展时,尺骨鹰嘴嵌入肱骨后方的鹰嘴窝,关节不易松动;肘关节屈曲活动范围较大时,尺骨的滑车切迹前方的冠突会嵌入肱骨滑车前方的冠突窝,也不利于肱尺关节的松动。

适用:屈伸受限。

(4)桡骨头的前后滑动

体位:患者取坐位或立位,肘关节屈曲约 50°,前臂旋后。

手法:治疗师站于患者前臂内侧,远离患者一侧肘部及躯干,固定患者前臂,同时,拇指和示指从前后方固定桡骨头,另一只手固定肱骨远端。对桡骨施加向远端的长轴牵引后,针对桡骨头向上提拉或向下按压,促进桡骨头的前后滑动。

适用:肘关节屈伸受限。

(5)桡骨头的轴旋转

体位:患者取坐位或卧位,肘关节屈曲约 50°。

手法：治疗师站于患者前臂内侧，面向患者站立，一侧肘部及躯干固定患者前臂的同时，拇指和示指从前后方固定桡骨头，另一只手固定尺骨。治疗师通过自身躯干的左右侧屈，帮助患者前臂完成一定活动范围的旋前旋后运动的同时，固定桡骨头的手辅助桡骨头进行轴旋转。

可根据需要使用另一侧手固定肱骨远端，对桡骨头进行长轴牵引后再促进前臂的旋前旋后动作。

适用：前臂旋前旋后障碍。

（6）腕关节的松动

体位：患者取坐位或立位，前臂旋前。

手法：治疗师通过双手的拇指和示指分别固定相邻的两块骨骼（尺骨/桡骨与近端腕骨、近端腕骨与远端腕骨、远端腕骨与掌骨、左右相邻的腕骨），对两块骨骼向两侧牵引促进分离的同时，对两块骨骼分别施加上下相反的两个力量，促进相邻骨骼的上下滑动。

此手法需要熟练掌握尺桡骨、腕骨、掌骨的解剖位置关系并通过触诊准确固定相邻的两块骨骼。

适用：腕关节掌屈背屈障碍；尺桡偏障碍。

3. 下肢关节松动术

（1）股骨头向尾侧的滑动

体位：患者取仰卧位，髋关节屈曲 90°，膝关节屈曲位。

手法：治疗师站于患者的治疗侧，双手放置于大腿前方根部，使自身躯干贴住小腿，与双手共同控制患者下肢。重心向前移动的同时，将双手向自己方向牵拉股骨，从而促进股骨头向患者尾侧的滑动。

如患者有屈膝活动受限或膝关节疼痛，治疗师可用躯干贴住患者大腿后部对股骨进行固定，膝关节自然屈曲于治疗师肩上。

适用：髋关节一般性的活动受限。

（2）股骨头向外侧滑动

体位：患者取仰卧位，髋关节屈曲 90°，膝关节屈曲位。

手法：治疗师站于患者的治疗侧，内侧手放置于患者大腿内侧根部，外侧手放置于患者股骨远端外侧，使自身躯干贴住小腿，与双手共同控制患者下肢。外侧手水平向内侧施加固定力的同时，内侧手沿水平方向向外侧按压股骨，促进股骨头向外侧滑动。

如患者有屈膝活动受限或膝关节疼痛，治疗师可用躯干贴住患者大腿后部对股骨进行固定，膝关节自然屈曲于治疗师肩上。

适用：髋关节一般性的活动受限。

（3）股骨头向前方的滑动

体位：患者取立位后，上半身俯卧于前方床面上。

手法：治疗师站于患者后方，一侧肘部及躯干固定患者小腿，使患者呈单腿支撑位，治疗侧下肢呈屈膝位。另一只手掌根放置于坐骨结节下部股骨后方根部。通过重心前移促进股骨头向前方的滑动。

需要注意的是，进行此手法操作时，髋关节应保持微屈位。因为髋关节伸展时，髋关节前方的"Y"韧带和关节囊呈紧张状态，不利于股骨头向前方的滑动。

适用：伸展受限；外旋受限。

（4）胫骨的前方滑动

体位：患者取仰卧位，髋关节屈曲45°，膝关节屈曲90°。

手法：治疗师站于患者足侧，双手拇指在胫腓骨前方，四指在胫腓骨后方固定胫腓骨近端。治疗师通过重心向后移动将患者胫骨向治疗师方向牵拉（手法与前方抽屉试验相同）。

患者屈髋或屈膝受限严重时，取仰卧位，在患者股骨远端下方垫起毛巾卷或枕头，使患者保持髋关节微屈位，治疗师双手用同样的操作手法促进胫骨相对于股骨的前方滑动。

适用：伸展受限。

（5）胫骨的后方滑动

体位：患者取仰卧位，髋关节屈曲45°，膝关节屈曲90°。

手法：治疗师站于患者足侧，双手拇指在胫腓骨前方、四指在胫腓骨后方固定胫腓骨近端。治疗师用自己双手将患者股骨远端向患者头侧运动，促进股骨与胫骨的分离，之后通过重心前移将胫骨向后方按压，促进胫骨向后方滑动。

患者屈髋或屈膝受限严重时，取仰卧位，在患者股骨远端下方垫起毛巾卷或枕头，使患者保持髋关节微屈位，治疗师一只手从股骨远端下方固定股骨，另一只手从胫骨前方向下按压，促进胫骨后方滑动。

适用：屈曲受限。

（6）腓骨头的前后滑动

体位：患者取仰卧位，髋关节屈曲45°，膝关节屈曲90°。

手法：治疗师站于患者足侧，内侧手拇指和四指从前后方固定胫骨，另一只手的拇指和示指固定腓骨头。之后通过重心的前后移动按压和提拉腓骨头，促进腓骨头的前后滑动。

适用：腓骨运动不足导致的踝背屈受限。

（7）腓骨头的上方滑动

体位：体位：仰卧位，髋关节屈曲45°，膝关节屈曲90°。

手法：治疗师站于患者足侧，内侧手拇指和四指从前后方固定胫骨，另一只手的拇指和示指从腓骨头下方固定腓骨头。重心向前下方移动的同时向上方推挤腓骨头，促进腓骨头向上方滑动。

适用：腓骨运动不足导致的踝背屈受限。

（8）腓骨头的下方滑动

体位：患者取仰卧位，髋关节屈曲45°，膝关节屈曲90°。

手法：治疗师站于患者足侧，内侧手拇指和四指从前后方固定胫骨，另一只手的拇指和示指从腓骨头上方固定腓骨头。重心向前下方移动的同时向下方按压腓骨头，促进腓骨头向下方的滑动。

适用：腓骨运动不足导致的踝背屈受限。

（9）胫骨的长轴牵引

体位：患者取坐位，小腿自然下垂。

手法：治疗师站于患者一侧，靠近患者一侧的前臂放置于患者股骨远端下方，手放置于对侧股骨远端上方，固定股骨。靠近患者一侧的下肢负重，并用膝关节贴住患者内外踝后方跟腱的凹陷处,另一只手从前方向后按压内外踝,通过治疗师的双手和膝部相互配合固定住患者胫腓骨。之后通过重心下移(屈膝下蹲动作)将胫骨向远端牵引,促进胫骨与股骨的分离。

此时应注意,靠近患者一侧的脚不要位于患者膝关节的正下方,因为这样放置时,在下蹲运动时膝关节主要是横向运动,无法对患者膝关节产生向下方的牵引力。此时应将脚放置于外侧方,尽可能保持下蹲时膝关节向下方运动,完成对患者膝关节的牵引。

适用:一般性的膝关节活动受限。

(10)伴随屈伸运动的胫骨回旋

体位:患者取仰卧位。

手法:治疗师站于患者被活动侧,靠近患者的肘部和躯干固定患者小腿远端,双手拇指和示指分别放置于胫骨近端前后进行固定。重心向前外侧方移动,帮助患者被动完成屈髋屈膝的同时,通过治疗师自身躯干的侧屈,促进胫骨进行内旋运动;之后通过重心向下及患者足侧的移动,帮助患者被动完成伸髋伸膝的同时,促进胫骨外旋。

为了获得更好的松动效果,合理地应用自身重心的移动,在运动的全程施加牵引。同时,保证髋关节不出现屈伸以外的动作。

(11)距骨的前后滑动

体位:患者取坐位。

手法:治疗师站于患者被活动侧,一只手固定踝关节内外踝,另一只手拇指、虎口和示指从内外踝下方的前侧、内侧和外侧固定距骨。将距骨进行向远端长轴牵引的同时,固定距骨的手通过上下运动促进距骨的前后滑动。

适用:踝关节活动受限。

(12)踝关节相邻骨骼之间的滑动

体位:患者取坐位。

手法:治疗师通过双手的拇指和示指分别固定相邻的两块骨骼(距骨、足舟骨、骰骨或内中外楔形骨),对两块骨骼向两侧牵引促进分离的同时,对两块骨骼分别施加上下相反的两个力量,促进相邻骨骼的上下滑动。

此手法与腕关节各骨骼间的松动手法也需要治疗师掌握解剖位置关系,并通过触诊准确固定相邻的两块骨骼。

适用:踝关节背屈跖屈受限,内外翻受限。

三、关节的持续被动运动

持续被动运动(continuous passive motion,CPM)是利用专用器械对关节进行持续的、较长时间的缓慢被动运动的一种训练方法。训练前可根据患者情况预先设定关节的活动范围、运动速度,以及持续被动运动时间等指标,使关节在一定活动范围内进行缓慢被动运动,防止关节挛缩。

(一)适应证

骨折,特别是关节内或干骺端骨折切开复位内固定术后;人工关节置换术后,韧带重建术后;创伤性关节炎、类风湿关节炎滑膜切除术后,化脓性关节炎引流术后;关节挛缩、粘连松解术后、关节镜术后等。

（二）禁忌证

对正在愈合的组织产生过度紧张时应慎用或推迟应用。

（三）仪器设备

对不同关节进行连续被动运动训练,可选用各关节专用的连续被动运动训练器械。训练器械是由活动关节的托架和控制运动的机械部分组成,包括针对四肢关节,甚至手指等关节的专门训练设备。

（四）作用机制

1. 持续温和地牵引关节及周围组织,可防止挛缩,松解粘连,维持关节活动范围。

2. 关节面相对运动可促进关节液的流动和更新,关节内压的周期性改变可促使软骨基质内液与关节液间的交换,确保关节软骨等营养的供给,防止其退变。

3. 在软骨修复过程中,通过 CPM 对关节面施加应力,可促进未分化细胞向软骨细胞转化,受损关节面由透明软骨覆盖,降低骨关节疾病发生率。

4. CPM 可减轻韧带修复术后韧带的萎缩程度,并增加修复后韧带的强度。

5. CPM 对关节本体感受器不断发出向心冲动,根据闸门学说可阻断疼痛信号的传递,从而减轻疼痛。

CPM 与一般被动运动相比,持续时间长,作用力恒定,患者自觉舒适;运动过程可精确控制,安全性较高;运动时关节受力小,在关节损伤和炎症早期使用不易引起损害。

（五）临床应用

1. 术后麻醉状态下即可开始。对于敷料厚重暂无条件使用者也应在条件允许后尽早开始。

2. 确定关节的运动范围。通常最初应从 20°~30° 开始,随后视患者耐受情况每天增加 10°~15°。

3. 确定运动速度,通常采用每 45 秒至 2 分钟为一个周期。

4. 物理治疗通常是在患者不做 CPM 时进行的,包括主动辅助运动和肌力练习。随着关节活动度的增加,患者学会运动控制至关重要。

5. CPM 的最少持续时间通常小于 1 周或达到满意的运动范围为止。因为 CPM 设备是便携式的,所以当治疗师认为额外的 CPM 训练对患者有帮助时,也可进行家庭训练。这时,需要教会患者、家属或陪护正确的操作方法。

6. CPM 机器的设计是可调节的,易于控制,具有通用性和便携性。有些是电池供电(使用可充电电池),允许个人佩戴该装置长达 8 小时,同时不影响日常活动。

（六）注意事项

1. 术后伤口内如有引流管时,注意运动时不要影响引流管。

2. 手术切口如与肢体长轴垂直时,早期不宜采用 CPM 训练,以免影响伤口愈合。

3. 训练中如同时使用抗凝治疗,应适当减少训练时间,以免出现局部血肿。

4. 训练程序的设定应根据手术情况、患者反应及身体情况加以调整。

四、利用基础设备维持和扩大关节活动

（一）利用墙上固定设备

1. 肩轮训练　肩轮为固定于墙面的训练器械,训练时,患者取立位靠近肩轮,手握住肩

轮的扶手,进行肩关节的环转训练。

2. 肩梯训练　患者取立位靠近肩梯,利用手指沿阶梯向上做攀岩动作来扩大肩关节的活动范围,面向肩梯时可进行屈曲动作训练,侧向肩梯时进行外展训练。

3. 滑轮　利用滑轮改变用力的方向,既可用于健侧带动患侧进行运动,也可用于关节受限者的牵张训练,如悬吊重物进行牵张。

4. 肋木训练　患者借助肋木,利用身体的重力变化,可以进行全身关节的活动。如踝背屈受限者,可手扶肋木站立,身体下蹲,利用自身重量扩大关节活动范围。

（二）利用平行杠和斜板

1. 平行杠训练　利用平行杠进行下蹲动作练习,再加上自身体重,逐步扩大膝关节的屈曲活动范围。注意屈曲过程中,足跟不要离地。

2. 斜板　为一带有角度的木板,患者站于木板斜面上,形成踝关节轻度背屈姿势,利用自身体重实现小腿后侧肌群的牵张,从而扩大踝关节背屈活动度。

五、功能位的保持

在某种情况下关节受限难以避免,如严重烧伤的增生性瘢痕形成早期、侵及关节面的骨折等。为维持和扩大关节的功能性活动,加强 ADL 能力,必须在早期就将关节保持在功能位。

（一）各关节的功能位

肩关节功能位为外展、屈曲和内旋,其中,肘关节屈曲 90°~100°,前臂中立位;腕关节背屈 20°,桡侧偏,掌指关节及近端、远端指间关节为屈曲 45°~60°,拇指与小指为对掌位。下肢各关节的功能作用以便于行走为目标,因此,其基本功能位为,髋关节屈曲 10°~15°,膝关节屈曲 5°~10°,踝关节足底与胫骨呈 90°。

（二）保持功能位的方法

功能位的保持必须 24 小时持续进行,卧位时可以利用枕头、毛毯等软性织物保持关节的固定。对于有明显关节受限的儿童可用石膏或塑料夹板矫形器。卧于硬床可以减少屈髋屈膝挛缩的概率。

（三）矫形器的应用

利用矫形器可有效矫正肌肉挛缩导致的关节受限,尤其是关节被动运动之后,可利用矫形器将关节固定于功能位,可起到持续牵伸关节的作用。

维持和扩大关节活动的矫形器包括静力型、静力递增型和动力型。

1. 静力型或固定角度矫形器　此类型用于治疗由于肌肉挛缩而导致的关节活动受限,即采用夹板或石膏等简易矫形器将关节置于功能位。大量研究报道,采用软组织夜间夹板治疗痉挛型四肢瘫儿童,可缓解重度膝关节屈曲挛缩。夜间夹板的被动伸展作用可延缓肥大型营养不良儿童关节挛缩的发生。因此,使用静力型矫形器是延缓进行性神经肌肉疾病发生关节挛缩的一种重要方法。

2. 静力递增型矫形器　此类矫形器与静力型不同之处在于矫形器配置了铰链并附属了调节装置,可随时调整矫形器的关节角度。因此,可明显改善由于挛缩而导致的关节活动受限。常用于矫正因外伤、脑损伤或脑卒中后形成的踝关节的受限。

3. 动力型矫形器　此类型矫形器用于矫正任何类型的关节活动受限。由于矫形器内置有弹簧或橡皮带等动力装置,可对关节产生扭矩作用,并可调节力矩的大小。据报道,每日应用动力夹板 8~12 小时,关节受限程度会有所缓解。

六、物理因子治疗

通常在关节被动运动之前进行热疗,以增加缩短组织的伸展性,加热后的肌肉更容易被放松。热敷的目的旨在镇痛、松弛关节周围肌肉,减少胶原的黏弹性。几乎各种热疗法均可采用,包括导热的水疗、蜡疗、泥疗和红外线等。一般在关节损伤后 48 小时开始,先采用低温度、短时间,逐渐增加,每次治疗时间应少于 30 分钟,每日 1~2 次。

儿童关节活动障碍是临床常见的一种复杂症状。活动受限是儿童的主要症状,且是加重残疾严重程度的关键因素。在关节活动障碍的临床治疗中,无论选择上述运动疗法中哪种治疗措施改善关节活动范围,其作用多是短暂性的。因此,必须及时诱发肢体的主动运动或功能性活动,通过反复多次主动运动,强化肌肉力量,逐步使儿童的主动活动能力得到提高,最终才有可能使关节受限儿童逐渐摆脱障碍,以正常的关节运动来完成日常活动中的各种动作。

关节活动障碍的管理需要多学科的综合治疗。轻度关节受限需要运动疗法,而中度和重度关节活动受限则可能需要关节松弛药物治疗、肉毒毒素应用及手术治疗。在这种情况下,应一直保持各学科间的沟通和一致性,谨慎制订治疗目标并实施。如高剂量的关节放松药物对儿童会有负面作用,患儿肌张力可能降低的同时其残疾程度会加重。因此,药物剂量应由神经科专门医师和物理治疗师共同确定。在关节周围存在局部挛缩的情况下,肉毒毒素注射后进行运动疗法是一种有效的治疗方案。肉毒毒素注射是一种相当昂贵的治疗,如果独立应用则疗效不足,因此,注射后应立即开展肌力强化训练。

本章介绍了改善关节活动的运动疗法技术,主要强调了"在不同情况下,治疗方法的选择",这一直是至关重要的问题。因此,一个有经验的物理治疗师在确定关节活动治疗方案时,应考虑以下相关因素:即涉及痉挛肌肉的关节、导致关节活动受限等相关因素、关节受限所持续的时间,以及是否伴有疼痛肿胀、关节周围软组织是否僵硬、关节受限和感觉丧失等。

(张　琦)

第五章

肌肉牵伸技术

第一节　儿童肌肉发育的特点

　　肌肉发育是有一定顺序的。大肌肉群发育较早,小肌肉群发育迟些,上、下肢肌肉的发育早于躯体肌肉,臂部和大腿肌肉的发育又早于小腿和足部的较小肌肉和手的小肌肉群。儿童的肌肉与成人相比有三个明显的特点:

　　1. 儿童的肌肉娇嫩,肌肉的收缩力差,容易造成肌肉疲劳　儿童正处在生长发育的时期,从肌肉的外观看,既娇嫩又柔软,肌纤维也较成人显得很细,而间质相对较多,同时,儿童的肌腱也显得宽而短;从儿童肌肉的内部看,肌肉中水分较成人多,而蛋白质、脂肪及无机盐的比例却较成人相对较低。因此,这些原因导致了儿童的肌肉收缩力差,很容易疲劳和损伤。但因儿童代谢旺盛,供氧充足,故疲劳后恢复也较成人快。

　　2. 儿童的神经调节功能不强　肌肉的活动是由身体内的神经系统来调节的。由于儿童的神经系统发育还不够完善,导致了神经系统对骨骼肌的调节功能不强,所以有时儿童的动作会显得很不协调。

　　3. 儿童的大肌肉群发育较早,小肌肉群发育较晚　从儿童肌肉整体发育过程来看,儿童完成上、下活动的大肌肉群发育较早。实际表现为新生儿出生后上、下肢都会动,约 3 岁时上、下肢活动已趋协调。5 岁时下肢肌肉发育较快。但是,儿童的小肌肉群却发育较晚,3~4 岁时还不能在握笔、使用筷子、系鞋带等需要手指活动的细小动作方面掌握自如,待 5 岁以后,儿童这些动作才能协调动作。

第二节　儿童肌肉牵伸技术的临床应用

一、概述

　　1. 定义　肌肉牵伸技术是运用外力拉长短缩或痉挛的软组织,恢复关节周围软组织的伸展性,缓解肌张力,改善关节活动范围的技术。通常有手法牵伸、器械牵伸和自我牵伸,但儿童的肌肉与成人有很多不同,所以儿童最常用的是手法牵伸。

　　2. 适应证　因各种原因导致的组织粘连、挛缩或瘢痕致软组织失去延展性,关节活动范围变小,功能受限或障碍;肌力减弱及组织短缩;还用于激烈运动前后特别是减轻运动后的肌肉酸痛。

3. 禁忌证　严重的骨质疏松;骨性的关节活动受限;新发骨折或骨折未完全愈合;神经损伤或神经吻合术后 1 个月内;关节腔内或关节周围组织有急性炎症或感染(红肿);关节活动或肌肉牵伸时有剧痛,以及软组织内有血肿或其他因素体征存在等。

二、上肢肌肉牵伸技术

(一)肩关节

肩关节的运动方向包括前屈、后伸、内收、外展、水平内收、水平外展和内外旋等动作。其周围的肌肉包括三角肌、胸大肌、胸小肌、喙肱肌、冈上肌、冈下肌、小圆肌、大圆肌、背阔肌、肩胛下肌、菱形肌和前锯肌等。

1. 肩关节屈曲

(1)目的:牵伸肩关节后伸肌群(三角肌后部纤维、背阔肌、胸大肌的胸肋部及大圆肌等),扩大肩关节前屈活动范围。

(2)体位:儿童取仰卧位,前臂和手自然放松,肘关节屈曲。

(3)操作手技:治疗师一只手从儿童内侧握住肘关节肱骨远端后面,另一只手放于儿童肩胛骨腋缘固定肩胛骨。动作缓慢轻柔地牵伸儿童的上肢至肩关节屈曲最大活动范围,用以牵拉肩关节的后伸肌群(图 5-1)。

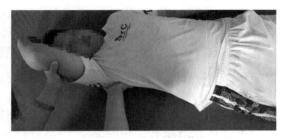

图 5-1　肩关节屈曲

2. 肩关节后伸

(1)目的:牵伸肩关节前屈肌群(三角肌前部纤维、胸大肌锁骨部及喙肱肌等),扩大肩关节后伸活动范围。

(2)体位:儿童取俯卧位,前臂和手自然放松,上肢放于体侧。

(3)操作手技:治疗师一只手固定儿童肩胛骨后方,另一只手从儿童掌侧握住肱骨远端肘关节上方,动作缓慢轻柔地牵伸儿童的肩关节后伸到最大活动范围,用以牵拉肩关节的前屈肌群(图 5-2)。

3. 肩关节外展

(1)目的:牵伸肩关节内收肌群(胸大肌、大圆肌、背阔肌、喙肱肌及肱二头肌长头等),扩大肩关节外展活动范围。

(2)体位:儿童取仰卧位,上肢自然放松,肘关节屈曲 90°,前臂和腕部呈中立位。

(3)操作手技:治疗师一只手握住儿童肱骨远端,另一只手固定儿童肩胛骨腋缘,动作缓慢轻柔地牵伸儿童的肩关节水平外展至最大活动范围,用以牵拉肩关节的内收肌群(图 5-3)。

4. 肩关节外旋

(1)目的:牵伸肩关节内旋肌群(肩胛下肌及胸大肌等),扩大肩关节外旋活动范围。

(2)体位:儿童取仰卧位,肩关节外展 90°,肘关节屈曲 90°。

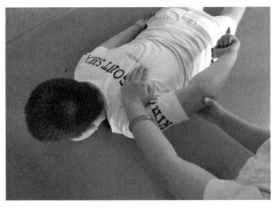

图 5-2 肩关节后伸

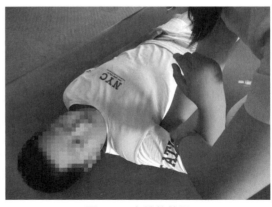

图 5-3 肩关节外展

（3）操作手技：治疗师一只手握住儿童肱骨远端，另一只手握住儿童前臂远端的掌侧，在肱骨远端处放置软垫，防止活动时肘关节疼痛。动作缓慢轻柔地牵伸肩关节做外旋动作，用以牵拉肩关节的内旋肌群（图 5-4）。

5. 肩关节内旋

（1）目的：牵伸肩关节外旋肌群（冈下肌、小圆肌及三角肌后部纤维等），扩大肩关节内旋活动范围。

（2）体位：儿童取仰卧位，肩关节外展 90°，肘关节屈曲 90°。

（3）操作手技：治疗师一只手握住儿童肱骨远端，另一只手握住儿童前臂远端的掌侧，在肱骨远端处放置软垫，防止活动时肘关节有疼痛。动作缓慢轻柔地牵伸肩关节做内旋动作，用以牵拉肩关节的外旋肌群（图 5-5）。

6. 肩关节水平外展

（1）目的：牵伸胸部肌群（胸大肌及三角肌等），扩大肩关节外展活动范围。

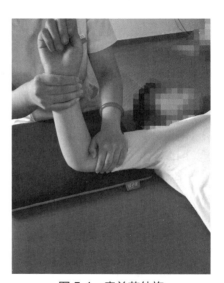

图 5-4 肩关节外旋

（2）体位：儿童取仰卧位，肩关节置于床边缘，肩关节外展 90°，肘关节屈曲。

（3）操作手技：治疗师一只手握住儿童肱骨远端，另一只手固定儿童肩部，移动上臂至治疗床的边缘下方。动作缓慢轻柔地使上臂向地面方向牵伸至最大活动范围，用以牵拉肩关节水平内收肌群（图 5-6）。

（二）肘关节与前臂

肘关节的运动方向包括屈曲和伸展动作。前臂的运动方向包括旋前和旋后动作。其周围的肌肉包括肱二头肌、肱肌、肱桡肌、肱三头肌、旋前圆肌、肘肌、旋前方肌及旋后肌等。

1. 肘关节伸展

（1）目的：牵伸屈肘肌群（肱二头肌、肱肌及肱桡肌），扩大肘关节伸直活动范围。

（2）体位：儿童取仰卧位，上肢稍外展放松。

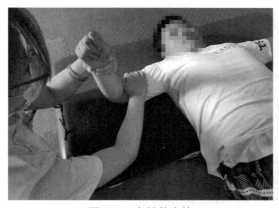

图 5-5　肩关节内旋

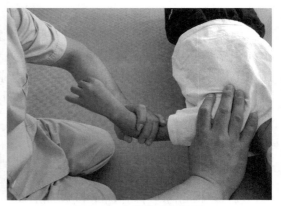

图 5-6　肩关节水平外展

　　(3)操作手技：治疗师一只手握住儿童前臂远端掌侧，另一只手固定儿童肩胛骨或肱骨近端。动作缓慢轻柔地牵伸前臂在旋前、旋后及中立位下至最大活动范围，用以牵拉屈肘肌群(图 5-7)。

　　2. 肘关节屈曲

　　(1)目的：牵伸伸肘肌群(肱三头肌、肘肌及前臂伸肌群等)，扩大肘关节屈曲活动范围。

　　(2)体位：儿童取仰卧位，上肢稍外展放松。

　　(3)操作手技：治疗师一只手握住儿童前臂远端掌侧，另一只手固定儿童肩胛骨或肱骨近端。动作缓慢轻柔地屈曲肘关节至最大活动范围，用以牵拉伸肘肌群(图 5-8)。

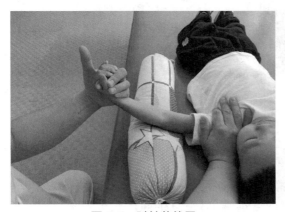

图 5-7　肘关节伸展

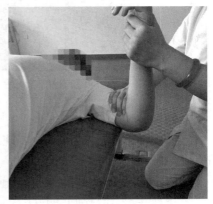

图 5-8　肘关节屈曲

　　3. 前臂的旋前和旋后

　　(1)目的：牵伸前臂旋后肌群(肱二头肌、旋后肌及肱桡肌等)，扩大前臂旋前活动范围。牵伸前臂旋前肌群(旋前圆肌、旋前方肌及桡侧腕屈肌等)，扩大前臂旋后活动范围。

　　(2)体位：儿童取仰卧位，上肢稍外展放松，肘关节屈曲 90°。

　　(3)操作手技：治疗师一只手握住儿童前臂远端掌侧，另一只手固定儿童肱骨远端。动作缓慢轻柔地做前臂旋前或旋后牵伸，至最大活动范围，用以牵拉前臂旋后或旋前肌群(图 5-9)。

（三）腕关节与手部关节

腕关节的运动方向包括屈曲、伸展、掌尺屈、掌桡屈、背尺伸和背桡伸。手部关节的运动方向包括拇指掌指关节做屈伸运动；掌指关节做屈、伸、收、展运动；指间关节做屈伸运动；腕关节周围的肌肉包括桡侧腕长伸肌、桡侧腕短伸肌、尺侧腕伸肌、桡侧腕屈肌、掌长肌及尺侧腕屈肌。手部关节周围的肌肉包括指伸肌、示指伸肌、小指伸肌、拇长伸肌、拇短伸肌、拇长展肌、指浅屈肌及拇长屈肌。

1. 腕关节屈曲

（1）目的：牵伸伸腕肌群（桡侧腕长伸肌、桡侧腕短伸肌及尺侧腕伸肌等），扩大腕关节屈曲活动范围。

（2）体位：儿童取仰卧位或坐位，屈肘90°，前臂旋后或呈中立位，手指放松。

（3）操作手技：治疗师一只手固定儿童前臂远端，另一只手握住儿童手掌。动作缓慢轻柔地被动屈曲腕关节至最大活动范围，用以牵拉伸腕肌群（图5-10）。

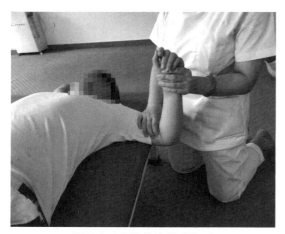

图5-9　前臂的旋前或旋后

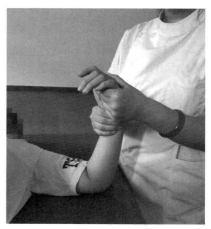

图5-10　腕关节屈曲

2. 腕关节伸展

（1）目的：牵伸屈腕肌群（桡侧腕屈肌、掌长肌及尺侧腕屈肌等），扩大腕关节伸展活动范围。

（2）体位：儿童取仰卧位或坐位，前臂旋前或呈中立位，手指放松。

（3）操作手技：治疗师一只手固定儿童前臂远端，另一只手握住儿童手掌背面。动作缓慢轻柔地被动伸展腕关节至最大活动范围，用以牵拉屈腕肌群，同时允许手指被动屈曲（图5-11）。

3. 腕关节桡侧偏

（1）目的：牵伸尺侧偏肌群（尺侧腕屈肌、尺侧腕伸肌等），扩大腕关节桡侧偏活动范围。

（2）体位：儿童取坐位，前臂置于治疗床上，处于中立位。

（3）操作手技：治疗师一只手固定儿童前臂远端，另一只手握住儿童第五掌骨。动作缓慢轻柔地被动向腕关节桡侧偏移，用以牵拉腕关节尺侧偏肌群（图5-12）。

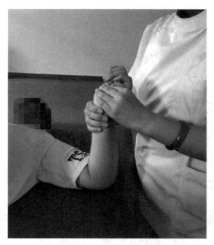

图 5-11　腕关节伸展

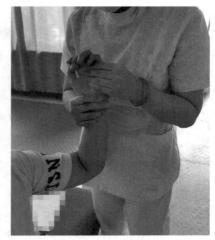

图 5-12　腕关节桡侧偏

4. 腕关节尺侧偏

（1）目的：牵伸桡侧偏肌群（桡侧腕屈肌、桡侧腕长伸肌、桡侧腕短伸肌和示指伸肌等），扩大腕关节尺侧偏活动范围。

（2）体位：儿童取坐位，前臂置于治疗床上，处于中立位。

（3）操作手技：治疗师一只手固定儿童前臂远端，另一只手握住儿童第二掌骨处。动作缓慢轻柔地被动向尺侧偏移腕关节，用以牵拉腕关节桡侧偏肌群（图 5-13）。

5. 拇指掌指关节

（1）目的：牵伸掌指关节肌群（拇短屈肌、拇长屈肌、拇短伸肌、拇长伸肌、拇收肌、拇短展肌及拇长展肌），扩大掌指关节活动范围。

（2）体位：儿童取坐位或仰卧位。

（3）操作手技：治疗师一只手握住儿童拇指腕掌关节大多角骨，另一只手握住儿童第一掌骨处。动作缓慢轻柔地被动牵伸拇指掌指关节的屈曲、伸展、内收和外展肌群（图 5-14）。

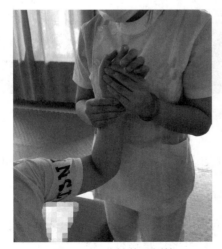

图 5-13　腕关节尺侧偏

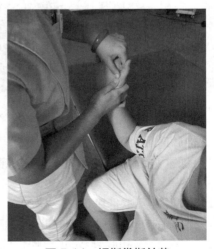

图 5-14　拇指掌指关节

6. 手指掌指关节

(1) 目的:牵伸手指掌指关节肌群(指深屈肌、指浅屈肌、指伸肌、小指伸肌、示指伸肌、骨间掌侧肌、小指展肌及骨间背侧肌),扩大手指掌指关节活动范围。

(2) 体位:儿童取坐位或仰卧位。

(3) 操作手技:治疗师一只手握住儿童手掌固定掌骨,另一只手握住儿童近端指骨,保持腕关节中立位。动作缓慢轻柔地将掌骨或指骨被动向屈、伸、内收和外展方向牵伸,用以牵伸其肌群(图5-15)。

三、下肢肌肉牵伸技术

(一) 髋关节

髋关节的运动方向包括屈曲、伸展、内收、外展、内旋和外旋动作。其周围的肌肉包括腰大肌、髂肌、臀大肌、臀中肌、臀小肌、半腱肌、半膜肌、股二头肌长头、大收肌、短收肌、长收肌、耻骨肌、股薄肌、阔筋膜张肌、半腱肌、半膜肌、闭孔外肌、闭孔内肌、股方肌、梨状肌、上孖肌、下孖肌和缝匠肌等。

1. 屈膝时髋关节屈曲

(1) 目的:屈膝时牵伸髋关节伸展肌群(臀大肌等),扩大髋关节屈曲活动范围。

(2) 体位:儿童取仰卧位,下肢稍屈髋屈膝。

(3) 操作手技:治疗师一只手固定儿童对侧的下肢让其处于伸直,防止出现代偿运动,另一只手握住足踝处。动作缓慢轻柔地充分屈曲儿童的膝关节和髋关节,用以牵拉屈膝时髋关节的伸展肌群(图5-16)。

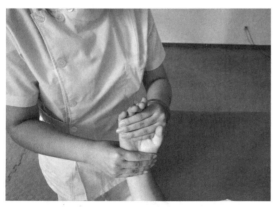

图5-15 手指掌指关节

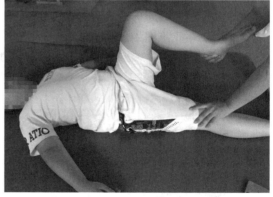

图5-16 屈膝时髋关节屈曲

2. 伸膝时髋关节屈曲

(1) 目的:伸膝时牵伸髋关节伸展肌群(半腱肌、半膜肌及股二头肌长头等),扩大髋关节屈曲活动范围。

(2) 体位:儿童取仰卧位。

(3) 操作手技:治疗师坐骑在儿童腿上,用以固定其下肢,抬起一侧下肢,一只手放在儿童股骨远端固定骨盆和股骨,防止出现代偿运动,另一只手握住足踝处。动作缓慢轻柔地将抬起患侧大腿向上方牵伸,做髋关节外旋动作时,牵拉伸膝髋关节的内侧肌群(半腱肌和半膜肌)(图 5-17),做髋关节内旋动作时,牵拉伸膝髋关节的外侧肌群(股二头肌长头)(图 5-18)。

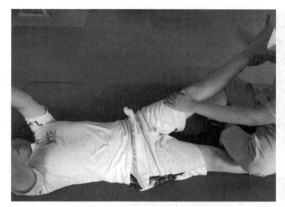 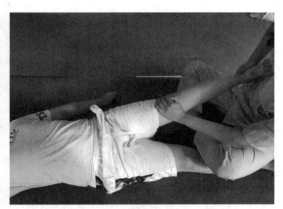

图 5-17　牵拉伸膝髋关节内侧肌群　　　　　　图 5-18　牵拉伸膝髋关节外侧肌群

3. 髋关节伸展

(1)目的:牵伸髋关节屈曲肌群(髂腰肌、股直肌、缝匠肌、耻骨肌、阔筋膜张肌及臀中肌前部等),扩大髋关节伸展的活动范围。

(2)体位:儿童取俯卧位。

(3)操作手技:牵伸侧下肢稍屈膝,对侧下肢伸膝,治疗师一只手固定儿童非牵伸侧下肢的臀部处,防止骨盆运动,另一只手屈曲牵伸侧膝关节并放在股骨远端托住大腿。动作缓慢轻柔地后伸儿童的髋关节,用以牵拉髋关节的屈曲肌群(图 5-19)。

4. 髋关节外展

(1)目的:牵伸髋关节内收肌群(大收肌、短收肌、长收肌、耻骨肌及股薄肌),扩大髋关节外展的活动范围。

(2)体位:儿童取仰卧位,下肢伸直放松。

(3)操作手技:治疗师一只手放在儿童一侧大腿内侧固定骨盆,另一只手从腘窝下托住被牵伸侧下肢。动作缓慢轻柔地外展儿童的髋关节,用以牵拉髋关节的内收肌群(图 5-20)。

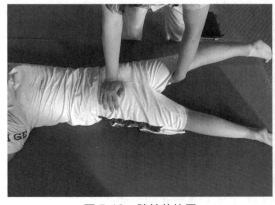 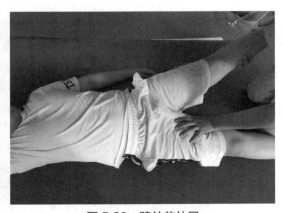

图 5-19　髋关节伸展　　　　　　　　　　图 5-20　髋关节外展

5. 髋关节内收

(1)目的:牵伸髋关节外展肌群(臀中肌、臀小肌、阔筋膜张肌、缝匠肌等),扩大髋关节内收的活动范围。

(2)体位:儿童取侧卧位,上方为牵伸侧,下方下肢髋关节和膝关节伸展位。

(3)操作手技:治疗师一只手放在儿童牵伸侧的髂嵴上固定骨盆,另一只手放在牵伸侧股骨远端外侧。动作缓慢轻柔地屈曲儿童牵伸侧膝关节并伸直髋关节,使牵伸侧髋关节随重力内收,用以牵拉髋关节的外展肌群(图5-21)。

6. 髋关节外旋

(1)目的:牵伸髋关节内旋肌群(臀小肌、阔筋膜张肌及臀中肌的前侧纤维等),扩大髋关节外旋的活动范围。

(2)体位:儿童取俯卧位,牵伸侧伸髋屈膝90°,对侧膝关节伸直。

(3)操作手技:治疗师一只手按压儿童臀部处固定骨盆,另一只手握住牵伸侧下肢胫骨远端外踝处。动作缓慢轻柔地施加外力于外踝或胫骨外侧面,外旋髋关节,用以牵拉髋关节的内旋肌群(图5-22)。

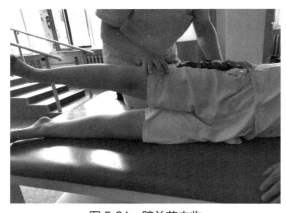

图5-21 髋关节内收

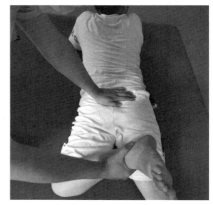

图5-22 髋关节外旋

7. 髋关节内旋

(1)目的:牵伸髋关节外旋肌群(梨状肌、孖肌、臀大肌、闭孔肌及股方肌),扩大髋关节内旋的活动范围。

(2)体位:儿童取俯卧位,牵伸侧伸髋屈膝90°,对侧膝关节伸直。

(3)操作手技:治疗师一只手按压儿童臀部处固定骨盆,另一只手握住牵伸侧下肢胫骨远端外踝处。动作缓慢轻柔地施加外力于内踝或胫骨内侧面,内旋髋关节,用以牵拉髋关节的外旋肌群(图5-23)。

(二)膝关节

膝关节的运动方向包括屈曲、伸展动作,膝关节的旋转活动是伴随膝关节屈伸活动进行的,为不随意运动。其周围的肌肉包括股四头肌、腘绳肌、腓肠肌、跖肌、腘肌、股薄肌和缝匠肌等。

1. 膝关节屈曲

(1)目的:牵伸膝关节伸展肌群(股四头肌等),扩大膝关节屈曲的活动范围。

（2）体位：儿童取俯卧位，牵伸侧下肢放置软垫或毛巾卷，防止牵伸对髌骨损伤，另一侧下肢自然放松伸直。

（3）操作手技：治疗师一只手按压儿童臀部处固定骨盆，另一只手握住小腿远端。动作缓慢轻柔地施加外力屈曲膝关节至最大活动范围，用以牵拉膝关节的伸展肌群（图 5-24）。

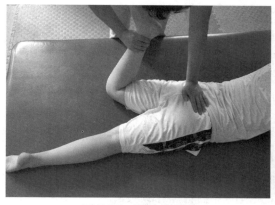

图 5-23　髋关节内旋

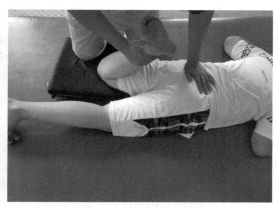

图 5-24　膝关节屈曲

2. 膝关节伸展

（1）目的：牵伸膝关节屈曲肌群（腘绳肌、腓肠肌、跖肌、腘肌、股薄肌和缝匠肌等），扩大膝关节伸展的活动范围。

（2）体位：儿童取俯卧位，牵伸侧下肢放置软垫或毛巾卷，防止牵伸对髌骨损伤，另一侧下肢自然放松伸直。或取仰卧位，双下肢自然放松伸直。

（3）操作手技：儿童取俯卧位，治疗师一只手按压儿童臀部处固定骨盆，另一只手握住小腿远端。动作缓慢轻柔地施加外力伸展膝关节至最大活动范围，用以牵拉膝关节的屈曲肌群（图 5-25）。儿童仰卧位下，治疗师坐骑在儿童腿上，用以固定其下肢，抬起牵伸侧下肢，一只手放在儿童股骨远端，另一只手握住足踝处。动作缓慢轻柔地将抬起侧下肢向上方牵伸，并被动背屈踝关节加强牵伸效果，用以牵拉膝关节的屈曲肌群（图 5-26）。

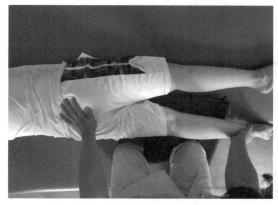

图 5-25　俯卧位——膝关节伸展

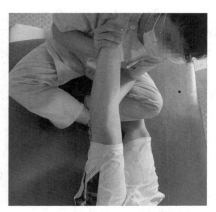

图 5-26　仰卧位——膝关节屈曲

（三）踝关节

踝关节的运动方向包括跖屈、背伸、内翻和外翻动作。其周围的肌肉包括腓肠肌、比目鱼肌、胫骨后肌、胫骨前肌、腓骨长肌、腓骨短肌、趾长屈肌、踇长屈肌、踇长伸肌和趾长伸肌等。

1. 踝关节背屈

（1）目的：牵伸踝关节跖屈肌群（腓肠肌、比目鱼肌、胫骨后肌、腓骨长肌及腓骨短肌等），扩大踝关节背屈的活动范围。

（2）体位：儿童取仰卧位，膝关节伸直，双下肢自然放松。

（3）操作手技：治疗师一只手握住儿童胫骨远端固定小腿，另一只手握住足跟、前臂手掌侧抵住足底。动作缓慢轻柔地被动背伸儿童踝关节至最大活动范围，用以牵拉踝关节的背屈肌群。需要注意的是，伸膝位牵伸的是腓肠肌，屈膝位牵伸的是比目鱼肌（图 5-27）。

2. 踝关节内翻

（1）目的：牵伸踝关节外翻肌群（腓骨长肌、腓骨短肌等），扩大踝关节内翻的活动范围。

（2）体位：儿童取仰卧位，膝关节伸直，双下肢自然放松。

（3）操作手技：治疗师一只手握住儿童内外踝下方的距骨处，另一只手握住足跟。动作缓慢轻柔地将儿童的足跟向内转动，用以牵拉踝关节的外翻肌群（图 5-28）。

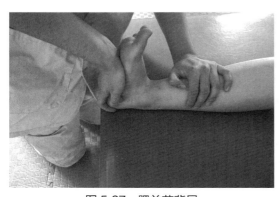

图 5-27　踝关节背屈

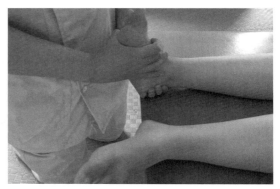

图 5-28　踝关节内翻

3. 踝关节外翻

（1）目的：牵伸踝关节内翻肌群（胫骨后肌、胫骨前肌、趾长屈肌及踇长屈肌等），扩大踝关节内翻的活动范围。

（2）体位：儿童取仰卧位，膝关节伸直，双下肢自然放松。

（3）操作手技：治疗师一只手握住儿童内外踝下方的距骨处，另一只手握住足跟。动作缓慢轻柔地将儿童的足跟向外转动，用以牵拉踝关节的内翻肌群（图 5-29）。

四、躯干肌肉牵伸技术

（一）颈椎

颈椎的运动方向包括前屈、后伸、侧屈和对侧旋转动作。其周围的肌肉包括头前直肌、头长肌、颈长肌、斜角肌、夹肌、斜方肌、胸锁乳突肌和斜角肌等。

1. 颈椎前屈

（1）目的：牵伸颈椎后伸肌群（夹肌、斜方肌及胸锁乳突肌等），扩大颈椎前屈的活动范围。

（2）体位：儿童取仰卧位,头部稍悬空。

（3）操作手技：治疗师位于儿童的头顶上方位置,双手托住儿童枕骨的下方以稳定头部。动作缓慢轻柔地将头部抬起,下颌向胸部方向运动,用以牵伸儿童颈部后伸肌群（图 5-30）。

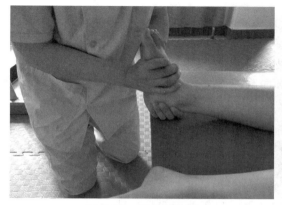

图 5-29　踝关节外翻

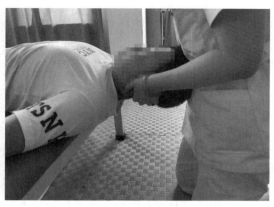

图 5-30　颈椎前屈

2. 颈椎后伸

（1）目的：牵伸颈椎前屈肌群（头前直肌、头长肌、颈长肌、斜角肌）,扩大颈椎后伸的活动范围。

（2）体位：儿童取仰卧位,头部稍悬空。

（3）操作手技：治疗师位于儿童的头顶上方位置,双手托住儿童枕骨的下方以稳定头部。动作缓慢轻柔地将头部向后方牵伸,用以牵拉儿童颈部前屈肌群（图 5-31）。

3. 颈椎侧屈

（1）目的：牵伸颈椎侧屈肌群（头前直肌、头长肌、颈长肌及斜角肌）,扩大颈椎侧屈的活动范围。

（2）体位：儿童取仰卧位,头部稍悬空。

（3）操作手技：治疗师位于儿童的头顶上方位置,双手托住儿童枕骨的下方以稳定头部。动作缓慢轻柔地将头部向侧方牵伸,同侧耳朵旋转至肩峰位置,用以牵拉儿童颈部侧屈肌群（图 5-32）。

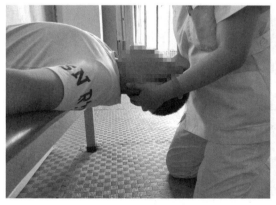

图 5-31　颈椎后伸

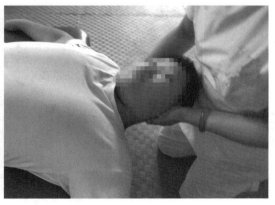

图 5-32　颈椎侧屈

（二）腰椎

腰椎的运动方向包括屈曲、伸展、侧屈和旋转动作。其周围的肌肉包括腹内斜肌、腹外斜肌、腹直肌、髂腰肌、竖脊肌和臀大肌等。

1. 腰椎屈曲

（1）目的：牵伸腰椎伸展肌群（竖脊肌、臀大肌等），扩大腰椎屈曲的活动范围。

（2）体位：儿童取仰卧位。

（3）操作手技：治疗师一只手固定儿童下肢远端，另一只手放于双侧膝关节后方令其充分屈曲膝关节和髋关节，让儿童头部抬起，下颌向胸部方向运动，用以牵伸儿童腰椎后伸肌群（图5-33）。

2. 腰椎伸展

（1）目的：牵伸腰椎屈曲肌群（腹内斜肌、腹外斜肌、腹直肌及髂腰肌），扩大腰椎伸展的活动范围。

（2）体位：儿童取俯卧位。

（3）操作手技：治疗师一只手固定儿童骨盆处，另一只手放于股骨远端，动作缓慢轻柔地将儿童大腿向上方抬起，直到骨盆旋转、腰椎伸直，用以牵拉儿童腰椎屈曲肌群（图5-34）。

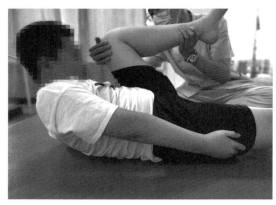

图 5-33　腰椎屈曲

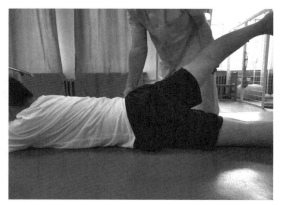

图 5-34　腰椎伸展

（栾天明　范艳萍）

第六章

肌力训练技术

第一节　概　　述

一、儿童肌力特点

儿童肌肉中含水量较多,蛋白质、脂肪及无机盐类较少,肌肉细嫩。与成人相比,收缩能力较弱,耐力差,易疲劳,但恢复较成人快。儿童身体各部分肌肉发育,躯干肌先于四肢肌,屈肌先于伸肌,上肢肌先于下肢肌,大肌肉群先于小肌肉群。肌力的逐年增长也是不均匀的,在生长加速期,肌肉纵向发展较快,但仍然落后于骨骼的增长,其肌力和耐力均较差。生长加速期后,肌肉横向发展较快,肌纤维明显增粗,肌力显著增加。女孩在 15~17 岁,男孩在 18~19 岁时肌力增长最为明显。

二、基本概念

1. **肌力**(muscle strength)　指肌肉收缩所能产生的最大力量,又称绝对肌力。
2. **肌肉耐力**(muscle endurance)　指肌肉持续地维持收缩,或多次反复收缩的能力。
3. **助力训练**(assisted exercise)　指在外力的辅助下,通过患者主动的肌肉收缩来完成运动或动作的训练方法。主要适用于肌力 1~3 级的患者进行肌力训练。
4. **主动训练**(active exercise)　指通过患者主动的肌肉收缩来完成运动的训练方法。
5. **抗阻训练**(resistance exercise)　指患者在肌肉收缩过程中,需要克服外来阻力才能完成运动的训练方法。
6. **悬吊训练**(suspension exercise)　是助力训练的一种,指利用绳索、挂钩和滑轮等简单装置,将运动的肢体悬吊起来,以减轻肢体的自身重量,然后在水平面上进行训练。
7. **等长训练**(isometric exercise)　指肌肉收缩时,肌纤维的长度保持不变,也不产生关节活动,但肌肉能产生较大张力的训练方法,又称静力性训练。
8. **等张训练**(isotonic exercise)　指肌肉收缩时,肌纤维的张力保持不变,而肌纤维的长度发生改变,并产生关节活动的训练方法。
9. **等速训练**(isokinetic exercise)　指利用等速仪器,根据运动过程中患者肌力大小的变化,由机器提供相匹配的阻力,使整个关节按照预先设定的速度进行运动的训练方法,又称可调节抗阻训练或恒定速度训练。

三、影响肌力大小的主要因素

1. 肌肉的生理横断面 肌肉的横截面积是每条肌纤维横截面积之和,反映了肌肉中肌纤维的数量和粗细,而肌力是全体肌纤维收缩力量的总和,所以肌肉的横截面积越大,产生肌力也越大。

2. 肌肉的初长度 肌力的产生也有赖于肌肉收缩前的初长度,每块肌肉都有最佳长度以产生最大的肌力。一般认为肌肉收缩前的初长度为其静息长度的 1.2 倍时,产生的肌力最大。

3. 肌肉的募集 一个运动神经元与它所支配的所有肌纤维构成一个运动单位,是肌肉的最小功能单位,所以一次肌肉收缩时运动单位募集的数量越多,肌力越大。运动单位募集的数量与肌肉的收缩速度有关,收缩速度越慢,运动单位募集的数量越多。在等速向心收缩肌力测试时产生较大力矩值的结果即为此证据。

4. 肌纤维走向与肌腱长轴的关系 一般肌纤维走向与肌腱长轴相一致,但也有不一致的,如在一些较大的肌肉中,部分肌纤维与肌腱形成一定的角度而呈羽状连接。这种羽状连接纤维越多,成角也较大,肌肉较粗,能产生较大的力,如腓肠肌或其他快肌纤维,具有较强的收缩力。

5. 肌肉的收缩方式及收缩的速度 肌肉收缩方式及收缩速度肌肉的收缩方式不同,产生的力也不同,如向心性收缩和离心性收缩所产生的肌力不同。通常离心性收缩所产生的肌力要大于向心性收缩肌力;收缩速度越慢,肌肉的募集量越多,产生的肌力越大。

6. 杠杆效率 骨杠杆的机械效率对肌肉收缩的力量有直接影响,骨杠杆的效率主要随肌肉的拉力角、阻力臂和运动臂的相对长度变化而变化。生物力学虽不是肌力大小的直接因素,但会影响力量的表现和动作的发挥。

7. 肌纤维类型 人体肌肉纤维分为两大类型:Ⅰ型肌纤维和Ⅱ型肌纤维。Ⅰ型肌纤维又称为慢肌纤维或慢收缩氧化型纤维肌,收缩较慢、产生的张力较低,但持续时间长、不易疲劳,是低强度运动及休息时维持姿势的主要动力;Ⅱ型肌纤维又称为快肌纤维,主要是Ⅱb型纤维(又称快收缩酵解型纤维),收缩快、产生张力高、易疲劳,是高强度运动的主要动力。就一块肌肉而言,其中有快肌也有慢肌,比例由基因决定,因人而异。以维持姿势为主的骨骼肌中慢肌纤维所占比例较高,如比目鱼肌,慢肌纤维约占 89%;以动力性工作为主的骨骼肌中慢肌纤维的比例较低,如肱三头肌,慢肌纤维只占 45%。肌肉中快肌纤维百分比高及其横断面积大的人,肌肉收缩力量也大。一般情况下,人体四肢肌肉的快、慢肌纤维类型百分比构成大致相等,但受肌力训练的影响,快肌和慢肌的纤维横断面积和收缩力量可以发生相应的改变。

8. 个体状况 肌力的大小还与年龄、性别、心理因素和健康水平等个体状况有关。肌力开始是随着年龄的增大而增加的,一般在 20~25 岁时个人的肌力水平达到峰值。在此之后,肌力则随着年龄的增加而下降。肌力与性别有关,女性的肌力近似为同龄男性的 2/3,男性肌力通常与雄激素有关。肌力在受到暗示、大声命令及有积极训练目的时,受检者所发挥的肌力比自主最大收缩力大 20%~30%。当机体健康水平下降时,肌力同样受到影响。

四、肌力减低的常见原因

1. **神经系统疾病**　中枢神经系统或周围神经损伤,都会影响受损神经所支配肌肉的运动募集,导致肌力下降。

2. **失用性肌萎缩**　肌肉萎缩是由于肌原纤维的减少而导致的肌纤维萎缩。主要原因为失用性肌肉萎缩、去神经性肌肉萎缩、缺血性肌肉萎缩、制动及无功能状态所产生的以生理功能衰弱为主要特征的综合征,主要表现为失用性肌萎缩,如由于心脑血管疾病后保持安静而导致运动减少所产生的一系列障碍。

3. **肌源性疾病**　主要是因肌营养不良、多发性肌炎等疾病所致。进行性肌营养性不良主要表现为四肢近端与躯干的对称性肌力下降,多发性肌炎出现肌力下降的肌肉主要为四肢近端肌群、颈屈曲肌群和咽喉肌群等。

4. **年龄增加**　儿童及少年时期肌力随年龄增长而增强,20~25岁达最高水平,25岁后随年龄的增大肌力将逐渐下降,其中下肢较上肢下降更快。

第二节　肌　力　训　练

一、肌力训练概念

肌力训练是运动疗法中的基本训练手段之一,是一种肌肉肌群通过运动的方式增强肌力的训练,从而提高关节稳定性,提高运动功能。

二、肌力训练基本原则

1. **抗阻训练**　施加阻力是增强肌力的重要因素。阻力主要来自抵抗肌肉的自重、外加的阻力等。若在无阻力状态下训练,则无法达到增加肌力的目的,因此,当肌力在3级以上时,应考虑采用抗阻训练的方法,只有这样才能达到增强肌力的目的。

2. **超量恢复**　超量恢复(muscle super-compensation principal)是指肌肉或肌群经过适当的训练后,产生适度的疲劳。肌肉先经过疲劳恢复阶段,然后达到超量恢复阶段(图6-1)。在疲劳恢复阶段,训练过程中消耗的能源物质、收缩蛋白、酶蛋白恢复至运动前水平;在超量

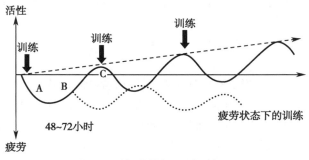

图6-1　超量恢复原则示意图

恢复阶段,这些物质继续上升并超过运动前水平,然后又逐渐降至运动前水平。所以,当下一次训练在前一次超量恢复阶段进行,就能以前一次超量恢复阶段的生理生化水平为起点,起到巩固和叠加超量恢复的作用,逐步实现肌肉形态的发展及功能的增强。

3. 适度疲劳和适宜频度

(1)肌肉训练时要引起肌肉的适度疲劳,因为无明显的肌肉疲劳也就无超量恢复出现,肌肉训练就难以取得明显的效果。但是,训练中切忌出现过度的疲劳,由于过度疲劳会对较弱的肌肉造成损伤,因此训练中应严密观察。过度疲劳的表现为运动速度减慢、运动幅度下降、肢体出现明显的不协调动作或主诉疲乏劳累,一旦出现以上情况,应立即停止训练。另外,在肌力增强训练后,反而出现了肌力下降的现象,表明前段的训练强度过大,肌肉出现了过度疲劳,此时应减少运动强度或停止训练一段时间。

(2)肌肉训练要掌握适宜的训练频度,尽量使下一次训练在上一次训练后的超量恢复阶段内进行。训练间隔时间太短,肌肉疲劳尚未完全恢复,继续训练将加重疲劳,会引起肌肉劳损;间隔时间太长,超量恢复已消退,无法巩固和叠加超量恢复,使肌力得不到增强。因此,合理的训练频度应为每天 1 次或隔天 1 次。

三、适应证与禁忌证

1. 适应证

(1)失用性肌萎缩。

(2)关节源性肌肉萎缩。

(3)神经性肌肉萎缩。

(4)肌源性疾病时肌肉收缩功能异常。

(5)骨关节畸形。

(6)脊柱稳定性差。

(7)关节周围主动肌和拮抗肌不平衡。

(8)内脏下垂、尿失禁。

2. 禁忌证

(1)全身有严重感染或高热患儿。

(2)严重的心脏病患儿。

(3)皮肌炎、肌炎发作期、严重肌病患儿,不宜进行高强度或抗阻训练。

(4)局部有活动性出血,不宜进行局部肌肉训练,以免加重出血形成血肿。

(5)骨折后只行石膏外固定、骨折端尚未形成牢固骨痂时,不宜进行等张或等速肌力训练。

四、注意事项

1. 正确掌握运动量与训练节奏 根据疲劳和超量恢复的规律,无明显的疲劳不会出现明显的超量恢复,故每次肌肉练习应引起一定的肌肉疲劳。但过大的运动量可引起肌肉急性劳损,发生持续疼痛,应予以避免。同样重要的是掌握各项练习的节奏,要使下一次练习在上一次练习后的超量恢复阶段内进行,才能使肌力逐步增长。但过于频繁的练习易使疲劳积累,导致肌肉劳损;若间隔时间过长,超量恢复已消退,练习效果无从积累。问题在于如何判定超量恢复阶段,临床上难以进行肌肉形态及生化观察,但可以进行肌力测试。在超量恢复阶段应可见肌力恢复并有增强。此外,练习者的自我感觉有参考价值,出现超量恢复时患儿应感觉疲劳完全消除,肌肉有力,对再次练习表现出较高的积极性。在较劳累的肌力练习后这种现象多在 48 小时后出现,故肌力练习常常隔天进行,可视实际情况适当提前或延后。

2. 注意无痛练习 运动中出现的疼痛应视作引起或加重损伤的警告信号,必须避免。同时疼痛反射地引起脊髓前角细胞抑制,妨碍肌肉收缩,使练习无效。因此,应强调无痛练习。

3. 充分动员 肌力练习的效果与练习者的主观努力程度密切有关。练习前应使患儿及家长了解练习的作用和意义,消除其可能存在的疑虑,经常给予语言鼓励并显示练习的效果,以提高其信心和积极性。

4. 注意心血管反应 肌肉做等长收缩可引起心率加快及血压明显升高,其幅度与收缩肌肉的大小无关,而与收缩的强度占最大收缩的比例有关。有研究认为,这种现象是由于特殊的升压反射所致;也有人认为是由于运动中枢兴奋向血管运动中枢扩散所致。因此,有心血管系统疾病的患儿肌肉练习时应减少或避免等长练习及闭气使劲,有严重心血管疾病者不宜进行较大强度的肌力练习。

5. 避免代偿运动的出现 如当股四头肌、髂腰肌肌力较弱时,做屈髋动作可出现缝匠肌的代偿运动,表现为屈髋时伴下肢外展、外旋。因此在屈髋训练时,治疗师应站在患者正前方,引导患者主动肌用力,控制大腿外展、外旋,防止缝匠肌的代偿运动;如臀中肌肌力较弱时,做髋外展动作会出现腰大肌、髂肌代偿,表现为髋外展时大腿外旋。所以,训练臀中肌时,要将大腿置于内旋或外旋的中间位置,然后再进行外展动作。治疗师应注意观察患儿动作是否正确,可用言语、肢体督促等方法来阻止患儿出现代偿运动。

第三节 上肢肌力训练

一、肩部肌群肌力训练

(一)肩前屈肌群

1. 肌力 1~2 级

患儿体位:健侧侧卧位,患侧上肢置于体侧,伸肘。

治疗师位置:站于患儿身旁,一只手托住患儿的肘关节,另一只手托住患儿的前臂。

方法:在训练的过程中治疗师帮助托起患侧上肢,不予前屈肩关节助力,要求患儿在矢状面完成肩关节全范围屈曲(图6-2)。

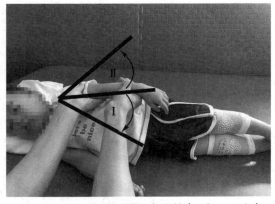

图6-2 增强肩部肌群肌力训练(肌力 1~2 级)
Ⅰ前屈;Ⅱ后伸。

2. 肌力 3 级

患儿体位：坐位，患侧上肢置于体侧，伸肘。

治疗师位置：站于患儿身旁。

方法：患儿在矢状面自主完成肩关节全范围屈曲（图 6-3）。

3. 肌力 4~5 级

患儿体位：仰卧位，患侧上肢置于体侧，伸肘。

治疗师位置：站于患侧，一只手握住前臂远端，另一只手放在肱骨的远端。

抗阻力方法：治疗师在肱骨远端向下施加阻力，患儿以肩部力量向正前方抗阻力全范围屈曲肩关节，然后恢复原位，重复进行（图 6-4）。

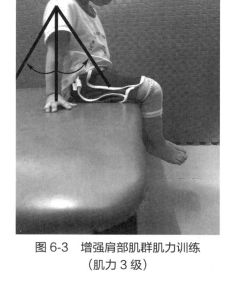

图 6-3　增强肩部肌群肌力训练
（肌力 3 级）

（二）肩后伸肌群

1. 肌力 1~2 级

患儿体位：健侧侧卧位，患侧上肢置于体侧。

治疗师位置：站于患侧，一只手托住患儿的肘关节，另一只手托住患儿的前臂。

方法：治疗师帮助托起患侧上肢，不予后伸肩关节助力，要求患儿在矢状面完成肩关节全范围后伸。上述方法也可以在坐位下练习。治疗师站在肩部外侧，一只手固定患者肩部，另一只手放在肱骨的远端施加压力，患者用力前屈肩关节。

2. 肌力 3 级

患儿体位：坐位，患侧上肢置于体侧，伸肘。

治疗师位置：站于患儿身旁。

方法：患儿在矢状面自主完成肩关节全范围后伸。

3. 肌力 4~5 级

患儿体位：俯卧位，患侧上肢置于体侧，伸肘。

治疗师位置：站于患侧。一只手放在肩后面，固定肩胛骨，另一只手放在肱骨远端。

抗阻力方法：治疗师在肱骨远端向下施加阻力，患儿抗阻力全范围后伸肩关节（图 6-5）。

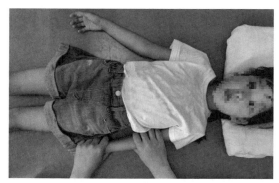

图 6-4　增强肩部前屈肌群肌力训练
（肌力 4~5 级）

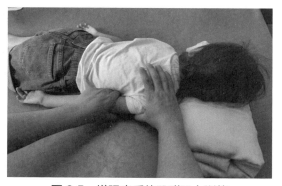

图 6-5　增强肩后伸肌群肌力训练
（肌力 4~5 级）

（三）肩外展肌群

1. 肌力 1~2 级

患儿体位：仰卧位，患侧前臂中立位置于体侧。

治疗师位置：站于患侧，一只手托住患儿的肘关节，另一只手托住患儿的前臂。

方法：治疗师帮助托起患侧上肢，不予外展肩关节助力，要求患儿在额状面完成肩关节全范围外展（图 6-6）。

2. 肌力 3 级

患儿体位：坐位，患侧上肢置于体侧，伸肘。

治疗师位置：站于患儿身旁。

方法：要求患儿在额状面内自主完成肩关节全范围外展。

3. 肌力 4~5 级

患儿体位：仰卧位，患侧上肢置于体侧，屈肘 90°，前臂中立位。

治疗师位置：站于患侧，一只手放在肱骨远端外侧，另一只手握住前臂远端掌侧，以保持稳定

抗阻力方法：治疗师在肱骨远端向内施加阻力，患儿抗阻力全范围外展上肢（图 6-7）。

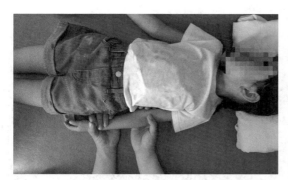 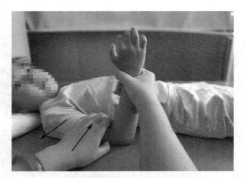

图 6-6　增强肩外展肌群肌力训练（肌力 1~2 级）　　图 6-7　增强肩外展肌群肌力训练（肌力 4~5 级）

（四）肩内旋肌群

1. 肌力 1~2 级

患儿体位：坐位，患侧肩关节稍外展，肘关节屈曲 90°，前臂放在身前治疗床上。

治疗师位置：站于患侧，手握住患儿的肘关节，保持稳定。

方法：治疗师只帮助固定患侧上肢，不予以内旋肩关节助力，要求患儿前臂向身体中线摆动，在水平面完成肩关节全范围内旋（图 6-8）。

2. 肌力 3 级

患儿体位：俯卧位，患侧肩关节外展 90° 置于床面，前臂在床边自然下垂。

治疗师位置：站于患儿身旁。

方法：患儿前臂向后上方摆动，在矢状面完成肩关节全范围内旋（图 6-9）。

3. 肌力 4~5 级

患儿体位：俯卧位，患侧肩关节外展 90° 置于床面，前臂在床边自然下垂。

治疗师位置：站于患侧，一只手握住肘关节内侧，保持稳定，另一只手握住前臂远端。

抗阻力方法：治疗师在前臂远端向下施加阻力，患儿抗阻力全范围内旋肩关节（图 6-10）。

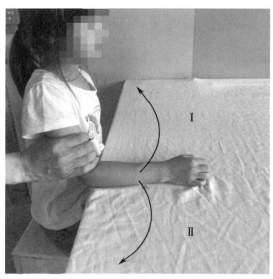

图 6-8 增强肩内、外旋肌群肌力训练（肌力 1~2 级）

Ⅰ内旋；Ⅱ外旋。

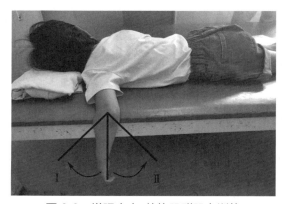

图 6-9 增强肩内、外旋肌群肌力训练
（肌力 3 级）

Ⅰ外旋；Ⅱ内旋。

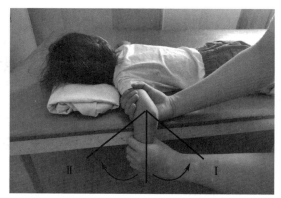

图 6-10 增强肩内、外旋肌群肌力训练
（肌力 4~5 级）

Ⅰ内旋；Ⅱ外旋。

（五）肩外旋肌群

1. 肌力 1~2 级

患儿体位：坐位，患侧肩关节稍外展，肘关节屈曲 90°，前臂放在身前治疗床上。

治疗师位置：站于患侧，手握住患儿的肘关节，保持稳定。

方法：治疗师只帮助固定患侧上肢，不予以外旋肩关节助力，要求患儿前臂向离开身体中线方向摆动，在水平面完成肩关节全范围外旋（图 6-8）。

2. 肌力 3 级

患儿体位：俯卧位，患侧肩关节外展 90° 置于床面，前臂在床边自然下垂。

治疗师位置：站于患儿身旁。

方法：患儿前臂向前上方摆动，在矢状面内完成肩关节全范围外旋（图 6-9）。

3. 肌力 4~5 级

患儿体位：俯卧位，患侧肩关节外展 90° 置于床面，前臂在床边自然下垂。

治疗师位置：站于患侧，一只手握住肘关节内侧，保持稳定，另一只手握住前臂远端。

抗阻力方法：治疗师在前臂远端向下施加阻力，患儿抗阻力全范围外旋肩关节（图 6-10）。

二、肘部和前臂肌群肌力训练

（一）屈肘肌群

1. 肌力 1~2 级

患儿体位：仰卧位，患侧肩关节外展 90°，置于外旋位。

治疗师位置：站于患侧，手固定患儿上臂。

方法：治疗师只帮助固定患侧上肢，不予以屈曲肘关节助力。要求患儿前臂在台面上滑动，完成肘关节全范围屈曲（图 6-11）。

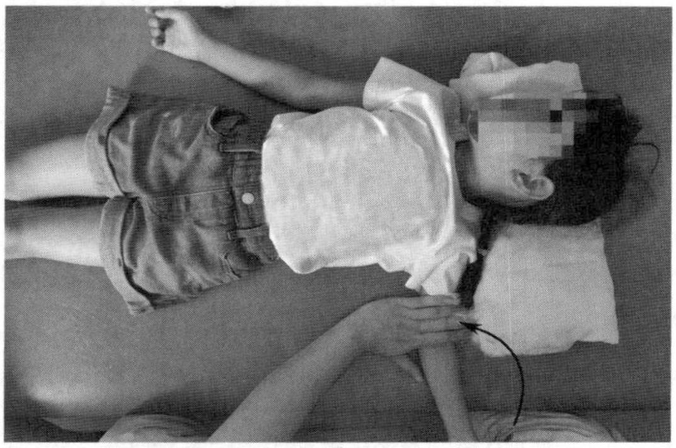

2. 肌力 3 级

患儿体位：坐位，患侧上肢置于体侧，伸肘。

治疗师位置：站于患儿身旁。

方法：患儿前臂向前上方摆动，在矢状面完成肘关节全范围屈曲（图 6-12）。

图 6-11　增强屈肘肌群肌力训练（肌力 1~2 级）

3. 肌力 4~5 级

患儿体位：仰卧位，患侧上肢置于体侧，稍屈肘，训练肱二头肌时，前臂旋后；训练肱桡肌时，前臂中立位；训练肱肌时，前臂旋前。

治疗师位置：站于患侧，一只手放在肩部，固定肱骨，另一只手握住前臂远端。

抗阻力方法：治疗师在前臂远端向足的方向施加阻力，患儿抗阻力全范围屈肘（图 6-13）。

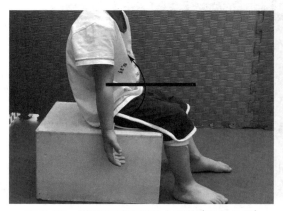

图 6-12　增强屈肘肌群肌力训练（肌力 3 级）

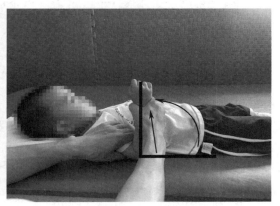

图 6-13　增强屈肘肌群肌力训练（肌力 4~5 级）

（二）伸肘肌群

1. 肌力 1~2 级

患儿体位：坐位，患侧肩关节外展 90°（台面与腋窝等高），肘关节屈曲约 45° 置于台面上。

治疗师位置：坐在患儿侧后方，一只手托住患儿的上臂远端，另一只手握住患儿的前臂远端。

方法：治疗师只帮助固定患侧上肢，不予以伸直肘关节助力，要求患儿前臂在台面上滑动，完成肘关节全范围伸展（图6-14）。

2. 肌力3级

患儿体位：俯卧位，患侧肩关节外展90°置于床面，前臂在床边自然下垂。

治疗师位置：站于患儿身旁。

方法：患儿前臂向外上方摆动，完成肘关节全范围伸展。

3. 肌力4~5级

患儿体位：俯卧位，患侧肩关节外展90°置于床面，前臂在床边自然下垂。

治疗师位置：面向患侧而坐，一只手放在肱骨远端背侧固定肱骨，另一只手握住前臂远端背侧。

抗阻力方法：治疗师在前臂远端背侧向下施加阻力，患儿抗阻力全范围伸肘（图6-15）。

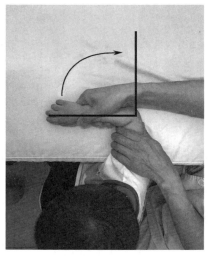 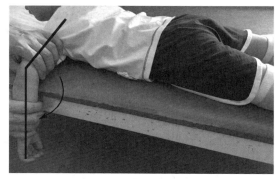

图6-14　增强伸肘肌群肌力训练　　　　图6-15　增强伸肘肌群肌力训练
（肌力1~2级）　　　　　　　　　　（肌力4~5级）

（三）前臂旋前/旋后肌群

1. 肌力1~2级

患儿体位：俯卧位，患侧肩关节外展90°置于床面，前臂在床边自然下垂。

治疗师位置：站于患侧，手固定肱骨远端。

方法：治疗师只帮助固定患侧上肢，不予以前臂旋前/旋后助力，要求患儿自主完成全范围旋前/旋后（图6-16）。

2. 肌力3级

患儿体位：坐位，患侧上臂置于体侧，肘关节屈曲90°，前臂旋后/旋前，手部放松。

治疗师位置：站于患侧，双手分别固定肘和前臂。

方法：治疗师只帮助固定患侧上肢，不予以前臂旋前/旋后助力，要求患儿自主完成全范围旋前/旋后（图6-17）。

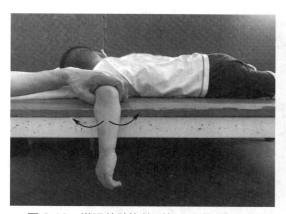

图 6-16　增强前臂旋前 / 旋后肌群肌力训练
（肌力 1~2 级）

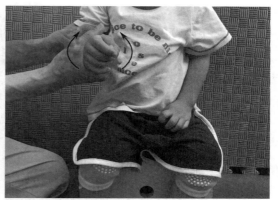

图 6-17　增强前臂旋前 / 旋后肌群肌力训练
（肌力 3 级）

3. 肌力 4~5 级

患儿体位：仰卧位，患侧上肢稍外展，屈肘 90°，前臂中立位。

治疗师位置：站于患侧，双手分别固定肘和前臂。

抗阻力方法：增加旋前肌群肌力时，治疗师向前臂背侧施加阻力。增强旋后肌群肌力时，治疗师向前臂掌侧施加阻力，患儿抗阻力全范围旋前 / 旋后（图 6-18）。

三、腕手部肌群肌力训练

（一）屈腕肌群

1. 肌力 1~2 级

患儿体位：坐位，患侧前臂中立位，置于治疗床上，手放松伸直。

治疗师位置：站于患侧，一只手固定腕关节近端，另一只手扶住手的掌指关节。

方法：治疗师只帮助固定，不予以屈腕助力，要求患儿自主完成腕关节全范围屈曲（图 6-19）。

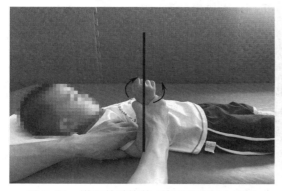

图 6-18　增强前臂旋前 / 旋后肌群肌力训练
（肌力 4~5 级）

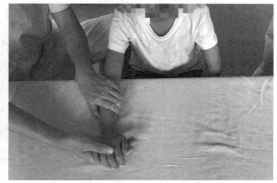

图 6-19　增强屈腕、伸屈腕群肌力训练
（肌力 1~2 级）

2. 肌力 3 级

患儿体位：坐位，患侧前臂旋后位，置于治疗床上，手放松伸直。

治疗师位置:站于患儿身旁。

方法:患儿前臂背侧贴住床面,手背离开床面,完成腕关节全范围屈曲(图6-20)。

3. 肌力 4~5 级

患儿体位:坐在桌旁,患侧前臂旋后放在桌上。

治疗师位置:站于患侧,一只手放在前臂远端掌侧,固定前臂,另一只手握住手掌。

抗阻力方法:治疗师在手掌处向桌面方向施加阻力,患儿抗阻力全范围屈腕(图6-21)。

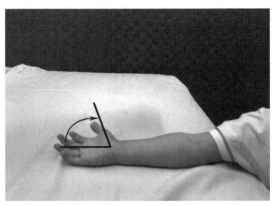
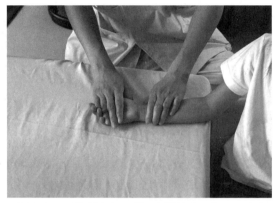

图6-20　增强屈腕肌群肌力训练(肌力3级)　　图6-21　增强屈腕肌群肌力训练(肌力4~5级)

(二)伸腕肌群

1. 肌力 1~2 级

患儿体位:坐位,患侧前臂中立位,置于治疗床上,手放松伸直。

治疗师位置:站于患侧,一只手固定腕关节近端,另一只手扶住手的掌指关节。

方法:治疗师只帮助固定,不予伸腕助力,要求患儿自主完成腕关节全范围伸展。

2. 肌力 3 级

患儿体位:坐位,患侧前臂旋前位,置于治疗床上,手放松伸直。

治疗师位置:站于患儿身旁。

方法:患儿前臂掌侧贴住床面,手掌离开床面,完成腕关节全范围伸展(图6-22)。

3. 肌力 4~5 级

患儿体位:坐在桌旁,患侧前臂旋前放在桌上。

治疗师位置:面向患儿,一只手放在前臂远端背侧,固定前臂,另一只手握住手背。

抗阻力方法:治疗师在手背处向桌面方向施加阻力,患儿抗阻力全范围伸腕。

(三)屈掌指关节肌群

1. 肌力 1~3 级

患儿体位:坐在桌旁,患侧前臂旋后放在桌上。

治疗师位置:站于患侧,一只手握住掌骨,另一只手握住指骨。

方法:治疗师只帮助固定,要求患儿完成掌指关节全范围屈曲(图6-23)。

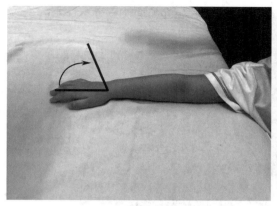

图 6-22　增强伸腕肌群肌力训练
（肌力 3 级）

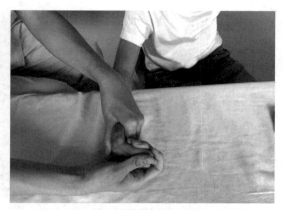

图 6-23　增加屈掌指关节肌群肌力训练
（肌力 1~3 级）

2. 肌力 4~5 级

患儿体位：坐在桌旁，患侧前臂旋后放在桌上。

治疗师位置：站于患侧，一只手握住掌骨，另一只手放在近端指骨掌面。

抗阻力方法：治疗师在近端指骨掌面向下施加阻力，患儿保持指间关节伸直，抗阻力全范围屈曲掌指关节。

（四）屈指肌群

1. 肌力 1~3 级

患儿体位：坐在桌旁，患侧前臂旋后，腕呈中立位。

治疗师位置：站于患侧，一只手握住指间关节近端，固定近端指骨，另一只手握住指间关节的远端。

方法：治疗师只帮助固定，要求患儿完成指间关节全范围屈曲。

2. 肌力 4~5 级

患儿体位：坐在桌旁，患侧前臂中立位放在桌上。

治疗师位置：站于患侧，一只手握住指间关节近端，固定近端指骨，另一只手握住指间关节的远端。

抗阻力方法：治疗师在指间关节的远端向指背方向施加阻力，患儿抗阻力全范围屈曲指间关节。

（五）对掌肌群

1. 肌力 1~3 级

患儿体位：坐在桌旁，患侧前臂旋后放在桌上。

治疗师位置：面向患儿坐在桌旁，一只手握住腕关节，固定上肢，另一只手拇指和示指握住拇指或小指掌骨。

方法：治疗师只帮助固定，要求患儿完成拇指全范围对掌（图 6-24）。

2. 肌力 4~5 级

患儿体位：坐在桌旁，患侧前臂旋后放在桌上。

治疗师位置：面向患儿坐在桌旁，双手分别握住拇指和小指掌侧。

抗阻力方法：治疗师在拇指和小指掌侧向外侧施加阻力，患儿抗阻力对掌。(图6-25)。

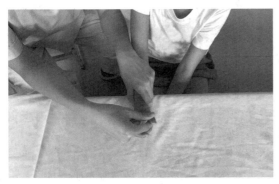 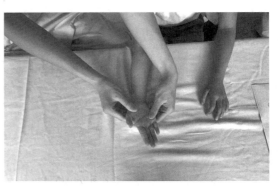

图6-24 增强对掌肌群肌力训练 （肌力1~3级）　　图6-25 增强对掌指关节肌群肌力训练 （肌力4~5级）

第四节 下肢肌力训练

一、髋部肌群肌力训练

（一）屈髋肌群

1. 肌力1~2级

患儿体位：健侧侧卧位，健侧下肢伸髋，屈膝90°，患侧下肢稍伸直。

治疗师位置：面向患儿站立，一只手托住踝关节，另一只手托住大腿远端及膝关节。

方法：治疗师只帮助托起患侧下肢，不予屈曲髋关节助力，要求患儿自主完成髋关节全范围屈曲（图6-26）。

图6-26 增强屈髋肌群肌力训练（肌力1~2级）

2. 肌力3级

患儿体位：坐位，屈髋屈膝，双小腿自然下垂。

治疗师位置：站于患儿身旁。

方法：患儿大腿上面向腹部靠近，在矢状面内完成髋关节屈曲（图6-27）。

3. 肌力4~5级

患儿体位：仰卧位，下肢屈髋屈膝。

治疗师位置：面向患儿站立，双手将下肢扶起，屈髋90°，膝关节自然屈曲，一只手托住足跟及踝关节，另一只手放在大腿远端。

抗阻力方法：治疗师在大腿远端向足的方向施加阻力，患儿抗阻力全范围屈髋（图6-28）。

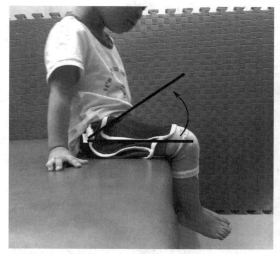

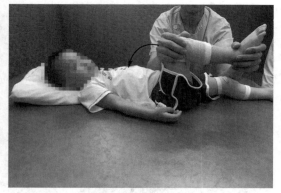

图 6-27　增强屈髋肌群肌力训练（肌力 3 级）　　　图 6-28　增强屈髋肌群肌力训练（肌力 4~5 级）

（二）伸髋肌群

1. 肌力 1~2 级

患儿体位：健侧卧位，健侧下肢屈髋屈膝 90°，患侧下肢稍伸直。

治疗师位置：站在患儿身后，一只手托住足跟及踝关节，另一只手托住大腿远端。

方法：治疗师只帮助托起患侧下肢，不予伸髋关节助力，要求患儿自主完成髋关节全范围伸展（图 6-29）。

2. 肌力 3 级

患儿体位：俯卧位，双下肢伸直。

治疗师位置：站于患儿身旁。

方法：患儿大腿离开床面向上运动，在矢状面内完成髋关节后伸（图 6-30）。

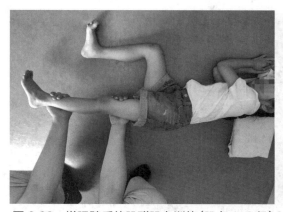

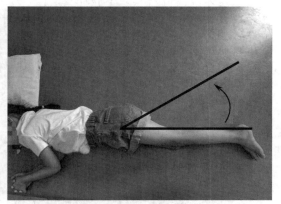

图 6-29　增强髋后伸肌群肌力训练（肌力 1~2 级）　　　图 6-30　增强髋后伸肌群肌力训练（肌力 3 级）

3. 肌力 4~5 级

患儿体位：俯卧位，双下肢伸直。

治疗师位置：站于患侧，上方手及前臂放在臀部，固定骨盆，下方手放在大腿远端。

抗阻力方法：治疗师在大腿远端向下施加阻力，患儿抗阻力全范围后伸髋（图 6-31）。

（三）髋外展肌群

1. 肌力 1~2 级

患儿体位：仰卧位，双下肢伸直。

治疗师位置：站于患侧，一只手放在股骨远端后方，另一只手放在脚后跟处，托起下肢。

方法：治疗师只帮助托起患侧下肢，不予外展关节助力，要求患儿自主完成髋关节全范围外展（图 6-32）。

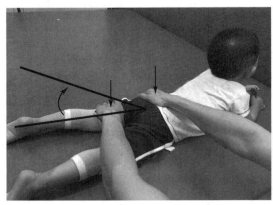
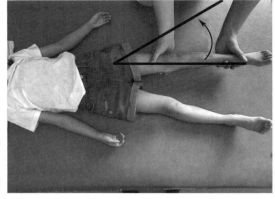

图 6-31　增强髋后伸肌群肌力训练（肌力 4~5 级）　　图 6-32　增强髋外展肌群肌力训练（肌力 1~2 级）

2. 肌力 3 级

患儿体位：健侧卧位健侧下肢屈髋屈膝 90°，患侧下肢稍伸直。

治疗师位置：站于患儿身旁。

方法：患儿大腿远离床面向上运动，在额状面完成髋关节外展（图 6-33）。

3. 肌力 4~5 级

患儿体位：仰卧位，双下肢伸直。

治疗者位置：站于患侧，上方手放在髂前上棘肌力训练处固定骨盆，下方手放在大腿远端外侧。

抗阻力方法：治疗师在大腿远端外侧向内侧施加阻力，如果膝关节无疼痛，下方手也可放在外踝处并向内侧施加阻力，患儿抗阻力全范围外展髋（图 6-34）。

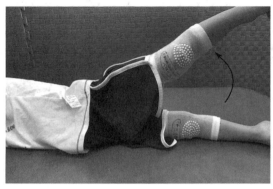
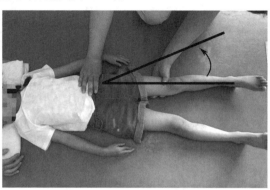

图 6-33　增强髋外展肌群肌力训练（肌力 3 级）　　图 6-34　增强髋外展肌群肌力训练（肌力 4~5 级）

（四）髋内收肌群

1. 肌力 1~2 级

患儿体位：仰卧位，健侧下肢髋关节外展 25°，患侧下肢外展约 30°。

治疗师位置：站于患侧，一只手放在膝关节腘窝处，另一只手放在脚后跟处，托起下肢。

方法：治疗师只帮助托起患侧下肢，不予内收髋关节助力，要求患儿自主完成髋关节全范围内收（图 6-35）。

2. 肌力 3 级

患儿体位：患侧侧卧位，患侧下肢伸直，健侧下肢抬起并外展 25°。

治疗师位置：站于患儿身旁。

方法：患儿大腿远离床面向上运动，在额状面完成髋关节内收（图 6-36）。

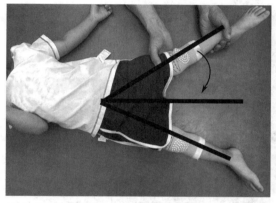

图 6-35　增强髋内收肌群肌力训练（肌力 1~2 级）

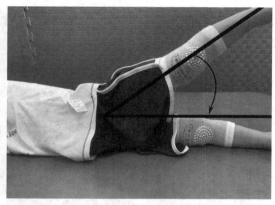

图 6-36　增强髋内收肌群肌力训练（肌力 3 级）

3. 肌力 4~5 级

患儿体位：卧位，健侧下肢髋关节外展 25°，患侧下肢外展约 30°。

治疗师位置：站于患侧、上方手放在髂前上棘固定骨盆，下方手放在大腿远端内侧。

抗阻力方法：治疗师在大腿远端内侧向外施加阻力，如果膝关节无疼痛，下方手也可放在内踝处并向外施加阻力、患儿抗阻力全范围内收髋（由外展位经中立位到内收位）（图 6-37）。

（五）髋关节内旋或外旋肌群

1. 肌力 1~2 级

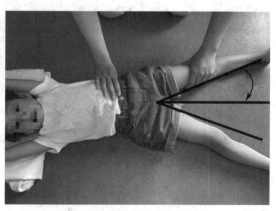

图 6-37　增强髋内收肌群肌力训练（肌力 4~5 级）

患儿体位：仰卧位，髋关节屈曲 90°，膝关节屈曲 90°。

治疗师位置：站于患侧，一只手放在膝关节处，另一只手握住脚踝。

方法：治疗师只帮助托起患侧下肢，不予内旋 / 外旋髋关节助力，要求患儿自主完成髋关全范围内旋 / 外旋（图 6-38）。

2. 肌力 3 级

患儿体位：坐位，双小腿垂于治疗床外，患侧大腿下方腘窝处垫一毛巾卷。

治疗师位置：站于患儿身旁。

方法：患儿小腿分别向外上方/内上方运动，完成髋关节的内旋/外旋（图 6-39）。

3. 肌力 4~5 级

患儿体位：坐位，双小腿垂于治疗床外，患侧大腿下方腘窝处垫一毛巾卷。

治疗师位置：站于患侧，增强髋内旋肌

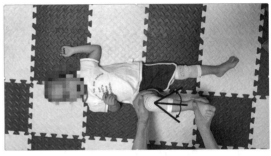

图 6-38　增强髋内旋或外旋肌群肌力训练
（肌力 1~2 级）

群肌力时，内侧手放在膝关节上方固定股骨，外侧手握住外踝处并向内侧施加阻力；当增强髋外旋肌群阻力时，外侧手放在膝关节上方固定股骨，内侧手握住内踝处并向外侧施加阻力。

抗阻力方法：患儿抗阻力全范围髋内旋（小腿向外）或髋外旋（小腿向内）（图 6-40）。

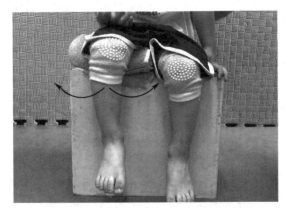

图 6-39　增强髋内旋或外旋肌群肌力训练
（肌力 3 级）

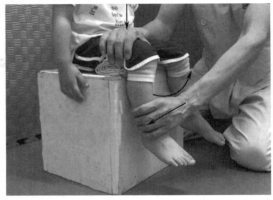

图 6-40　增强髋内旋或外旋肌群肌力训练
（肌力 4~5 级）

二、膝部肌群肌力训练

(一) 屈膝肌群

1. 肌力 1~2 级

患儿体位：健侧侧卧位，双下肢伸直。

治疗师位置：站于患侧，一只手托住固定大腿远端，另一只手托住小腿远端。

方法：治疗师只帮助托起患侧小腿，不予屈膝关节助力，要求患儿自主完成膝关节全范围屈曲（图 6-41）。

2. 肌力 3 级

患儿体位：俯卧位，双下肢伸直。

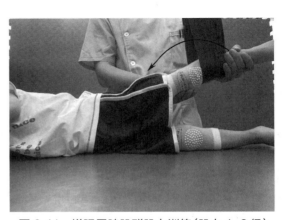

图 6-41　增强屈膝肌群肌力训练（肌力 1~2 级）

治疗师位置：站于患儿身旁。

方法：患儿大腿贴住床面，小腿远离床面向上运动，在矢状面完成膝关节屈曲（图4-42）。

3. 肌力 4~5 级

患儿体位：俯卧位，双下肢伸直。

治疗师位置：面向患儿站立，上方手放在臀部固定骨盆，下方手放在小腿远端后侧。

抗阻力方法：治疗师在小腿远端后侧向下施加阻力，患儿抗阻力全范围屈膝（图6-43）。

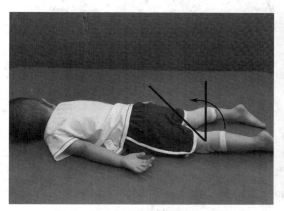

图 6-42　增强屈膝肌群肌力训练
（肌力 3 级）

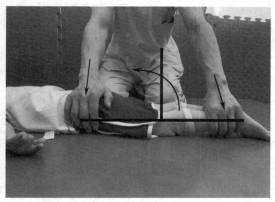

图 6-43　增强屈膝肌群肌力训练
（肌力 4~5 级）

（二）伸膝肌群

1. 肌力 1~2 级

患儿体位：健侧侧卧位，患侧下肢的膝关节屈曲，悬挂于训练吊带上。

治疗师位置：面向患儿站立，一只手托住固定大腿远端，另一只手托住小腿远端。

方法：治疗师只帮助托起患侧小腿，不予伸膝关节助力，要求患儿自主完成膝关节全范围伸展（图6-44）。

2. 肌力 3 级

患儿体位：坐位，双小腿垂于治疗床外，患侧大腿下方腘窝处垫一毛巾卷。

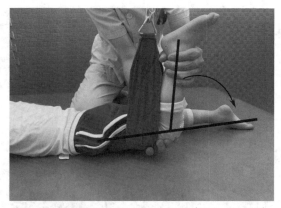

图 6-44　增强伸膝肌群肌力训练（肌力 1~2 级）

治疗师位置：站于患儿身旁。

方法：患儿小腿向上方运动，在矢状面完成膝关节伸展（图6-45）。

3. 肌力 4~5 级

患儿体位：坐位，双小腿垂于床沿，大腿下方腘窝处放一毛巾卷。

治疗师位置：面向患儿站立，上方手放在膝关节上方，固定股骨，下方手握住小腿远端。

抗阻力方法：治疗师在小腿远端前侧向后施加阻力，患儿抗阻力全范围伸膝（图6-46）。

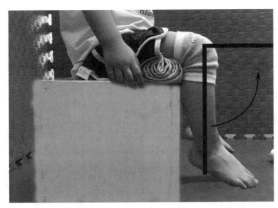 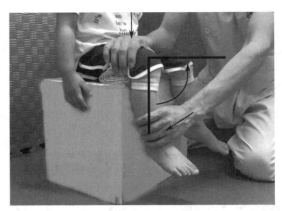

图 6-45 增强伸膝肌群肌力训练（肌力 3 级）　　图 6-46 增强伸膝肌群肌力训练（肌力 4~5 级）

三、踝部肌群

（一）踝背伸肌群

1. 肌力 1~2 级

患儿体位：侧卧位，患侧下肢伸直悬挂于训练吊带上。

治疗师位置：面向患儿站立，一只手固定小腿远端，另一只手握住足背。

方法：治疗师只固定小腿远端，不予以背伸踝关节助力，要求患儿自主完成踝关节全范围背伸（图 6-47）。

2. 肌力 3 级

患儿体位：坐位，双小腿垂于床沿。

治疗师位置：站于患儿身旁。

方法：患儿自主完成踝关节全范围背伸（图 6-48）。

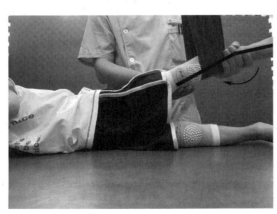 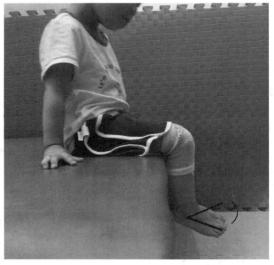

图 6-47 增加踝背伸肌群肌力训练　　　　　图 6-48 增加踝背伸肌群肌力训练
（肌力 1~2 级）　　　　　　　　　　　　（肌力 3 级）

3. 肌力 4~5 级

患儿体位：仰卧位下稍屈膝（腘窝下垫一枕头），踝关节中立位。

治疗师位置：面向患儿站立，上方手放在小腿近端，固定胫骨，下方手握住足背。

抗阻力方法：治疗师在足背向足底方向施加阻力，患儿抗阻力全范围背伸踝关节（图 6-49）。

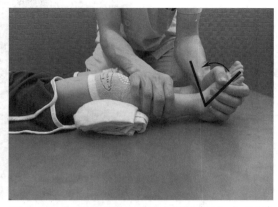

图 6-49　增加踝背伸肌群肌力训练（肌力 4~5 级）

（二）踝跖屈肌群

1. 肌力 1~2 级

患儿体位：健侧侧卧位，患侧下肢伸直悬挂于训练吊带上。

治疗师位置：站于患侧，一只手固定小腿远端，另一只手握住足背。

方法：治疗师只固定小腿远端，不予跖屈踝关节助力，要求患儿自主完成踝关节全范围跖屈（图 6-50）。

2. 肌力 3 级

患儿体位：俯卧位，足伸出治疗床外。

治疗师位置：站于患儿身旁。

方法：患儿自主完成踝关节全范围跖屈（图 6-51）。

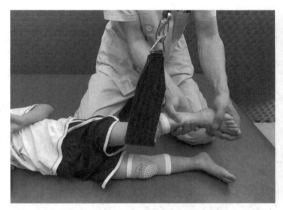

图 6-50　增强踝跖屈肌群肌力训练（肌力 1~2 级）

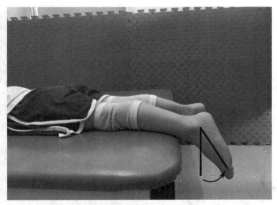

图 6-51　增强踝跖屈肌群肌力训练（肌力 3 级）

3. 肌力 4~5 级

患儿体位：仰卧位，稍屈膝，腘窝下垫一枕头，踝关节中立位。

治疗师位置：站于患侧，上方手放在小腿近端，固定胫骨，下方手握住足跟，前臂掌侧抵住足底。

抗阻力方法：治疗师前臂掌侧抵住足底并向足背方向施加阻力，患儿抗阻力全范围跖屈踝关节（图 6-52）。

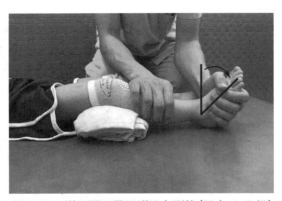

图 6-52　增强踝跖屈肌群肌力训练(肌力 4~5 级)

注:跖屈肌群肌力训练也可以在站立位练习。患儿患侧单足站立,足跟抬起,保持片刻后放下,反复进行。

(三)足内翻或外翻肌群

1.肌力 1~3 级

患儿体位:仰卧位,踝关节中立位(内翻)或轻度跖屈(外翻)。

治疗师位置:站于患侧,一只手握住小腿远端固定在桌面,内翻时另一只手握住足内侧缘,外翻时另一只手握住足外侧缘。

方法:治疗师只固定小腿远端,不予内翻或外翻踝关节助力,要求患儿自主完成足的内外翻(图 6-53)。

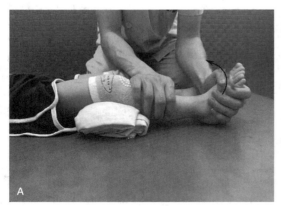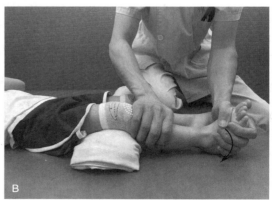

图 6-53　增强足内翻、外翻肌群肌力训练(肌力 1~3 级)

A.增强足内翻肌群肌力训练(肌力 1~3 级);B.增强足外翻肌群肌力训练(肌力 1~3 级)。

2.肌力 4~5 级

患儿体位:坐位,小腿垂于床沿,足放在治疗者的大腿上。

治疗师位置:面向患儿坐位,一只手握住小腿远端,当增强足内翻肌群肌力时,另一只手握住足的内侧缘并向下施加阻力;当增强足外翻肌群肌力时,另一只手握住足的外侧缘向下施加阻力。

抗阻力方法:患儿抗阻力全范围内翻或外翻踝关节(图 6-54)。

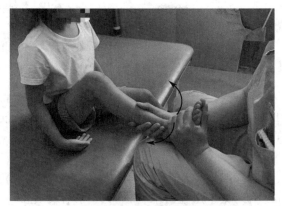

图 6-54　增强足内翻或外翻肌群肌力训练(肌力 4~5 级)

第五节　躯干肌力训练

一、躯干前屈肌群

1. 肌力 1~3 级

患儿体位:仰卧位,下肢被固定,双上肢置于体侧。

治疗师位置:面向患儿坐位,一只手托住患儿头部,另一只手固定患儿骨盆。

方法:治疗师只帮助固定骨盆,不予头、肩抬离床面动作的助力,要求患儿完成头、肩抬离床面的动作(图 6-55)。

2. 肌力 4~5 级

患儿体位:仰卧位,肩部放松。

治疗师位置:面向患儿站立,双手固定患儿双侧大腿。

方法:患儿努力做双手向前平举坐起和双手抱头坐起训练(图 6-56)。

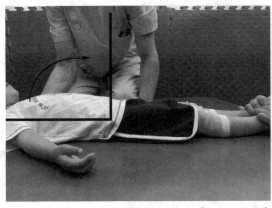

图 6-55　增强躯干前屈肌群肌力训练(肌力 1~3 级)

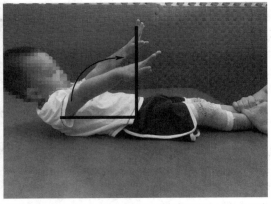

图 6-56　增强躯干前屈肌群肌力训练(肌力 4~5 级)

二、躯干后伸肌群

1. 肌力 1~3 级

患儿体位：俯卧位，下肢被固定，双上肢置于体侧。

治疗师位置；站于床边，一只手压在臀部，另一只手托在患儿的上胸部。

方法：治疗师只帮助压住臀部，不予头、胸抬离床面动作的助力，要求患儿完成头、胸抬离床面的动作（图 6-57）。

2. 肌力 4~5 级

患儿体位：俯卧位，下肢被固定，双上肢置于体侧，胸部以上在床沿外。

治疗师位置：站于床边，一只手压在臀部，另一只手放在患儿的上背部。

方法：治疗师在患儿上背部向下施加阻力，患儿抗较大阻力抬起上身（图 6-58）。

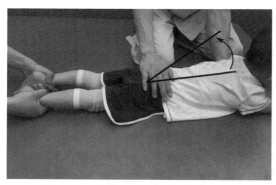
图 6-57 增强躯干后伸肌群肌力训练
（肌力 1~3 级）

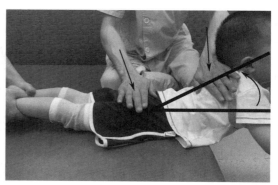
图 6-58 增强躯干后伸肌群肌力训练
（肌力 4~5 级）

三、躯干旋转肌群

1. 肌力 1~3 级

患儿体位：坐位，骨盆固定。

治疗师位置：坐在患儿身后，双手扶在患儿的双肩上。

方法：治疗师只提供保护，防止患儿失平衡，不给予上身向左右旋转的助力，要求患儿完成上身向左右旋转的动作（图 6-59）。

2. 肌力 4~5 级

患儿体位：患儿仰卧位，下肢固定，双上肢放置于体侧。

治疗师位置：坐在患儿身体一侧，双手固定患儿的双下肢。

方法：患儿努力双手抱头坐起，并向一侧转体，重复进行（图 6-60）。

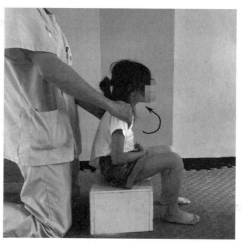
图 6-59 增强躯干旋转肌群肌力训练
（肌力 1~3 级）

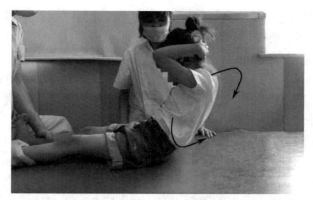

图 6-60 增强躯干旋转肌群肌力训练（肌力 4~5 级）

第六节 核心肌力训练技术

一、概述

1. 概念

（1）核心：是指人体重心所在的腰椎、骨盆和髋关节联合周围，由贯穿躯干的不同肌群组成，起稳定脊柱、骨盆、髋关节至末端活动的作用。

（2）核心稳定性：是指在运动中控制骨盆和躯干部位肌肉的稳定姿态，为上下肢运动创造支点，并协调四肢发力，使力量的产生、传递和控制达到最佳。

（3）核心稳定性训练：是指针对提高人体在非稳态下的控制能力，增强平衡能力，更好地训练人体深层的小肌肉群，协调大小肌群的力量输出，增强运动功能，预防运动损伤的训练方法。

2. 核心稳定性训练的解剖基础 人体的核心肌群是指负责维持脊椎稳定的肌群，围绕在腰椎 - 骨盆 - 髋关节周围，顶部为膈肌，底部为骨盆底肌和髋关节肌。分为两大群（表 6-1）。

表 6-1 核心肌群的分类

	稳定肌（核心小肌运动肌群）	（核心大肌群）
主要肌群	髓棘肌、横突棘肌、横突间肌、棘突间肌、多裂肌等	背阔肌、腹外斜肌、竖脊肌及腰部的腰大肌等
形状	羽状	梭形
肌纤维构成	以慢肌纤维为主	以快肌纤维为主
位置	脊柱深部	脊柱表层
作用	参与稳定与耐力作用	主要参与快速运动

（1）整体稳定性肌群：又称为运动核心肌群，为较表层的肌群，控制椎体运动，包括腹直肌、腹外斜肌、腹内斜肌、腹横肌、胸腰筋膜、腰方肌、髂腰肌、臀大肌、臀中肌和竖脊肌等29块肌肉（膈肌以下至盆底肌之间）。

（2）局部稳定性肌群：又称为稳定核心肌群，为较深层的肌群，控制椎体活动且具有静态保持能力，维持脊柱活动度和脊柱稳定性，包括低棘肌、横突棘肌、多裂肌等。

3. 核心肌群训练的功能

（1）在脊椎最适当的姿势下使肌肉做不同形式的收缩练习：使人在日常生活中均可保持适当稳固的脊椎姿势，保持正确的运动姿势，构建运动链，为肢体运动创造支点，提高身体的控制能力和平衡能力。

（2）核心肌群训练可加强躯干的控制：加大运动时由核心向肢体的能量输出，提高肢体的协调工作效率，减少能量消耗，提高动作效能，预防运动损伤。作为稳定肌群之一的多裂肌，其首要功能是本体感觉和运动感觉，高度不稳定支撑状态下的力量训练成为激活、募集核心稳定肌的有效方式，故核心稳定性训练成为核心力量训练的一个重要因素。但是我们传统的力量训练对表层的运动肌训练得较多，却忽视了深层稳定肌的训练，所以说核心力量训练中增加的这个"不稳定因素"是其区别于传统力量训练的关键。

4. 核心稳定性训练的理论基础　核心稳定性训练影响着动作控制，动作控制是指与人执行技能性动作有关的一系列神经学、生理学和行为学机制，主要决定动作的速度、动作的幅度、产生动作的力量及动作的轨迹。在运动中涉及比较多的还是神经肌肉运动控制问题。

二、核心稳定性训练的基本训练方法

1. 徒手训练（单人练习）

（1）训练目的：提高腹横肌、多裂肌和腰方肌等下腰、腹部重要肌群的稳定（直接连接脊柱和骨盆，对核心稳定性起主要作用）。

（2）训练内容：①俯卧式肘撑练习；②仰卧式肘撑练习；③侧撑练习；④等长转体及动态桥式运动等（图6-61）。

2. 借助器械的练习

（1）悬吊运动训练（sling exercise therapy，SET）

训练内容：①仰卧单或双腿提髋；②仰卧躯干旋转伴提髋；③仰卧提髋伴伸屈下肢；④俯卧肘支撑；⑤俯卧屈膝；⑥侧卧提髋等（图6-62）。

（2）巴氏球、平衡板、滚筒、弹跳床等

训练方法：患儿床上仰卧位，双足放于球上，利用躯干力量将臀部抬离床面，髋关节伸展，并保持下肢与躯干呈一条直线、膝关节伸直和球的稳定；患儿保持姿势，双上肢抬起离开床面；患儿保持姿势，双腿向左侧或右侧旋转直至一腿压在另一腿上，同时注意保持双肩不抬离床面和球的稳定；患儿保持姿势，同时抬起伸直的一侧下肢，双侧交替进行（图6-63）。

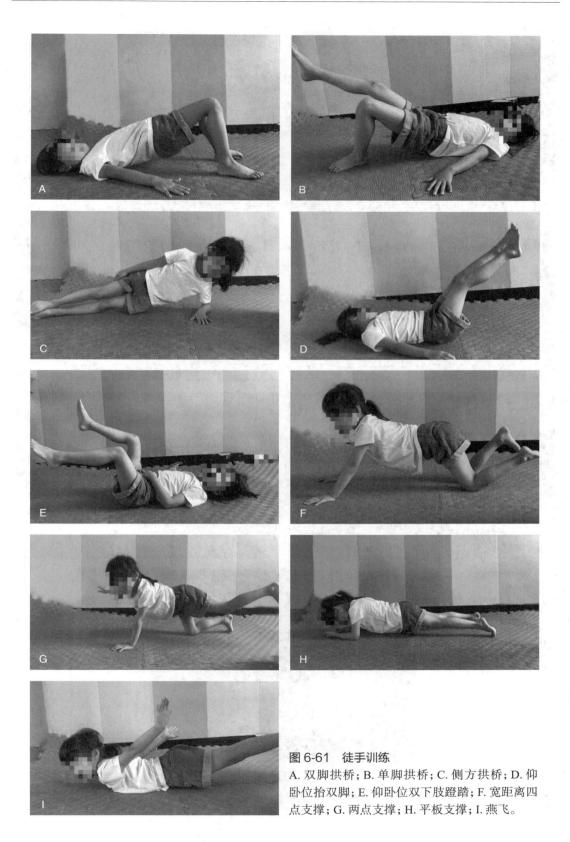

图 6-61 徒手训练
A. 双脚拱桥；B. 单脚拱桥；C. 侧方拱桥；D. 仰卧位抬双脚；E. 仰卧位双下肢蹬踏；F. 宽距离四点支撑；G. 两点支撑；H. 平板支撑；I. 燕飞。

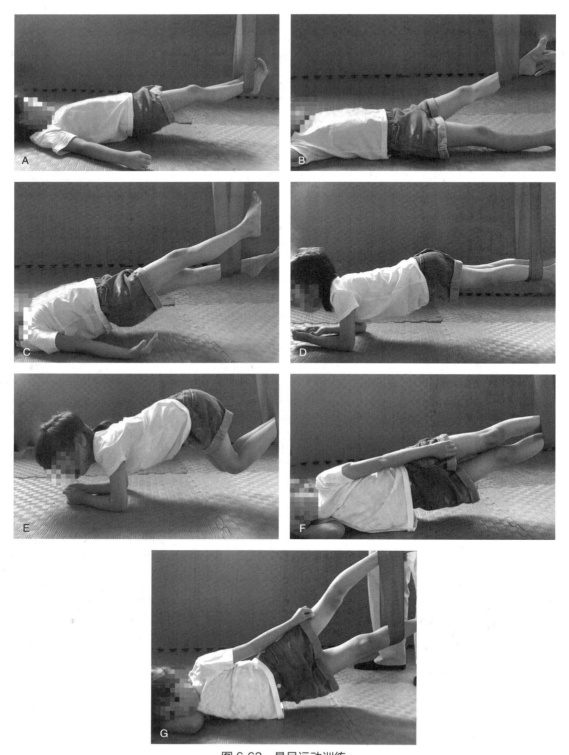

图 6-62 悬吊运动训练

A. 仰卧双腿提髋；B. 仰卧单腿提髋；C. 仰卧伴屈伸下肢；D. 俯卧肘支撑；
E. 俯卧屈膝；F. 侧卧提髋；G. 侧卧提髋加髋外展。

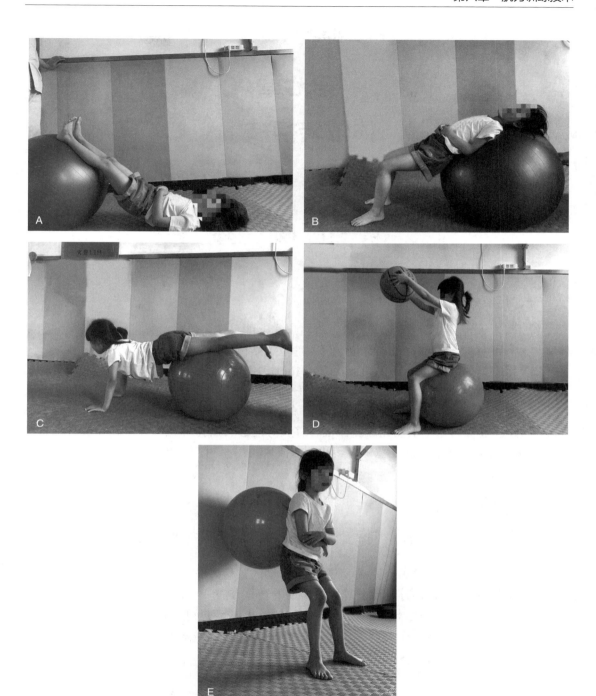

图 6-63 巴氏球训练

A. 仰卧巴氏球拱桥；B. 仰卧巴氏球上双足支撑；C. 俯卧巴氏球上手支撑；

D. 坐位巴氏球上抛接球；E. 马步靠巴氏球。

（赵彦博 范艳萍）

第七章
体位转换技术

第一节 概 述

一、定义

1. 体位（position） 在临床上指患者在病床上的身体姿势或检查、活动时所保持的身体姿势，常用的体位包括卧位、半卧位、坐位、跪位和站位等。

2. 体位转移技术（position transfer technology） 是指人体姿势转换和位置移动的过程，如翻身、床上移动、站起与坐下等。正常人在日常生活中每天要完成的各种体位转移活动有上千次之多，并能够在潜意识状况下轻而易举地完成。但对特殊儿童来说，轻者不能顺利完成，重者则完全不能完成。体位转移训练能够帮助特殊儿童独立地完成各项日常生活活动。针对不同的特殊儿童体位转移的方法也不尽相同，本章着重介绍四肢瘫、截瘫和脑瘫儿童的体位转移技术。

二、分类

根据特殊儿童是否需要帮助及需要帮助的程度，体位转移技术分为独立转移、辅助转移和被动转移三大类。

1. 独立转移 指儿童独自完成、不需他人帮助的转移方法。

2. 辅助转移 指由治疗师或护理人员协助的转移方法。

3. 被动转移 即搬运，指儿童因瘫痪程度较重而不能对抗重力完成独立转移及辅助转移时，完全由外力将儿童整个抱起或抬起，从一个地方转移到另一个地方。

第二节 儿童体位转换方式

儿童体位转移训练时多注重运动与感觉的输入，同时强调促进姿势反射。在婴幼儿时期，脑的容量迅速发育，大部分儿童经过体位转移训练能够取得良好的效果。同时，儿童早期的体位转移与自身的认知、肌力和体重存在一定关系。

一、儿童常用的转移方式

1. 床上转移

（1）仰卧位的转移运动：儿童仰卧位的转移运动只有背爬一种，是以两侧下肢同时伸展和同时屈曲的方式进行移动。

（2）俯卧位的转移运动：儿童俯卧位转移运动发育的顺序基本是：向后退行→腹爬→四爬→高爬。

2. 卧位 - 坐位转移

（1）仰卧位→俯卧位→四点支撑位→横坐位→坐位的转换模式。

（2）仰卧位直接坐起的运动模式。

3. 坐（跪）位 - 站位转移

（1）跪位扶物站起运动模式：儿童从四点跪位→双膝跪立位→单膝跪立位→立位。

（2）坐位 - 站位的转移运动模式。

二、适应证与禁忌证

转移训练无明显禁忌证，应根据儿童的实际情况选择合适的主、被动转移方法，并循序渐进地按照由易到难、由分解到组合的方法进行训练。当对有脊髓损伤或骨折愈合不充分的儿童进行转移训练时应注意保护，避免在伤处产生剪切力而加重损伤。当对儿童进行被动转移时，应注意避免"拖""拉""拽"等行为，以免造成皮肤及关节等的损伤。

第三节　儿童体位转换技术

一、低姿位的体位转换技术

（一）四肢瘫

四肢瘫，即指运动障碍基本对称地累及两侧肢体和躯干，四肢受累程度相似。四肢瘫儿童缺乏良好的伸肘、屈腕能力，手、躯干和下肢功能差。儿童只能利用残存的肌力、上肢甩动引起的惯性、骨性支撑等方法完成各项转移。

1. 从仰卧位到俯卧位（翻身）

（1）其步骤为儿童仰卧，头、肩屈曲，双上肢伸展上举产生钟摆样运动，向左侧甩动，使右上肢越过中线至身体左侧，并带动躯干顺势翻转，力量不够时可反复多次地摆动双上肢或借助吊环、扶栏等进行（图7-1）。

（2）儿童仰卧位，治疗师位于儿童头部上方，一只手固定一侧上肢使其肘关节屈曲，另一只手拉儿童另一侧上肢前臂向对侧缓慢用力，以此完成以肩胛带带动头部、躯干，躯干带动下肢为顺序的翻身，此时可通过带有声光的玩具或儿童喜欢的玩具辅助引导（图7-2）。

（3）儿童仰卧位，治疗师一只手固定儿童一侧下肢，另一只手将儿童另一侧下肢屈曲并进行缓慢旋转，以此完成以骨盆带动躯干，躯干带动肩胛带，肩胛带带动头部为顺序的翻身，此时可通过带有声光的玩具或儿童喜欢的玩具辅助引导(图7-3)。

(4)儿童仰卧位,可用儿童感兴趣的玩具,逗引儿童一侧上肢过中线抓取玩具,诱导儿童完成自主翻身运动。

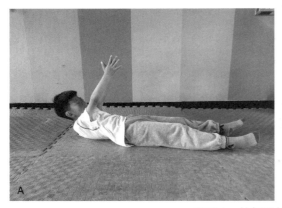
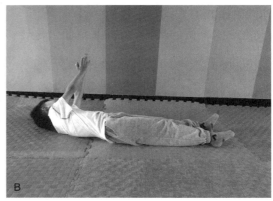

图7-1　从仰卧位到俯卧位(翻身)
A.仰卧位双上肢上举;B.钟摆转动。

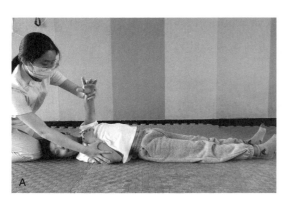
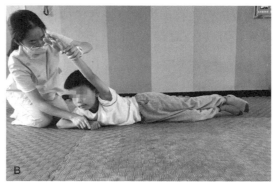

图7-2　从仰卧位到俯卧位(翻身)1
A.固定一侧肘关节屈曲;B.肩胛带带动翻身。

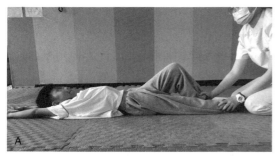
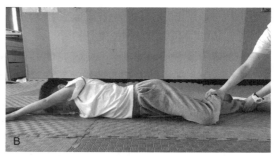

图7-3　从仰卧位到俯卧位(翻身)2
A.下肢屈曲;B.骨盆带动翻身。

2. 从仰卧位到坐起

在形成左侧卧位后,方法一:①利用肩及胸背部残存的肌肉力量形成左肘支撑,然后转体双肘体后支撑;②身体重心先转至右肘,顺势左肘伸展,利用肩内收的力量至肘过伸,形成较稳定的手支撑;③重心再向左上肢转移,右上肢同法成手支撑;④逐步前移,形成稳定的长腿坐位(图7-4)。方法二:①身体努力靠近腿部,右肘甩至双膝下;②左肘支撑床面,同时右肘屈曲膝后用力,带动躯干形成坐位。

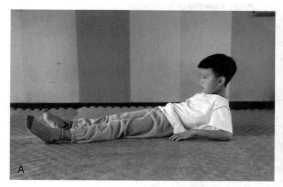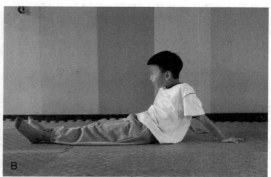
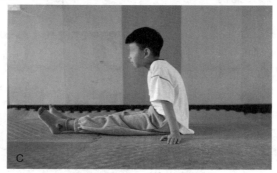

图 7-4　从仰卧位到坐起
A. 双肘后支撑；B. 手支撑；C. 长腿坐位。

(二)截瘫

截瘫是指运动障碍累及双下肢,损伤平面以上的躯干,上肢功能均正常。

1. 从仰卧位到俯卧位(翻身) 方法一同四肢瘫翻身方法。方法二直接利用肘部和手的支撑,带动躯干、骨盆向一侧翻身。

2. 从仰卧位到坐起 截瘫儿童上肢功能正常,躯干部分麻痹,下肢控制障碍,坐起动作的完成较四肢瘫容易。儿童利用向两侧翻身,完成双肘支撑,再将身体重心左右交替变换,最后形成手支撑,完成坐起动作。

(三)脑瘫儿童

1. 从仰卧位到俯卧位(翻身)

(1)反射式翻身:将儿童头转向左侧,治疗师一只手固定儿童对侧下肢,另一只手在胸骨中部往下压,同时双手给予推向胸前左侧的力,由躯干带动骨盆一起向左侧,完成翻身(图7-5)。

（2）腿部控制翻身：治疗师双手轻握儿童右侧下肢，向左向下引导儿童躯干发力，带动骨盆，完成翻身。

（3）手臂控制式翻身：治疗师轻握儿童右侧腕关节，并使该侧上肢先伸展、外展，继而引导儿童用力内收、内旋右上肢，并带动躯干、骨盆和下肢一起旋转到左侧，完成翻身。

（4）头部控制式翻身：治疗师双手将儿童头部抬高并前屈，然后向右侧轻轻转动头颈，并带动肩部、躯干、骨盆旋转至左侧，完成翻身。注意避免颈部扭伤（图7-6）。

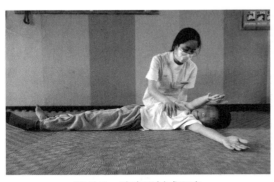

图7-5　脑瘫反射式翻身

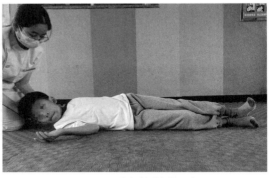

图7-6　头部控制式翻身

（5）引导下主动翻身：当儿童具备一定的基础能力后，令儿童仰卧，治疗师利用其喜欢的玩具或用言语调动儿童主动性，可以辅以"转头、伸手、翻过来"等引导语使儿童自己完成翻身（图7-7）。

（6）协助儿童完成双手抓双脚屈曲状态下，先从仰卧位翻向侧卧位的训练，再将其上肢摆放在平举或上举的位置，治疗师可用一只手固定其一侧上肢，另一只手拉着儿童的手向固定侧翻身，促通颈矫正反应。治疗

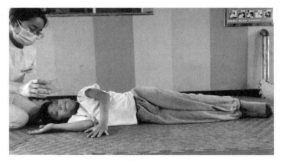

图7-7　引导下主动翻身

师用玩具逗引其一侧上肢过中线抓玩具，利用楔形垫的倾斜面，完成翻身运动。

（7）Bobath球上翻身训练：治疗师可用一只手固定其一侧下肢，另一只手将儿童的一侧下肢屈曲并旋转，以此完成骨盆→肩胛带→头部为顺序的翻身。此方法也可在球上训练。注意：①儿童上肢一定平举或上举，翻至俯卧位时不会将上肢压在腹部下面；②球上做此项训练时，若儿童头呈向后过伸展模式不可从仰卧位开始，可以从侧卧位至俯卧位进行训练（图7-8）。

（8）悬吊晃袋内翻身训练：将儿童仰卧位安全置于悬吊晃袋内，治疗师位于儿童左侧，治疗师将一侧手置于悬吊晃袋内并缓慢下压，使儿童重心向左侧转移，可适当给予上肢或下肢引导，完成翻身动作（图7-9）。

（9）全辅助下翻身：以仰卧位向左侧翻身为例，将儿童身体右侧床单拉起，一人固定儿童头部，并将左侧上肢外展，视儿童情况，1~2人按照约定的口令同时向左侧拉动床单，使儿童翻向左侧，并在背后、头、双上肢和双下肢等需要的部位垫上支撑枕头。

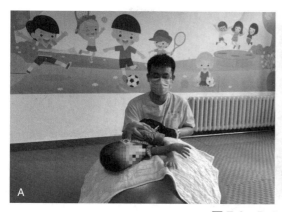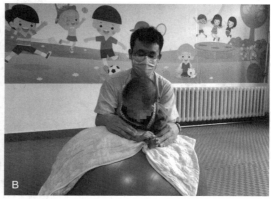

图 7-8　Bobath 球上翻身
A. 固定并旋转；B. 完成翻身。

2. 从仰卧位到坐位

（1）卧位到手膝四点支撑位转换：儿童翻身成俯卧位，通过左右移动重心实现双肘支撑至手支撑位，双上肢向前上方推动，同时腹背肌肉收缩，臀部上提，形成四点跪位（图 7-10）。在此训练过程中，治疗师位于儿童体侧，根据儿童情况，双手可放在儿童支撑不稳定的关节处保护，促进其稳定，也可放在希望儿童发力的肌肉处诱发收缩。常放位置如肩关节、下腹部和髋部等。

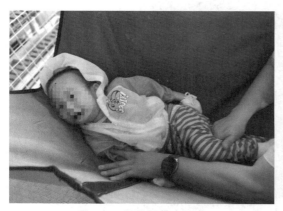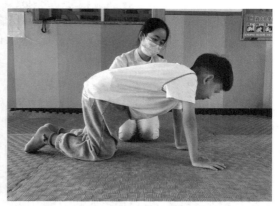

图 7-9　悬吊晃袋内翻身　　　　　　　图 7-10　卧位到手膝四点支撑位转换

（2）四点支撑位向横坐位转换：儿童手膝跪位形成后，治疗师一只手稳定儿童右肩，另一只手在儿童左髋前刺激儿童腹内、外斜肌收缩，双手配合引导儿童向右下方移动重心，右臀着床，形成右侧横坐位；左侧横坐位训练方法同理（图 7-11）。

（3）横坐位向正坐位转换：治疗师引导儿童利用双上肢的支撑和躯干力量坐正身体，臀部大部分着床双下肢伸直放于体前，形成正坐位（图 7-12）。

（4）仰卧位拉起至坐位：儿童仰卧于楔形垫上，将其下肢外展外旋位分开，治疗师坐在对面压住儿童双下肢，握住儿童双手，嘱儿童用力拉起至坐位。此方法常用于腹肌力量弱及双下肢内收肌张力高的儿童（图 7-13）。

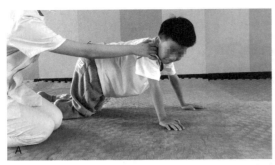 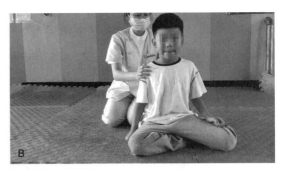

图 7-11　四点支撑位向横坐位转换
A. 四点支撑；B. 横坐位。

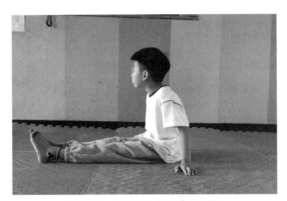

图 7-12　横坐位向正坐位转换

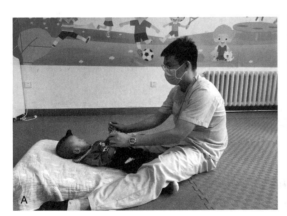 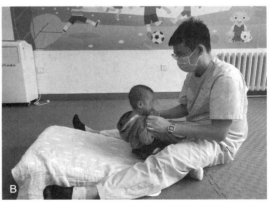

图 7-13　仰卧位拉起至坐位
A. 仰卧位拉起；B. 长腿坐位。

（5）仰卧位侧方坐起：儿童仰卧于楔形垫上，治疗师位于其对面，左手将儿童右侧上肢外展位固定，右手拉儿童左侧上肢使其躯干向右侧回旋，诱发儿童完成右侧上肢由肩支撑到肘支撑再到手支撑的动作直至坐起。此方法常用于头部控制差、躯干回旋不充分、单侧上肢支撑能力差的儿童（图 7-14）。

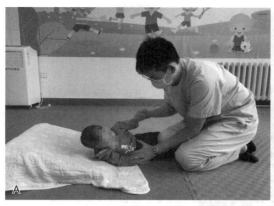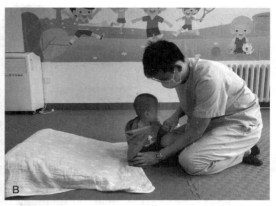

图 7-14　仰卧位侧方坐起
A. 侧方固定拉起；B. 诱发支撑转换坐位。

二、高姿位的体位转换技术

（一）四肢瘫

床 - 椅转移常用平行转移和直角转移法。

（1）平行转移：轮椅与床平行（如左侧靠床），制动锁闸；卸下近床侧扶手，患者前臂置于膝下发力将腿抬上床；躯干向床沿方向前倾，左手支撑于床上（或上方吊环中），右手支撑于轮椅扶手上，双手同时发力拖起臀部向床移动（图 7-15）。反之为床 - 轮椅的转移。

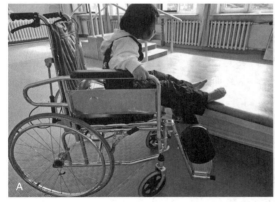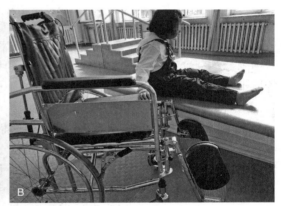

图 7-15　平行转移
A. 转移前准备；B. 完成转移。

（2）直角转移：轮椅与床成直角，其间距离约 30cm，锁闸。为稳定躯干，右前臂钩住轮椅把手以保持平衡。将左腕置于右膝下，利用屈肘力量将右下肢抬起，放到床上。同法将左下肢放到床上，开闸向前推动轮椅，使轮椅紧贴床边后锁闸。双肘 / 手支撑轮椅扶手，若儿童年龄较小，也可双手支撑在坐垫上，逐步向前移动到床边。

（二）截瘫

1. 床 - 椅转移　截瘫儿童常用侧方转移法。轮椅与床呈 30°~45°，锁闸，一只手支撑床面,另一只手支撑扶手,同时撑起躯干并向前、向侧方移动到床上(图 7-16);反之则由床向轮椅转移。一般利用儿童力量较大的上肢作为转移的主支撑手,如床向轮椅转移时,儿童右上肢力量较大,则将轮椅放置在儿童右侧。

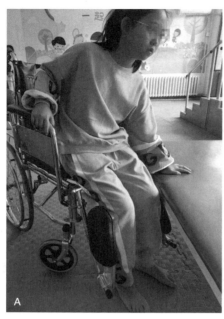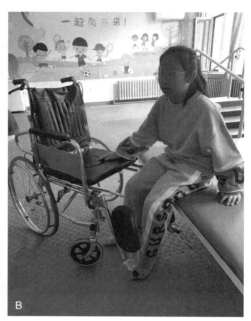

图 7-16　侧方转移法
A.转移前准备;B.完成转移。

2. 轮椅 - 地面转移　常用轮椅后方上、下法。儿童坐于地面,轮椅置于儿童后方摆好并锁闸,双上肢后伸支撑于轮椅脚踏板上缘的扶手架上,努力支撑上肢抬起臀部至部分坐到轮椅坐垫上,躯干向前、臀部向后,完成轮椅坐位。反之则从轮椅至地面转移,由轮椅至地面时,应先将坐垫抽出放置在轮椅前的地面上。

3. 轮椅 - 站起转移　儿童配戴合适的辅助支具,训练初期可以将轮椅推进双杠中练习。若儿童配戴短腿支具,嘱儿童将双足平放于地面;若儿童配戴长腿支具,则让儿童一腿伸直以足后跟支撑,另一腿屈膝平放于地面。训练初期治疗师站在儿童前方,一腿插入儿童双腿间,一腿在后方成弓步稳定自己,控制儿童髋部,向前上方发力带动儿童至站立位。熟练后可让儿童自己身体前倾,双手握住平行杠发力撑起身体。待儿童在双杠中练习掌握要领后,可使用助行器或拐杖练习由轮椅坐位站起,训练方法同上。儿童体重较轻也可将双手支撑在轮椅扶手上,努力撑起身体并站立。

(三)脑瘫儿童

坐 - 站转移。

(1)坐位至立位转换训练

方法一:训练初期治疗师可轻扶儿童或借助工具稳定儿童,让儿童先学会如何使身体重心前移;感受到儿童下肢充分负重后鼓励儿童伸髋伸膝,同时挺直上身实现站立位并调整力线维持平衡。治疗师可视儿童情况在其髋、膝或肩等不同部位给予引导。在此过程中如儿童出现下肢肌张力异常,可配合进行下肢牵张缓解痉挛、肌力促进等训练;也可降低难度,如让儿童先从较高的坐位起立,熟练后再逐步降低座椅高度。

方法二:儿童骑坐在滚桶上,治疗师双手放于儿童下肢起控制力线的作用,根据儿童功能调整滚桶倾斜角度,治疗师控制膝关节和踝关节纠正力线,可利用玩具调动儿童的积极性,引导儿童主动参与,完成此项活动(图 7-17)。

方法三:儿童端坐于木箱上,治疗师面向儿童,其双脚平放于地面上。治疗师双手按住儿童膝部,同时保持脊柱伸展,使其身体向前倾,重心移到足前掌部,膝关节超过足趾关节。当儿童臀部抬离木箱时,嘱其下肢用力站起(图 7-18)。反之,站立位至坐位

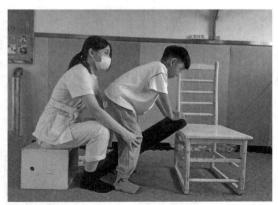

图 7-17　坐位到立位转换训练(滚桶)

转换则顺序相反。痉挛型双瘫儿童上肢功能好于下肢,往往利用上肢辅助抓物完成站起,此方法可减少其上肢代偿。

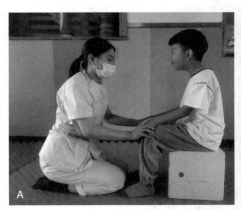
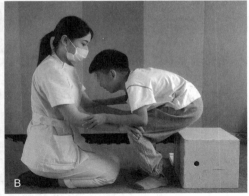

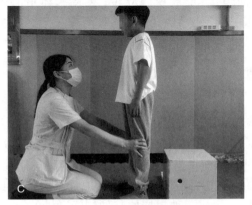

图 7-18　坐位到立位转换训练(木箱)
A. 坐位;B. 臀部抬离木箱;C. 立位。

对于不随意型儿童从坐位至立位站起,先将重心转移至身体前方,使躯干前倾,双手保持姿势对称,治疗师辅助其髋部或躯干部,嘱其用力站起,完成坐位与立位之间的转换。

(2)立位至坐位的转换训练

方法一:先引导儿童学习弯腰,然后屈髋屈膝双下肢稳定负重后重心缓慢向下、向后移动。训练初期治疗师应给予儿童适度的稳定和引导,或让儿童自己借助扶持栏杆增加稳定。对于一些下肢控制差的儿童,常出现"跌坐"现象,这时应降低动作难度,可让儿童先练习坐高椅子,能力增强后逐渐降低椅子的高度;也可采取让儿童边向下坐边数数的方法,使过于紧张的躯干放松,实现由立到坐的转换(图7-19)。

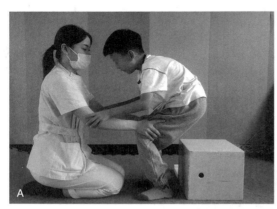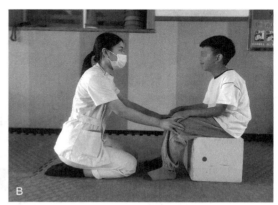

图 7-19 立位到坐位的转换训练
A.重心转移;B.坐位。

方法二:儿童站立位,双手十指交叉、上肢肘关节伸直,后方置于一合适椅子,家长位于儿童身体侧方,上方手置于儿童背部,下方手置于双膝关节处,嘱儿童弯腿弯腰并坐下,注意坐下时身体重心置于双足的前上方。

(3)双膝立位至站立位的转换训练

在双膝立位下,治疗师跪坐于其后方,引导儿童将重心转移至一侧下肢负荷体重,另一侧下肢(非支撑侧)向前迈出,形成单膝立位;再将身体重心转移至前方下肢,治疗师一只手固定在前方下肢膝关节处,另一只手握对侧踝关节,帮助儿童完成向立位的转移(图7-20)。

三、躯干回旋技术

(一)治疗目标

促进躯干屈曲与伸展间的统合,促进躯干回旋,保证翻身运动的完成。将儿童置于侧卧位能诱发向侧方的矫正活动和体轴内回旋运动。在侧卧位上可以使脊柱侧屈,同样可以保证伸展模式与屈曲模式间的平衡。当儿童从侧卧位向俯卧位活动时,会增强伸展活动。相反,向仰卧位活动时会增加抗重力屈曲活动。也可以通过身体对身体的矫正反应诱发躯干的回旋,同时诱导分节的翻身运动。如果屈曲与伸展间微妙的统合作用发生障碍,也会阻碍翻身运动中身体姿势的直线化。

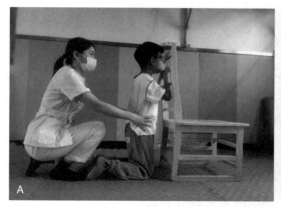
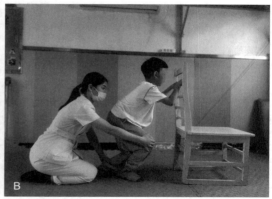
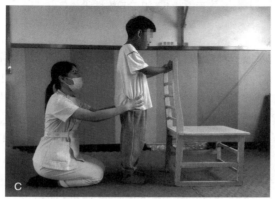

图 7-20　双膝立位到站立位的转换训练
A. 双膝立位；B. 单膝立位；C. 立位。

（二）训练方法

（1）儿童侧卧位，这种体位适合于促进分节的翻身运动。操作方法是使儿童向俯卧位、仰卧位活动，开始时活动幅度要小。为了防止活动时产生过度的脊柱伸展，治疗师要从肩部诱导儿童向俯卧位翻身，从骨盆诱导儿童向仰卧位翻身。在向仰卧位方向翻身时，要将儿童非负荷体重侧的髋关节向屈曲、内收方向活动，向俯卧位方向翻身时将非负荷体重侧的髋关节向伸展、外展方向活动。用负荷体重侧的上肢来调节上肢与躯干间的直线关系，也就是要使肩关节充分屈曲及一定程度的外旋。

当骨盆对肩胛带产生回旋活动，使儿童身体从俯卧位向仰卧位翻身时，以及从侧卧位向坐位转换时，治疗师要从下部肋骨和腹部开始促进上述运动。如果促进的目的是肩胛骨和肱骨间的充分伸展，可以在侧卧位上将体重负荷侧的上肢从支持面上举，强化非体重负荷侧的侧屈，使体重负荷侧充分伸展。

（2）儿童与治疗师一前一后骑跨坐于滚筒上，首先使儿童上举双上肢，促进儿童抬头。然后治疗师用臀部的力量转动滚筒，使儿童身体的重心向滚动侧移动。支持儿童的部位要有适当的变化，如当躯干未得到充分旋转时，要支持儿童的肩部、臀部使之成对角线状态，即向左转动滚筒时右肩在前、左臀在后，使躯干回旋（图 7-21）。

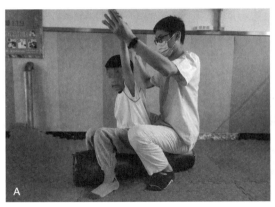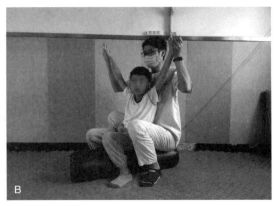

图 7-21　躯干回旋技术 1

A. 双上肢上举；B. 躯干回旋。

（3）儿童呈伸腿坐位或侧坐位，治疗师两腿外展、伸直坐于儿童身后，让儿童上举双上肢并呈外旋位（手心向后方），并轻轻地给儿童上肢以刺激，使儿童能自行调节，稳定地举手和稳定地坐。当儿童头部能竖直时，要使之稳定。当儿童能稳定地保持头部竖直位时，可将上举的上肢缓缓放下。其后，再次让儿童上举两上肢使头部保持竖直位并回旋躯干，回旋方向为侧坐位时向小腿的长轴方向（左右两侧坐位交替进行），伸腿坐位时向左、右两侧。注意：不要使儿童的头部过度伸展，在上举上肢时注意臀部不要抬起。

（4）儿童取四点支撑位，治疗师跪坐于其下肢处。首先使儿童一侧下肢屈曲，治疗师用双下肢固定，使儿童稳定。然后握持另一侧下肢使之伸展，通过使这一侧下肢外旋而使儿童体重移向屈曲侧下肢（图 7-22）。此时治疗师一定要注意必须使儿童两上肢呈伸展状态负荷体重，体重负荷侧下肢也需髋、膝屈曲 90°。在上、下肢稳定的同时躯干不呈伸展位。如此操作出现的反应是躯干回旋、伸展下肢侧的上肢伸展，头部也向伸展的下肢侧回旋并屈曲。要左右交替进行。

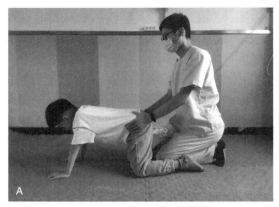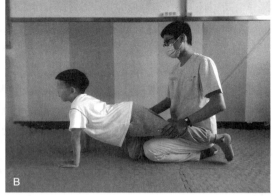

图 7-22　躯干回旋技术 2

A. 四点支撑位；B. 躯干回旋。

（潘　玮）

第八章

平衡与协调训练

第一节 儿童平衡协调发育特点

一、平衡协调能力发展的基本概念

与年龄相合适的平衡和协调能力使儿童能够安全、有效、节能地参与各类身体活动和体育活动。这些活动有助于维持儿童在日常任务中的自我调节，以及发展社交能力并在社区或社会环境中获得归属感。有了良好的平衡和协调，孩子会在需要时做出适当的姿势反应（如当他们从自行车上摔下来时伸出双手保护自己），受伤的可能性就会降低。同时，还有助于儿童在活动和执行任务期间发展和保持适当的可控的身体运动，减少所需的能量，从而最大限度地减少疲劳。

儿童发育进程中的许多常见疾病都会导致平衡协调功能障碍，最常见的是中枢神经系统的疾病，如脑性瘫痪、颅脑外伤和脊髓损伤等。针对平衡协调功能障碍的物理治疗是促进儿童功能性活动发育的重要组成部分。为了更好地掌握治疗方法，首先要对婴幼儿平衡协调能力发育特点有所了解和学习。

（一）平衡协调能力发展的理论基础

平衡协调能力是运动控制和运动技巧学习的重要基础和前提，因此相关的运动控制理论也从各自观点出发，阐述了平衡协调能力的发展表现和相关机制。

1. 反射/层级理论 该理论认为婴幼儿生命早期出现的反射是动作行为发展的基础，随着中枢神经系统的成熟，反射逐渐被整合，进而出现中脑水平的翻正反应。高级的平衡性和保护性反应动作的出现意味着大脑皮质的发育成熟。如拥抱反射（moro reflex）是脑干水平的一个经典反射，新生儿在躯干与床面呈30°角时往后倾倒的过程中出现双上肢对称性伸展呈拥抱状，这是早期失衡时的动作行为表现。随着中枢神经系统的发展，10个月大的婴儿已经能够在坐位受到干扰往后倾倒的过程中出现双上肢的支撑保护性反应。

这是典型的神经成熟理论，认为神经系统在姿势控制和平衡能力的发展过程中占主导地位。这个理论基于神经系统的成熟，按发育时间阐述了平衡发展的里程碑，也为基于发育里程碑的评估和治疗提供了理论基础。

2. 系统理论与多系统理论 最新的运动控制理论不仅限于中枢神经系统的发展，如系统理论（dynamic theory），也从不同的角度阐述了平衡和姿势控制的发育。系统理论更关注人体的各系统之间是如何相互作用进而产生行为和动作技能的。如中枢神经系统、骨骼肌肉系统,以及感觉的输入和组织是如何共同整合维持人体平衡的。随着理论科学的不断发展,人们逐渐意识到婴幼儿的发育是一个复杂的过程,是先天和后天、遗传和环境之间相互影响而推动的。因此,系统理论中逐渐增加了环境和任务等因素,发展成为多系统理论。多系统理论认为,运动和技能的发展在身体系统的层面上还应包括认知和知觉的能力,是个人、任务和环境间相互作用的结果。

这个理论为治疗师在评估和训练平衡技能时提供了多个可能的影响因素(如任务的难易程度、认知、肌力等),通过调整各类影响因素进行针对性综合性的训练,进而提高功能性活动中平衡协调的能力。

(二)平衡协调能力发展的生理基础

基于上述理论基础不难发现,平衡协调作为身体重要的功能之一,是在发育过程中与各生理系统和功能的发育、环境和经验之间互动影响而逐渐发展成熟的。其中,涉及最重要的生理系统包括神经系统、肌肉骨骼系统,这是平衡协调能力发展的生理基础。在与周围环境的互动实践中,婴幼儿逐渐整合各感官信息的输入,依赖骨骼肌肉系统的发展灵活调整动作策略保持平衡协调的活动,进而形成稳定的姿势控制能力,应对在日常生活、运动技巧学习中的各种挑战。成功完成挑战的经验会不断积累,形成有效的动作程式和认知策略,为在新任务新环境中再次解决更高难度的问题提供了基础,形成了良性的发育循环。

1. 骨骼肌肉系统的发育

(1)身体形态的改变:儿童的身高虽然比成人矮,但头部占身长的比例、头部重量占体重的比例却高于成人,这种发育中的特殊比例使儿童的质心(center of mass)位于T_{12}水平,高于成人的L_5和S_1之间,因此儿童在平衡动作中让人感觉有点"头重脚轻"。在静态平衡中,儿童自发的摆动速率是快于成人的。但在7岁以后,体格的生长(身高、体重)与静态站立时的摆动速率则没有显著相关性,提示7岁之后的身体形态特点不再显著影响静态站立平衡能力。

(2)肌肉力量的影响:随着年龄增长而增强的肌肉力量,尤其是与维持平衡相关的姿势肌群,同样影响了平衡能力的发展。44名9个月至10岁的儿童在可移动平台上进行的反应性平衡控制测试,结果显示较小儿童(9~23个月能站立和行走的)恢复平衡所需时间(约2秒)长于成人和较大儿童(7~10岁,约1.1秒)。对踝、膝和髋周肌群力矩曲线的测试显示,较小儿童需要进行多次的力矩调整以恢复稳定。姿势肌肉活动、下肢产生的扭矩与用于重新稳定平衡的压力中心(center of pressure,COP)调整的时间和距离之间发现了显著的相关性和组间差异。随着姿势肌肉活动和肌群间协调性的增加,脚踝和臀部的峰值扭矩也增加了,而COP调整的距离和时间随之减少。除此之外,躯干核心肌群在功能性活动中作为重要的姿势肌群也起着关键的作用。一项针对4~6岁唐氏综合征儿童的研究发现,与单纯步行训练组相比,增加核心肌群训练的儿童在Berg平衡测试和平衡仪测试中整体平衡指数的结果均显著增高。

(3)其他:澳大利亚的一项研究使用节律性体重转移(rhythmic weight shift)、改良感觉整合临床测试(modified clinical test of sensory integration)和稳定极限(limits of stability)指标观察4~12岁儿童的平衡发展,结果显示平衡能力随着年龄的增长而增长,并且与身体质量指数(body mass index,BMI)呈负相关,即BMI越低,平衡表现越好。然而,我国北京针对3~6岁儿童平衡能力的调查发现平衡能力与运动技能发展呈正相关关系,与BMI没有显著相关性。

2. 神经系统的影响

(1)神经肌肉的运动协调性:随着年龄的增长和神经肌肉间协调性的增加,在平衡活动中能够观察到肌肉出现反应的潜伏期变短,肌肉的反应时间更短,激活更迅速;同时肌肉激活的幅度与任务要求的匹配度也逐渐增加;肌肉反应的多变性减小,趋向于稳定的肌肉反应模式。这些都提高了儿童在受到外界干扰时调整身体恢复平衡的能力。

(2)感觉的感知和整合:平衡依赖视觉、躯体感觉和前庭感觉的输入和整合。相比年龄更大的儿童和成人,1.5~3 岁的儿童即使在 3 种感觉输入都存在的情况下仍然出现更多的摆动。3 岁前的儿童主要依赖视觉主导控制平衡,之后会逐渐转变为躯体感觉主导。7 岁之后,当有一个或多个感觉输入不能准确报告身体定向的信息时,儿童能够适当地调整感觉信息间的权重,增加对其他可靠的感觉信息的整合以维持稳定。

3. 认知发展的影响　儿童所做的很多活动都包含认知和平衡两部分,平衡需要注意力的参与,如果所需的注意力超过儿童的能力范围,可能会降低其在完成平衡和认知任务时的表现。但随着年龄的增长,7 岁以上的儿童在处理更复杂的认知任务时会采用更积极的姿势策略,表现出更好的稳定性来确保任务的完成。随着经验及平衡协调性动作的自动化程度增加,儿童逐渐减少了注意力资源在平衡动作上的分配。

二、基于运动发育里程碑角度的平衡协调发展表现

平衡协调能力是在具体的功能性活动中体现出来的,如坐位、站立或行走,讨论平衡协调能力的发展和训练需要与婴幼儿运动发展里程碑和发育规律相联系。因此,需要熟知以年龄增长和发育成熟为前提的平衡协调发展的表现和特点。

(一) 反射与翻正反应阶段

1. 平衡相关的反射发展　反射是通过恰当的刺激诱发出一种可预测的、刻板固化的动作反应,代表了中枢神经系统低水平(脊髓、延髓、脑干、脑桥)所控制的动作行为表现。反射通常在婴幼儿出生后即可观察到,随着年龄的发展大约在 6 个月时逐渐被整合。这些姿势反射能够让我们在生命早期观察到平衡协调能力的发展。

(1)拥抱反射:婴幼儿在受到使身体后倾的干扰时出现对称的双上肢伸展,呈现拥抱状,这在一定程度上表明婴幼儿在早期即能够根据视觉信息和头部位置的改变,做出相应的动作行为以应对姿势的改变。

(2)非对称性紧张性颈反射:婴儿头部转向一侧时,面部朝向侧的上下肢伸展,对侧上下肢屈曲。头部位置的改变引起身体姿势的持续变化。

(3)踏步反射:新生儿在扶抱躯干向前移动其重心时,能够观察到双下肢交替向前迈步的动作,尽管不随意运动,这种协调性的动作仍然是早期协助判断神经系统发育表现的指标之一。

2. 翻正反射　根据反射 / 层级理论,随着中脑的发育成熟,婴幼儿展现出与之相对应的动作行为是翻正反射。这些反射能够使婴儿在身体位置发生改变时迅速调整头部的位置,进而继续维持稳定的姿势。其中一些翻正反射会持续终生,帮助我们在更复杂的活动和更多负重的体位中快速反应,调整身体姿势,如视觉翻正反射、迷路翻正反射和降落伞反射等。

（二）坐位平衡的发展特点

婴儿6~8个月时能够发展出独立坐稳的能力,能充分控制自发性的摇摆而持续的保持头部和躯干的直立位。对3~9个月的婴儿提供臀部支持同时观察其坐位表现的研究发现,获得静态坐位平衡包含了四个阶段。第一阶段婴儿只向前扑倒,无法恢复直立坐位。婴儿在第二阶段尝试维持直立位,但仍然不断向前或向后出现较大幅度的晃动。第三阶段的婴儿能够保持直立,但整体仍然出现摇晃,并有向前倾斜的趋势,进而再达到第四阶段即能够控制身体的直立位置。此外,研究人员在婴儿臂下、肋骨下、腰部和臀部给予婴儿坐位下的支持再观察直立姿势,发现给予外力支持的节段越高,婴儿的坐位稳定性越好,摇摆程度越低。因此,不难看出婴儿坐位平衡的发展与躯干自上而下的控制是非常相关的,这一认识能够帮助我们在设计治疗方案时考虑如何给予外力的支持。

随着躯干控制能力的增强,婴儿的自动平衡能力也逐渐得到发育。早在3个月大时,婴儿在支持坐位下尝试伸手够取物品时,躯干姿势肌已经出现40%的激活。随着年龄的增加,伸手活动前的躯干姿势肌的激活比例也逐渐增加,直到婴儿7~9个月时能够在坐位下稳定地伸手够取物品。上臂的移动轨迹也随着年龄的增长逐渐地更加平滑、速度更快、活动范围更广。

即使在没有完全获得独立坐位平衡前,婴儿受到外力干扰时仍然能激活少量肌肉尝试维持平衡。当婴儿学会独立坐时,这些肌肉间的协调性和激活的准确性显著增加,使婴儿在受到外力干扰时能够快速出现平衡和保护性反应。6个月大的婴儿受到后方的外力干扰时能够快速抬头伸出双臂,8个月大的时候出现侧方保护性反应,10个月大时能够通过双上肢朝后伸展支撑以应对来自前方的外力干扰。

（三）站立位平衡的发展特点

独立站立对发育中的婴儿来说是一个新的挑战。站立位下重心的提高、支撑面（base of support）的减少、在控制头部和躯干的基础上还要增加下肢的活动等,这些因素都影响着站立平衡的发展。研究表明,感觉运动系统的重新组织和调整是新的动作行为发育的重要部分。

婴儿9~10个月时能够扶着物品站立,较为成熟的上肢活动一定程度上协助了刚开始负重的下肢活动。11~12个月开始独立站立时,婴儿的躯干相比坐位时出现了更多和更大范围的摇摆,这些看似过度的摇摆在新的姿势下给婴儿提供了更多的必要的感觉信息,以帮助婴儿更好地调整感觉运动之间的协调性。同时,婴儿也在摆动中组织和运用肌肉间的协调以更好地练习和控制摆动动作,进而减少摆动幅度和频率。

类似坐位平衡的发育规律,婴儿在7~9个月辅助站立下,受到外力的干扰时能够出现踝部肌群的激活反应以维持平衡。随着年龄的增加,感觉运动系统间协同合作效率逐步增加,学会独立站立后受到外力干扰时就能形成相对固定的从远端到近端的肌肉激活顺序。再加上躯干肌群的固定激活模式,整个身体在应对干扰的协同运动模式就发生了,并且在大量站立活动中逐渐成熟和程序化。

（四）协调性运动的发展特点

协调性运动发展注重在中枢神经系统的控制下,将相关的肌肉和关节选择性地整合成为功能性单位,在执行动作时产生协同的程序化的动作模式,输出平滑、准确、稳定的运动。婴幼儿协调性运动模式包含了手眼协调、肢体间的协调动作（身体双侧、上下肢之间、躯干与肢体间)等。

眼球的扫视运动(将眼球移向目标物)和平稳的视觉追踪(将眼球稳定在注视的目标物上)是完成手眼协调的前提。新生儿已经逐渐出现平稳的视觉追踪,同时能够协调头部配合眼球的活动,这个能力随着年龄的增长飞速发展。当婴儿2个月大时,控制头部活动的肌肉发展迅速,使头-上肢的协调性运动开始出现。在随后的2个月内,头部和上肢的分离性运动加强,使眼-头-手的协调更加灵活。5~8个月时婴儿可以手握住足放到口中,肢体间的协调性逐步得到发展。6~9个月时婴儿双手可以互换物品,双手各握一个物品相互敲击,身体双侧间的协调性开始发展,至2岁时能够发展出明确的利手。婴幼儿时期通过常见的练习性游戏(感觉运动类游戏)、建构性游戏(搭建和拼搭物品)和日常生活活动,开始发展身体双侧对称性活动、双侧交替性活动和利手与辅助手之间的协调性活动。

第二节 平衡训练技术

一、影响平衡的因素

1. 个体的因素

(1)重心的影响:重心越低,人体越能够维持稳定的姿势,反之亦然。这不仅仅指在某一个姿势下身体重心与支撑面之间的高度,还包括支撑面本身高度的增加而增加个体在某个姿势下重心的高度。

(2)肌肉的力量和延展性:执行完整的运动策略依赖良好的肌肉力量和延展性。站立位时胫骨前肌、腓肠肌和比目鱼肌等踝关节肌群非常重要,因为这些肌肉是维持直立姿势的关键肌群。

(3)良好的身体力线:良好的身体力线使重心自然处于支撑面内容易维持平衡。脊柱侧凸患者的脊柱畸形通常伴有旋转、位移等畸形表现。研究发现,由于冠状面的力线排列失衡,患者前后和左右方向的姿势稳定性都差于同龄对照组。排除感觉输入和整合的问题外,导致这类患者静态稳定障碍的主要原因是脊柱结构的畸形和失代偿。矢状面上的身体力线紊乱也同样会影响平衡表现。如脑瘫儿童由于骨盆过度前倾时重心容易处于支撑面边缘或超出支撑面从而导致难以维持静态稳定和步行中的平衡。另外,观察膝外翻儿童的步行发现他们有特定的平衡控制策略。与正常儿童相比,由于膝外翻儿童步宽的增加,导致髋和膝周的肌群出现更大的肌肉收缩力度,身体质心相对于压力中心(center of pressure)的控制更不稳定,因此平衡性是下降的。

(4)感觉的输入和整合:视觉、躯体感觉和前庭感觉是维持平衡的重要条件。这些感觉的输入和整合不但为调整姿势和维持稳定提供良好的反馈信息,也让儿童在发育过程中形成有效的前馈反应,能够做出及时的调整。共济失调型脑瘫儿童过度依赖视觉反馈,难以整合躯体感觉和前庭感觉的输入,也难以适当调整各感觉之间的权重,因此在各种功能性活动中更容易失去平衡和稳定性。

(5)协调性的运动输出:应对外力干扰的常用的动作策略包括踝策略、髋策略、跨步策略和悬垂策略等。肌肉间的协调运动能够执行来自大脑整合过的运动计划,从而输出平滑的、准确的动作策略以完成任务目标。但如果因疾病导致肌肉张力增高、肌肉间交互抑制反应不良及关节活动不足等问题,则会阻碍动作策略的顺利完成。

(6)认知策略的影响:婴幼儿需要足够多的练习和实践在与平衡相关的任务中积累经验,形成相对固定且容易启动的动作模式,从而在下一次的活动中减少对动作本身的注意力和认知资源分配。但在发展性协调障碍的儿童中,由于运动知觉网络激活异常、动作自动化程度降低、感知 - 运动耦合能力差等原因使得他们难以操作对稳定性需求更高的任务,协调性差。

2. 任务的影响　平衡协调是无法脱离功能性活动(如坐、站)而单独进行评估和治疗的,因此任务本身的特点是重要的影响因素。如具体的目标任务在什么样的姿势下完成、任务的要求是保持稳态或是需要反应性的动作、任务的复杂程度及任务是否多变等都会影响平衡的表现,这也成为在治疗中可以调整干预难度的指标。共济失调儿童站在较为狭窄的支撑面完成认知任务时表现是更差的。

3. 环境的因素　影响平衡协调能力的环境因素包括支撑面、与平衡相关的感觉情境、外部干扰等。支撑面是人体为了维持平衡与环境的接触面,如坐着时臀部在椅子上接触面。支持面的物理特性会影响平衡的表现,过窄、过软、过高的支撑面会提高了维持平衡的难度。感觉情境主要关注周围环境提供了哪些感觉信息,如过度依赖视觉的儿童在光线较差、视觉信息过于混杂的环境中更难维持平衡。

二、训练原则

1. 安全性　要获得更好的平衡能力,则必须在失衡的条件下训练,因此训练中的安全性是最重要的原则。治疗师可以调整治疗环境,增加软垫、扶手等工具提供必要的支持,同时可以给儿童佩戴保护带并使其处于治疗师周全的监测和防护中。

2. 依据评估结果制订治疗方案　导致平衡协调障碍的原因众多,在治疗前需要全面详细地评估儿童在身体结构和功能(肌力、关节活动度、感觉等)、活动和参与(坐、站、步行等),以及个人(是否有信心等)和环境因素中的主要问题,并厘清问题的严重程度和优先秩序,从而针对主要问题进行干预。

3. 发育里程碑规律结合新技术的发展综合训练　训练中需要考虑儿童目前已经获得的运动能力和运动成分,以此为基础提高训练的难度。如儿童已经获得 I 级坐位平衡的能力,那么训练中需要提供坐位自动平衡的任务进行训练。但借助新技术的发展,实际的治疗中也能够在一定程度上打破发育规律的局限进行训练。如上述儿童可以在减重支持系统上训练站立姿势控制和直立位的负重,现减重结合虚拟现实训练技术也显示了训练的价值和优势。值得注意的是,在进行新的姿势或活动训练时,要注意预防儿童出现代偿姿势或动作。

4. 个性化原则　由于平衡协调障碍儿童在个人基本信息(年龄、代偿程度等)、障碍成因及障碍表现等各方面都存在很大的差异,因此训练策略和方案需要根据个体的具体情况组织和实施,做到针对性和个性化。

5. 任务导向性的平衡协调训练　平衡协调能力无法脱离具体的功能性活动而单独评估和训练,因此制订训练计划时需要遵循任务导向性原则。根据儿童的运动能力水平和兴趣爱好,结合具体的游戏和活动给予综合性的训练。

三、训练方法与技术

(一) 按照发育里程碑的规律和三级平衡分类进行训练

中枢神经系统和机体其他系统的发育成熟既为平衡和功能性活动奠定了良好的生理基础,也为我们制订平衡训练方案提供了参考框架。以平衡协调发展的观点来看,婴儿在不断抗重力的发展过程中逐渐地减少了支撑面,增加了躯干和近端的稳定性,任务的复杂程度也不断上升,从而在功能性活动中发展了良好的平衡协调能力。以下为我们按照运动里程碑的发育规律建议可实施的训练方案。

1. 卧位训练

(1) 仰卧位桥式运动训练:嘱儿童双手握于腹部上,双膝屈曲 90°,双足平放在垫上后抬起臀部直到伸髋到 0°。训练过程中注意观察儿童是否通过腰背肌过度收缩代偿,如果出现明显的腰椎前凸伴屈髋,则应由治疗师给予适当的帮助下完成训练。可以通过搭单桥,足下放置平衡垫,治疗师手动干扰儿童的下肢来增加训练的难度。

(2) 诱发平衡性和保护性动作:儿童可以仰卧位,治疗师朝一侧抬起儿童身下的垫子或床单,引导儿童头抬起,躯干朝同侧侧屈,对侧上下肢伸展朝中线的活动。这个活动也可以让儿童躺在平衡板或平衡球上,治疗师朝左右两边抬起平衡板或移动平衡球来训练。训练时注意缓慢抬起平衡板,等待儿童出现平衡反应,逐渐增加抬高的高度直到儿童出现朝抬起对侧翻身俯卧的保护性反应。之后可以在俯卧位再进行类似训练。可通过调整抬起的速度、高度、垫子的软硬程度等调整训练难度。

(3) 降落伞反射:儿童俯卧在治疗球上,治疗师固定儿童的骨盆或下肢向前移动球,引导儿童抬起头部和躯干同时伸直双上肢做出保护性反应。较小儿童可由治疗师扶抱成俯卧位,使儿童头部快速朝地面下降时引发该反射。之后可以让儿童闭眼再训练。

(4) 俯卧位训练:儿童俯卧位下调整上肢支撑点以改变支撑面大小来提高平衡能力,可以从前臂支撑逐渐转移到手支撑,双手之间的距离可以逐渐从大到小提高训练难度。维持静态平衡后,在儿童面前朝各个方向移动目标物,引导儿童头部转动和躯干旋转,以带动重心的移动。

2. 坐位训练　儿童的坐位包括直腿坐位(长坐位)、凳上坐位及侧坐位。运动障碍的儿童常常采取 W 坐姿,下肢痉挛的儿童采取这种坐姿容易加重痉挛,因全身张力较低的儿童在此坐姿下增加了支撑面而提高了稳定性。总的来说,此坐姿不易让儿童形成良好的髋和躯干的控制,既加重了痉挛,也增加了髋发育不良或脱位的风险,因此应该避免。

(1) 直腿坐位静态平衡训练:首先从儿童双上肢支撑于双腿之间的坐位开始训练,如果儿童仍无法保持平衡,则由治疗师辅助提供外力支持,如让儿童坐在直角墙角或坐位器内,这样躯干双侧均可以提供支持。之后逐渐减少辅助,同时让儿童将双手逐渐转移到大腿中部、大腿根部并逐渐靠近躯干以减少支持,最终实现无上肢支持的独立坐位。

(2) 直腿坐位自动态平衡训练:治疗师在儿童前、后、左、右四个方向出示玩具或图片,让儿童通过转动头部、移动躯干来注视或追踪这些目标物。移动范围可以从小到大。之后可以让儿童在坐位下动手操作简单的活动,如握住玩具,朝不同的方向够取玩具或丢出沙包等游戏。最后治疗师可以和儿童玩抛接球的游戏,注意可以从不同的角度抛球和接球,逐渐增加球的距离、力度和速度来增加训练难度。

(3) 直腿坐位他动态平衡训练：治疗师可以在儿童各个方向施以外力，力度较小时儿童会出现躯干同侧侧屈，头部向对侧侧屈回至中立位，对侧上肢出现"展翅"反应。外力逐渐增加会出现上肢支撑的保护性反应。可以让儿童坐在平衡板或平衡球上，治疗师通过移动支撑面来诱发动作反应。

(4) 凳上坐位静态平衡训练：首先从屈髋 90°，屈膝 90°，踝 0° 的坐位开始，凳子有靠背和双侧扶手给予辅助，之后逐渐撤去靠背和扶手。凳子的高度可以逐渐抬高至儿童双足离开地面支撑。如果由于重心提高而难以保持平衡，也可以从双上肢支撑开始训练。

(5) 凳上坐位自动态和他动态平衡训练：可以参考直腿坐位自动态和他动态平衡训练进行。

(6) 侧坐位平衡训练：侧坐位是指儿童双下肢屈髋屈膝朝向一侧支撑面的坐姿，是从坐位转移到四点跪位或俯卧位的过渡姿势，要求躯干和骨盆有足够的分离活动。训练时可以从儿童双手在膝关节接触支撑面的周围给予支持，之后逐渐引导儿童头部和躯干向中线和跨中线的旋转和移动。能够维持静态平衡后逐渐过渡到自动态和他动态平衡的训练，最后应与体位转移技术相互结合训练。

3. 跪位训练

(1) 四点跪位静态平衡训练：下肢伸肌张力过高或上肢和肩的控制不足时，允许儿童臀部落在双足之间维持四点跪位。之后逐渐抬起臀部将重心朝前移动继续维持静态稳定，如果难以维持，则可以使用肘关节伸直固定支具或治疗师的外力支持维持上肢的伸直姿势，然后逐渐撤去辅具。

(2) 四点跪位自动态平衡训练：儿童通过视觉追踪面前向不同方向移动的目标物来朝前、后、左、右四个方向移动重心，治疗师通过拍打相应的肢体提醒儿童用力和放松。之后可以引导儿童伸手朝前够取玩具形成三点支撑跪位，双侧交替进行。通过移动够取物品的方向、高度、手部活动的复杂程度以提高训练难度。

(3) 四点跪位他动态平衡训练：通过治疗师给予外力使儿童处于失衡状态，引发儿童保护性反应。

(4) 双膝跪位和半跪位平衡训练：引导儿童在双膝跪位和半跪位下参考四点跪位的静态、自动态和他动态平衡训练方法，半跪位时要注意双侧交替进行。

4. 站立位训练

(1) 站立位静态平衡训练：儿童可以借助辅具或治疗师的外力练习辅助下站立平衡。当儿童出现过度屈髋屈膝站立时，辅具应置于儿童身后，双手朝后支撑站立；而如果儿童由于张力过低或肌力不足导致挺胸凸肚站立时，将辅具摆放至身前。治疗师双手可在儿童双侧骨盆处给予一定朝下的压力增加本体感觉的输入。共济失调儿童也可以在步宽增加的情况下开始训练。通过改变辅具的支持力度、治疗师的协助力度和支撑面大小等逐步帮助儿童独立站立。

(2) 站立位自动态平衡训练：首先，只让儿童通过视觉追踪转动头部维持平衡，之后逐渐加入躯干的旋转、前屈和后伸来训练，接着增加上肢的活动，最后双侧下肢以不一样的活动来实现完全的自动态平衡。可以通过向侧方、上方、后方和下方够取物品、丢沙包、放置和收拾物品等活动来训练。下肢活动时嘱儿童一侧下肢站立，另一侧下肢踩在平衡垫或平衡球上站立。之后可以一侧下肢站立,另一侧下肢踢开周围的球或玩具,物品放置的位置可以逐渐从近到远,从低到高,从同侧到对侧过中线来增加训练难度,注意双侧下肢交替进行。

(3)站立位他动态平衡训练:治疗师给予各个方向的外力使儿童处于失衡状态,引发儿童动作策略。同时需要考虑儿童是否有足够的肌力、活动度和肌肉延展性等完成动作策略,可以在平稳的支撑面上以较小的干扰引发踝策略开始,逐渐过渡到不平稳的支撑面和较大的干扰。

(二)基于多系统理论的训练方法

1. 运动系统　与平衡相关的运动系统损伤包括姿势不对称、肌力不足、肌张力增高及关节活动范围减少等,这就必须优先处理功能性活动中对平衡影响最大的损伤。如存在小腿三头肌张力增高的儿童站立位时容易出现尖足,导致支撑面减少难以维持静态稳定,同时在受到干扰时难以启动踝策略从而失去平衡。

(1)与平衡相关的肌肉力量训练:躯干肌群对静态姿势稳定具有重要的作用。在获得独立静态平衡之前,治疗师可以借助支持面或其他工具给予躯干支持,支持的节段可以从腋下、胸廓肋骨下、腰部直到骨盆的位置,逐步让儿童建立起从躯干上段到下段的控制。在上一个节段直立控制良好后,可以在支持下一个节段的基础上诱导儿童进行自主的躯干活动。如在给予腰部控制时,鼓励儿童在上半身直立的基础上进行躯干前屈后伸、左右侧方旋转等各个方向的活动。

躯干肌群核心稳定性训练也是重要的训练内容,可以结合儿童运动能力的水平在不同的体位和活动中加强训练。如鼓励儿童在仰卧位下双下肢夹住球或玩具后屈髋屈膝传递到手中,或双上肢过中线触碰对侧膝。俯卧位下鼓励儿童维持小燕飞的姿势以激活背部肌群等。

在自动态平衡的训练中,躯干肌作为重要的姿势肌在启动上肢或下肢的活动之前需要优先激活以保证稳定性。在训练中可以通过外部感觉反馈,如视听提示让儿童在肢体活动前先尽力维持躯干的稳定。治疗师也可以通过手部给予一定的压力和触觉提示儿童先稳住躯干后再尝试活动其他肢体。

上肢保护性反应中需要上肢的伸肌协调性收缩,髋和踝策略中需要屈髋、伸髋、踝背屈和跖屈之间肌肉的有力和协调性收缩,足够的肌力也能够维持各关节的活动范围,因此训练中也要加以重视。躯干和四肢肌群的肌力具体训练方式详见第六章第三节。

(2)姿势的调整与训练:偏瘫、痉挛和双侧肌力不平衡的儿童在矢状面和冠状面的不对称性姿势需要进行训练以加强静态平衡的稳定性。训练中可以通过全身的姿势镜给儿童提供其空间位置的视觉信息反馈。可以让儿童穿上贴了垂直条纹的衣物,让儿童调整姿势使其与镜子上的垂直条纹重叠;在儿童躯干中点处固定一束光源,让儿童移动光源到指定的目标物上等方法都能有效调整儿童身体姿势。

(3)活动度的训练:髋、膝和踝等下肢关节活动范围是实现动作策略的关键因素。踝关节背屈活动范围不足会让儿童在受到较小干扰时难以利用踝策略。与平衡相关的活动度包括髋后伸屈曲、膝关节屈伸和踝跖屈背屈等。关节活动度的具体训练方法详见第四章和第五章。

2. 感觉系统　感觉系统不但能提供各类影响平衡的感觉信息,还能促进运动系统的快速激活。感觉策略的训练帮助儿童学会有效地筛选、组织和利用适当的感觉信息以维持稳定。感觉策略的训练可以分为两类,一类是儿童过度依赖某一种感觉,在训练中适当地减少或干扰这类感觉的输入;另一类则是让儿童大量暴露在其不能组织和使用的感觉刺激中,令其在大量感觉输入的情况下逐步适应,并且能够开始组织和运用此类感觉。

(1)过度依赖视觉:在正常发育进程中,婴儿优先发展视觉平衡策略,之后逐渐整合前庭和本体感觉共同维持平衡。有运动障碍的儿童则通常会过度依赖视觉,如在步行时眼睛总是盯着地面,不能随意移动视线,而一旦视线被干扰则容易跌倒。选择减少和干扰视觉信息的活动要与儿童的活动水平相符,在儿童掌握了该活动的基础上再实施训练,若在未掌握该活动时即训练可能会增加跌倒的风险,儿童依从性较差。首先可以适当减少视觉信息的输入,如给儿童戴上较薄的眼罩或布条,或使用贴上零碎纸片的眼镜,以增加视觉提示的不准确性。之后可以在儿童眼前提供动态的视觉刺激,如移动带有条纹的大型纸板、利用激光笔的光标在地面和墙面上移动或人在走动或做出各种动作等,通过这些活动降低儿童的视觉敏感度。之后可以逐渐减少视觉提示直到完全不存在(闭上眼睛或不透光的眼罩遮蔽)。

(2)过度依赖足底躯体感觉输入:某些儿童在站立位时需要脱掉鞋袜,或站立时足底屈肌过度用力,足趾屈曲抠地等都提示可能过度依赖足底感觉输入。对这类儿童可以让他们先在坐位时足底垫上某些特殊材质的地垫(如较厚的地毯、平衡垫等)或穿上较厚的袜子从而减少足底感觉输入;之后逐渐转移到站立位同等条件下进行平衡训练。另外,对这类儿童也能够通过给予足底大量感觉刺激增加儿童对此类感觉的调节。如可让儿童接受足底局部振动治疗或将振动物垫在鞋子里以提高下肢躯体感觉输入的利用率。另外,儿童进行站立位全身振动治疗也能部分改善与平衡相关的粗大运动功能。本体感觉反馈训练可以通过观察坐位时臀下压力反馈和站立位足底压力反馈来进行,帮助儿童调整姿势和力度。

(3)前庭感觉整合不足:在儿童已经建立的功能性活动和姿势中加上头部各个方向的活动后儿童即变得不稳定,这可能是由于儿童整合前庭感觉维持平衡的能力是欠缺的。如当儿童获得坐位平衡后,治疗师将其坐位支撑面改变为坐在软垫上,闭上眼睛时转动头部,如果儿童变得不稳定,这时我们能够初步判断儿童对前庭感觉的整合是不充分的。前庭感受器主要是位于耳蜗内的半规管、球囊和椭圆囊等,因此一旦头部位置发生改变,前庭感受器就被激活从而募集前庭信息以侦测定位身体在空间中的位置。在干预中可以引导儿童上、下、左、右转动头部,但保持眼睛凝视固定在目标物上。之后,治疗师可以把目标物朝向儿童头部移动的相反方向,但叮嘱儿童保持目光注视在目标物上。在这些活动中可以通过调整头部移动速度和移动范围等来增加或减少训练的难度。坐在球上进行前后左右,以及上下的移动也能够很好地让儿童暴露在大量前庭刺激的环境中。如果儿童已经获得站立平衡,则可以让儿童站在软垫、平衡气垫或榴莲球上给予相应的感觉刺激。功能性活动中也应结合前庭感觉的输入进行训练,如步行时让儿童转动头部朝上、下、左、右等方向视觉追踪移动的光源或其他玩具物品。

(4)感觉信息输入权重的调整训练:当有一个或多个感觉输入而不能准确报告身体定向的信息时,儿童需要适当地调整感觉信息间的权重,增加对其他可靠的感觉信息的整合来维持稳定。因此,在训练中对能力较好的儿童可以适当地减少或干扰某一个感觉信息,从而引导儿童更好地利用其他感觉信息。如让儿童睁开眼睛站在软垫上,同时头部和躯干朝一侧旋转或前倾,这时就减少了躯体感觉输入的可用性,从而增加视觉和前庭感觉输入的权重。让儿童在平衡球上坐着闭上眼睛,同时治疗师移动平衡球使儿童头部位置发生改变,这时就减少了躯体感觉和视觉的输入权重,儿童必须更多地依赖前庭的输入来维持稳定和平衡。

3. 认知策略的干预 针对认知策略的干预主要是让儿童在训练过程中逐渐减少对平衡活动的注意力和其他认知资源分配,使动作自动化程度增加,从而将认知资源分配至其他任务。当儿童在维持坐位和站立位稳定的同时,让他再回答一些简单问题,如你叫什么名字,或与他进行简单对话时儿童就难以维持稳定或跌倒,这样我们就初步认为儿童的动作技能未能进入到自动化期,仍然需要高度的注意力。干预过程中可以灵活运用双重任务的训练方法,配合儿童的功能性活动水平逐渐地降低其在动作控制方面的注意力和认知资源。干预中首先可以通过事实性(如儿童年龄、姓名等)、闭合性问题(只需回答是/不是,对/不对)等来转移儿童的注意力,再逐渐过渡到需要简单思考(如喜欢什么玩具等)或较长的回答(如喜欢什么游戏)、开放性问题(如你觉得这个游戏怎么样)。也可以通过让儿童看图片或绘本、听故事及对话等方式逐渐转移对控制动作的注意力。

4. 调整任务难度 Gentile 运动技能分类(Gentile taxonomy of motor skill)将运动技能按照环境是否具有开放性、身体是否在移动、任务是否有变异性,以及是否有手部操作等因素将日常活动进行难易程度分级(图 8-1)。难度按从上到下、从左到右、从左上方到右下方逐渐增加。因此,治疗师在设计平衡相关的运动训练方案时,可以参考任务分类框架逐步调整任务难度,循序渐进地提高儿童活动表现。以下为我们根据 Gentile 运动技能分类对站立位平衡训练的训练任务举例(图 8-2)。

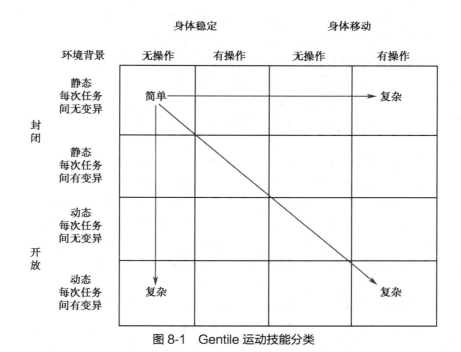

图 8-1 Gentile 运动技能分类

| 环境背景 | 身体稳定 | | 身体移动 | |
	无操作	有操作	无操作	有操作
封闭　环境静态，每次任务间无变异	治疗室内无干扰下站立平衡训练，每次训练均无变化	治疗室内无干扰下手握杯子站立平衡训练，每次训练均无变化	治疗室内移动的平衡板上站立平衡训练，每次训练均无变化	治疗室内移动的平衡板上手握杯子站立平衡训练，每次训练均无变化
环境静态，每次任务间有变异	治疗室内无干扰下站立平衡训练，每次训练均有变化（例如时间、支撑面大小、重心高低等）	治疗室内无干扰下手握杯子站立平衡训练，每次训练均有变化（例如重心高低、杯子轻重等）	治疗室内无干扰下站立平衡训练，每次训练均有变化（例如平衡板移动速度、重心高低等）	治疗室内移动的平衡板上手握杯子站立平衡训练，每次训练均有变化（例如平衡板移动速度、重心高低等）
开放　环境动态，每次任务间无变异	室外有干扰下站立平衡训练，每次训练均无变化	室外有干扰下手握杯子站立平衡训练，每次训练均无变化	商场或小区里开放性电梯上站立平衡训练，每次训练均无变化	商场或小区里开放性电梯上手握杯子站立平衡训练，每次训练均无变化
环境动态，每次任务间有变异	室外有干扰下站立平衡训练，每次训练均有变化（例如时间、支撑面大小、重心高低等）	室外有干扰下手握杯子站立平衡训练，每次训练均有变化（例如时间、支撑面大小、重心高低等）	商场或小区里开放性电梯上站立平衡训练，每次训练均有变化（例如环境干扰大小、电梯移动速度等）	商场或小区里开放性电梯上手握杯子站立平衡训练，每次训练均有变化（例如电梯移动速度等）

图 8-2　根据 Gentile 运动技能分类对站立位平衡训练的训练任务举例

5. 环境的调整

(1) 支撑面的变化：支撑面的大小、软硬程度、高低及是否平整稳定等都会影响平衡的表现。通常的干预中，支撑面要从大到小改变，这符合了发育规律，如从卧位到坐、爬、站。坐位支撑面可以从椅子接触双侧腘窝到大腿中部再到臀下等逐渐减小。站立位可从步宽宽于双肩逐渐过渡到与双肩等宽、双脚并拢、双脚交替前后、一脚脚跟对另一脚脚尖站立来缩小支撑面的面积。其他改变包括从硬到软、从低到高，以及从平整到不平整的改变逐步增加训练的难度。较硬的支撑面包括木质板凳、地面等，较软的支撑面可以选择气垫、平衡垫及平衡球等。从低到高的支撑面在训练中逐步提高了儿童的重心，坐位时随着重心提高双下肢悬空也减少了下肢的辅助。不平整的支撑面包括楔形垫、斜板站立器及可调节坡度的跑步机等提供的斜面。另外，沙滩、草地和鹅卵石地面等也改变了支撑面的平整稳定程度。

(2) 干扰的变化：外部干扰特点不同会引导儿童做出不同的动作反应。给予干扰时力度可以从小到大，速度可以从慢到快，干扰方向可以先从后方到侧方，最后到前方进行调整。开始给予干扰时可以提醒儿童即将从哪个方向推动或拉动他，让儿童能够预先准备。之后逐渐过渡到无提示的突然干扰。可以从按顺序每个方向给予干扰逐渐过渡到随机方向给予干扰。通过改变协助儿童平衡的外力支持也能提高其平衡控制能力。如可以从成人扶住躯干到儿童自己倚靠桌面，最后倚靠不稳定的球面逐步训练。站立位时成人扶住骨盆或双手到辅助木棒最后到扶住无人控制的平衡球等逐步训练。

(3) 感觉情境的干预：自然环境可提供变化的感觉信息，让儿童发展真实情境下的运动技巧。天黑时的光线能够减少视觉信息的输入；凹凸的盲道、草地和斜坡能够干扰躯体感觉的输入；窄小的通道、花圃的边缘能够提供较窄的支撑面；街道上的音乐、说话叫卖声能够提供其他感觉信息的干扰，转移其注意力。因此，让儿童在真实情境下训练是运用动作技能解决问题的重要方法。治疗师可以多关注治疗室周围或家庭社区中的环境信息加以利用，同时对儿童家长进行宣教和家庭训练指导。

第三节　协调训练技术

一、影响协调动作的因素

（一）个体因素

1. 与协调动作有关的运动控制系统　为了完成一个协调性的动作，身体的多个关节和多组肌群都必须被精准地控制，肌肉和关节会以不同的方式组合形成多种动作策略。人体在反复实践的经验中会合理地协调各肌肉关节以形成功能性单位，从而有效地完成任务。在这个过程中，中枢神经系统和骨骼肌肉系统的正常发展和功能间的相互合作成为重要的生理基础。

2. 感觉信息的输入与整合　与协调动作相关的感觉包括本体感觉和视觉。本体感觉提供关节位置、运动的信息，即使没有视觉的输入，人体也能感知身体的位置和活动，以及肢体间的相互关系。视觉在调整动作的方向、判断目标物的距离等方面起着重要的作用。

3. 知觉和认知影响　协调性动作的形成需要在个体有意识的控制下，经过反复的训练形成固定的程序性动作储存在脑中，在需要调用时能够不费力地实施。因此，在形成协调性动作时，如果儿童具备获得、保持和改变适合于任务或情况的警觉水平的注意力和记忆等能力，就可以更好地学习动作技巧。儿童的内驱动力、主动参与的程度及持续保持注意力的能力等都可能影响任务中协调性的表现。

（二）任务和环境的影响

协调性动作需要多个关节和肌群间相互合作完成，因此活动越复杂，涉及关节和肌群越多，协调性要求越高。如儿童在练习做操或跳舞时，只涉及上肢双侧的动作要比四肢参与的动作更简单易学。平衡训练侧重于重心在支撑面内的控制，以粗大运动和整体动作训练为主，而协调性动作侧重肢体远端关节的精细动作，以及多关节间的协调控制。因此，精细动作的任务要求越高，对近端稳定性的要求也越高，这样才能支持远端的活动。如儿童完成串珠的活动要比简单的伸手抓握玩具更需要躯干的稳定。环境中的外力干扰和支撑面同样会影响动作协调性的训练，也可以成为调整训练难度的因素之一。

二、训练原则

（一）循序渐进

训练动作应该从简单到复杂逐渐过渡。首先可以进行最简单的协调性动作训练，即单关节按照一定节律进行单轴向的活动，如只进行腕关节的屈伸活动。之后逐渐过渡到多关节多轴向的活动，包括身体双侧动作，上下肢之间的活动。个体的姿势可以从给身体提供最大支撑到逐步减少，即可以从仰卧位开始，再到有支撑的坐位、无支撑的坐位，最后到站立位的协调性动作训练。在感觉输入方面，可以指导儿童先多利用视觉引导动作，之后逐渐过渡到减少输入,直到完全遮蔽视觉信息。听觉刺激能够引导动作的节律,训练中可利用节拍器发出的声音调节节律的快慢。另外,训练速度也可以从慢到快,活动范围从小到大,从单一方向到多个方向逐渐提高训练难度。

（二）针对性训练

协调性动作的质量表现在控制动作速度、判断距离、运动方向和节律等,评估中可观察以上指标的差异,从而在训练中有针对性地给予相应的策略。协调性同样无法脱离功能性活动单独训练,因此需要配合儿童功能活动水平进行训练。同时,协调性的评估可分为非平衡性协调和平衡性协调,因此训练时应根据评估结果有针对性地设计训练方案。

（三）注重训练的重复性与游戏性

通过针对某个动作或运动技巧的反复训练,才能不需要注意或有意识地思考就能自动完成任务。在较大强度和重复性练习训练后能够轻松掌握该动作时,需要在训练中注重改变环境,鼓励儿童学会在不同的环境和条件有效地转移之前掌握的技能。如要训练步行时双下肢的屈伸协调动作,可以先在仰卧位下进行训练,最终转移到步行任务中使用屈伸协调动作。儿童的内驱动力是影响运动技巧学习的重要因素之一,因此在训练中要充分考虑儿童的年龄、认知水平和爱好等设计有趣的游戏引导儿童主动参与。具有游戏成分的训练活动也有利于家长在家庭中实施,以延续治疗效果,达到事半功倍的效果。

三、训练方法与技术

（一）上肢协调性训练

1. 方向性动作练习

（1）上肢整体动作训练:治疗师可以在儿童周围提供不同方向的目标物,指导儿童伸手进行够取。也可以让儿童把玩具放到不同方向的容器中训练。目标物和容器最开始可以靠近儿童身旁,之后逐渐远离。先练习一侧,再练习另一侧,之后可以双侧共同够取一个较大的物品。训练时可以先从简单的单关节动作开始,即治疗师自己帮助或用其他辅具(如肘杖等)辅助固定肘和其他远端关节后只让儿童活动肩关节。有一定进步后,再逐渐加入其他关节活动,如肩关节前屈时伸肘够取物品。最后可以加入躯干的活动配合上肢的活动,如转身朝同侧或对侧够取物品,朝前或从地面够取物品等。目标物以儿童喜爱的玩具为主,可以从大到小为儿童提供选择。如果用容器,则也可以先提供开口较大的容器,之后逐渐减小开口以提高任务难度。

（2）根据指鼻和指指评估设计类似的训练方案,结合儿童感兴趣的游戏和玩具来进行。治疗师的手指上可以贴上橡皮泥或胶泥,放置在不同的方向和距离,指导儿童用手指或戳中胶泥。在纸巾粘上贴画,让儿童用手指出或戳中等游戏都可以训练方向性动作。

（3）双侧手掌互相拍手动作的训练:首次训练时双侧上臂可以固定在躯干双侧,肘关节可以放置在桌面上屈曲固定后开始拍手动作,引导儿童双手对齐拍打。之后可以逐渐脱离桌面辅助,引导儿童朝身前、左右两侧双手对拍可以响动的玩具。

（4）双侧手指协调性训练:指导儿童双手相应的手指相互触碰,还可以让一侧手指逐个触碰对侧手的每个手指,之后再交换。也可以双手打开手指间逐个相互交叉,如右手拇指先放置左手拇示指间,其他手指依次放置,之后再把右手拇指放置在示中指间,其他依次放置完成。将这个动作按一定节律逐渐完成直至右手拇指放在无名指和小指中间。拇指与其他四指按顺序逐个相触碰训练手指间的协调性。手部也可置于桌上,从拇指到小指逐个抬起敲击桌面进行练习。最后可以双手交换练习。

2. 轮替动作练习

(1)双上肢的交替前伸动作训练:将儿童双手戴上不同的手偶玩具,在桌前放置与手偶相对应的盒子作为手偶的"家",让儿童根据治疗师的提示交替前伸和回缩上肢。盒子的位置可以从近到远逐渐增加任务难度,也可以调整不同的方向,综合训练动作的交替节律性和方向性。在儿童难以独立完成时,治疗师可以给予一定的辅助。如治疗师手握住儿童的手,通过模拟划船游戏,协助儿童做出双上肢交替前伸回缩的动作。

(2)双上肢的交替上举训练:治疗师可以用颜色鲜艳的气球或玩具在儿童头上双侧引导儿童双上肢交替上举触碰气球或玩具。通过调整目标物的高度和方向、活动的姿势等提高或降低活动的难度。

(3)双侧交替屈伸肘的活动:治疗师可以把贴画或玩具放置在双侧肩部位置,引导儿童交替同侧屈肘触碰肩部,之后可以交叉触碰。

(4)前臂交替旋前旋后:肩中立位,屈肘90°,双臂置于桌上给儿童掌心中贴上贴画引导前臂旋后旋前练习。可以先从一侧开始训练,再训练双侧同时活动。之后可以通过改变肩肘的位置和负重程度提高训练难度。

(5)腕关节交替屈伸活动:肩中立位,屈肘90°,前臂中立位置于桌上引导儿童双手搭建大门,屈腕时双手相对类似关门,伸腕时双手打开类似开门,治疗师可以移动玩具汽车进入或驶出引导儿童进行双侧屈腕和伸腕的交替训练。之后可以通过在前臂旋前位增加训练难度。

(6)手指轮替活动:双手同时屈曲握拳和打开进行手指训练或治疗师给予数字1~5的口令,儿童双手同时伸出相对应的手指。

3. 非对称性活动练习 我们在日常生活中很多功能性活动都需要双上肢非对称性的配合,形成优势手(利手)和辅助手(非利手),如写字时一只手固定纸张,另一只手写字。正常儿童发展过程中在1岁左右时会出现偏爱用一只手的趋势,但仍然以两手的活动为主,直到2岁时开始出现明确的利手和非利手。因此在训练中也要注重此类非对称性功能活动的练习。训练过程中通常以非利手固定,利手操作的活动为主,以下是常用的一些训练活动:一只手在桌面固定纸张,另一只手撕纸或在纸上涂画;一只手固定杯子或瓶子,另一只手扭开瓶盖或把物品放入容器中;一只手固定玩具水果或蔬菜,另一只手用玩具刀切开等。

(二)下肢协调性训练

1. 方向性动作练习

(1)仰卧位的活动:儿童在仰卧位下可以将下肢抬起触碰周围的目标物品。可以在一侧下肢的任意位置上放置玩具或物品,让儿童对侧下肢来蹬踢,如一侧下肢将盖在对侧下肢上的被子蹬掉。

(2)坐位的活动:将儿童的鞋子放在脚边的不同位置,引导儿童将脚放到鞋子里面;可以将保龄球瓶等玩具放在同侧和对侧脚周边的不同位置,引导儿童踢倒;当下肢控制的能力表现较好时,可以将目标物放置在较高的位置(如儿童前面的矮凳子上)和椅子下,让儿童在视觉引导下准确地判断空间方位后用脚触碰。

(3)站立位的活动:将脚丫垫放在脚边不同位置,引导儿童踩上垫子;或让儿童踢到摆在脚周围的球,之后逐渐通过提高目标物的高度、范围广度等提高训练的难度。

2. 轮替动作练习

(1)下肢整体交替屈曲伸展:仰卧位下,引导儿童一侧下肢伸直朝床尾,对侧下肢屈髋屈膝,之后交替进行,类似步行动作。让儿童处于屈髋90°,屈膝90°,踝0°的坐位时,引导双下肢交替伸展和屈曲膝关节,同时伴随踝关节的跖屈和背屈。

(2)髋部的交替训练:仰卧位下,引导儿童膝关节伸直,双侧交替屈髋,逐渐增加屈髋的活动度和屈曲的速度。仰卧位屈髋屈膝双足踩在垫上,引导儿童同时外展内收双侧髋关节触碰目标物,逐渐过渡到交替进行。

(3)踏步和足拍地训练:坐位双下肢做交替踏步训练,开始时可以给予一定的节律性听觉刺激,引导儿童跟随节律活动,之后逐渐撤去外部提示。儿童分离运动表现较好时,可以引导仅做足部拍地动作。

3. 功能性活动练习 下肢主要的功能性活动是安全灵活地步行、跑,因此,在结合功能性活动训练时要充分考虑儿童的粗大运动功能水平。已经能够独立步行的儿童要在步行活动中训练步行协调性,如绕圈走、在两排都是椅子的狭窄空间内侧身走、跨过不同高度的障碍物走、改变步行的速度等训练活动。在跑训练的活动时,可以让儿童改变跑动的速度、改变跑动的方向、跑动时加入上肢的活动等协调性活动训练。

(三)整体协调性训练

儿童在步行、穿脱鞋袜、做操、学跳舞等活动中都需要上下肢之间的协调性活动,有些还需要跨中线的身体双侧协调性动作,同时这些活动要求更有控制的躯干配合完成。

(1)仰卧位的活动:仰卧位下,儿童伸手触碰双侧屈曲的膝关节逐渐过渡到触碰双侧小腿或踝关节,这在初期能够协助儿童认识自己的身体部位。儿童可以将双手放置在膝关节外侧,同时进行上下肢的外展内收活动及训练。跨中线活动时可以双上肢交叉后触碰对侧的下肢,如左手触碰右侧膝关节的同时右手触碰左侧膝关节。

(2)坐位活动:在参考下肢坐位下轮替活动的基础上加入上肢的双侧摆动,如下肢交替屈伸时增加上肢的摆动协调性训练。模拟穿脱鞋袜的活动,伴随躯干旋转的同时右手触碰左脚,之后左手触碰右脚。

(3)站立活动:站立位一侧下肢抬起时对侧上肢朝前摆动,反之亦然,训练儿童在站立和步行时上下肢之间的协调性。模拟站立位脱鞋袜的活动,先在上肢或躯干有辅助的情况下右手触碰左侧脚,再换左手触碰右侧脚。

(4)步行活动:原地踏步走的同时双上肢交替摆动,双手限制的情况下(如放在上衣或裤子兜里)步行,手握玩具步行等活动训练。步行时可以在地面放置不同距离、不同高度的障碍物,让儿童在步行时合理避开。障碍物也可以摆成S形或其他位置,训练儿童行走的协调性。

(唐 欣)

第九章

步行功能训练

第一节　正常儿童步行发育特点

一、肌肉骨骼系统作用下的步态表现

(一) 正常儿童步行发育

头部控制是先决条件,2 个月时儿童的头部控制开始改善,到 3 个月时头部控制进一步改善,此时在扶持下坐位时的原始反射与偶然摆动的整合也同步改善,4~6 个月时学习俯卧位支撑,然后是翻滚(翻滚首先由俯卧位到仰卧位,再由仰卧位到俯卧位),到 9 个月时随着腹爬和手膝支撑站立的出现,活动能力明显增高。习得的这些技能及坐、爬和支撑站立对儿童独立步行是必需的。11 个月时,立位趋于稳定,可扶物向侧方行走。12 个月时可独站,牵其一只手即可行走,部分小儿可以开始独立步行。18 个月步行时仍偶有跌倒,牵其手可以上楼,开始笨拙跑。24 个月时可下楼梯(两步一阶),会跑步,可踢球。30 个月时可独自两步一阶上楼梯,会故意用脚尖走路。36 个月时可上下楼梯,上的时候可一步一阶,下的时候两步一阶,会单独站立,可以从高处往下跳,基本形成成熟的步行模式。一般来讲,步行技能的发育到 5 岁时完成。到 7 岁时儿童步态的运动学特征基本达到成年人水平。

(二) 正常步态的运动表现

1. 正常步行周期中骨盆和下肢各关节的运动

(1) 支撑期:在足跟触地时,同侧骨盆向前旋转,髋屈曲 25°~30°。膝伸展,踝处于中立位。为吸收足跟触地的震动,踝背屈肌的离心性收缩使前足落到地面,膝成 15°~20° 屈曲。支撑中期,髋、膝、踝运动到中立位。随着身体继续向前,髋达到 20°~30° 的相对伸展,部分是由于骨盆向后旋转。在支撑末期和摆动前期,髋和膝屈曲准备摆动,同时踝从足跟离地开始的 15° 背屈运动成足趾离地的 20° 跖屈。

(2) 摆动期:在摆动中期之前膝处于 65° 的最大屈曲,髋屈曲 20°,在摆动末期减速期间,骨盆旋转向前并下降,髋达到 25° 屈曲,膝完全伸直,踝保持中立位。

2. 正常步行中主要肌肉的作用　见表 9-1。

(三) 异常步态

1. 骨骼系统疾病常见异常步态

(1) 疼痛步态:常见于下肢疼痛患儿,此模式中患儿为减少疼痛下肢的负重,未受累的下肢快速向前摆动以缩短患肢的支撑相。①髋关节疼痛:表现为患侧肩关节下降,对侧肩关节

表 9-1　正常步行中主要肌肉的作用

肌肉	步行周期	作用
臀大肌	始于摆动相末期,于支撑相中期达到高峰	摆动末期收缩使大腿减速;支撑相稳定骨盆,控制躯干向前,维持髋关节伸展
髂腰肌	支撑相中期至足趾离地	离心收缩对抗髋关节伸展,使髋关节转为屈曲
	摆动初期	使髋关节伸展,保证下肢向前摆动
股四头肌	摆动相末期至支撑相中期	离心收缩控制膝关节屈曲
	足离地至摆动相早期	作为屈髋肌提拉下肢进入摆动相;作为伸膝肌,离心收缩限制小腿向后摆动
腘绳肌	始于摆动末期,足跟着地达到高峰并持续到支撑相	摆动相末期作为屈髋肌离心收缩减缓小腿向前摆动速度,以配合臀大肌收缩活动;足跟着地时作为伸髋肌协助臀大肌伸髋,稳定骨盆,防止躯干前倾
胫骨前肌	首次触地至承重反应结束	离心收缩控制踝关节跖屈
	足离地至再次触地	收缩再次控制或减少踝关节跖屈
小腿三头肌	支撑相中期至蹬离,首次触地	离心收缩控制小腿前倾,对抗踝关节背屈

抬高,躯干向对侧过度倾斜等代偿动作,使身体重心越过疼痛关节以减少对关节面的机械性压力,支撑相足尖着地;②膝关节疼痛:表现为足尖步态,支撑相足尖着地,膝不敢伸直,健侧摆动加快;③足前部疼痛:踝关节跖屈减少,足趾离地动作消失;④踝关节或足后部疼痛:首次着地时,足跟着地消失,以足尖或足的内、外侧代替。

(2)短腿步态:患肢缩短达 2.5cm 以上者,患侧着地时同侧骨盆下降导致同侧肩下降,对侧迈步腿髋膝关节过度屈曲、踝关节过度背屈。如果缩短超过 4cm,则表现为缩短侧下肢以足尖着地行走。

(3)关节畸形:①膝屈曲:较少见,一般为骨关节畸形或病变造成。患儿因需要保持屈膝姿势,摆动相因不能主动伸膝,导致步长缩短,支撑相需要一些代偿机制以稳定膝关节;②膝僵直:常见于髋关节屈曲或踝关节跖屈畸形患儿,摆动相髋关节屈曲带动膝关节屈曲,但由于髋关节屈曲畸形引起膝关节屈曲减少,形成膝僵直,步行时表现为拖足;③髋过屈:表现为支撑相髋关节过屈,行走时骨盆前倾,步长缩短,需要以抬髋或倾斜躯干为代偿方式。

(4)跛行步态:表现为足尖落地或健侧下肢屈膝跳跃状行走,在单侧发育性髋关节脱位的患儿中常见。

2. 肌肉系统疾病　缺乏适合于年龄的体育锻炼,局部损伤引起的肌无力、遗传因素导致的肌营养不良等均可使肌肉发育不良,甚至萎缩。而发生于中枢神经元的疾病,如脑性瘫痪、脑积水等会引起全身性的肌紧张度增加。肌肉疾患所致的异常步态见表 9-2。

二、感觉系统作用下的步态表现

触觉、本体觉、前庭感觉三大感觉系统是最基本且最重要的主干感觉系统,在维持身体平衡与姿势稳定起到重要作用。

表 9-2 肌肉功能异常对于下肢主要肌群及步态的影响

异常	下肢主要肌群	步态表现
肌无力	臀大肌、腘绳肌	髋关节伸展不足
	髂腰肌	摆动期髋关节屈曲减少
	臀中肌	对侧骨盆下降及同侧躯干倾斜
	股四头肌	膝关节伸展不足
	胫骨前肌	拍打步态
		垂足
肌肉肌腱单元生长受限及短缩	髂腰肌	髋关节屈曲增加
	臀中肌	髋内旋、内八步态
	内收肌	剪刀步态
	腘绳肌	膝关节屈曲增加
	腓肠肌、比目鱼肌	尖足
	胫骨后肌	马蹄内翻足
痉挛及高肌张力	髂腰肌	髋关节伸展减少
	臀中肌	髋内旋
	内收肌	剪刀步态
	股直肌	髋关节伸展减少
		膝关节屈曲减少

（一）前庭系统

1. **基本功能** 前庭系统由椭圆囊、球囊和三个半规管构成,其中椭圆囊、球囊感知瞬时直线加速运动及直线重力加速有关的头部位置改变的信息,三个半规管可感受人体角加速度运动,外骨半规管主要感受绕垂直轴左右旋转的变速运动,前、后骨半规管主要感受绕矢状轴和横轴的变速运动。因前庭系统在人类进行加速直线运动与各方位旋转运动过程中起着重要的作用,所以要注重这方面的培养来提高学龄前儿童的平衡能力。

2. **异常表现** 前庭系统功能失调会造成身体控制不良,导致儿童本身缺乏重力感和空间方位感,造成迷失的错觉,甚至产生人际关系的严重障碍。存在前庭功能障碍的患儿步行时可以减少头部运动幅度,避免在步行时出现头晕和失去平衡的情况。前庭功能低下者,原地踏步(Fukuda)试验阳性。

（二）触觉系统

1. **基本功能** 触觉系统是人类最基本、作用最广泛的感觉系统。足底的感觉输入对保持平衡及步行的运动控制是非常重要的,它向大脑皮质传递有关体重的分布情况和身体重心的位置,触觉与视觉、前庭感觉、本体感觉的结合,有助于判断肢体位置及外部环境中物体的各种物理性质等,对动作运用能力的发展起重要作用。

2. **异常表现** 当触觉系统出现异常,机体受到机械刺激时不能触发自我保护机制,机体易受伤害。在站立情况下,皮肤的感觉输入消失,姿势的稳定性受到影响,此时本体感觉占主导作用,并需要视觉补偿来维持姿势的稳定。

(三) 本体觉系统

1. 基本功能　本体感觉对人体平衡十分重要,它影响运动企划能力和控制能力,促进身体姿势的保持,并能影响情绪的稳定性。对于平衡能力而言,本体感觉是最基础和最重要的感觉之一,并且本体感觉在 6 岁之前迅速发展。本体感觉出现损伤可致步行能力受损,生活能力降低。

2. 异常表现　本体感觉出现异常易引起感觉性共济失调,患者不能及时感知运动的速度、力量和方向的变化并做出调整,导致平衡障碍、姿势异常、动作不协调,从而影响各种动作的准确完成。具体表现为站立不稳,行走时迈步不知远近、落地不知深浅,脚踩棉花感,需要通过视觉代偿调整平衡和姿势,龙贝格征(Romberg sign)阳性。

三、平衡、协调、视觉系统作用下的步态表现

1. 平衡　平衡是指当身体重心偏移,原来的稳定性被打破,人体通过自发的、无意识的或反射性的活动,重新恢复稳定的能力。平衡能力又与支撑面和重心密切相关,支撑面大,重心低,越容易维持好平衡;支撑面窄,重心高,则越难以维持。

正常情况下,步行过程就是一个不断打破原有平衡和建立新平衡的过程,重心位于两足之间,随着步行向前移动,重心亦在前移,但重心始终位于两足之间,且支撑面及步幅变化差别不大。

当平衡能力存在障碍时,患者可能会出现难以维持步行状态、步行时支撑面大、步幅小、难以跨越障碍、步行速度缓慢及易摔倒等情况。

2. 协调　协调是指人体产生平衡、准确、有控制的运动能力,协调与平衡能力息息相关、相辅相成。正常情况下,人体可在多种运动方式下保持良好的平衡水平,且可单独控制身体各部位平稳地、流畅地完成各种姿势调整,如可准确进行指鼻试验、前臂轮替试验及跟 - 膝 - 胫试验等。

协调功能障碍又称共济失调,临床表现上可分为四类。

(1)感觉性共济失调:与视觉相关性大,同时伴有位置觉、震动觉减弱或消失,龙贝格征阳性,指鼻试验及跟 - 膝 - 胫试验不准确,步行时需要视觉代偿,不能准确辨别肢体位置及运动方向,往往迈步不知远近,落脚不知深浅,在黑暗中难以前行。

(2)小脑性共济失调:不受睁闭眼影响,表现为辨距不良、意向性震颤,行走时身体左右摇晃似鸭行,步态蹒跚易倒。

(3)前庭性共济失调:以平衡障碍为主,步行时表现为站立不稳、宽基底、行走时向患侧倾倒、沿直线行走困难等。

(4)遗传性共济失调:以共济失调和辨距不良为主要表现。

3. 视觉　视觉正常的情况下,人体可根据所获取的信息做出相应的反应,如我们遇到障碍物或台阶时,需要抬脚去跨越,但当视觉受损,可能会使我们的视野变窄、视力下降及视感知能力降低等,从而导致对视空间的判断出现误差,如对球场上会砸到自己的球不能及时躲避。

视觉障碍的患者,步行时有不同表现:视野窄的患者表现为双上肢屈肘上举过肩,把上肢作为视觉参考物,利于其步行过程中的视野拓展,不然极其容易撞到身侧的障碍物;视知

觉能力降低的患者不敢跨越障碍物,往往会选择绕过去,不敢走较窄的小路或独木桥,行走速度缓慢,较难走直线,视觉受损亦导致平衡能力大大降低;单侧忽略的患者步行时身体和头均偏向健侧,患侧下肢表现多为拖行向前。

第二节　常见异常步态

一、脑瘫的主要异常步态

脑瘫(cerebral palsy,CP)是一组综合征,可由不同原因和疾病导致,其主要临床表现是持续存在的运动和姿势发育障碍及活动受限。脑瘫患儿运动障碍的原因可以是复杂的,它与原发性缺陷(如肌肉痉挛、肌肉无力和选择性运动控制不良等)及继发性缺陷(如肌肉挛缩和骨骼畸形等)有关。我们可以将脑瘫儿童分为以下六个类型,即痉挛型四肢瘫、痉挛型双瘫、痉挛型偏瘫、不随意运动型、共济失调型和混合型。不同类型的脑瘫患儿会有不同的步态表现。

(一)痉挛型四肢瘫

1. 舞蹈步态　为双下肢大关节的快速、无目的、不对称地运动,多见于四肢肌张力均增高的脑瘫患儿,支撑相足内翻,踝缺乏背屈,足尖着地,步行过程中双上肢常呈现屈曲状态且表现为不协调的摆动,身体不能保持平衡。

2. 蹲伏步态　可见于双下肢损害比双上肢严重的患儿,双下肢支撑相屈髋屈膝且踝背屈过度,形似微微蹲地的状态。

(二)痉挛型双瘫

痉挛型双瘫患儿有以下六种典型步态特征:即尖足、跳跃步态、表象的尖足、蹲伏步态、膝关节过度僵直步态和非对称步态。

1. 尖足(马蹄足)　是继发于小腿三头肌痉挛或挛缩,进而引起站立位下踝关节跖屈、髋膝关节伸展的步态,患儿只能靠前足甚至足趾行走,但值得注意的是,在站立和步行的过程中,尖足也可以被膝过伸掩盖。从儿童成长来说,随着胫骨近端与远端的生长,痉挛的肌肉被二次紧张。而踝关节内外翻之间的力量不平衡则常导致相关的踝内翻和踝外翻畸形(图9-1)。

2. 跳跃步态　即为增加支撑相髋、膝屈曲,踝关节跖屈下垂和腰椎前凸增加的步态,是痉挛型双瘫儿童最常见的步态问题。这种步态表现为尖足、髋膝关节屈曲、骨盆前倾和摆动期膝关节僵硬(图9-2)。

3. 蹲伏步态　是支撑相髋膝踝关节过度屈曲的步态,这是一种损伤程度较重的步态,多见于严重的痉挛型双瘫或四肢瘫的儿童。蹲伏步态通常见于仅单处理跟腱,行跟腱延长术后,没有处理髋膝屈曲挛缩所引起的医源性问题。它也可以是部分脑瘫患儿自然病史中的一部分,尤其是合并足外翻且肥胖的患儿。蹲伏步态中较少需要臀中肌和踝跖屈的力量,这种步态也可以合并存在膝关节僵硬步态。随着孩子的成长,在青春期容易出现膝前疼痛和髌骨病变(图9-3)。

4. 表象的尖足 表现为足与胫骨的关系是正常的,踝关节处于正常背屈范围,但在整个站立过程中,髋膝关节过度弯曲导致用前足甚至足趾行走,给人以尖足的表象。在矢状面可以看到踝关节处于正常的背屈角度,但髋膝关节在整个步态周期中的站立阶段都处于过度屈曲状态。这种步态多见于痉挛型双瘫,伴有腘绳肌和髂腰肌痉挛或挛缩的患儿。导致这种步态的真正原因是腘绳肌和髂腰肌的紧张,而非小腿三头肌紧张所致,真实原因往往被表象上所见的尖足所掩盖,当髋膝关节屈曲增加时,视觉上所见的尖足可能会有所缓解(图 9-4)。

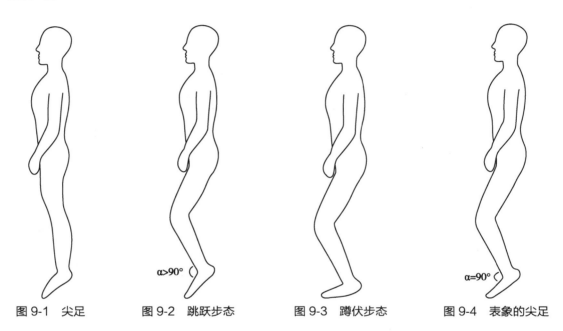

| 图 9-1 尖足 | 图 9-2 跳跃步态 | 图 9-3 蹲伏步态 | 图 9-4 表象的尖足 |

5. 膝关节过度僵直步态 即在整个步态周期中膝关节的活动范围减小,大多数发生在摆动相。其潜在原因包括股四头肌任何一个头的过度活动,进而限制了膝关节屈曲的能力,也可在摆动前期,腘绳肌的过度活动阻碍股骨随着髋关节向前活动,因而剥夺了肢体在该时相膝关节正常被动屈曲 40° 的活动。步行速度减缓、易绊倒、易摔倒可与之有关。

6. 非对称步态 双下肢表现为不同的步态模式,如一侧下肢表现为明显的尖足,另一侧下肢表现为跳跃步态。

除以上几种步态外,剪刀步态也是痉挛型双瘫患儿的常见步态,由于髋关节内收肌群肌张力过高,在双下肢的摆动期可见髋内收过度,双下肢表现为交叉状,呈剪刀步态,步行过程中容易绊倒。而足外翻则是双瘫患儿最常见的足部问题。常表现为双下肢支撑相不稳定,足外翻和中足塌陷,随着生长的发育,体重逐渐增加,缺乏正常足弓的缓冲作用,长期步行最终导致足底疼痛。

(三)痉挛型偏瘫

痉挛型偏瘫患儿有以下四种典型步态特征:即足下垂、尖足或尖足合并膝过伸、尖足合并跳跃步态、非对称步态。这四种步态从左到右表现为损伤程度从远端到近端逐渐加重。

1. 足下垂步态 其主要特征是在摆动期足下垂,与之相应的损伤则是胫骨前肌相对腓肠肌和比目鱼肌表现为活动无力或活动不足。由于小腿三头肌并没有挛缩,所以在站立位时踝关节背屈是相对正常的。这种步态比较少见,除非是做过跟腱延长术。

2. 尖足 表现为摆动期足下垂且站立位时足始终保持跖屈,通常伴随膝过伸,与之相应的损伤则是腓肠肌和比目鱼肌痉挛或挛缩。患儿在摆动期,膝关节屈曲角度受限,髋关节代偿性屈曲增加,腰椎前凸增加。

3. 尖足合并跳跃步态 其特征是腓肠肌 - 比目鱼肌痉挛或挛缩,在摆动期时踝关节不能背屈,以及由于腘绳肌 - 股四头肌同时收缩而形成的膝关节僵硬弯曲的跳跃步态。

4. 不对称型步态 这种步态近端受损更为明显,模式类似于痉挛型双瘫,但由于受累的是单侧肢体,所以会表现为明显的不对称性。在矢状面可见明显的尖足、膝关节屈曲僵硬、髋关节屈曲、骨盆前倾,在冠状面表现为髋内收,在横截面表现为髋内旋。

除此以外,足内翻畸形也通常发生在痉挛型偏瘫的儿童。存在胫骨后肌或胫骨前肌过度活动,通常情况下两块肌肉在一个步态周期内都会存在过度活动。在摆动相早期,内翻通常是由于胫骨前肌原因;而在支撑相,内翻通常是由于胫骨后肌。

(四)不随意运动型

步行时肢体有大幅度、不规则的、不自主的运动,下肢突然外展,上肢扭曲,稳定性差,呈跳跃式或舞蹈样;或步幅小,步速快,难以在运动中调整运动方向;或躯干偏向一侧,双上肢也偏向一侧并固定于躯干上,侧身步行。

(五)小脑共济失调步态

患儿由于肌肉的协调控制困难表现为步行过程中步速慢、步幅不规则,身体会有频繁的侧向倾斜或偏离中轴,摇摆不定,很难维持平衡的状态。常使用增加步宽的方式扩大步行过程中的双下肢支撑面来达到稳定状态,双下肢的步长不恒定,并且在进行转弯活动中极容易摔倒,症状不会因为闭上眼睛而明显恶化。

(六)混合型

存在上述两种或两种以上步态模式。

二、颅脑损伤的主要异常步态

颅脑损伤(traumatic brain injury,TBI)是指头颅部,特别是脑受到外来暴力打击所造成的脑部损伤,又称脑外伤或头损伤,可导致意识障碍、记忆缺失及神经功能障碍。可分为以下几种主要类型:即脑震荡、脑挫裂伤、弥漫性轴索损伤、原发性脑干损伤、颅内出血。因颅脑损伤导致的不同类型的步态主要有以下几种:

1. 脑震荡、轻度创伤性脑损伤步态 脑震荡后如果出现后集合近点变远的视觉损伤,则会影响到患儿的步态,表现为平均步行速度和跨步长的减少,而不是步频的减少。患儿可能通过减少跨步长来减少前进以降低整体速度,并在行走时实现整体稳定性,而不是通过步频来调节。患有轻度创伤性脑损伤的儿童即使症状缓解后仍然会表现为平衡障碍,这可能与视觉、前庭觉和本体觉传入中枢整合不充分有关。

2. 中至重度创伤性脑损伤且意识丧失≥24 小时儿童(TBI24)的步态 以缓慢、不稳定的运动模式和协调障碍为特征,跨步长、步长、步行速度都明显减少,不仅左、右步长不一致,而且单侧的步长也不稳定,但是步宽和同龄人无明显差异。TBI24 后成人和脊髓损伤的成人患者的保护性步态模式特点是步速和步长减少,但步宽增加,而TBI24后儿童的步宽变化不大,但步角明显增大。

TBI的儿童的总体腿部肌肉力量下降,力量不对称性增加又表明了一侧下肢可能比另一侧下肢受到的影响更大,患儿可能存在轻度偏瘫或单侧肌无力。而肌肉力量不对称性越高,则平衡能力越差。因此,这类患儿与偏瘫脑卒中的患者在步态上有一些相似之处,然而,也存在一定的差异,如与严重的局部损伤脑卒中病人不同的是,TBI患儿大多表现为广泛、弥漫性轴索损伤,因此大部分的TBI患儿的偏瘫性并不明显。

3. 偏瘫步态　颅内血管损伤出血形成占位性病变或外伤等导致上运动神经元受损,使得神经冲动无法传递到下运动神经元,导致一侧肢体瘫痪,表现为偏瘫步态,又称划圈步态。早期的偏瘫步行模式以肌肉活动减少为特征,表现为几种关键肌肉的活动强度降低和持续时间减少,如小腿三头肌、胫骨前肌、股四头肌、臀大肌、臀中肌等。肌肉激活的减少导致支撑相和摆动相的运动模式变化,双侧肢体力量差异大,步行中偏向于使用健侧负重和推进,表现为明显的不对称性。在足与地接触时,由于缺乏足背屈或伴有足内翻,足与地面接触方式主要是前足或足外侧着地。患侧臀大肌和臀中肌从足跟触地到支持中期的伸髋不足和维持侧方稳定不足导致患侧负重能力下降及骨盆的不稳定,腘绳肌和股四头肌在患侧负重过程中表现为向心及离心收缩控制不协调,支撑相膝屈曲或膝过伸,足跟在整个支撑相中甚至可以不接触地面,躯干向患侧屈曲代偿,健侧肩部抬高,患侧上肢屈曲及肩关节外旋,支撑末期缺乏足推地。进入摆动期后的患侧下肢膝关节缺乏正常的屈曲角度及踝背屈不足导致患侧下肢过长,为了不使患侧拖地,会采取躯干向健侧屈曲提髋抬高下肢,向外划圈的方式完成摆动期。

三、周围神经损伤的主要异常步态

周围神经损伤(peripheral nerve injury,PNI)是指周围运动、感觉和自主神经的结构和功能障碍,临床上相当多见,许多因素如感染、缺血、外伤、代谢障碍、中毒、营养缺乏、医源性损伤(如化疗、放射治疗等)均可引起神经病变,所致功能障碍常严重影响患者日常生活活动能力。单纯周围神经损伤后的几种主要的肌无力步态如下:

1. 臀大肌步态　支配臀大肌的神经主要是臀下神经及坐骨神经分支(L_4~S_2),是伸髋的主要动力,当外周神经损伤导致臀大肌无力时,行走时表现为鹅步,即挺胸凸腹,躯干前后摇动显著增加,类似鹅行走的姿态。

2. 臀中肌步态　支配臀中肌的神经主要是臀上神经(L_4~S_1),脊髓灰质炎是臀中肌步态发生的主要原因之一。当一侧的臀中肌发生损伤时,单侧肢体在负重时,健侧下肢进入摆动相,由于臀中肌无力导致患侧髋关节的侧方稳定会受到影响,臀中肌无法拉住骨盆。为了维持稳定和减少健侧骨盆的下降,出现代偿性躯干向损伤侧弯曲的现象。如果双侧神经支配受损,则可在双侧支撑相都出现代偿,表现为步行过程中躯干左右摆动明显,像鸭子走路,将这种步态称为鸭步。

3. 屈髋肌无力步态　屈髋涉及的肌肉主要有腰大肌、髂肌、缝匠肌、阔筋膜张肌等,当支配屈髋肌的神经受损时则会出现屈髋肌无力。步态周期中的摆动相需要屈髋肌屈曲髋关节,带动下肢进行向前推移的步行活动。屈髋肌无力导致患侧髋关节在摆动期屈曲能力不足,步长缩短,代偿性突然向前摆动下肢来获取前进动力。

4. **股四头肌无力步态**　支撑相膝关节的稳定性很大程度依赖于股四头肌。当股四头肌的神经支配受损出现肌无力时,在支撑相早期,膝关节稳定性受损,在足跟着地后用臀大肌代偿方式使膝被动伸直导致膝反张,长期处于此态将极大地增加膝关节韧带和关节囊负荷,造成损伤和疼痛。如果合并臀大肌无力,可使臀大肌无法代偿臀中肌无力,为了在步行过程中将膝关节伸直,患者通常会用手按压膝关节上方,迫使膝关节被动伸直,出现扶膝步态。

5. **踝背屈肌无力步态 / 跨阈步态 / 垂足步态**　常见于腓总神经损伤,在足触地后,由于踝关节不能控制跖屈,常与足内翻或外翻同时存在。由于足下垂,支撑相早期缩短,迅速进入支撑相中期。首次着地方式异常,足跟着地消失,取而代之的是以足尖着地或全足底着地,不能控制足掌下落速度,拍地有声。踝背屈肌群神经支配损害严重时,患者为了能在摆动相不让垂下的足影响步行推进,往往会采用患侧过度屈髋屈膝,并向健侧侧屈的方式来抬起患侧下肢,避免拖地。

6. **腓肠肌 / 比目鱼肌无力步态**　由于腓肠肌和 / 或比目鱼肌无力,导致踝关节跖屈能力不足,在下肢支撑相后期出现推地无力,支撑末期延长,摆动相动力和前进动力减少。

四、发育迟缓的主要异常步态

儿童全面性发育迟缓(global developmental delay,GDD)是指 5 岁以下儿童在大运动、精细动作、语言理解与表达、认知、个人、社会、日常生活及活动等发育维度中存在 2 个及以上发育、发展维度的显著落后。发育迟缓儿童运动上常表现为身体发软、肌张力低下、各关节的稳定性不足、反应迟钝等。这类儿童的步态多表现为婴幼儿早期步态,即通过髋屈曲外旋,两脚分开提供一个较宽的支撑面,腰骶部脊柱伸展,肘关节屈曲,肩关节外展稳定肩带和上半身,肱骨也会参与到维持平衡中,如身体向前时,肱骨通常会外旋,同时伴有脊柱伸展,将重心靠后利于稳定。在摆动相时屈髋屈膝的角度会更大,在摆动末期,伸膝同时保持足背屈,当足跟刚接触地面时踝开始跖屈,脚掌最先接触地面,踝背屈控制不足,以及骨盆侧方和旋转运动控制的不足,需要踝跖屈给踝提供稳定,为负重做准备。在早期,支撑相为了维持踝的稳定,胫骨前肌和腓肠肌是同时收缩维持稳定的,在支撑中期,由于肌张力低下导致关节稳定性不足,容易出现膝过伸。

第三节　儿童步行功能训练

一、原则

1. **安全性**　儿童步行训练要在监护下进行,患儿由于各种各样的功能障碍,身心状态很不稳定,一旦跌倒,会使患儿在接下来的训练中出现抗拒和恐惧心理,因此训练中要避免意外的发生,但也不能过度帮扶患儿,否则达不到训练效果。

2. **步态分析**　步态分析是制订步行训练计划的前提,步行的控制系统十分复杂,不仅涉及中枢、身体平衡的控制、肌肉的协同运动,还与上肢和躯干的姿势相关,任何因素的异常都会影响步态,所以在步行训练之前应找到步态异常的关键环节和影响因素,协助康复评估和治疗。

3. 综合性康复 步行功能障碍的儿童,可能会合并其他的功能障碍,如言语功能障碍、认知障碍等,也需要高度重视,需要同时治疗,并采用综合性措施,包括药物、手术治疗、物理因子治疗等,以促进儿童身心全面发展。

4. 与教育结合 小儿是生长发育和接受启蒙教育的重要阶段,对于伴有肢体障碍、视力障碍、听力语言障碍、多重残疾或存在两种或两种以上残疾的儿童,提倡医疗康复和教育康复相结合,避免因治疗延误受教育的时间,即使在医疗机构进行康复训练,也要尽可能不间断教育。

5. 与游戏相结合 游戏是患儿学习最好的途径,在步行训练中贯穿游戏,可以使康复训练更有趣味,增加患儿训练积极性,同时游戏还可以促进儿童情绪的发展。

6. 遵循儿童发育规律 治疗师应该掌握儿童所有的发育特点,根据不同阶段的发育特点制订合适的康复目标,选择合适的康复策略。以诱导和主动训练为主,辅以被动运动,进行感觉 - 运动的正确引导。

7. 适时反馈 在步行训练过程中可以对患儿的反应进行言语和视觉方面的反馈,对于好的动作和反应可以语言夸赞或手势鼓励,这种适时的反馈可以提高患儿训练的积极性,并对他们的行为起到正向强化的作用。

二、基本条件

1. 肌力 肌力是完成关节运动的基础,包括核心稳定肌和整体运动肌,其中核心肌群训练在近年来成为临床康复治疗的热点。最大限度地增强核心稳定对躯体重心控制有积极意义,为四肢和头颈的稳定和活动提供坚实的平台,对于改善患儿的动态控制能力和平衡能力有重要意义。为保证步行周期支撑相的稳定,单侧下肢必须有足够的肌力与负重能力,保证能够支持体重的 3/4 以上,或双下肢的伸肌肌力达 3 级以上,这样才能保证另一下肢能够从容完成向前摆动的动作。

2. 人体重心和平衡能力 步行时人体重心必须垂直落在支撑面的范围内才能保持平衡,不同的步行环境对于平衡能力也有不同的要求,如果只是室内的步行,站立平衡只需要达 2 级;一旦进行室外步行,则平衡能力必须达 3 级。

3. 协调能力与肌张力均衡 为了保证双下肢交互迈步动作的完成,需要下肢肌群之间的共同协调,以及上肢、躯干和头颈伴随活动,当主动肌收缩时,必有拮抗肌的松弛、固定肌的支持固定和协同肌的协同收缩,特别是主动肌与拮抗肌之间肌张力的均衡,可保证下肢正常运动,形成自然的步态。

4. 感觉功能 感觉是运动的基础,感觉输入是大脑活动的原动力。感觉器官对身体所处位置信息,以及对运动方向和速度的感知,是儿童做出适应性反应的不可缺少的前提,各种原因引起的感觉功能受损会导致患儿出现感觉统合障碍,这不仅会直接影响步行的完成,还会最终影响身心健康。

5. 中枢神经运动控制 中枢神经系统对多种感觉信息进行分析整合后下达运动指令,以调节和管理运动,这种运动控制也有助于肢体精确完成特定的功能活动。

三、步行功能训练常用方法

（一）步行前训练

患儿步行前需要具备一些条件，包括身体正常直立位的发育成熟，患儿可以轻松且自然地维持站立直立位；核心力量发育成熟，躯干能抗重力伸直且在站立位屈伸、旋转、侧屈；站立位平衡发育成熟，体重能在双下肢能成熟地进行重心转移；需要有步行的动机；有成熟的步行模式。

1. 下肢负重训练　患儿站立位下，双脚与肩同宽自然站立，脚尖向前，骨盆中立位，膝关节伸展避免过伸，双上肢在身体两侧自然下垂，为正常站立姿势，维持数分钟。患儿并足站立，减少支撑面，并维持数分钟。双足前后纵向站立，前脚尖向前，后脚尖稍斜向外侧，步长不宜过大，保持直立姿势，双下肢不能交叉，维持数分钟。

单腿站立：患儿抬起一侧下肢向前或向侧方踩在踏板或阶梯上，踏板阶梯高度由低到高，负重侧臀中肌收缩，避免躯干侧屈，两侧下肢交替负重，维持数分钟。

2. 站立平衡训练　Ⅰ级平衡患儿各体位下双脚站立维持数分钟，Ⅱ级平衡患儿各体位下双脚站立并伸手往前方、侧方、后方取物能维持平衡，Ⅲ级平衡治疗师从各方向推动患儿仍能保持平衡。进阶为单脚Ⅰ～Ⅲ级平衡训练。可以利用平衡板、平衡垫等工具（图9-5）。

3. 站立位重心转移训练　患儿站立位，双脚自然站立与肩同宽，治疗师手于患儿前方或后方双手扶持其两侧骨盆，双手用力帮患儿进行左右两侧重心转移，做髋外展内收动作，避免膝关节屈伸。

患儿双足前后站立，治疗师于患儿前方或后方，双手扶持患儿两侧骨盆，用力帮患儿进行前后重心转移，做膝关节屈伸动作，避免髋外展内收。

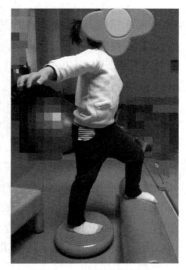

图9-5　站立平衡训练

（二）手法辅助步行训练

治疗师手法辅助患儿进行步行训练可在早期给予患儿引导和安全感，使患儿尽快掌握步行能力。神经发育学疗法中手法辅助患儿的方法众多，需要根据患儿的疾病种类和临床运动能力表现，以及患儿对手法是否接受来选择适当的手法辅助训练。

1. 扶患儿肩、胸部步行训练　步行训练早期患儿的躯干核心能力不足，尚未适应直立状态下对躯干及上下肢交互伸展的协调模式，治疗师可在患儿后方扶患儿肩部或胸部，予以患儿稳定的姿势控制和安全感，若患儿需进一步的支持，治疗师可用下肢或身体抵在患儿的骶骨处或两侧骨盆和后背。步行时，患儿的重心需在基底面中，在患儿一侧下肢充分负重时，提醒、引导或帮助患儿迈步，步长需符合患儿的能力，同时减少辅助。当患儿迈步向前一侧下肢负重时，治疗师可引导患儿非负重侧肩或躯干向对角线移动，非负重侧骨盆则稍向后移动，促进患儿双侧协调和躯干回旋。随着患儿步行能力提高，要减少对患儿的辅助。

2. 扶患儿骨盆步行训练　若患儿骨盆负重能力不足或步行模式异常，如髋关节发育不良、脑瘫患儿常见的剪刀步态、偏瘫患儿的偏瘫步态等,治疗师可站在患儿的后方或坐滑轮凳在患儿后方,双手扶持患儿的两侧骨盆,引导患儿重心转移到左侧下肢充分负重,右手扶右侧骨盆向前推,从而引导患儿迈右侧下肢,同时将右侧骨盆向前旋转、左手将左侧骨盆向后旋转,左右两侧反复进行(图9-6)。

3. 扶患儿膝关节步行训练 若患儿膝关节稳定性不足或屈髋不足,治疗师可在患儿后方坐滑轮凳上双手扶持患儿双侧膝关节,给予患儿膝关节稳定支持和本体感觉输入,引导膝关节往前运动;若患儿在步行过程中膝关节内外旋角度过大或过小,可同时引导患儿膝关节从足跟着地到足底着地内旋,然后外旋到足跟离地。

4. 扶患儿小腿远端、踝关节步行训练 若患儿下肢远端本体感觉存在障碍或踝背屈不足,治疗师可在患儿后方坐滑轮凳扶持患儿小腿远端或踝关节引导患儿迈步、踝背屈,若患儿步行不稳可让患儿在前方推助行架。

5. 拉患儿手步行训练

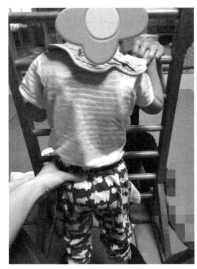

图9-6 扶患儿骨盆步行训练

(1)治疗师在患儿后面拉患儿双手高举过头:患儿站立位,治疗师站在患儿后方,抓住患儿的双上肢,使患儿全身呈伸展状态,髋关节呈伸展、外展、外旋位,躯干前倾位,牵引患儿的手交替向前迈步再向后迈步,促进患儿屈髋伸髋。此方法适合痉挛型双瘫的患儿。

(2)治疗师在患儿前面拉患儿双手:患儿具备一定的步行模式时或需要安全感步行时,治疗师可拉患儿的手进行步行训练。患儿双上肢前伸到胸廓高度,促进肩胛带和躯干的对称性,可让患儿腕关节背屈握住治疗师双手或治疗师握住患儿双手,避免肘关节屈曲导致肩胛代偿,引导患儿交替向前迈步。患儿步行能力提高时,可换成牵患儿单手步行。

6. 木棒、圆形环 让患儿向前双手握住一根木棒,肘关节伸直,治疗师可握住木棒中间引导患儿向前迈步。圆形环则将患儿套在中间,患儿双手向前抓住圆形环,后背可抵在圆形环,治疗师可拉圆形环引导患儿向前步行。

(三)治疗性工具辅助步行

当患儿需要辅助进行步行训练时或长时间需要辅助器具时,根据患儿已具备的步行能力给患儿配不同的步行辅助工具。

1. 助行器 助行器样式多样,其高度或宽度是可以调节的,可以根据患儿的身高及障碍程度定制。助行器可分为带轮和不带轮两种,根据患儿站立位稳定性、双下肢移动能力等进行适当选择(图9-7)。

2. 手杖、拐杖 与助行器相同,可为患儿支持体重、保持平衡、辅助步行,应用于步行训练。杖类助行器与下肢三点连线形成支撑基底面,基底面积越大、重心越低,其稳定性越大。拐杖的种类很多,如四足手杖、三足手杖、腋杖、肘杖

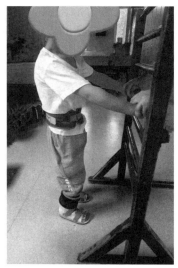

图9-7 助行器

等,根据患儿的步行能力,给予不同的拐杖助行器。训练方法有手杖两点支持步行(三点步行)、手杖两点步行、腋杖四点步、腋杖两点步、腋杖摆至步、腋杖摆过步等。

3. 滑板车　滑板车的用途较多,其中训练患儿步行能力可让患儿坐在滑板车上,然后交替屈髋伸膝迈步,此方法可提高患儿屈髋屈膝能力、伸膝屈膝协调性和踝关节的稳定性。

4. 平行杠　平行杠除站立负重、平衡训练和肌力训练外,还可以进行步行训练,且平行杠内步行训练比较安全稳定,缺点是容易造成患儿依赖平行杠不敢独立步行,需要慢慢减少辅助。

5. 脚踏车　患儿双脚平踏在脚踏车上,双手扶住两侧扶手,双眼平视前方,先缓慢有节奏地交替向前转动。若患儿需要辅助,治疗师可在患儿后方抓住患儿的双手放在扶手上;若患儿可向前踩踏,则让患儿向后踩踏。

6. 自行车　患儿需具备良好的抓握能力和下肢负重能力,选择合适高度和难度的自行车,根据患儿的能力进行辅助,可提高患儿步行的协调性和上下肢的肌力。

(四)下肢矫形器

下肢矫形器在儿童步行功能中应用广泛,对于很多家长来说,能让患儿学会步行或重新获得步行能力是很重要的目标之一,借助下肢矫形器过渡步行功能训练或依靠下肢矫形器进行步行,希望能在家、社区独立步行,最终回归家庭及校园。在步行功能训练当中,下肢矫形器承重、支持保护下肢的骨关节肌肉,畸形矫正或关节置换术后功能位的保持,稳定或控制关节运动。

1. 足矫形器　穿戴足矫形器在步行训练过程中,依靠在足的水平面上的三点力系统控制前足的外展,和在足的额状面系统控制距下关节的外翻运动和小腿的内旋趋向。适合脑瘫、小儿麻痹症后遗症、吉兰-巴雷综合征、扁平足、足的旋前旋后畸形、跟骨的外翻畸形。

2. 踝足矫形器　穿戴足踝矫形器在步行训练过程中,依靠在矢状面上三点力系统控制踝关节的跖屈和背屈、在额状面上三点力系统控制距下关节的内翻和外翻。适合脑瘫、截瘫、偏瘫患儿、周围神经损伤、跟腱挛缩、马蹄内翻足等。

3. 膝踝足矫形器　种类众多,包括金属条 KAFO、全塑料 KAFO 和免荷性 KAFO,根据患儿不同疾病和症状选择不同的膝踝足矫形器。

4. 髋踝足矫形器　常见的有单轴髋铰链(允许髋关节屈、伸,限制内收、外展与内旋、外旋活动,伸髋制动装置可以限制髋关节的过伸,环状锁可在髋铰链伸直位自动锁住)和双轴髋铰链(双轴方向交叉呈 90°,允许髋关节屈、伸、内收、外展,只控制髋关节的旋转活动)。

5. 交替迈步矫形器　目前交替迈步矫形器主要有三种类型,即环索、水平索和摇杆交互步态行走矫形器。三种交替步态矫形器的工作原理大致相同。矫形器两侧的髋关节通过导索或连杆相连接,一侧髋关节作伸运动时,在导索或连杆的拉动下,另一髋关节产生髋屈曲运动,从而达到带动腿向前移动的目的,可帮助患儿进行步行训练,适合脊髓损伤、截瘫、脑瘫、肌营养不良等。

6. 髋内收外展控制矫形器　帮助患儿进行髋关节屈曲、伸展自由活动,控制髋关节的内收和旋转活动,可调限制内收的程度,适用于下肢痉挛性麻痹的脑瘫患儿,逐步改善剪刀步态。

(五)机器辅助训练

1. 下肢功率自行车　下肢功率自行车可以帮助患儿下肢早期被动关节活动、协助主动下肢关节活动、抗阻力下肢关节活动、下肢交互伸展、发展早期步行模式。根据患儿的身高选择不同型号的下肢功率自行车,根据患儿的疾病和能力表现选择不同的模式和训练强度、时间、频率等。

2. 机器人辅助步态训练 机器人辅助步态训练(robot-assisted gait training,RAGT)的主要目的是通过重复刺激步态和视听反馈来改善运动学习过程,RAGT 提供了一个简化和安全的治疗环境,允许延长训练时间和步骤重复,诱导患儿发展为可重复的、运动学一致的、对称的步态模式。

RAGT 可以制订更先进步态康复计划:包括双侧机器人矫形器、体重支持(body weight support,BWS)和跑步机。作为一个计算机化的系统,它可以调整 BWS 的数量,延长维持姿势的时间,并提供准确的下肢负荷量。引导患儿在预设定且重复的运动轨迹下进行骨盆、髋、膝、踝的步行训练,并且保持踝关节背屈。

RAGT 需要患儿积极参与和反馈步行训练的情况,根据患儿的表现和系统数据进行调整,可适用于脑瘫、脊髓损伤等。

(六)减重、负重步行训练

1. 减重步行训练 通过减重吊带将人体悬吊,减轻步行时髋和双下肢的负重,可能使患儿步行中身体重心的分布趋于对称,提高患儿的步行稳定性;可以减少步行中下肢相关肌群的收缩负荷,使下肢肌力不到 3 级的患儿提早进行步态训练,有利于患儿早期下床活动;下肢关节负荷的减轻可以改善和加大下肢关节的活动范围;减重状态下可以调节下肢的肌肉张力,避免和缓解由于早期负重带来的不必要的下肢伸肌协同运动,以及由这种异常模式导致的髋内收、足下垂、内翻等病理性步态,及早输入符合正常人生理的步行模式,促进正常步态恢复,提高步行能力,而且患儿在减重装置的保护下安全性增加,消除患儿步行中的紧张和恐惧心理,更好地配合治疗师的治疗。

(1)减重步行系统:减重步行系统由两个部分组成,即减重装置和电活动平板。通过减重装置治疗师可以按需要从下肢 0(完全负重)~100%(完全不负重)调整下肢减重量,在步行功能训练前需满足患儿负重达到可能支撑的最大体重和患儿髋关节能够完全伸展。患儿步行能力提高时,逐渐增大患儿负重量,直到达到全负重,但必须保证正确的步态模式及安全性。电动活动平板则用于减重患儿的步行训练,平板运行时间、速度和坡度可以根据患儿的能力进行调节,训练的频率、时间及强度根据患儿的能力和耐受程度、疲劳恢复情况决定。

(2)简易减重步行训练装置:由铰链和滑轮作为动力系统,悬吊装置安装在天花板或地面,治疗师和患儿可在装置下通行,减重吊带作用在患儿腰部骨盆和双侧大腿,受力部位主要在胸、腰、骨盆、腋下和大腿。布置好装置后,可由治疗师引导患儿步行或患儿自己步行。该装置可脱离治疗室,便于患儿回归家庭后继续训练。

2. 负重步行训练 当患儿下肢负重能力提高或需提高患儿下肢肌力时,可额外给患儿附加重量,使患儿在超越自身重量上进行步行功能训练。此外,负重带来的本体感觉输入刺激本体觉感受器传递到大脑皮质的初级感觉中枢和小脑皮质形成对空间位置、姿势,以及身体各部位的运动情况进而调节肌紧张和协调运动,维持身体的姿势和平衡,从而帮助患儿感受运动状态,促进大脑功能发育和促进运动发育,提高行为的表现能力。

(1)沙袋、负重背心:根据患儿的能力和各关节的运动表现,给予患儿不同部位施加沙袋,沙袋的重量和数量因患儿而异;负重背心可穿戴在身上,给患儿躯干施加重量,提高躯干的负重能力(图9-8)。

(2)推重物步行:患儿通过推不同形状大小和重量的方块、滚筒或架子等,增加步行的阻力和步行训练的趣味,从而提高患儿步行能力。

患儿还可通过推大圆球来进行步行训练,但圆球不稳定易摔倒,需要患儿有一定步行能力及成熟的保护反应,治疗师需给予引导和充分的保护。

(3)持重物步行:患儿可手持重量或体积较大的物品玩具,如大型玩具车、大圆球、滚筒、楔形垫等治疗室或家庭里的物品,模拟日常生活步行和提高患儿对步行训练的兴趣,患儿手持物品的体积大小和重量根据患儿的能力和兴趣喜好选择。

(七)反馈训练

指控制系统的输出信号以某种方式返输回控制系统,以调节控制系统的方法。患儿通过与环境和设备的互相作用,以各种感觉信号反馈到患儿步行当中从而调节自身的步态模式、姿势和发力。

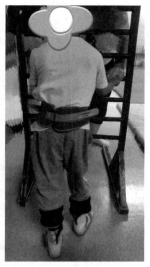

图9-8 沙袋、负重背心

1. 姿势镜 姿势镜是可以映照全身的长方形镜子,规格视治疗室大小而定,可以固定于墙上,也可以安装于支架上,装上轮子成为移动式。姿势镜可以矫正身体姿势及步态,如姿势异常与步态异常、应用矫形器步行、脊柱侧凸等,均可对着姿势镜矫正;可以控制不随意运动,如当患儿有不随意运动时,可以配合应用木棒、圆形环、球、沙袋等在姿势镜前进行控制头、颈、躯干等部位的不随意运动和平衡训练。

视觉信息反馈到患儿视网膜,从上视丘传递到丘脑枕最后到达后侧顶叶、从膝状体传递到主要视觉皮质经过背侧束最后到达后侧顶叶、从膝状体传递到主要视觉皮质经过腹侧束最后到达下颞叶皮质层三条传输途径进行空间动作的感知和视觉控制,结合本体觉的感觉输入对患儿在步行训练中出现的异常步态、姿势、不随意运动进行矫正。但姿势镜的应用需要患儿具备良好的认知能力和视觉空间能力。

2. 肌电生物反馈训练 肌电生物反馈用的是肌电信号,其原理是将所采得的肌电信号,经过放大、滤波、双向整流、积分用积分电压驱动声、光、电、数码等显示器件。由于积分电压肌紧张成正比关系,可以借助此训练直接观察肌紧张或松弛水平。

肌电生物反馈训练分为两种:放松性肌电生物反馈训练和增强性(再训练性)肌电生物反馈训练。①进行放松性生物反馈训练时,依患儿病情选择相应的肌肉,将肌电生物反馈仪的皮肤电机安放在肌张力过高的肌肉肌腹部位,根据仪器的指示,引导患儿主动通过主观意念去放松紧张的肌肉,反复训练帮助患儿在步行时控制因肌肉紧张导致的异常姿势;②进行增强性(再训练性)肌电生物反馈训练时,患儿通过训练自主提高肌肉的肌张力,增强肌肉功能,预防肌肉萎缩,使松弛肌肉的收缩功能得以恢复。如脊髓或周围神经损伤、脑外伤等导致的足下垂,可通过肌电生物反馈训练增强踝背屈功能。患儿掌握放松性和增强性肌电生物反馈时,可在步行训练中反复进行,提高患儿在实际步行中对步态的控制能力。

(八)步态矫正训练

许多脑瘫、发育迟缓、颅脑外伤等患儿由于肌肉痉挛、肌张力异常、共济失调、肌肉无力等问题,会导致在步行功能训练时表现为各种各样的异常步态,为了提高患儿步行功能表现和回归家庭校园的生活质量,需要在患儿步行功能训练时不断纠正异常步态。治疗师需要对患儿异常的姿势和动作进行分析,在不断地评估、治疗和再评估中逐步纠正。

1. 走标记、图形步行训练 在地面上贴上正常步态的脚印或带颗粒的塑胶脚板,放置或画上不同形状、不同颜色的图形、标记,引导患儿增强对下肢的控制踩在相对应的标记图形上,能增加患儿在步行训练中的趣味,提高治疗效率。该方法可适合内八、外八或步幅异常、下肢控制障碍的患儿(图9-9)。

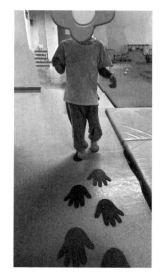

图9-9 走标记、图形步行训练

2. 足内外翻矫正板步行训练 患儿在特制的矫正板上进行步行训练可以矫正患儿的足内外翻步态。①足内翻纠正板步行训练:患儿双脚分立在两块向中间倾斜的板上向前行走,不能越过中线,板倾斜的角度根据患儿内翻的程度而定。该方法可以持续牵拉腓肠肌内侧、胫骨前肌和胫骨后肌,缓解痉挛降低肌张力,改善内翻步态。②足外翻矫正板步行训练:患儿双脚分立在两块从中间向两侧倾斜的板上向前行走,不能越过中线,板倾斜的角度根据患儿外翻的程度而定。足内翻的患儿禁用。

3. 足内收矫正步行训练 用于矫正髋关节内收紧张导致的异常步态,如剪刀步态。在一块长板中间竖立一块板,高度根据患儿的身高调整,患儿双脚分立在中间挡板两侧向前步行,限制髋关节内收,促进髋关节外展,引导患儿以正常步态行走。

(九)综合步行训练

当具备良好的步行能力,需要进一步训练患儿的步行能力,可让患儿在不同的台面上行走,施加不同的难度,提高患儿对不同的步行环境的适应能力,从而提高在日常生活中步行的表现。

1. 平衡木训练 平衡木的患儿的步行能力和平衡协调能力要求较高,可用于本体感觉训练同时实现对前庭感觉的刺激。当患儿掌握在平衡木上行走时,再增加难度,如在平衡木上步行时取物训练、持重物步行等。

2. 走斜坡训练 可分为上斜坡和下斜坡步行训练。①上斜坡:患儿面向斜坡从下往上行走,双脚脚尖指向斜坡上方,行走时下方的膝关节保持伸展,可以牵拉腘绳肌、小腿三头肌和跟腱,缓解肌肉痉挛,增强足跟的负重感觉和负重能力,同时增加踝背屈角度。根据患儿的下肢负重能力和痉挛程度选择不同坡度的斜坡;②下斜坡:患儿从斜坡上方往下行走,双脚脚尖指向斜坡下方,可训练踝跖屈肌肌力和膝关节的控制,不适合尖足的患儿,难度比上斜坡大且摔倒风险增加,需做好保护措施。

3. 走阶梯训练 有抽屉式阶梯,可调整阶梯的宽度和高度;有不带扶手和带平行杠的阶梯,根据患儿的步行能力选择不同的阶梯进行上下阶梯训练,可以训练患儿的躯干核心力量和下肢肌力,同时满足日常生活动作训练的需求(图9-10)。

4. 跨越障碍物步行训练 患儿可跨越不同形状、大小、间距、高度的障碍物,训练患儿行走时的姿势控制、协调平衡能力,以及对不同环境的调节能力,对患儿步行能力要求较高(图9-11)。

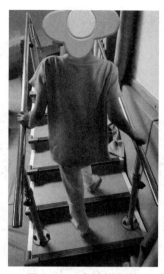

图 9-10 走阶梯训练

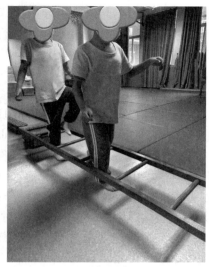

图 9-11 跨越障碍物步行训练

5. 倒退走和侧走 步行能力不仅要求患儿能够向前走,还需要倒退走和侧走,以满足日常生活中不同的需求。选择较宽敞和平整地面,患儿保持直立位,双眼平视前方,在倒退走过程中训练伸髋、屈膝,提高双下肢的负重能力,同时进一步训练患儿的平衡协调能力、本体感觉和前庭觉,适合步行能力比较好的患儿,如果患儿开始比较害怕,可辅助倒退走。侧走可以训练患儿髋外展内收和侧方的平衡能力,适合髋外展受限、内收肌紧张的患儿,可以先扶墙侧走,逐渐减少辅助,左右两侧轮流侧走。

6. 步行时转头 在患儿进行走平衡木、上下阶梯、上下斜坡、跨越障碍物、倒退走侧走等步行训练时,可以引导患儿进行转头训练,训练患儿不同姿势下的头控能力、躯干旋转能力及姿势稳定。

（十）任务导向性训练

任务导向性训练以个体、任务与环境间的相互作用为基础,根据患儿个体能力和训练目标设计具体的任务或活动,通过主动尝试,引导患儿完成一些任务或进行某些活动,达到提高运动技能目的的训练方法。任务导向性训练强调患儿主动参与有控制性的运动训练,并进行反复的强化,训练需具有功能性和一定量的积累。

方法和步骤包括:描述正常活动的基本成分,观察、比较和分析患儿运动表现,找出缺失成分和异常的表现;针对缺失成分和异常表现,制订功能性目标,依具体的目标设置具体的任务;任务与实际生活相结合,帮助患儿将所学的运动技能运用于正常生活及各种环境;任务具有趣味性,调动患儿对生活的参与性和积极性;制订适当的训练强度、训练频率及治疗时间等详细治疗计划。

训练要注意目标明确,难度合理,及时调整,增加复杂性;指令明确简练,以患儿最容易理解的方式;训练具有计划性和持续性;不同环境结合;家属积极参与。

1. 视觉、语言引导 在患儿进行步行训练时,视觉引导可用玩具等不同的目标物吸引患儿行走,或在患儿下肢贴上颜色醒目、吸引患儿的贴纸引导患儿屈髋、伸膝、踝背屈、内外翻等。语言的引导要明确、简练、易理解,并且用夸张或鼓励的语气给患儿指令。

2. 听指令花样步行　与语言引导相比,听指令花样步行需要患儿较好的步行能力、认知能力。患儿步行训练时,让患儿听指令进行向前走、侧走、倒退走、举手、抬腿、转圈、蹲下、抛接球、弯腰捡物品、立定等花样步行(图9-12)。

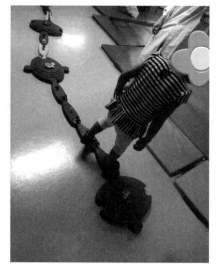

图9-12　听指令花样步行

（十一）水中运动训练

水疗法是一种针对不同医疗条件提出的康复方法:水环境有利于有功能限制的患者,他们可感到环境更安全,因此更有动力接受训练。利用水的机械作用、静水压力和水流的冲击力可以使血管扩张、血液循环改善,改善肌张力、增加肌力,水的身体特性有助于提高病人的稳定性,并允许肢体运动,通过减轻体重,对身体节段挤压,并提供本体感觉输入。此外,水池的温暖有助于肌肉放松,还可以减少疼痛。

1. 水中平衡训练　让患儿站在有平行杠的水池中,水深以患儿能站稳为准,治疗师从不同方向推水浪或用水流冲击患儿身体,使其能够在水中保持平衡。

2. 水中步行训练　利用水的浮力减轻患儿身体重量对下肢的负荷,使下肢肌力较弱的患儿可以在水中行走。水中步行训练时,让患儿进入水中,站在平行杠内,不超过乳头水平,双手抓杠练习行走,然后过渡到独立步行。此外,还有水下跑步机训练,可训练患儿快走甚至跑步,但对患儿的能力要求极高。

水中步行训练对患儿的行走效率、下肢肌肉力量、平衡能力、肌肉痉挛有明显的改善,促进患儿粗大运动功能发育,适合脑瘫、截瘫、偏瘫、周围神经损伤等患儿。

（十二）户外步行训练

除治疗性步行训练和家庭性步行训练外,还需要让患儿进行户外步行训练,包括社区性步行训练、上学步行训练、公园步行训练等,以适应不同的环境步行要求。而且户外步行训练是丰富多样的,如草地上步行、沙滩上步行、鹅卵石上步行等,既可以提高患儿步行训练的兴趣,还能帮助患儿发展触觉、本体觉和前庭觉,通过感觉的整合进而促进患儿的步行功能。

（曾　庆）

第十章

神经发育技术

第一节 概　述

一、儿童神经系统疾患常见功能障碍及特点

（一）运动功能障碍

1. 原发性神经肌肉损伤

（1）肌肉无力：肌力是在肌肉骨骼系统负荷的情况下，肌肉为维持姿势、启动或控制运动而产生一定张力的能力。肌力是肌肉本身的特性和支配该肌肉的神经共同作用下产生的，当上运动神经元损伤时，中枢神经系统（central nervous system，CNS）传递到运动单元的运动通路减少或丧失，导致肌肉出现活动性不同程度的缺失，称之为肌肉无力。

肌肉无力是一块肌肉或一组肌群产生张力的能力下降或丧失，不能产生正常水平的力量，导致运动功能落后于正常儿童。

（2）肌张力异常：肌张力是肌肉组织在静息状态下的一种不随意的、持续的、微小的收缩，是保持身体各种姿势及其正常活动的基础。肌张力异常是 CNS 损伤的重要特征之一，根据异常程度与正常水平的比较，分为肌张力增高、肌张力低下和肌张力障碍。

1）肌张力降低：即弛缓，指肌张力低于正常静息水平，在被动活动关节时感觉阻力消失。此时肌肉弛缓、牵张反射减弱、触诊肌腹柔软，肌肉处于特有的抵抗减弱的状态。弛缓时，运动的整体功能受损，常伴有肢体麻痹或瘫痪、深腱反射消失或缺乏、被动关节活动范围扩大等表现。

2）肌张力增高：包括痉挛和强直。痉挛是一种由牵张反射高兴奋性所致的、以速度依赖的紧张性牵张反射增强伴腱反射亢进为特征的运动障碍，常由椎体系障碍导致。所谓痉挛的速度依赖是指伴随肌肉牵伸速度的增加，肌肉的痉挛程度也增高，在快速进行关节被动活动时能够明显感受到肌肉的抵抗。与痉挛相似，强直也是以肌张力增高为特征的一种状态，但其抵抗程度与牵张速率无关，关节无论做哪个方向的被动活动，对同一肌肉来说，运动起始和终末的抵抗感是一样的。

3）肌张力障碍：是一种以张力损害、持续和扭曲的不自主运动为特征的运动功能亢进性障碍。肌肉的收缩或快或慢，表现为重复和模式化；张力以不可预料的形式由低到高变动。肌张力障碍可由 CNS 缺陷所致，也可由遗传因素所致。

2. 运动协调性异常　当多个关节和肌肉在适当的时间里按照一定顺序产生相互协同

的动作时,才会出现平稳、准确、有控制的运动。因此,运动的协调性与肌肉/群活动的顺序性、时间性和等级性相关,如果上述某一方面出现异常,运动的协调性便会遭到破坏。

(1)肌肉募集激活与顺序异常:CNS 损伤后,肌肉的募集激活与顺序会出现异常情况,肌肉和关节在完成功能性活动时会产生不必要的运动,从而发生异常协同或共同收缩。

(2)运动时间异常:不协调的运动也可以表现为肌肉没有在合适的时间产生适当的运动。包括反应时间的滞后、运动时间的延迟,以及运动终止的障碍。

(3)不自主运动:不自主运动是 CNS 损伤后的常见症状,可表现为联合运动、震颤及手足徐动性运动。

3. 继发性骨骼肌肉障碍 CNS 损伤后常见继发性骨骼肌肉障碍,这是由于有效的活动对于维持肌肉和骨骼的健康至关重要,一旦活动减少,就会引起广泛的继发性骨骼肌肉障碍,包括肌肉萎缩、关节挛缩、关节退行性病变及骨质疏松。

(二)姿势控制障碍

1. 姿势适应性的异常 正确情况下,个体为了适应不断变化的任务或环境需要进行相应的姿势调整策略,这种调整姿势活动的能力被称为姿势适应性。CNS 损伤后,个体难以根据任务和环境条件的改变而做出迅速、有效的移动,使得原有的平衡被打破,继而产生姿势的不稳定。

2. 预期的姿势控制丧失 预期的姿势控制是在潜在的不稳定自主运动之前就已经激活姿势调整的一种能力,这种预期姿势性活动很大程度上取决于患者在损伤之前的运动经验与运动学习。与预期姿势控制相关的神经通路涉及范围较广,包括皮质运动区的补充区、基底神经节及小脑,因此在 CNS 损伤后常出现预期姿势控制丧失的情况,如自主运动起始时的肌肉激活困难。

(三)其他障碍

1. 感觉障碍 包括本体感觉障碍、视觉障碍及前庭觉障碍。

2. 知觉障碍 包括体像障碍、空间关系障碍及失用。

3. 认知障碍 包括注意力、定向力、记忆力、解决问题及意识水平方面的障碍。

二、神经发育技术基本知识

1. 定义 神经发育疗法(neuro-developmental treatment,NDT)又称神经生理疗法(neuro-physiological therapy,DPT),是一种跨学科的整体性临床实践模型,它在不断改进的科学研究基础上,强调基于运动分析的个性化治疗方法,旨在改善脑组织病损后出现的肢体运动功能障碍,使 CNS 疾病患者获得康复。

2. 理论框架 NDT 的理论框架是根据实践经验的不断累积而形成的,它为实践模型奠定了基础。

(1)运动控制(motor control,MC):是 CNS、环境和躯体系统相互作用及组织各个关节和肌肉以产生协调的功能运动。MC 的理论是 NDT 模型的基础,它描述了运动是怎样被控制的,是关于控制运动的一组抽象概念。其理论来自多个研究领域,包括反射理论、等级理论、运动程序理论、系统理论、动态系统理论、生态学理论等。不同的理论反映了哲学上关于大脑怎样控制运动的不同观点,通常反映了对于各种运动中心组分相对重要性认识方面的差异。MC 理论不仅是解释动作的一种方法,还强调组织动作所内含的神经生理和神经解剖的不同方面。

(2)运动学习(motor learning,ML):是指一系列与练习或体验直接相关的过程,这些过程导致运动技能相应的产生持久的变化。CNS损伤的恢复是通过构建新的神经传导网络来完成的,即功能恢复会伴随针对特定课题及环境而产生的感觉、知觉与运动系统的重组。因此,治疗是一种新的学习而非再学习的过程,在治疗过程中提倡以正常运动的工作分析为基础,让患者体验运动的感觉,使其学会并找到身体的"归属与使用"的感觉,从而建立良好的ML过程。

(3)运动发育:是神经和躯体系统的变化所产生的一个动态过程,在不同的环境中,这种变化受到探索、刺激和学习的影响。在DNT框架中,运动发育贯穿于人的终生,随着年龄的增长,儿童的运动技能会经历发育、完善和适应,这是一个动态的过程,主要包括:①身体内部系统的持续发育、组合和相互作用;②适应环境需求并从中学习;③伴随发育成熟所出现的内部变化;④在成长过程中不断改变任务目标。

(4)神经可塑性:是CNS在整个生命过程中重组其结构、连接和功能,以及对内在或外部刺激反应的能力。因此,大脑及其功能会随着经验、实践和环境的变化而动态变化。神经可塑性发生于细胞和分子水平,短期改变包括突触前效率的改变,中期改变与突触膜、脑可塑性相关蛋白有关,长期会发生细胞的基因表达改变。很多因素影响神经可塑性,如神经肌肉系统的状态、执行任务的方式方法、环境、个体等。因此,神经可塑性既可以作为神经康复的主要理论依据,通过发展替代途径获取更多的功能,也有可能导致不利的代偿性运动,如非偏瘫侧的过度使用和偏瘫侧的不使用等。

3.基本原则

(1)为患者进行整体性评定和治疗。

(2)以提高患者的活动和参与能力为治疗目标。

(3)以问题为导向解决功能障碍。

(4)制订个性化的治疗方案。

(5)团队协作工作模式。

(6)依据典型发育模式进行评定和治疗。

(7)鼓励患者主动参与日常生活活动。

(8)强调徒手干预的重要性。

第二节　Bobath 疗法

一、概述

1.定义　Bobath疗法是针对CNS损伤引起的功能、运动和姿势控制障碍,进行个性化评定和治疗的一种解决问题的方法,其治疗目标是通过促通改善姿势控制和选择性运动,最大限度地诱导患者的潜在能力。

2.理论依据　Bobath疗法注重在理论框架的基础上进行临床推理的过程,而非套路化的治疗方法或技术。它的理论基础涉及个体及个体如何与周围环境互动,发挥患者潜能使之从新的身体状态中进行学习并适应环境,这成为了改善功能的基础。具体的理论依据详见本章第一节。

二、现代 Bobath 疗法在临床实践中的观点和词汇

1. 临床推理与决策 是指通过患者的主诉及症状对病情进行推理,做出初步判断,并选择适宜的检查法评定,最终确定对于患者最适宜的治疗干预,这一系列的思考过程。

2. 感觉输入 在现代 Bobath 疗法临床实践中常应用各种感觉输入使患者能关注于有效的、功能性运动的学习。视觉、前庭觉、本体觉等感觉感受器的物理、化学刺激不停地向 CNS 输入,这些信息使身体图示不断更新。

3. 运动分析 现代 Bobath 疗法的目标是针对个体的最大潜在能力促进其活动的效率。因此,需要了解什么是正常的高效率运动,对 CNS 疾病患者功能性运动的组成成分进行分析。观察和评定的内容有:①姿势转换时的姿势控制是否合适,能否完成抗重力活动;②身体各部位的选择性运动能否相互协调;③躯干或四肢的选择性运动是否以核心稳定为基础;④为达到功能目标,能否进行合适且连续的运动;⑤患者的哪些动作有 MC 的减少与缺失;⑥患者是否有代偿运动,该代偿运动能否完成正确动作。

4. 促通的应用 促通是主动学习过程的一部分,常需要一对一上手操作促进感觉输入,以最适合的动作促进神经肌肉活动,还可使用熟练的诱导及环境的变化帮助患者形成正确的身体图示,能使患者在功能性任务中克服困难完成任务。

5. 相关专业词汇

(1)核心与核心控制:核心是指腰部、骨盆和髋关节的集合体,既是重心所在之处,也是头颈部活动、肩胛带上肢活动及步行的重要基础。核心控制是指针对破坏稳定性的力量,为了进行高效运动而预测性或反应性进行的多关节力学连锁中的一个要素,即全身性多关节连锁进行姿势控制的核心部分。

(2)身体图示:是指人脑中已有的知识经验网络,具有抽象记忆概念的作用。

(3)关键点(key point,KP)和关键部位(key areas,KA):KP 和 KA 是指治疗师在上手操作调整姿势张力的同时可以促进正常姿势反应及运动的患者的身体部位。KP 又分为中心关键点(central key point,CKP)、近端关键点(proximal key point,PKP)和远端关键点(distal key point,DKP)。CKP 是躯干中心部即第 7~9 胸椎部分,是椎间关节最容易出现旋转活动的部位,不仅可诱发抗重力伸展活动,也易于通过旋转诱发姿势定位。PKP 是头颈部、肩胛带、上臂、骨盆、大腿部等身体近端部位,其作用是提高近端部位的动态稳定性,对于改善步行中躯干和下肢的抗重力伸展活动、上肢的灵活协调运动及吞咽时的口腔活动等有重要的控制作用。DKP 是手、前臂、足部、小腿等身体远端部位,由于在手掌、手指、足跟和足趾等部位存在丰富的感觉感受器,对这些部位进行操作不仅可以调整肢体的对位对线,还可从末梢进行本体觉和浅感觉的输入,是手指、足部、口唇和舌精细运动的诱导部位。

(4)支撑面(base of support,BOS):是人与环境之间相接触的面,也指通过来自环境的感觉信息与人体互相作用形成的、在功能上支撑身体的面,既有力学的支撑作用也具有感觉信息输入的作用。

(5)参照点:是身体与环境相联系予以功能支援的部位。KP 与 BOS 也可以说是姿势的

参照点。

（6）选择性运动：是基于适当的感觉输入和肌肉活动而被神经系统所选择的关节分离运动。主动肌、拮抗肌及协同肌的共同作用下，在周边关节稳定的基础上进行的单一或两个关节的运动。

（7）手的接触指向性反应（contactual hand-orienting reaction，CHOR）：是指上肢伸展、手指展开、手掌和手指在功能性活动的起始面上伴有摩擦的接触，也是上肢治疗开始的姿势。

（8）滞空：既是检查姿势肌紧张时的测试方法，也是一种对促通操作的反应。指治疗师在活动患者身体的某一部位时，观察、感知患者能否轻柔的、无抵抗的对抗重力跟随治疗师的诱导进行活动，并随时维持在空中的某一位置。

三、治疗原则

1. 强调患者学习运动的感觉。
2. 强调患者学习基本姿势与基本运动模式。
3. 按照运动的发育顺序制订训练计划。
4. 将患者作为整体进行治疗。

四、临床应用

以偏瘫患者训练为例，Bobath 疗法将偏瘫患者恢复阶段划分为弛缓期、痉挛期和恢复期，各期治疗技术均有所不同。

（一）弛缓期

1. 弛缓阶段体位摆放的意义

（1）头部和上肢：头部摆正，面部可转向患侧；肩胛骨下方垫枕头，防止肩胛带后撤、下沉；将患侧上肢伸展置于枕上并保持旋后位，枕头的高度应尽可能高于躯干的高度。

（2）骨盆和下肢：患侧骨盆下和下肢外侧垫枕头，防止髋外展外旋；膝下垫毛巾卷，避免出现膝过伸；膝轻度屈曲对于预防由踝跖屈造成的伸肌痉挛比在患者足底放置木板效果要好。若踝关节明显跖屈或内翻，应放置足托板使之保持踝背屈、外翻位。对于患侧下肢有明显屈曲倾向的患者应采取正确的仰卧位。

2. 各种正确体位摆放的方法

（1）仰卧位：正确的仰卧位体位摆放如弛缓期体位。由于仰卧位易受紧张性颈反射和迷路反射的影响，异常反射最强，产生伸肌痉挛的趋势也最大。因此，注意不要在患者足底放置任何东西，否则将增加不必要的伸肌紧张。此外，骶尾部、足跟、外踝等处发生压疮的危险性也增加，故该体位不宜长时间采用，患者应尽快学会在侧卧位下进行休息。

（2）健侧卧位：患侧上肢向前方伸展，肘伸展，胸前放一软枕。患侧下肢处于自然半屈曲体位并置于枕上。为防止患者由于躯干稳定性差而出现向后倾倒的半仰卧位，可在患者身后放置软枕以帮助其维持侧卧位。

（3）患侧卧位：该卧位可增加对患侧躯干的感觉输入，同时可起到缓慢牵拉患侧躯干肌肉及缓解痉挛的目的。同时，上方的健侧手臂还可进行自由活动。

（4）床上坐位：由于可增加不必要的躯干屈曲伴下肢伸展，应避免半仰卧坐位。患者应采取最佳体位，即髋屈曲近于直角，脊柱伸展，用足够的枕头叠加支持背部，以帮助患者达到直立坐位,头部无须支持,以便患者学会主动控制头部活动,在患者前方放置桌子,使其双手交叉放在上面,以抵抗躯干前屈。

3. 仰卧位翻向侧卧位

(1)翻身前的准备动作:双手十指交叉,患侧拇指在上,肘关节伸展,双手上举并尽可能高于头部,再回原位。注意双侧前臂应同等程度旋后,腕关节始终保持伸展位(图 10-1)。

(2)身体上半部的旋转动作:双手上举,肩部充分前伸,肘、腕关节保持伸展,向左右用力摆动,带动躯干、骨盆向一侧转动。治疗师可从患者的肩部或臀部给予一定的辅助力量,帮助其完成翻身动作(图 10-2)。

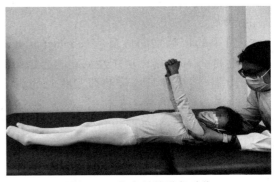

图 10-1　翻身前的准备动作

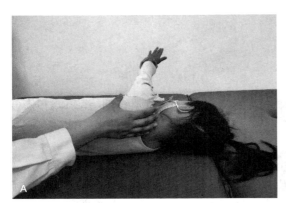

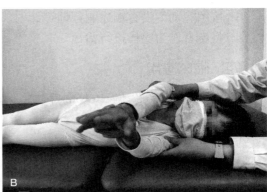

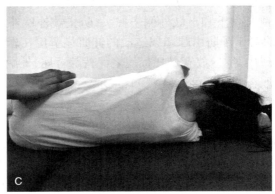

图 10-2　身体上半部的旋转动作

A. 双上肢用力左右摆动;B. 从肩部给予辅助力量;C. 从臀部给予辅助力量。

4. 准备坐起和站立

(1)下肢屈曲动作的训练:患者仰卧位,髋膝屈曲,治疗师一只手将患足保持在背屈外翻位,并将其脚掌放于床面,另一只手扶患侧膝关节外侧,维持髋部处于内收体位,完成髋膝屈曲动作(图 10-3)。

（2）伸展下肢准备负重的训练：患者仰卧位，患侧下肢伸展，足背屈外翻，顶在治疗师大腿前部，治疗师将一只手置于膝部下方，沿患侧下肢长轴施加压力，嘱患者做小范围的伸、屈膝动作。

5. 准备进行无画圈运动的步行

（1）髋伸展位时膝屈曲动作：患者仰卧位，患侧小腿垂于床边，髋伸展，治疗师帮助保持踝背屈、外翻，嘱患者做伸、屈膝动作。训练时要注意在不引起伸肌痉挛的条件下逐渐扩大伸膝范围。

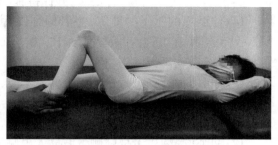

图 10-3　下肢屈曲动作的训练

（2）骨盆前倾训练：患者仰卧位，立起患侧小腿，嘱患者主动内收髋部带动骨盆向前，再让患侧下肢越过中线伸向对侧，随着控制能力的加强，可嘱患者进行肢体的上下移动（图 10-4）。

（3）髋内收、外展的控制：患者仰卧位，患侧膝屈曲，足放在床面，进行主动的髋内收、外展运动，治疗师可从膝部两侧给予一定的助力或阻力，并嘱患者练习各角度的控制，再让骨盆离开床面进行此动作。

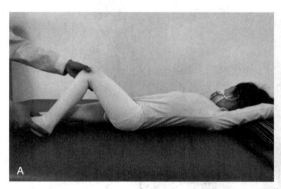
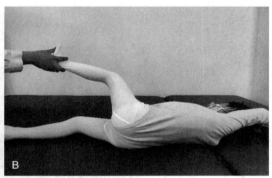

图 10-4　骨盆前倾动作训练

A. 主动内收患侧髋部带动骨盆向前；B. 患侧下肢越过中线伸向对侧墙面。

6. 上肢训练

（1）预备姿势：患者健侧卧位，首先进行上肢外旋位时的上举动作，在训练中应避免出现肘、腕屈曲或尺偏动作。保持骨盆前倾，并带动下肢向前与另侧腿交叉。当髋部处于屈曲位时膝关节应保持伸展；当膝关节处于屈曲位时髋部应处于伸展位。同时，踝关节应保持背屈外翻位。

（2）侧卧位至仰卧位的训练：患者在进行此训练时，可利用患侧肩部和上肢前伸对抗阻力来引发身体向后移动，变成仰卧位。训练时，下肢呈屈曲位，上肢向前方抵抗用力时，大腿应避免外展。当动作进展至仰卧位时，患侧上肢可置于身体一侧并使之处于伸展外旋位，之后再进行主动的前臂旋后、旋前动作。

（3）活动患侧肩胛带：患者仰卧或健侧卧位，治疗师可进行肩胛骨被动向下、上、前方活动，注意避免后方运动。待肩胛周围肌肉放松之后，再嘱患者主动向前方或上方伸展上肢。

侧卧位下进行上肢上举训练,随着患者上肢控制能力的加强,可给予一定的阻力。在训练时,患侧上臂应处于外旋、伸展位,并保持腕、手指伸展及拇指外展(图10-5)。

(4)伸展患侧躯干的训练:患者仰卧位,患侧上肢高举过头,治疗师一只手握住患者手,另一只手扶其肩,嘱患者做翻身动作。在整个过程中治疗师要注意用力牵拉患侧上肢,使患侧躯干处于被动牵拉状态。

(5)伸肘训练:嘱患者主动用力伸展上肢,向上方主动推动治疗师的手,完成伸肘动作。

7. 卧位起坐训练

(1)侧卧位:治疗师一只手放在患者颈部,另一只手放在膝下并将其扶起。

(2)仰卧位:嘱患者把健侧下肢插入患侧下肢下方并移至床边,用健侧肘支撑上身坐起。

8. 坐位平衡训练

(1)重心左右移动的训练

1)肘伸展时的患侧重心移动训练:治疗师位于患侧,双手控制患侧上肢,使之伸展并在身体一侧负重,嘱患者将重心移向患侧,之后再恢复原位(图10-6)。也可让患者双上肢处于伸展并支撑于体侧,再进行躯干的左右重心转移。

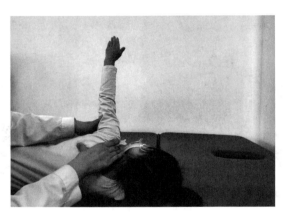

图 10-5　活动患侧肩胛带

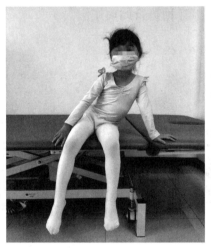

图 10-6　肘伸展时的患侧重心移动训练

2)肘屈曲时的患侧重心转移训练:治疗师帮助患者将重心移向患侧,在肘屈曲时使前臂负重,之后主动将身体恢复原位。

(2)重心前后移动的训练:在弛缓期,患者在坐位时进行抬头动作比较困难,为了帮助患者维持头部的正确体位,治疗师应站在患者前方鼓励其向前弯曲身体,在尽量屈曲髋部的同时将患侧上肢上抬,把手放在治疗师的肩部。当患者保持此体位并能伸展脊柱时,可鼓励患者抬头并向上方看,通过过度屈曲髋部可抑制患者向后方倾斜。

(3)患侧上肢负重训练:将患侧上肢置于伸展位,放在体侧,嘱患者将重心移至患侧上肢。治疗师可通过患侧肩关节给上肢施加向下的压力,从而提高患侧伸肌张力,加强肘关节稳定性(图10-7)。

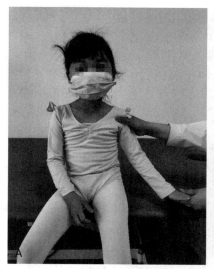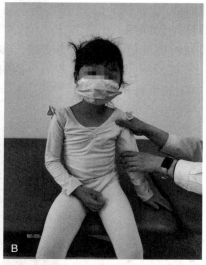

图 10-7　患侧上肢负重训练

A. 患侧上肢处于伸展位；B. 从肩部给予向下的压力以加强伸肘能力。

（二）痉挛期

1. 坐位和准备坐起的训练

（1）骨盆控制和躯干旋转训练：患者端坐在床侧，嘱其双手交叉并向前下方伸展，患侧下肢充分负重。治疗师帮助患者抬起臀部，旋转躯干，并指导其缓慢坐在床面的另一边。

（2）患侧髋内收和骨盆旋前训练（图 10-8）：患者端坐位，治疗师一只手控制患侧下肢膝部，使其处于内收、内旋位，另一只手控制踝关节处于背屈、外翻位，帮助患者将患侧下肢放到健侧下肢上，同时带动骨盆前倾，之后再控制下肢缓慢放回。

（3）提腿训练（图 10-9）：患者端坐位，治疗师托住患足保持在背屈外翻位，嘱患者向上提腿再缓慢放回，并练习在关节的各活动范围内进行控制，以加强患侧下肢屈髋屈膝的能力。

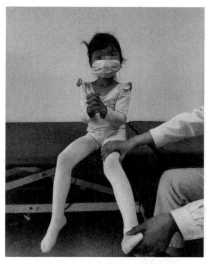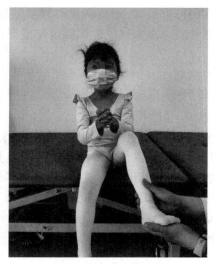

图 10-8　患侧髋内收和骨盆旋前训练　　　　　图 10-9　提腿训练

（4）屈膝训练：患者端坐位，将膝部被动屈曲 90°，嘱患者在小范围内做膝屈伸动作。

2. 从高床站起训练　患者高床坐位，健手支撑床边，患侧下肢着地。治疗师辅助患侧上肢处于伸展位，嘱其健手向下用力支撑，同时患侧伸髋以使膝伸展并充分负重。当患侧伸髋控制稳定后，可训练膝关节在小范围内的屈伸动作（图 10-10），之后再逐渐减少手支撑，直至完全由患侧下肢负重。

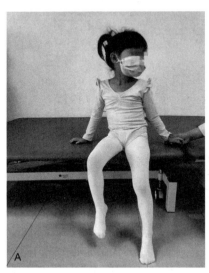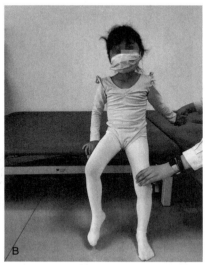

图 10-10　从高床站起训练
A. 患侧上肢位于伸展位；B. 膝关节小范围屈伸训练。

3. 站立和步行训练

（1）患侧下肢负重训练

1）立位患侧重心转移：治疗师一只手放在患者的腋部支撑，保持肩胛带上举，另一只手保持患侧上肢肘腕关节处于伸展位，同时引导患者将重心逐渐向患侧移动（图 10-11）。

2）立位负重屈膝：患者将重心移至患侧，健侧手可抓握扶手，健足放在治疗师腿上，治疗师跪于患者前方。为避免患侧膝过伸或屈曲，治疗师可用手扶住患侧膝关节，使其保持轻度屈曲。

3）患侧站立时健侧迈步：当患侧负重较为稳定后，可嘱患者抬起健足，在小范围内进行前后迈步动作的训练。此动作应缓慢进行，目的是尽可能使患侧多负重（图 10-12）。

（2）患侧下肢迈步训练

1）膝屈曲训练：患者俯卧位，治疗师将患侧膝关节被动屈曲 90°，嘱患者缓慢伸展下肢，并训练其将下肢保持在关节活动的某一点上，以掌握在各关节活动角度上的控制能力。

2）髋膝屈曲训练：患者立位，骨盆自然放松，治疗师帮助患侧下肢轻度屈曲膝关节，并注意观察患者髋部是否放松，防止骨盆上提。

3）迈步前动作：治疗师托住患足足趾使其伸展，并将踝关节控制在背屈外翻位，嘱患者将足部抬离地面，高度与正常迈步时相同。抬腿时注意骨盆不要出现上提动作。

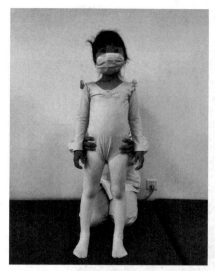
图 10-11　立位患侧重心转移训练

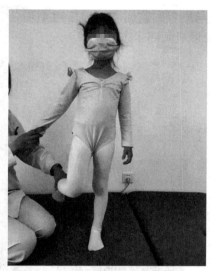
图 10-12　患侧站立时健侧迈步

4. 手膝位和跪立位的训练

(1)手膝跪位训练：患侧上肢处于伸展位并充分负重，必要时治疗师可予以辅助，同时注意手指伸展、拇指外展支撑于床面，嘱患者向前后左右摇动躯干保持平衡。随着平衡能力的加强，可嘱患者抬起健侧肢体，使患肢完全负重，以加强训练难度。

(2)双膝跪位训练：治疗师位于患侧，保持患侧上肢伸展，引导患者转移重心，并尽可能使患侧充分负重。注意保持髋部伸展，防止骨盆后撤。

(3)单膝跪位训练：治疗师帮助患者将患膝跪在床面上，并充分伸展髋部使其负重，嘱患者前后移动健侧下肢。

5. 肘部控制训练

(1)双上肢上举训练：双上肢屈曲并高过头顶，屈曲肘部触摸头顶、对侧肩、耳等部位，再将前臂缓慢伸直，注意防止患者出现肩胛后撤动作。

(2)双上肢屈肘训练：患者双上肢前伸，肘部轻度屈曲，双手十指交叉。嘱患者屈肘，用双手触摸口鼻，再返回原位。

(3)肘关节屈伸训练：当患侧上肢能控制在上举位置时即可进行交替的肘部屈伸训练。当患者在上举上肢的各个角度具有肘部控制能力时即可进行肘部的独立运动，此训练动作对于日常生活功能的自理是非常重要的。

（三）恢复期

1. 改善步态的训练

(1)踝关节控制能力的训练：治疗师位于患者身后，从其髋部给予支撑，并突然将患者向前方推动，患者也可健足在前、患足在后大跨步站立，在患足足跟不离地的条件下背屈踝关节，将重心转移到健侧下肢。

(2)准备迈步的训练：姿势同上。嘱患者患足足跟离地但足趾着地，再恢复足跟着地。

(3)迈步训练

1)迈小步训练：患者健足站立，治疗师一只手控制患侧骨盆，另一只手辅助患足保持外翻背屈,嘱患者屈髋屈膝向前后迈小步(图10-13)。注意保持患者躯干和骨盆放松,防止骨盆上提而形成画圈步态。

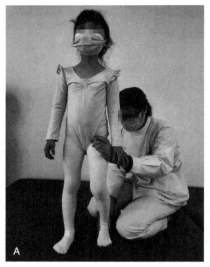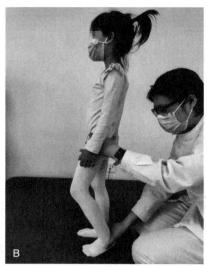

图 10-13　患侧下肢前后迈小步训练

A. 正面观；B. 侧面观。

2)患侧下肢负重训练:患者立位,治疗师位于患侧后方,双手扶住患侧骨盆,嘱其将重心移向患侧,将健侧下肢外展离地,使患侧充分负重。

3)交叉步态训练:可先训练患者向健侧方向行走,双下肢轻度外旋,健侧腿稍靠前。治疗师站于患侧后方,一只手控制患侧骨盆,嘱患者旋转骨盆将患侧腿从前方向对侧交叉迈出。此训练可改善髋部的控制,防止出现画圈步态。

4)前后迈步训练:健侧腿站立,患腿向前迈步,之后屈膝再向后迈步。注意防止出现骨盆上提动作。

(4)行走训练

1)侧方引导训练:治疗师位于患侧,手扶患侧上肢并使之处于伸展位,帮助患者转移重心,向前迈步。健肢迈出前,嘱患者使患肢充分负重；患肢迈出前,嘱患者稍停顿,让患肢有足够的时间放松膝关节和下降骨盆。

2)后方引导训练:患者双上肢向后伸展,治疗师辅助其控制在伸展位。此训练优点是可使骨盆向前,髋部伸展,防止膝过伸。

3)肩胛带旋转训练:患者立位,双手分别做触碰对侧大腿的摆动。治疗师位于患者身后,双手控制患者双肩,嘱患者在迈步时用对侧手触碰迈步腿。

4)骨盆旋转训练:治疗师位于患者身后,双手控制骨盆,使髋伸展。嘱患者步行时旋转骨盆。

5)前方引导步行训练:治疗师位于患者前方,将患侧上肢搭在治疗师肩上,治疗师一只手放在患侧肩胛部使之前伸,另一只手放在骨盆处辅助患者完成行走时的重心转移。

(5)上下楼梯训练

1)上楼梯训练:治疗师位于患者身后,一只手控制患侧膝关节,另一只手扶住腰部,将重心转移到患侧。嘱患者健肢上楼梯,然后重心前移,治疗师辅助患侧下肢屈髋屈膝,抬起患足迈上楼梯。

2)下楼梯训练:治疗师位于患者后方,一只手置于患侧膝部上方辅助膝关节屈曲向下迈步,另一只手置于健侧腰部帮助向前移动重心,之后再保持膝伸展以支撑体重,嘱患者健侧下肢向下迈步。

2. 上肢运动控制训练

(1)联合反应的抑制:患侧上肢放在桌面保持不动,嘱患者用健手摩擦患侧上肢皮肤,或健侧手臂上抬高举过头,屈肘触摸头顶后返回。

(2)患侧上肢负重及躯干旋转训练:患者坐位,患侧上肢伸展置于体侧,嘱患者旋转躯干,健手越过中线,将患侧物体拿起放到健侧。

(3)伸肘训练:患者坐位,双手交叉推动滚筒并来回拉动。

第三节　Brunnstrom 疗法

一、概述

Brunnstrom 疗法理论认为,偏瘫后的恢复过程必然要经历功能和能力的“倒退”现象,如同人类发育早期基本的原始反射及泛化的运动模式。这是由于 CNS 既失去了控制正常运动模式的能力,又失去了感知正常运动的能力,使正常运动受到抑制,失去协调精细的运动模式。

Brunnstrom 疗法的理论依据为偏瘫恢复六阶段理论。偏瘫后,患者出现患侧肢体甚至是躯干的弛缓状态,头面部也有相应表现,此为 Brunnstrom 疗法的 I 阶段;之后,患侧逐渐出现联合反应,即健侧关节抗阻运动时,患侧相应部位可见肌肉收缩或是相同的运动倾向,但并不强烈,阻力去除后,又恢复到弛缓状态,此为 Brunnstrom 疗法的 II 阶段;有些患者可能会不经历 II 阶段或 II 阶段非常短暂,直接表现为患侧的联带运动,此时肌张力明显增高,表现为明显的“一动全动”的异常运动模式,此为 Brunnstrom 疗法的 III 阶段;随着功能的恢复,患者的肢体慢慢出现部分分离运动,异常的运动模式有所减弱,协同的运动模式逐渐出现,患者的运动功能向着协调精细的动作发展,此为 Brunnstrom 疗法的 IV~ V 阶段;Brunnstrom 疗法的 VI 阶段,是接近于正常运动模式的阶段,但并非是完全正常,运动能力表现可能会稍逊于健侧,且还会有感知觉方面的差异。

二、神经系统异常运动模式

1. 原始反射　新生儿出生后有许多先天的反射活动,随着婴儿神经系统不断发育完善,绝大部分的原始反射在神经系统发育成熟之后会消失;大脑受损后,这些原始反射又重新出现,即为病理性反射。

(1)伸屈反射

1)同侧伸屈反射:是同侧肢体的单侧性反应。刺激一侧上肢近端的屈肌/伸肌,能引起

同侧下肢的屈肌 / 伸肌收缩。

2）交叉伸屈反射：刺激一侧肢体近端的屈肌 / 伸肌时，出现该侧肢体和对侧肢体的屈肌 / 伸肌同时收缩。

（2）屈曲回缩反射：即肢体远端屈肌的协同收缩。刺激下肢伸趾肌可引发伸趾肌、踝背伸肌、膝关节屈曲肌等同时出现收缩、逃避动作。上肢也有同样屈曲回缩反射。

（3）伤害性屈曲反射：当肢体远端受到一伤害性刺激时，肢体随即出现屈肌收缩伴伸肌抑制现象。这种现象随着刺激强度的变化而变化。当刺激比较轻微时，只可引起局部比较局限性的反应。刺激增强到一定程度时，甚至可以引起整个肢体的强烈反应。

（4）紧张性颈反射：包括对称性紧张性颈反射（symmetric tonic neck reflect，STNR）和非对称性紧张性颈反射（asymmetric tonic neck reflect，ATNR）。

1）STNR：当头颈部后伸时，出现双侧上肢伸展，双侧下肢屈曲；当头颈部前屈时，出现双侧上肢屈曲，双侧下肢伸展。

2）ATNR：当头颈部向左右转动或向左右侧屈时，引起转向侧或侧屈的同侧肢体伸肌紧张，对侧肢体屈肌紧张，形似拉弓射箭姿势，故又称拉弓反射。

（5）紧张性迷路反射（tonic labyrinthine reflex，TLR）：也称前庭反射，是头颈部的空间相对位置变化引起的反射。当内耳的蜗神经感受器感受到垂直方向上的运动变化时，使上肢屈肌紧张，肩关节外展，肘部以下屈曲，双上肢能抬举至头部周围。

（6）紧张性腰反射：是由于骨盆或躯干位置的变化而引起的肢体的反应。当腰部向身体一侧旋转时，转向侧出现上肢屈曲、下肢伸展，对侧肢体则出现上肢伸展、下肢屈曲。

（7）阳性支持反射：是指当刺激足底前部或使足底前部着地时，受刺激的下肢出现髋关节和膝关节的伸展和足踝的跖屈。

2. 联合反应　是在某种特定情况下，对健侧肢体进行抗阻力运动时，患侧肢体出现的一种反射性肌张力升高或肢体产生不随意运动模式的表现，是一种病理性的反应。其下位运动控制中枢位于脊髓，由于脑损伤的存在，大脑内的上位运动控制中枢失去了对下位运动控制中枢的抑制作用，使得下位运动中枢处于兴奋状态而表现为较原始的不随意运动。常常出现在偏瘫早期，部分患者甚至有可能延续至整个恢复期（表 10-1）。

表 10-1　联合反应

项目	部位	诱发方法及患侧肢体反应
对侧性	上肢	健侧屈曲 / 伸展—患侧屈曲 / 伸展
		健侧内收 / 外展—患侧内收 / 外展（Rainiste 现象）
	下肢	健侧内收 / 外展—患侧内收 / 外展（Rainiste 现象）
		健侧屈曲 / 伸展—患侧伸展 / 屈曲
同侧性	患侧上肢	上肢上抬—手指伸展 / 外展（Souques 现象）
	患侧下肢	下肢屈曲—患侧上肢屈曲

3. 共同运动　共同运动是脑损伤后出现的一种异常运动模式，由患者主动发起，但不能按照正常的运动顺序完成，而是按着某一特定异常的模式出现。共同运动产生的病理基础与联合反应相同，即下位的脊髓水平的原始反射控制系统失去了来自上位的高级神经中

枢的抑制作用,从而产生特定的异常运动模型,分为屈肌共同运动和伸肌共同运动(表 10-2、表 10-3)。

表 10-2　上肢共同运动模式

关节	屈肌共同运动模式	伸肌共同运动模式
肩胛带	上抬,后撤	前伸
肩关节	后伸,外展,外旋	内收,内旋
肘关节	屈曲	伸展
前臂	旋后	旋前
腕关节	屈曲	伸展
手指	屈曲	屈曲

表 10-3　下肢共同运动模式

关节	屈曲共同运动模式	伸展共同运动模式
髋关节	屈曲,外展,外旋	伸展,内收,内旋
膝关节	屈曲	伸展
踝关节	背屈,内翻	跖屈,内翻
足趾	背屈	跖屈

三、常用治疗技术及临床应用

Brunnstrom 疗法理论认为,在治疗过程中应尽可能地利用原始反射、联合反应、共同运动等特征,先引出患者的随意运动,再逐步引出分离性的正常运动的成分,最后慢慢摆脱异常的运动模式,向正常的、协调的、功能性强的运动模式发展。

(一)软瘫期(Ⅰ阶段)

患者此时表现为肌张力低下,无联合反应及随意运动。肌张力检查为 0 级,关节活动度检查常表现为较健侧略有增加,这是由于肌肉和关节囊松弛,进行被动活动时失去软组织弹性抵抗的结果。因此,在此阶段进行被动运动时应避免关节角度活动过大,以及造成关节囊不可逆性的松弛。此外,还应注意患侧肢体的体位摆放,避免异常模式的出现。

1. 床上良肢位的摆放　见本章第二节"四、临床应用"。

2. 患侧肢体的训练

(1)关节被动活动:具体详见第四章。

(2)引出联合反应的训练

1)胸大肌联合反应:患者仰卧位,双手交叉同时上举超过眼睛,治疗师位于患者头部,双手分别握住患者腕部并给予适当阻力,通过健侧肩关节内收 - 屈曲的抗阻力运动诱发患侧胸大肌的联合反应。

2)肱二头肌联合反应:患者仰卧位,双上肢自然放于体侧,治疗师对健侧肘关节进行抗阻屈肘训练,引出患侧对称性联合反应出现。

3）下肢屈曲联合反应：患者仰卧位，双下肢自然伸展，嘱患者健侧下肢抵抗阻力跖屈，诱发患侧下肢屈肌的联合反应。同时也可利用 ATNR，让患者面向健侧来强化患侧下肢的屈肌紧张。

4）下肢伸展联合反应：患者仰卧位，双下肢自然伸展，嘱患者健侧下肢抵抗阻力背屈，诱发患侧下肢伸肌的联合反应。同时也可利用 ATNR，让患者面向患侧来强化患侧下肢的伸肌紧张。

5）下肢外展 / 内收联合反应：患者仰卧位，双下肢自然伸展，嘱患者抵抗阻力外展健侧下肢，诱发患侧下肢外展联合反应。内收反之。

3. 躯干的训练

（1）床上翻身训练：见本章第二节"四、临床应用"。

（2）床上搭桥训练：患者仰卧位，治疗师辅助其双侧髋膝屈曲，足平放于床面上，双上肢自然放于体侧，嘱患者双足用力向下踩床面，将臀部抬起并保持一段时间，然后放回床面。

（3）床上移动训练：患者仰卧位，治疗师辅助其双侧髋膝屈曲，双足平放于床面上，双侧同时发力，将臀部抬离床面并向一侧平移。患者双上肢抱于胸前向同侧移动肩部，治疗师辅助患者将双足移动至舒适位置。

（4）床上长坐位训练：将患者床头先摇起 15°~30°，保持 3~5 分钟，之后逐渐增加角度，每次增加 10°~15°，保持时间增加 5~10 分钟，争取在一周以内达到 90°。

（二）痉挛期（Ⅱ阶段）

患者开始出现联合反应、痉挛，共同运动逐渐明显。此阶段的训练重点是利用患者已经出现的联合反应状态和异常的运动模式，引出需要的动作或与痉挛肌相拮抗的肌肉的收缩，以使患肢的运动更加协调有效。

1. 上肢的训练

（1）肩胛带周围肌群的训练：患者坐位，治疗师位于患侧上肢前方，一只手放在胸大肌肌腱处，另一只手抵住肩胛下角，其余手指分别抓住肩胛骨的内、外侧缘，双手同时发力，进行肩胛带的上抬、内收和旋转等活动。

（2）利用 Raimiste 反应诱发伸肘的训练：患者坐位，治疗师位于患者前方，将其双上肢向前抬起至水平位，嘱患者尽量内旋肩关节，对健侧上肢施加水平内收阻力。此时可出现患侧胸大肌收缩，肩关节水平内收的同时肱三头肌也出现收缩，从而引出患侧肘关节伸展动作。此方法适用于没有伸肘动作的患者。

（3）双侧抗阻划船训练：患者坐位，治疗师坐于患者前方，互相交叉握手并进行类似于划船的前推和后拉动作。注意当双手向前活动时前臂旋前，双手向后活动时前臂旋后。治疗师对健侧施加阻力，引出患侧上肢的屈伸运动。

2. 躯干的训练

（1）仰卧位至端坐位的辅助训练：治疗师位于患者健侧，辅助其双侧髋膝屈曲，足平放于床面。患者患侧上肢放于胸前，头转向健侧，治疗师辅助其双下肢向健侧倾斜，患者健侧上肢和躯干同时发力将身体撑起，顺势用健侧下肢带动患侧下肢垂于床下。

（2）仰卧位至端坐位的自我训练：患者仰卧位，双手交叉并上举至眼睛上方，健足伸入患侧踝关节下方，用健侧肢体带动患侧肢体使身体向健侧翻转，并用健侧下肢将患侧下肢拖至床边。健侧肘关节支撑，上半身向前下方发力撑起身体，在健侧手支撑床面的同时，健侧下肢带动患侧下肢垂于床下，调整好姿势坐下。

（3）躯干平衡功能的训练

1）静态平衡：患者端坐位，双足踩地，进行自主姿势调整并保持静态平衡。治疗师可坐于患者前方予以保护。

2）自动态平衡：治疗师坐于患侧，固定患侧膝关节和足部，以防止膝关节外展和足部后撤。嘱患者的健手分别向前方、侧方及斜前方主动抬起，并保持躯干的稳定。

3）他动态平衡：治疗师从各个方向轻推患者，患者均能保持端坐位姿态，是最高级的平衡功能状态。

3. 下肢的训练 坐位下肢负重的训练：患者端坐位，髋膝屈曲90°，双足平放于地面并与肩同宽。治疗师坐于患侧，辅助患者稳定住患侧膝关节和足部，并对其进行保护。嘱患者俯身用健手触摸患侧外踝部位，再起身回到原位。

4. 手的训练 痉挛期的患手常不能随意进行抓握和伸展，需要进行抓握和伸展的诱发训练。

（1）抓握的诱发训练：治疗师一只手辅助患者保持患侧肘伸展，另一只手固定住腕关节。嘱患者主动发力握拳，在近端牵引作用和随意运动的共同诱导下可完成手指的集团屈曲动作。

（2）伸展的诱发训练

1）拇指伸展：治疗师一只手固定患侧肘关节位于体侧，另一只手握住患手拇指和大鱼际部位，使拇指保持功能位。使患者在前臂旋后的同时主动伸展拇指。

2）四指伸展：嘱患者患侧前臂保持旋前位，腕手自然放置。治疗师一只手扶住患侧前臂，另一只手用手背从患侧腕关节开始快速刷擦刺激患者手背，并让患者有意识地伸展手指，诱发手指的集团伸展。

5. 转移训练

（1）床至轮椅的转移：患者端坐于床边，双足平放于地面。轮椅放在患者健侧，与床边保持30°夹角。嘱患者健侧手扶轮椅对侧扶手，治疗师位于患侧给予保护，患者用手支撑起身体并旋转躯干，坐于轮椅上。

（2）轮椅至床的转移：轮椅与床的位置同上。患者健侧手支撑于斜前方床面，治疗师位于患者前方，双手在患者腋下给予辅助，膝部顶住患者患侧膝外侧。两人同时发力，辅助患者站起并旋转躯干，完成转移动作。患者也可将健侧手搭在治疗师肩上支撑站起后旋转躯干，完成转移动作。

（三）恢复期（Ⅲ～Ⅳ阶段）

恢复期的关键是让患者主动运动，治疗师要辅助患者肢体的运动模式保持在正常范围内，以减少代偿动作和异常运动，为进行功能性动作打好基础。

1. 上肢的训练

（1）肩关节：患者仰卧位，治疗师一只手托住患侧肘关节，另一只手握住腕关节，进行肩关节各个方向上的辅助主动训练。

（2）肘关节：患者仰卧位，治疗师将其肩屈曲90°。嘱患者用患侧手触摸对侧肩、耳、头顶等，之后再伸肘。反复此动作完成肘屈伸训练。

（3）前臂：患者仰卧位，治疗师将其肩外展90°。嘱患者将患侧上肢放在大腿上，一只手握住腕关节进行前臂旋前旋后的辅助主动训练，另一只手固定住肘关节，避免出现肩内外旋的代偿动作。

(4)腕关节：患者坐位，患侧放置一桌子。患者将患侧上肢放在桌面上，前臂旋前，腕关节自然下垂于桌边。嘱患者主动抬腕，避免出现屈肘动作。

(5)手指：治疗师一只手握住患侧拇指和大鱼际部位，另一只手握住其余四指。将拇指外展至功能位，其余四指充分伸展。待手部肌肉放松后，嘱患者主动进行集团屈曲和集团伸展的训练。

2. 头颈和躯干的训练

(1)控制训练：患者端坐位，治疗师位于患者前方，向各个方向推动患者身体，患者保持头颈和躯干的平衡。

(2)旋转训练：患者端坐位，嘱患者从两侧向后看，带动躯干旋转，进行自我放松。之后嘱患者双手相握，尽可能大范围地进行向两侧斜上和斜下方向的触摸训练。

3. 下肢的训练

(1)髋关节分离运动诱发训练：患者仰卧位，治疗师将患侧小腿垂于床边，一只手托住患侧膝关节，另一只手握住患足前部。嘱患者屈髋伸膝，将足放在床面上。注意避免患侧髋外展外旋。

(2)膝关节分离运动诱发训练：患者仰卧位，治疗师将患侧小腿垂于床边，一只手握住患足前部，另一只手放在患侧膝关节下方。嘱患者进行伸膝训练，注意避免出现屈髋动作。

(3)踝关节背屈外翻的训练：患者仰卧位，髋膝屈曲，足平放于床面。治疗师一只手扶住患侧踝关节后方，另一只手放在患足前部下方，辅助患者进行踝背屈外翻训练。

4. 立位平衡的训练

(1)自动态平衡：初期训练时，若平衡功能较差，可嘱患者加大双足间距，之后再逐渐缩小距离。嘱患者双手相握，向前方不同的方位进行够取和触摸训练并保持立位平衡。

(2)他动态平衡：嘱患者站立，治疗师从各个方向推动患者，患者保持平衡。

5. 辅助下步行的训练 在步行训练早期，进行辅助步行训练可以预防步行中的代偿动作产生，有利于正常步态模式的建立。当患者功能提高后可逐渐减少辅助，直至达到独立步行。

(1)原地迈步：患者站于双杠内，双手扶住双杠。患侧下肢充分负重，健侧下肢向前迈出一小步，然后撤回，反复进行直至患者熟练掌握重心转移。

(2)步行训练：患者站于双杠内，双手扶住双杠。治疗师嘱患者首先进行健侧下肢向前迈步，患侧上肢随后向前移动，再进行患侧下肢向前迈步，健侧上肢随后向前移动，反复进行使患者掌握协调的步行状态。治疗师注意观察患者迈步时的患侧踝背屈状态，如必要时可予以辅助；还可在地面上放置障碍物，以加强患者步行时的跨越能力。

第四节　本体感觉神经肌肉易化法

一、概述

1. 定义 本体感觉神经肌肉易化法(PNF)被定义为"通过对本体感觉的刺激改善神经肌肉功能的方法"。促通分为空间的促通和时间的促通。

（1）空间促通：突触前纤维 A 或 B 单独兴奋时，仅能引发其所支配实线以内的区域中的两条神经出现兴奋，但 A 和 B 同时兴奋的话，由于兴奋的叠加原理，域下区重合的阴影部分可能会超出兴奋的阈值而兴奋。

（2）时间促通：有意地改变对同一突触前纤维刺激的时间来达到使域下区的神经兴奋的现象。对同一关节施加不同时间的快速刺激达到降低肌肉收缩阈值的目的。

2. 治疗原理　PNF 技术是以人体发育学和神经生理学原理为基础，根据正常状态下日常生活的功能活动中常见的动作模式创立的。它强调多关节、多肌群参与的整体运动而不是单一肌肉的活动，增强了关节的运动性、稳定性、控制能力，以及如何完成复合动作的技巧，同时利用了运动觉、姿势感觉等刺激增强有关神经肌肉反应和促进相应肌肉收缩的锻炼方法。其特征是肢体和躯干的对角线和螺旋形主动、被动、抗阻力运动，并主张通过手的接触、语言口令、视觉引导来影响运动模式。

二、促通基本技术

（一）运动模式及起始体位

PNF 与其他运动治疗相比，具有一定的特殊的运动模式。其运动模式呈螺旋对角线状，是在复合平面上进行的运动。这是一种在多数功能活动中都能见到的粗大运动。身体每一主要部位都有两种对角线运动模式（D1、D2），每个运动模式有三种成分：即屈伸、外展内收和内外旋，由这三者产生一条斜向的动作线；头颈和躯干的对角线模式为屈曲伸展伴左右旋（图 10-14、图 10-15）。

1. 上肢模式　上肢抬高超过头部动作被称为屈曲模式；反之则为伸展模式，每一模式根据运动的方向和结束的位置进行命名，某一模式的结束位置便是其拮抗肌模式的起始位置。以肩关节为轴心，上肢有四种基本模式（表 10-4）。

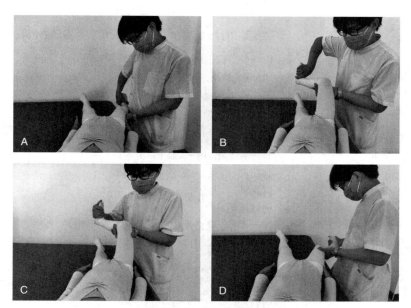

图 10-14　D1 运动模式

A. D1 屈曲起始位；B. D1 屈曲终末位；C. D1 伸展起始位；D. D1 伸展终末位。

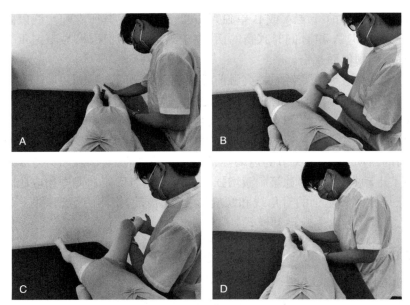

图 10-15　D2 运动模式

A. D2 屈曲起始位；B. D2 屈曲终末位；C. D2 伸展起始位；D. D2 伸展终末位。

表 10-4　上肢四种基本模式

名称	模式
上肢 D1 屈曲	肩胛骨上抬、外展、旋转 肩屈曲、内收、外旋 肘屈伸 前臂旋后 腕及手指：腕桡侧偏，拇指内收，其余手指屈曲内收
上肢 D1 伸展	肩胛骨下降、内收、旋转 肩伸展、外展、内旋 肘屈伸 前臂旋前 腕及手指：腕桡侧偏，拇指外展，其余手指伸展、外展
上肢 D2 屈曲	肩胛骨上抬、内收、旋转 肩屈曲、外展、外旋 肘屈伸 前臂旋后 腕及手指：腕桡侧偏，拇指伸，其余手指伸、外展
上肢 D2 伸展	肩胛骨：下降、外展、旋转 肩：伸展、内收、内旋 肘：屈伸 前臂：旋前 腕及手指：腕尺侧偏，拇指对掌，其余手指屈曲，内收

2. **下肢模式**　以髋关节为运动的轴心,包含四种基本模式(表 10-5)。

表 10-5　下肢四种基本模式

名称	模式
下肢 D1 屈曲	髋屈曲、内收、外旋 膝屈伸 踝及足趾:踝背屈、内翻,趾伸
下肢 D1 伸展	髋伸展、外展、内旋 膝屈伸 踝及足趾:踝跖屈、外翻、趾屈
下肢 D2 屈曲	髋:屈曲、外展、内旋 膝:屈曲 踝及足趾:踝背屈、外翻、趾伸
下肢 D2 伸展	髋:伸展、内收、外旋 膝:屈伸 踝及足趾:踝跖屈、内翻、趾屈

3. **肩胛带运动模式**　包括前方上提、后方下降、后方上提、前方下降。

4. **骨盆运动模式**　包括前方上提、后方下降、后方上提、前方下降。

5. **颈部运动模式**　包括屈曲 - 侧屈 - 回旋、伸展 - 侧屈 - 回旋。

(二) 其他促通技术

1. **肌肉的牵张**　被动的牵张肌肉可以使肌肉收缩更加容易。通过牵张肌肉使肌梭得到牵张,Ⅰa 纤维兴奋使得刺激的传导更容易。肌肉牵张不仅刺激单一肌肉,对周围肌肉也具有促通效果。

另外,从模式的中间位置,首先牵张主动肌达到一定的肌张力后移动到开始位置,通过治疗师的重心移动,从三个方向进行快速牵张,随即开始运动。这种快速牵张不仅是对末端关节,同时还包括对近端关节的牵张,即沿着运动肢体部位的长轴进行牵张。

2. **关节的牵引**　运动起始时和运动中保持对关节的牵引。此操作主要应用于上肢的所有模式及下肢的屈曲模式。关节的牵引可以使关节的运动更顺滑的进行。

3. **关节的挤压**　关节的挤压具有刺激关节囊内本体感受器使肌肉收缩力量提高的作用,以提高关节稳定性,其更多应用于下肢的伸展模式。

4. **抗阻**　最大抗阻可使对弱化肌肉的放散效果达到最大,但会导致 CNS 损伤患者的肌张力增高,因此在 PNF 技术中应根据患者实际情况选择适当大小的阻力。

5. **放散和强化**　为了使肌肉收缩的效果增大,与单一肌肉收缩相比,应利用众多肌肉同时收缩的集体运动模式。为了使弱化肌肉出现强力的收缩,对较强的肌肉施加等长收缩以期待对弱化肌肉的放散效果;而肌肉出现更强、更协调的收缩称之为强化。

6. **正常的时序**　是指从远端到近端协调有序肌肉收缩的连续动作。如用筷子夹菜的动作,首先运动的是手指和腕关节,随后是前臂、肘、肩,最终是肩胛带。PNF 遵循协调运动原则,并强调回旋运动,这和人体发育由近端到远端、由中枢到末梢的原则是相反的,也正是人体充分发育成熟后的高级运动模式。

7. 被动运动及辅助主动运动 PNF 技术更多选择抗阻运动进行治疗,但针对功能水平较弱或弛缓期的患者则采用被动运动或辅助主动运动。

8. 手法接触 治疗时应直接接触患者皮肤,以便于刺激本体感受器。在 PNF 治疗中多要求治疗师保持蚓状肌握法,即蚓状肌收缩时掌指关节屈曲、近端及远端指间关节伸展。这种握法的优点包括:①治疗师易于把持患者肢体;②不会阻碍患者运动;③引导正确运动方向;④避免疼痛。操作时需注意避免不必要的接触。

9. 口头指令 口头指令应选择简单、明了、易懂的语言,并在适当的时机选择恰当的口令。口头指令的作用包括:①指导运动的开始和肌肉收缩;②提高患者注意力和肌肉收缩力;③调整患者动作,提高运动质量;④鼓励患者以提高训练积极性。

10. 视觉刺激 视觉对于运动的顺利施行具有十分重要的作用。PNF 治疗中需要患者追视自己的肢体,通过视觉反馈对运动进行控制和修正,使运动更加容易完成。此外,通过目光的追视提高患者对运动的注意力,以达到更好的刺激效果。

(三)操作注意事项

1. 治疗师与患者保持近距离的身体位置。
2. 治疗师的身体矢状面应与运动方向保持一致。
3. 以蚓状肌握法接触肌肉、肌腱处,对其感受器随时给予适当刺激。
4. 实施快速牵张时要求沿运动肢体的长轴进行 3 个方向的牵张。
5. 利用治疗师体位的变化及重心的移动施加阻力。
6. 注意对旋转的抗阻。
7. 指示和意识(语言)促进。
8. 治疗师必须边操作边观察患者表情。
9. 注意自我保护。

三、常用治疗技术

1. 节律性启动 针对由于痉挛、挛缩、MC 障碍导致的运动起始困难患者。将螺旋对角线运动按照被动运动、辅助主动运动、主动运动、抗阻运动的顺序,进行数次节律性的操作。

2. 反复牵张-收缩 是指将一个方向的运动模式反复进行促进肌肉收缩的方法。患者在 PNF 模式的运动过程中,若在其活动范围内出现肌肉收缩力低下的情况,可先进行短时的等长收缩,之后在继续发力的同时向相反方向进行快速牵张刺激,最后再转入运动模式的向心收缩的过程。此方法为反复收缩或反复牵张。

3. 动作时序 对肌力强的肌肉进行等长收缩时,期待其对周围弱肌群的神经冲动的发散效果。

4. 节律性稳定 嘱患者保持某一体位,之后对其相应部位交替沿各对角线方向缓慢施加和减小阻力的同时继续保持该体位。此方法多应用于躯干及头颈部的控制训练,根据需要也可针对四肢进行练习,还可应用于运动失调等协调性障碍的患者。

5. 慢逆转 将两个相反方向的对角线运动,以单向 2~3 秒完成的速度缓慢进行 3~10 次的往复运动。此项技术的目的是提高肌力和改善协调性。

6. 保持-放松 针对需要进行放松的肌肉,在最大牵张位进行 5~10 秒的等长收缩,之后放松达到缓解紧张度的作用。

7. 收缩 - 放松 与保持 - 放松手法类似,收缩 - 放松是针对回旋肌追加向心性收缩的手法。这两种手法不仅能够改善治疗侧关节活动度,同时还可扩大对侧关节活动度、防止肌肉萎缩。

四、治疗目的及原则

1. 治疗目的 通过各种手法操作刺激深感觉,使运动神经元出现改变,学习正确的运动。

2. 治疗原则

(1)从运动发育的角度上讲,应先需要肌肉到达运动性水平,之后达到支持性水平,再具备支持性的基础上的运动性,最后达到协调运动水平。

(2)从肌肉收缩的角度上讲,应先具备向心收缩能力,之后是等长收缩能力,再是离心收缩能力,最后是三种收缩形式的组合活用能力。

(3)从重心与 BOS 关系的角度上讲,应先选择 BOS 大且重心低的运动形式,之后应具备较高重心在较小 BOS 内保持的能力,再是较高重心在较小 BOS 内移动的能力,最后是较高重心从较小 BOS 中移出后重新建立新 BOS 的能力。

(4)从 ML 理论上讲,运动课题的设定应为阶段性设计,遵循先简单后复杂、先容易后困难的原则。

(5)训练方法从基本功能训练逐渐过渡到结合日常生活动作的训练。

五、临床应用

(一)注意事项

1. 运动模式的选择 在进行 PNF 治疗前,应先进行评定,根据评定结果为患者选择适当的运动模式和特殊技术。模式的选择应侧重移乘、ADL、步行等运动过程中观察的模式,选择对此患者有帮助的模式。

2. 手法接触 弛缓期时关节不稳定,单独对上肢远端进行手法接触风险较高。因此,这一时期应着重对四肢的近端进行刺激,强调近端关节的肌肉收缩。在采用正常时序进行相应运动模式的同时,还需进行肩胛骨及骨盆的运动模式。

3. 抗阻的强度 弛缓期时肌张力低下、肌肉收缩不充分,主动运动完成困难,应选择被动运动或辅助主动运动。之后可进行轻度抗阻运动,随着功能的恢复再逐渐增加阻力和提高运动速度。

4. 直接法和间接法 弛缓期时患侧的主动运动功能低下,无法完成全范围的运动模式。此阶段可进行健侧运动或双侧同时运动,或患侧肩胛带及骨盆模式运动,即间接法。而直接法是指对患侧肢体进行牵张、抗阻运动、牵引或挤压关节等方式引发肌肉收缩的同时,在运动的起始位进行反复牵张法促通,随着功能的恢复逐渐增加活动范围;还可采用节律性启动等手法进行运动诱发。

5. 姿势的选择 在 PNF 治疗中,选择治疗姿势时需要考虑姿势反射、重力及 BOS 等因素。患者应采用易于诱发运动的姿势,成功诱发运动可以提高患者的成就感。

(二)具体应用

1. 弛缓期

(1)肩胛骨模式:此阶段患侧肩胛骨常后撤下沉,应使用肩胛骨的前方上提模式。在运动终末位时,通过口头指令和抗阻嘱患者持续保持肌肉收缩。

(2)下肢伸展 - 外展 - 内旋模式:在仰卧位进行,通过 TLR 诱发下肢伸肌群的收缩。

(3)下肢屈曲 - 内收 - 外旋模式:在健侧卧位进行,此时患侧肢体屈肌优势明显,完成动作更为容易;同时,髋关节能够充分伸展,可对屈肌群施加充分的牵张刺激,以诱发下肢屈肌群的收缩。

(4)组合模式的应用:为了达到健侧向患侧的放散效果,需进行双侧上下肢的同时运动。上肢选择双侧对称的屈曲 - 外展 - 外旋模式,下肢选择一侧伸展 - 外展 - 内旋、对侧伸展 - 内收 - 外旋的非对称性模式,两种模式均需对健侧进行充分的抗阻。

2. 恢复期

(1)肩胛骨后方下制模式:可抑制上肢屈肌张力的状态。胸大肌紧张导致患者主动运动困难,此时可选择节律性启动进行诱发。

(2)上肢屈曲 - 外展 - 外旋模式:可提高上肢上举、前方够取等动作的能力。此运动模式可抑制胸大肌的肌张力增高。在运动的终末保持充分的阻力,同时保持该姿势可强化躯干伸肌群的收缩。运动过程中对肩关节运动施加充分的抗阻,并对手指伸展施加阻力,并通过口头指令诱发手指的伸展。

(3)保持肘伸展的上肢屈曲 - 内收 - 外旋模式:可诱发上肢分离动作的出现。在此运动模式的终末位进行充分的挤压,既可诱发肩胛骨的外展及躯干的旋转,也可用于诱发出翻身动作。

(4)上肢伸展 - 内收 - 内旋模式:既可诱发躯干屈肌的收缩,也可用于起坐动作的准备期。

(5)下肢屈曲 - 内收 - 外旋模式:仰卧位下进行此模式,在运动终末位给予充分的阻力并努力保持屈曲 - 内收姿势,有利于躯干旋转肌群的诱发。在坐位或立位下进行此模式可抑制划圈步态。操作过程中注意控制阻力方向并给予适当口头指令,避免下肢内收不充分。

(6)下肢伸展 - 外展 - 内旋模式:在侧卧位下进行。当伸膝肌或踝跖屈肌张力增高,或出现伸肌联合反应时,可在膝屈曲模式下进行操作。此模式可提高下肢负重能力,当与屈曲 - 内收 - 外旋模式进行慢逆转等特殊手法刺激时,可提高下肢交替运动的协调性,为步行做准备。

(7)躯干的组合模式:在侧卧位进行肩胛带及骨盆的组合模式,可为步行做准备。如肩胛骨前方上提及骨盆后方下撤的组合模式是为支撑期做准备,而肩胛骨后方下降及骨盆前方上提的组合模式是为摆动期做准备。可选择节律性稳定手法进行两种组合模式的交替互换,以提高协调运动能力。对于控制能力差的患者,还可通过节律性启动进行动作的导入和诱发。

(8)坐位保持:在坐位下进行。对头颈、肩峰及骨盆向坐骨结节方向施加挤压,或对枕骨部、喙突、肩胛下角施加牵引,可刺激躯干的屈肌或伸肌群。在双侧髂骨嵴前方施加向后的阻力使骨盆前倾,之后沿髂骨嵴前缘向坐骨结节方向施加挤压,可有效改善患者躯干前倾的异常姿势。对于主动性差的患者可通过节律性启动或被动运动调整骨盆位置。

(9)端坐位站起

1)端坐位,重心移至足部后,通过双上肢对称性屈曲 - 外展 - 外旋模式促进患者站起。

2)根据站起动作时躯干的重心移动方向,对肩胛带分别进行前方下制、前方上提、后方上提、后方下降方向的抗阻,促进站起时躯干的动作。

(10)站立位

1)治疗师双手控制患者双肩,引导其向身体两侧移动重心。开始时幅度较小,之后逐渐增大范围,注意避免躯干侧倾。

2）双上肢的对称性屈曲模式可以促进躯干和双下肢的伸展。

3）对健侧下肢进行伴随膝屈曲的髋屈曲 - 内收 - 外旋模式,可促进重心向患侧移动。患侧下肢负重能力较差时,可嘱患者用健侧上肢予以辅助。在此模式的终末位姿势,治疗师位于患者后方,对患侧髂骨嵴进行向下的挤压,或同时进行健侧上肢屈曲 - 外展 - 外旋模式,以提高患侧下肢的负重能力。

4）治疗师位于患者后方,嘱患者健侧下肢进行伸展 - 内收 - 外旋、屈曲 - 外展 - 内旋的交替运动,或屈曲 - 内收 - 外旋、伸展 - 外展 - 内旋的交替运动,以提高患侧下肢的负重能力。

5）治疗师位于患者前方,将患者患侧下肢髋膝屈曲 90°。对患侧髂前上棘施加向后下方的阻力,以提高骨盆的前方旋转和上提。

6）治疗师双手置于患侧双侧髂前上棘,嘱患者向前迈步。在迈步的瞬间对摆动侧髂前上棘施加后下方的快速牵张,以促进骨盆的前方旋转和上提。

第五节　Rood 技术

一、概述

(一) 定义

Rood 技术又称多种感觉刺激治疗法或皮肤感觉输入促通技术。由美国人 Margaret Rood 提出,她认为按照个体的发育顺序,利用不同的感觉刺激促进或抑制运动性反应,可诱发较高级的运动模式的出现。此技术的主要特征是在特定皮肤区域内利用轻微的机械刺激或表皮温度刺激,影响该区的皮肤感受器,可获得局部促通作用。

(二) 理论依据

1. 肌肉纤维作用各异　Rood 认为由于肌纤维的性质不同,每块肌肉的作用也不同。为完成某一动作需要多块肌肉共同参与,它们有分工也有合作,在大部分情况下是协同收缩,但是有些是在轻负荷的运动中发挥主要作用,而另一些则在重负荷的运动中发挥主要作用。Rood 将肌肉根据做功的模式分成两种模式(表 10-6)。

表 10-6　肌肉的做功模式分类

轻做功	重做功
相位运动	张力性共同收缩
快速糖酵解运动单位	慢速氧化运动单位
位于浅表,通常为多关节	单关节深部
运动时血液供应增加	血供一直丰富
新陈代谢消耗高,易疲劳	新陈代谢消耗低,不易疲劳
屈肌和内收肌	伸肌和外展肌

2. 利用反射进行感觉刺激 肌肉因不同的感觉刺激而产生不同的运动模式,即按照特定的感觉输入获得特定的输出顺序进行。感觉刺激一般可通过两种反射来进行,①皮肤-肌梭反射:刺激覆盖在肌腹、肌腱附着点上的皮肤,冲动传入脊髓,通过 γ 纤维传出到肌梭,根据刺激的性质和方式的不同对肌肉产生促进或抑制作用;②皮肤-肌肉反射:刺激皮肤上的毛发,通过毛发感觉传入神经,经脊髓-丘脑束传送大脑皮质运动区,引起锥体束始端的细胞兴奋,再经过皮质脊髓束至脊髓,由 α- 纤维传出到肌肉,同样也可产生促进和抑制作用。

3. 利用个体运动发育顺序促进运动控制能力 Rood 认为人体的肌肉是白肌和红肌的混合肌肉,是人体稳定活动所必需的基础条件。首先由白肌引起运动,其次由红肌维持姿势和肢体位置以保持运动的稳定,然后是白肌和红肌均参与运动,最后则是灵巧性运动。Rood 根据人体发育规律总结出 8 种运动模式。

(1)仰卧屈曲模式:仰卧位时躯干屈曲,双侧对称,交叉支配。

(2)转体或滚动模式:同侧上下肢屈曲,转动或滚动身体。

(3)俯卧伸展模式:俯卧位时,颈、躯干、肩、髋、膝伸展,重心位于 T_{10} 水平。这种姿势最稳定,但伸肌张力高的患者应避免应用此模式。

(4)颈肌协同收缩模式:俯卧位时抗重力抬头,以促进头部控制能力。

(5)俯卧屈肘模式:俯卧位,肩肘屈曲负重,以伸展脊柱。

(6)手膝位支撑模式:当颈和上肢已经能保持稳定时,可利用这一体位促进下肢与躯干协同收缩的发展。支撑时由静态到动态,支撑点由多到少。如先双手双膝着地,然后抬起一个或两个支撑点(一只手或一侧膝部),最后发展至爬行。

(7)站立:双下肢先站立不动,之后单腿站立,再重心转移。

(8)步行:是站立的技巧阶段,包括支撑、抬腿、摆动、足跟着地等。

4. 利用 MC 发育治疗

(1)肌肉的全范围收缩:最初出现的动作常是由肌肉反复收缩而引起的关节重复运动,是支撑体重所必需的主动性-拮抗性运动模式,由主动肌收缩与拮抗肌抑制共同完成。新生儿自由的舞动四肢便是此阶段的典型活动。

(2)关节周围肌群收缩:是指在肌肉协同收缩下支撑体重,是人类运动发育初期的重要功能。此时表现为肢体近端关节固定,远端部分活动,是固定近端关节、改善远端关节功能的基本条件。

(3)远端固定,近端关节活动:即一边支撑体重一边运动。如婴儿在四肢处于手膝位支撑阶段,但在还未学会爬行之前,先手脚触地,躯干前后摆动,颈部肌肉共同收缩的同时头部也活动,上肢近端肌肉亦收缩。

(4)技巧动作:肢体的近端关节固定,远端部位活动。它是运动的高级形式,如步行、手的使用等。

二、治疗原则

1. 首先诱导早期的粗大动作,如头及躯干的动作。在治疗开始阶段,应训练患者床上翻身及坐位平衡等动作。

2. 开展姿势控制训练时,首先要固定远端肢体,然后再沿其固定方向的纵轴向下挤压。

如训练坐位平衡时,治疗师可通过对患者双肩向下的压力,诱导其腹肌和背肌同时收缩,从而达到维持坐位平衡的目的。

3. 当肢体末端固定,通过对末端上方近端与远端肢体的被动或主动活动,训练整个肢体的控制能力。如训练患者的肩髋控制能力时,可以嘱患者保持手膝位,患者双手和双膝固定,治疗师辅助或口令指示患者的躯干前后摆动。

4. 当肢体的近端关节控制能力提高后,固定近端关节,诱导远端肢体在空中进行自主运动。

三、常用治疗技术

（一）治疗顺序

1. 由颈部向尾部进行。
2. 由近端向远端进行。
3. 由反射运动过渡到随意运动。
4. 先利用外感受器,后利用本体感受器。
5. 先进行两侧运动,后做单侧运动。
6. 颈部和躯干先进行难度较高的运动,后进行难度较低的运动;四肢反之。

（二）感觉刺激注意事项

1. 强度适当　神经运动能力的发育是感觉性 MC 的基础,并在此之上逐渐发展成熟。因此,治疗必须根据患者个体的神经发育水平,逐渐由低级感觉性运动控制向高级感觉性运动发展。有控制的感觉输入可以反射性地诱发肌肉活动,因此要使用适当的感觉刺激,才能使肌张力正常化,并诱发所需要的运动反应。

2. 有目的地完成动作　治疗过程中患者要完成有目的性的动作,通过目的性感觉运动反应有利于诱发并建立整个神经 - 肌肉系统的运动模式,可使主动肌、拮抗肌、协同肌相互之间的作用逐渐形成及协调。要想完成某个动作,首先由大脑皮质的高级中枢发出指令,与之有关的皮质下中枢按照指令有秩序地发放各种神经冲动,以促进或抑制相应的肌肉,使其相互协调地完成该动作。感觉是掌握这一动作的基础,虽然大脑皮质不直接支配肌肉,但通过注意自己所需要达到的目的,可反射性地诱发 CNS 对运动的控制,反复刺激或训练会强化这种控制能力并使其不断完善,完成由感觉到运动的全过程。

3. 注意感觉运动的反应　要想最终掌握某一动作,需要反复进行由感觉到运动的训练,但要注意这种感觉运动反应是能够重复的,这样才会达到有效的治疗目的。

（三）诱发技术

1. 快速刷擦　可根据情况而选择不同硬度的毛刷由远端到近端进行刷擦,以刺激 C 纤维、活化 γ2 纤维末梢、诱发主动肌并抑制拮抗肌。15~30 秒显效,30~40 分钟是最大负荷时间。

(1)一次刷擦:在相应肌群的脊髓节段皮区刺激,如 30 秒没有反应则可重复 3~5 次。此方法适用于意识水平较低而需要运动的患者。

(2)连续刷擦:在治疗部位的皮肤上做 3~5 秒地反复刷动。诱发小肌肉时每次不超过 3 秒,休息 2~3 秒后进行下一次,共刺激 1 分钟;诱发大肌肉不需休息。

2. 温度刺激　由于冰具有与快速刷擦和触摸相同的作用,故温度刺激常选择冰刺激,

冰的温度为 $-17\sim-12\,^\circ\mathrm{C}$。具体方法有：①一次刺激法，即一次性快速擦过皮肤；②连续刺激法：将冰放在局部，3~5 秒内放 5 次，之后用毛巾轻轻蘸干以防止冰融化，直至皮肤变红，通常 30~40 分钟疗效达到高峰。由于冰块可引起交感神经的保护反应，因此应避免在背部脊神经后支分布区刺激。用冰块快速刺激手掌与足底或手指与足趾之间背侧皮肤时，可引起反射性回缩；当出现回缩反应时应对运动的肢体施加适当阻力，以提高刺激效果。

3. 轻叩　轻叩皮肤可刺激低阈值的 A 纤维，从而引起皮肤表层运动肌的交替收缩，低阈值的纤维易于兴奋，通过易化梭外肌运动系统引出快速、短暂的应答。轻叩手背指尖、掌心、足背趾间皮肤及足底均可引起回缩反应、重复刺激还可引起交叉性伸肌反应。

4. 牵张　快速、轻微地牵张肌肉，可立即引起肌肉收缩反应。牵张内收肌群或屈肌群可促进其收缩而抑制拮抗肌群；牵张手或足的内部肌肉可引起相邻固定肌的协同收缩；用力握拳或收紧足底可对手和足的小肌群产生牵张，可易化近端肌群，若在负重体位下完成该动作，则近端关节肌群成为固定肌，并得以进一步易化。

5. 挤压　挤压肌腹可以引起牵张反应；用力挤压关节可使关节间隙变窄，刺激高阈值感受器，引起关节周围的肌肉收缩。当患者在双侧臀桥位、手膝位或站立位时抬起一个或两个肢体，使患侧肢体充分负重，均会产生类似反应。

（四）抑制技术

1. 轻度压缩关节　此方法可缓解因痉挛引起的疼痛。如治疗偏瘫患者肩痛时，治疗师可托起患侧肘部以使上肢外展，再向肩胛盂方向轻推上肢，使肱骨头进入关节窝，在此位置保持片刻可使肌肉放松，缓解痉挛引起的疼痛。

2. 肌腱附着点加压　在痉挛的肌肉肌腱附着点持续加压可使肌肉放松。

3. 轻度压迫刺激　由头部到骶尾部反复对脊神经支配区域进行刺激，可反射性抑制全身肌紧张，达到全身放松的目的。

4. 持续牵张　可通过夹板或石膏托固定进行持续牵张，必要时更换新的辅具以保持肌腱的延长状态。

5. 翻身　通过从仰卧位或俯卧位翻身至侧卧位而缓解痉挛。

6. 温热刺激　通过中温刺激、不感温局部浴、热敷等方法松弛痉挛肌。

7. 远端固定，近端运动　患者手膝位，手部和膝部位置不动，躯干做前后、左右和对角线式活动。若痉挛范围较小，可缓慢抚摸或擦拭皮肤表面以放松肌肉。

（五）诱发部位

具体的诱发部位（表 10-7）。

表 10-7　皮肤感觉区和脊髓水平的易化肌群及其功能

髓节	皮肤知觉区的分布	被易化的肌群	功能
第Ⅴ脑神经	前部颜面	咀嚼肌	食物摄取
$C_{1\sim3}$	颈部	胸锁乳突肌、斜方肌上部	控制头部
C_4	肩上部	斜方肌	控制头部
C_5	肩外侧面	三角肌、肱二头肌、大、小菱形肌	肘屈曲
C_6	拇指、前臂桡侧	桡侧腕伸肌、肱二头肌	肩外展、腕背屈

续表

髓节	皮肤知觉区的分布	被易化的肌群	功能
C_7	中指	肱三头肌、手关节、手指伸肌	手指伸展
C_8	小指、前臂尺侧	手关节、手指屈肌	支配的手指屈曲
T_1	腋窝、上臂内侧	手部肌	手指内、外展
$T_{2\sim12}$	胸廓	肋间肌	呼吸
$L_{1\sim2}$	大腿内侧	提肌、睾丸辅助肌	上提阴囊
T_{10}	脐	腰肌、髂肌	下肢屈曲
$L_{3\sim4}$	膝部前部	股四头肌、胫前肌、排尿肌	髋屈曲、膝伸展、髋外展
L_5	趾	外侧股二头肌	膝屈曲、足趾伸展
$L_5\sim S_1$	足部	腓肠肌、比目鱼肌、趾长伸肌	屈曲逃避反射、储尿作用
S_2	小腿后侧	足部小肌群	储尿作用

（六）治疗用具

1. 刷子 包括手动和电动刷。注意电动刷的转数超过 360 转/秒时会抑制神经系统。

2. 橡胶物品 各种弹性的橡胶,如自行车胎、带状生橡胶等以诱发肌肉的共同收缩。

3. 圆棒 用于抑制手指或脚趾屈肌紧张。

4. 手膝位支撑器 抓握棒可以倾斜,对肩胛带有诱发作用。

5. 压舌板 抑制舌紧张。

6. 沙袋 用于固定体位,诱发动作出现。

（七）特殊感觉刺激

Rood 常选用一些特殊的感觉刺激来促进或抑制肌肉,如视觉和听觉刺激。光线明亮、色彩鲜艳的环境及节奏性强的音乐可以产生促进效应,反之则有抑制作用。此外,治疗师说话的音调和语气也可影响患者的动作和行为。

四、临床应用

（一）肌张力低下

1. 轻微触摸皮肤。

2. 关节的整体运动可促进较弱肌群的收缩。

3. 对骨突处加压、快速冰刺激、轻微振动。

4. 可选择固定远端部位的体位以促进深部肌肉的收缩。

5. 前后、左右、上下跳动及摇动均可促进肌肉张力升高。

（二）痉挛

1. 中等温热刺激使患者放松

2. 轻微触摸刺激痉挛肌的拮抗肌

（1）抑制上肢屈肌痉挛:轻微触摸手指屈肌、拇指外展肌、腕关节尺侧屈肌、肘屈肌、肩关节后撤肌等肌肉的拮抗肌。

（2）抑制下肢伸肌痉挛:轻微触摸足趾屈肌、足趾内收肌、跖屈肌、胫骨后肌、股后肌群、内收肌等肌肉的拮抗肌。

3. 应用持续牵张 可降低小腿肌肉、股四头肌、腰椎颈椎的伸肌和肩胛后撤肌的张力。

4. 应用非抗阻重复收缩技巧 可降低肩部、髋部内收肌、肘屈肌、手指长屈肌的张力。

5. 对负重部位施加压力以促进体位稳定 如上下肢通过正确的负重可降低肌肉的张力。

（三）抓握反射的放松

治疗师用手掌根部缓慢按压患者的手掌非负重部位或脚掌内侧部位，可促进抓握反射的放松。注意避免触摸患者手指尖或足趾垫部位。

（张 琦 马婷婷）

第十一章

运动控制

第一节 概 述

一、概念

基于循证医学研究证据表明运动控制理论有利于提高儿童主动运动表现康复治疗技术（任务导向性训练、强制性诱导运动疗法、手-臂双侧徒手强化训练等）的应用,可改善身体功能,提高脑瘫儿童平衡能力、运动功能和日常生活能力。在高强度下,引导儿童自身产生主动运动,从而完成现实生活中的任务和活动目标。这些措施的作用机制是基于运动经验的神经可塑性(experience-dependent neural plasticity)。中枢神经系统损伤使神经传导通路传导信息障碍,从而导致运动控制和感觉功能障碍,而由于神经可塑性特征加之脑瘫儿童自发的努力,受损肢体高强度的主动功能训练可促进中枢神经系统功能区域重组接管或代偿受损区域的功能,改善受损肢体运动功能。

二、运动控制原理

运动控制(motor control)理论是当前康复领域讨论和研究的一个新热点,主要研究调节或管理动作所必需机制的能力、动作的性质,以及动作是怎样被控制的。人类的动作由个体、任务及环境因素相互作用而产生(图 11-1)。运动控制理论可以量化儿童运动能力,并且将已存在的功能进一步分化,使之泛化到日常生活活动中;运动控制疗法可以从力量、时间、位置,以及顺序等方面向儿童中枢神经系统输入更多刺激,从而促进脑瘫儿童的运动发育及运动控制能力的提高。

运动控制理论是关于控制运动的一组抽象的概念,是将一系列内部之间互相联系的、不可被观察的结构或过程相互联系或将可观察的事件联系起来。不同的运动控制理论反映了关于大脑怎样控制运动的不同观点,这些理论通常反映了对各种运动组成相对重要性的认识方面的差异。如一些理论强调外周的影响,而另一些理论则强调中枢的

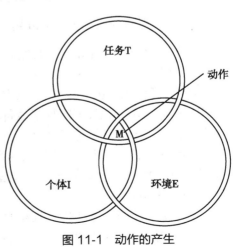

图 11-1 动作的产生

影响,还有一些理论强调在控制行为时由环境得到的信息所扮演的角色。因此,运动控制理论不仅是解释动作的一种方法,通常也强调组织动作所内含的神经生理和神经解剖不同方面的重要性。

由运动控制理论支撑衍生的康复治疗新方法、新技术和新手段必将带来全新的进展和实际的治疗效果。本节从运动控制中的姿势控制和任务导向性训练两方面进行阐述。

第二节 运动控制具体技术

姿势控制指控制身体在空间的位置,以达到具有稳定性和方向性的目的。姿势稳定性是控制身体中心与支撑面关系的能力,也被称为平衡;姿势方向性是保持身体节段间和身体与任务环境间适当关系的能力。

一、肘支撑的姿势控制训练

肘支撑的功能在婴儿约 3 个月时发育完成,同时竖颈的发育也在此时完成,若肘支撑功能不能建立则竖颈功能也会受到影响。

方法:可将儿童以俯卧位放置于楔形垫或 Bobath 球上,治疗师控制儿童的肘部(肘关节要在肩关节的前方,两肘间距略宽于肩),前后左右不同方向、不同速度、不同频率地移动其身体,使儿童维持在肘支撑的位置上。也可使用玩具吸引儿童抬头以促进脊柱伸展,增加肘支撑能力。待儿童具备一定能力时,可训练其单肘支撑,治疗师用儿童喜欢的玩具吸引其将身体重心转移至一侧,另一侧伸手拿玩具,此时玩具的位置应有上下、左右、远近,以及速度和轨迹的变化以增加其肘支撑的姿势控制能力(图 11-2)。

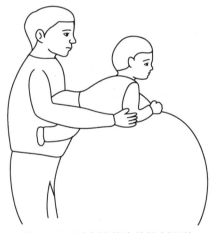

图 11-2 肘支撑的姿势控制训练

二、手支撑的姿势控制训练

手支撑的功能在婴儿 5 个月左右时发育完成,此时期脊柱伸展能力得到进一步加强。

方法:可将儿童俯卧位放置于楔形垫或 Bobath 球上,治疗师控制儿童的肘部并前后左右不同方向、不同速度、不同频率地移动其身体,使儿童维持在手支撑的位置上。也可使用玩具吸引儿童抬头以促进脊柱进一步伸展增加手支撑能力。待儿童具备一定能力时,可训练其单手支撑,治疗师用儿童喜欢的玩具吸引其将身体重心转移至一侧,另一侧伸手拿玩具,此时玩具的位置应有上下、左右、远近,以及速度和轨迹的变化以增加其手支撑的姿势控制能力(图 11-3)。

在应用上述两种方法进行训练时,痉挛型脑瘫儿童需侧重在对抗外力时姿势维持的能力,不随意运动型脑瘫患儿侧重于保持这一姿势的时间。

三、四点支持位的姿势控制训练

四点支持位通常在 9 个月时发育完成,四点支持位的建立除需要上下肢一定的负重能力外,还需要腹肌具备一定的力量。

方法:儿童取四点支持位,使肩关节、髋关节、膝关节保持在 90°,膝与髋同宽,治疗师在儿童后方用双手轻轻控制儿童的髋部使儿童做前后左右的重心移动,重心移动速度视儿童的能力而定。对于不能抬起躯干的儿童可用粗细适合的滚筒放置于儿童腹部下方以支持其抬起躯干(图 11-4)。待儿童四点支持能力增强后可训练其三点支持的能力。

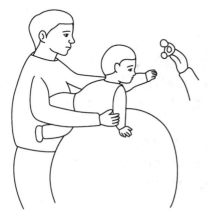 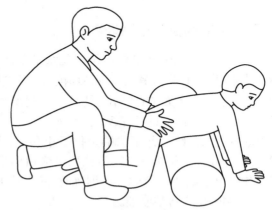

图 11-3　手支撑的姿势控制训练　　　图 11-4　四点支持位的姿势控制训练

一侧上肢伸展的三点支持训练:将儿童喜欢的玩具放置于儿童侧前方,用言语指令告知儿童抓握并释放。玩具分别位于地面水平、头部水平和高于头部三个位置。在此过程中,治疗师用言语指令告知儿童分别以不同的速度、不同的方向进行抓取玩具(图 11-5)。

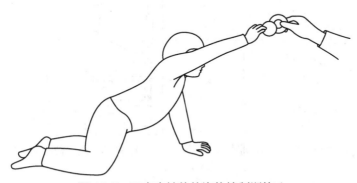

图 11-5　三点支持位的姿势控制训练 1

一侧下肢伸展的三点支持训练:嘱儿童在四点支持位的基础上伸出一侧下肢,并维持这一姿势,然后做前后左右的重心转移,此时需控制重心移动的方向、速度及频率(图 11-6),如果达到一定能力可做负重训练,如在肢体上加沙袋、弹力带等。

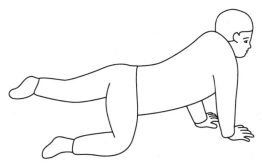

图 11-6 三点支持位的姿势控制训练 2

四、坐位的姿势控制训练

1. 盘腿坐位和伸腿坐位训练 儿童坐于治疗垫或平衡板上,治疗师位于儿童后方,双手轻轻控制儿童的髋部嘱儿童身体向前方、侧方及侧后方够取喜欢的玩具,治疗师可根据儿童的能力调整玩具摆放的位置(图 11-7)。痉挛型儿童坐位时常呈骨盆后倾位,可背对楔形垫坐于其上,骨盆前倾的儿童反之。

2. 端坐位训练 儿童取端坐位于小凳上,方法同上(图 11-8)。随着儿童能力的提高,在双足下可放置平衡板、滚筒、脊柱稳定垫和小球等不稳定的物体以增强其控制能力。利用滚筒、脊柱稳定垫和羊角球进行训练时,除上述方法外,治疗师可左右晃动坐位支持物以增强儿童的端坐位姿势控制能力。

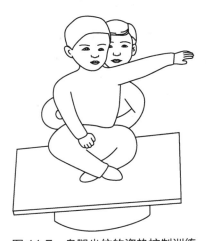

图 11-7 盘腿坐位的姿势控制训练

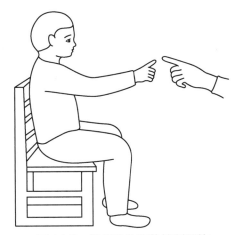

图 11-8 端坐位的姿势控制训练

五、膝立位的姿势控制训练

儿童取膝立位姿势,治疗师位于儿童后方双手轻轻控制儿童的髋部并前后左右轻推儿童使其主动地调整身体以维持此姿势,同时将儿童喜欢的玩具放置于儿童的前方、侧方及侧后方令其抓取玩具,通过玩具放置的位置远近、方向,以及玩具运动轨迹使儿童增加膝立位的姿势控制能力(图 11-9)。训练的过程中,支持面由稳定逐步到不稳定,如先在平

面上训练过渡到利用楔形垫、平衡板和脊柱稳
定垫等。

六、蹲位的姿势控制训练

儿童取蹲位姿势,治疗师位于儿童后方,
在儿童的前方、左右两侧、侧后方及不同高度
用儿童喜欢的玩具吸引其抓取,治疗师须控
制其抓取的方向、速度及频率以增加其蹲位
姿势控制能力(图 11-10)。训练的过程中,
支持面由稳定逐步到不稳定,如先在平面上
训练过渡到利用楔形垫、平衡板和脊柱稳定
垫等。

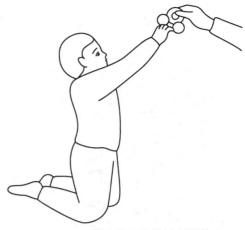

图 11-9 膝立位的姿势控制训练

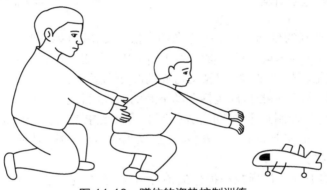

图 11-10 蹲位的姿势控制训练

七、站立位的姿势控制训练

1. 双足站立位姿势控制训练 儿童取双足立位姿势,治疗师位于儿童的后方双手轻轻
地控制儿童的髋部,在儿童前方、侧方、侧后方及不同高度用儿童喜欢的玩具吸引其抓取将玩
具,治疗师须控制其抓取的方向、速度、频率及轨迹以增加其立位姿势的控制能力(图 11-11)。
训练的过程中,支持面由稳定逐步到不稳定,如先在平面上训练过渡到利用楔形垫、平衡板、
脊柱稳定垫和不同高度的木箱等。

2. 单足站立位姿势控制训练 儿童取单足站立位,对侧下肢放置于木箱、滚筒及脊柱
稳定垫上,治疗师位于儿童的后方双手轻轻地控制儿童的髋部,在儿童前方、侧方、侧后方及
不同高度用儿童喜欢的玩具吸引其抓取玩具,治疗师须控制其抓取的方向、速度、频率及轨
迹以增加其立位姿势的控制能力(图 11-12)。

八、步行的姿势控制训练

1. 步行分析 正常运动是双侧肢体对称的、交互的步态。人类的步态可分为支撑相和
摆动相,为了完成成功运动的 3 个不变任务(行进、姿势控制和适应),在步态的每个时期必
须达到确定的目标。

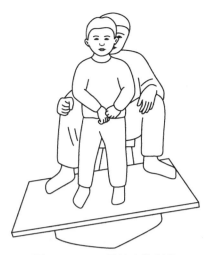

图 11-11 双足站立位训练

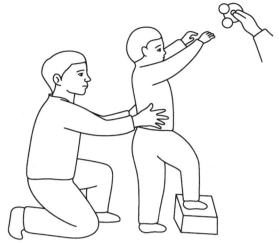

图 11-12 单足站立位训练

步态支撑相应达到的目标包括水平方向的力抵抗支持面(朝需要的方向移动身体)和产生垂直方向的力量(支持体重以抵抗重力)。此外,用于完成行进和姿势控制的策略,必须可灵活调节速度的变化、方向的改变,以及支持面的改变和适应。

步态的摆动相中要达到的目标包括摆动下肢的前进(行进)和重新放置肢体位置以准备承受身体的重量(姿势控制)。行进和姿势控制的目标要求是有充分的地面廓清,以使摆动相的足趾在摆动中不拖在地面上。另外,步态摆动相的运动策略,必须能够足够灵活地使足避免适应任何障碍物。

2. 改善步态的治疗 包括减小损伤的治疗方法,提高完成步态所需的有效策略,以及适应各种环境变化要求的能力,重点是能够在变换的任务和环境中练习步态技巧。

(1)损伤水平的训练:目标是帮助儿童有效地恢复其感觉运动功能,在步行训练中,要特别注意那些限制前进力量、姿势控制和功能适应的骨骼肌肉损伤。训练关键是增强肌力和灵活性以纠正或减少二次损伤的发生,减轻潜在损伤可以利用完善的步行方法帮助其恢复。

(2)策略水平再训练:目标是帮助儿童提高有效性和效率,以达到行进、姿势支撑和稳定性,以及功能适应性的要求。

姿势支撑和稳定性:①躯干的控制训练包括改善头-手-躯干力线的一致性,下肢在支撑期有效产生伸肌力量及躯干左右摆动幅度的稳定性(包括足跟着地期的位置),改善双腿及单腿步行时的支撑相平衡和适应辅助器具以达到增加支撑面的作用;②双腿和单腿支持平衡躯干的稳定性对独立步行非常重要,其中包括感觉运动系统相互间的作用,步行训练阶段应加强单膝及双下肢的负重平衡训练;③辅助器具的应用可以增加接触面积,从而增强其稳定性。为儿童选择合适的辅助器具主要依靠儿童的功能水平、认知情况、个人的主动性和愿望等。

(3)改善步态适应性训练:训练的目标主要集中于帮助儿童适应在不同的环境下步行。如果儿童已经达到水平面上步行过渡到上下楼梯的练习时,治疗可以延伸到更复杂和更有挑战性的地面活动。此类活动经常被称为"动态步行活动"或"复杂步行活动"。动态步行活动主要目的是改善步行时躯干的控制,其中包括每种环境中步态训练的目标,以及一

些可以用于训练运动适应性的活动场景,如步行
时跨越障碍的高度及宽度(图 11-13),绕过障碍物
(图 11-14),行走时头扭向一侧(图 11-15),持重物步
行(图 11-16)等。用此方法让儿童学习在不同环境
下通过自我调整以增强步行的稳定性。

　　在步行训练过程中,儿童需要学习多种功能性
活动,如坐位到站位,要求儿童在不同环境下完成此
活动,同时变换不同的治疗环境循序渐进地增强难
度。此外,儿童可以学习其他更难的动作,如站起和
停止,站起和步行或站起向前倾等动作,此方法可以
让儿童在站起过程中调整方法以适应不同类型的外
界环境。

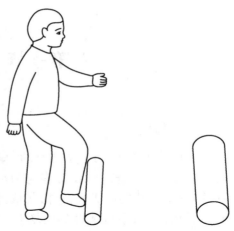

图 11-13　步行时跨越障碍训练

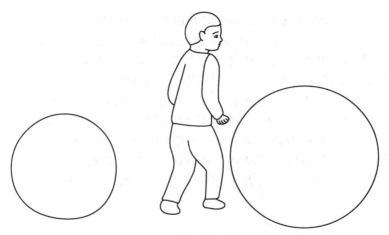

图 11-14　步行时绕过障碍训练

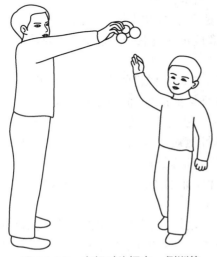

图 11-15　步行时头扭向一侧训练

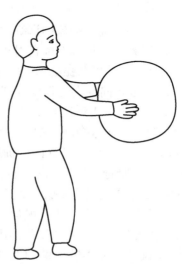

图 11-16　持重物步行训练

第三节 任务导向性训练

一、概述

根据世界卫生组织（WHO）的《国际功能、残疾和健康分类》（ICF）框架,ICF强调"活动"与"参与"。研究显示,以参与为基础的方案比较传统干预方案,在一般疗效方面无显著性差异;但在功能性成效,包括儿童自发性动作、生活自理等独立性及社会关系显现优势。对儿童和青少年脑瘫患儿的康复干预措施有了巨大变化,重点转变是从主要解决潜在症状和损伤的角度改善功能,转而更关注活动和现实生活中的任务训练,以及将其在社区内的全部参与作为直接目标。

任务导向性训练（task oriented training,TOT）是基于运动控制理论产生最具代表性的临床重新训练治疗方法,其注重功能性任务的训练及对环境改变的适应,训练获得的功能要能够向现实环境中转化。根据儿童个体能力和训练目标设计具体的任务或活动,通过儿童主动尝试,引导儿童完成任务或进行活动,达到提高运动技能目的的训练方法。任务导向性训练着重于帮助儿童获得解决目标任务的能力,相关理论和方法越来越广泛地被应用到各种运动功能障碍的康复治疗中,尤其是中枢神经系统损伤导致的运动功能障碍。

任务导向性训练可有效改善痉挛型脑瘫儿童肌力、肌肉耐力和步态,有效提高粗大运动功能,以及改善儿童的平衡功能,提高痉挛型脑瘫儿童的手功能。以小组形式进行的任务导向训练可提高儿童的参与和适应能力,以及日常生活活动能力,结合其他疗法可有效改善智力水平。

1. 理论机制 包括以下内容。

（1）反复的任务导向性训练能影响中枢神经系统的适应性,从而促进脑功能的重组。功能重建的机制为:①脑的可塑性;②促进功能重建的因素:反复强化、兴趣性、挑战性、社会交流性、具体的而非抽象的训练项目或目标、醒觉程度、避免或减少损伤后的适应性改变。

（2）任务导向性训练能使神经功能细胞向病灶部位定向迁移,最终形成新的神经网络,目前已从功能性磁共振成像研究中得到证实。

（3）任务导向性训练强调制订"功能性任务",而非仅从动作目的出发的动作模式。儿童通过主动的尝试来解决功能性任务内的问题并适应环境的改变,而不是仅重复地练习正常的动作模式。在这个环境中,帮助儿童学到各种解决目标任务的方法,而不是一个单一的肌肉激动模式。所以任务导向性训练可有效地提高脑性瘫痪儿童的功能性运动的出色表现,同时一个有趣的任务,可充分激发和调动儿童对于康复训练的积极性。

（4）任务导向性训练设置的目标及任务为具体性而非抽象性,如上肢够取物品,这是一项具体的任务,操作时涉及视觉和触觉的输入,大脑对信息的判断和整合,以及神经对运动的有效支配等,再经过失败和成功的反馈,不断调整运动模式,形成优化的神经网络和运动程序,支配相关肌肉特定的顺序、速度和力量等力学特点配合完成这项具体任务,促进发展适应能力、前馈能力和协调能力。但如果上肢只做屈伸或单纯前伸而无具体目标,就会失去上述综合信息的输入和整合,运动的力学特点也完全不同,变成一项空泛的关节活动。

(5)任务导向性训练强调主动参与有控制性的运动训练,主动运动及可控制性运动对调整神经网络以形成最佳运动模式起着重要作用。

(6)任务导向性训练强调个体化治疗,运动障碍在不同个体之间存在不同的原因,只有找到问题的所在,才能有效地解决问题。

(7)任务导向性训练强调反复强化,训练不仅要具有功能性,还要有一定量的积累,这样才能促进中枢神经系统的功能重建。

(8)任务导向性训练强调功能性训练要以生活中具体运动方式进行,如坐位到站位属于下肢的闭链运动,治疗时应直接训练此技能或采用具有相同力学特征的其他运动形式。

(9)任务导向性训练针对缺失成分和异常表现,治疗越具有针对性,效果越显著。

2. 方法步骤 包括以下内容。

(1)描述正常活动的基本成分,观察、比较和分析脑瘫儿童运动表现,找出缺失成分和异常表现。

(2)针对缺失成分和异常表现,制订功能性目标,依具体的目标设置具体的任务。

(3)任务与实际生活相结合,帮助儿童将所学的运动技能运用于正常生活及各种环境。

(4)任务具有趣味性,调动儿童对活动的参与性和积极性。

(5)制订适当训练强度、训练频率及治疗时间的详细治疗计划。

3. 训练要点

(1)目标明确,难度合理,及时调整,增加复杂性。

(2)指令明确简练,以儿童最易理解的方式。

(3)训练具有计划性和持续性,儿童学会自我监测。

(4)闭合性与开放性训练环境相结合,部分和整体训练密切配合。

(5)按运动技能学习过程设计方案。

(6)避免"习惯性弃用"和误用性训练。

(7)教育儿童及其家属积极参与。

4. 语言提示 在训练过程中治疗师用语言不断提示儿童对环境改变的适应性是功能康复的一个关键部分。在完成任务中,治疗师充当"伙伴"的角色,给予儿童任务完成的提示,不断跟踪动作的数量和质量,鼓励孩子并且以积极的奖励开始建立自我支持、自我激励和自我满足。

5. 任务调整 在训练过程中每个月应根据任务分级系统调整任务难度,并加大任务强度及重复数量。移动任务坐起训练、站立训练、迈步训练、踢球训练、步行训练、站起步行训练、室内外上下斜坡及楼梯训练,以及室内外各种障碍步行训练难度依次增加,儿童可以很好地完成某一阶段任务即可进行下一阶段移动任务训练,有计划地确保儿童每阶段的进步。

二、临床应用

任务导向性训练根据儿童个体能力和训练目标设计具体的任务或活动,通过儿童主动尝试,引导儿童主动完成任务或进行活动,达到提高粗大运动功能的目的。完成主动尝试就要做好平衡控制,各种自主运动中均包含平衡控制,如坐位平衡、站立平衡、行走平衡、站起和坐下平衡。

1. 任务目标的设定

（1）总体任务目标：设定应结合儿童／青少年兴趣爱好、家庭需求，目标是具体的、可测量的、可实现的、实际的、及时的功能性任务。

（2）分解任务目标：设定应在儿童尝试实现目标的过程中进行结构化观察和任务分析，从而确定需针对的任务组成部分或特定技能，同时要考虑各种障碍，包括环境与社会和／或身体功能与结构。干预措施应是愉快的、有动力的、具有挑战性的活动，在家庭、学校、社区环境中进行，充分激励儿童的主动参与性，有效改善儿童的身体功能。

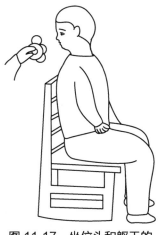

图 11-17　坐位头和躯干的运动训练

2. 坐位平衡训练　包括运动前预先姿势调整能力，以及运动中针对具体任务进行不断姿势调整的能力。训练内容包括以下几项。

（1）头和躯干的运动：坐位，双脚分开约 15cm 并踩地，双手放在膝上，分别向左和右转动头和躯干，向后看，然后回到中立位（图 11-17）。

（2）取物活动：坐位，儿童用手向前（屈髋）、向侧方（双侧）、向后触碰物体，每次取物后都要回到中立位，避免倒向一侧（图 11-18）。

（3）拾物训练：用一只手或双手拾起前方和侧方地上的物体。通过调节放置物体的高度来增加难易度（图 11-19）。

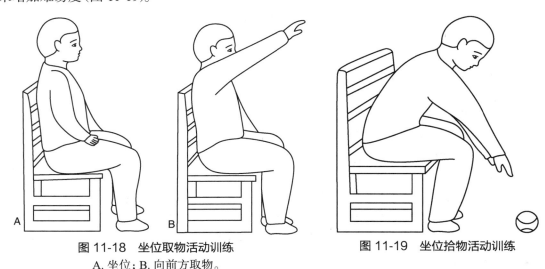

图 11-18　坐位取物活动训练
A. 坐位；B. 向前方取物。

图 11-19　坐位拾物活动训练

（4）优化技能：增加够取物体的距离；改变运动速度；减少大腿部位的支撑面积；增加物体的重量和体积，双上肢同时参与活动；练习时间限制性活动，如接球或拍球；将坐位平衡练习融入日常活动中。

3. 站立平衡训练　包括静止站立时身体微小摆动、运动前身体的预先姿势调整及运动中姿势的不断调整。训练内容包括以下几项。

（1）头和身体的运动：双足分开站立,向上看天花板再回到直立（图11-20）。抬头前可提醒儿童髋前移,避免向后倒。转动头和躯干向后看,回到原位,再向另一侧转动。

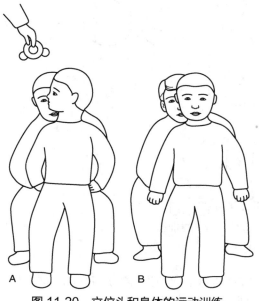

图 11-20 立位头和身体的运动训练
A. 头转向目标物; B. 立位。

（2）取物活动：站立位,用单手或双手向前、向两侧、向后方取物（图11-21）。身体与目标物间的距离应超过手臂的长度,鼓励儿童到平衡极限再恢复至原状态。

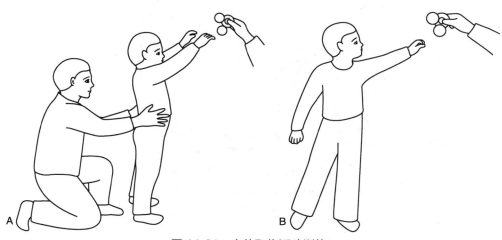

图 11-21 立位取物活动训练
A. 前方取物; B. 侧方取物。

（3）单腿支撑：在用或不用减重吊带或夹板辅助下,练习健侧下肢向前迈上踏板,然后双足支撑站立,练习取物（图11-22）。

（4）侧向行走：手扶墙或床边向侧方行走，可以使体重从一侧转向另一侧（图11-23）。

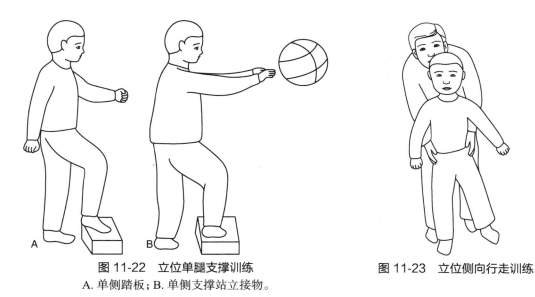

图11-22 立位单腿支撑训练
A. 单侧踏板；B. 单侧支撑站立接物。

图11-23 立位侧向行走训练

（5）蹲下取物：站立位，身体弯下向前方、侧方、后方拾起物体或接触物体，然后回到原位（图11-24）。根据功能情况选择物体的高度。

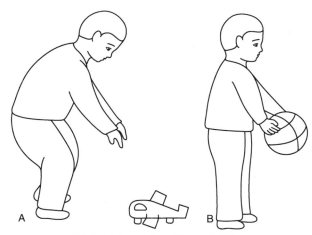

图11-24 站立位蹲下取物训练
A. 躯干前屈取物；B. 立位拾物姿势保持。

4. 步行平衡训练

（1）诱发肌肉收缩：主要包括以下几点。

1）伸髋肌：仰卧位，患侧下肢置于床沿上，髋伸展并保持中立位，膝屈曲超过90°，足踩地或踩在踏板上，通过足跟向下踩增加小范围的髋伸展（图11-25）。

2）腘绳肌：俯卧位，治疗师屈曲儿童膝关节至90°，然后让儿童试着缓慢放下小腿以诱发腘绳肌离心收缩（图11-26）。

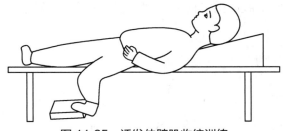

图 11-25　诱发伸髋肌收缩训练

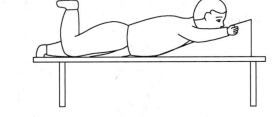

图 11-26　诱发腘绳肌收缩训练

3）股四头肌：坐位，治疗师将儿童膝关节伸展，儿童尝试收缩股四头肌，并慢慢将腿放下，重复该动作。可先进行离心收缩训练，再做向心收缩练习（图 11-27）。

（2）肌肉牵伸：主要包括以下几点。

1）腓肠肌：站立位下牵伸（图 11-28）。

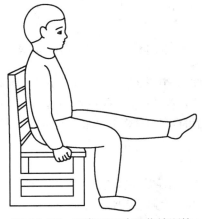

图 11-27　诱发股四头肌收缩训练

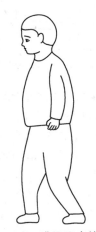

图 11-28　腓肠肌牵伸训练

2）股直肌：俯卧位或侧卧位时治疗师将儿童膝关节被动屈曲并在关节活动末端维持大约 20 秒后放松，重复 4~5 遍（图 11-29）。

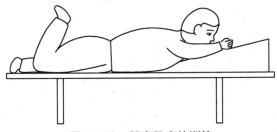

图 11-29　股直肌牵伸训练

3）比目鱼肌：坐位下足跟后置维持比目鱼肌牵伸体位（图 11-30）。

（3）力量训练：由于下肢力量与步行速度密切相关，因此提高肌力是步行训练中的重要内容，治疗中要注意增加臀大肌、臀中肌、腘绳肌和腓肠肌的力量，同时还要增加内收肌和外展肌的力量。

(4)下肢负重：站立位，一侧下肢负重，对侧下肢向前和向后来回跨步，双下肢交替进行（图 11-31）。

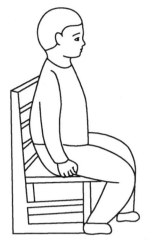

图 11-30 比目鱼肌牵伸训练

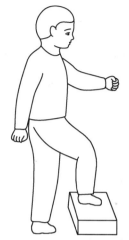

图 11-31 立位下肢负重训练

(5)行走训练：向前行走时，身体直立，髋关节伸展，首先健侧下肢向前迈步，然后患侧下肢，为患肢进入摆动期创造条件；侧向行走时，双足并拢，一侧下肢向侧方迈步，同时另一侧下肢负重，并保持平衡，再负重侧跟进；向后方行走时可以锻炼伸髋肌，尤其是腘绳肌，此动作只对在伸髋时具有一定屈膝能力的儿童有效。

(6)上下踏板或台阶：主要包括以下几点。

1)向前上踏板：障碍重侧下肢跨上大约 8cm 高的踏板，向前向上移动身体重心并超过患足（踝关节背屈），同时躯干上部保持直立。然后另一侧下肢用力蹬地。同时障碍重侧髋、膝和踝关节伸展，提升身体重心，将另一侧足放上踏板。退回时，障碍重侧髋、膝和踝关节屈曲以降低重心，直到另一侧足向后下踏板并着地（图 11-32）。

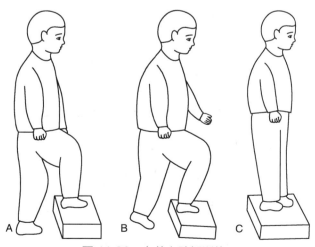

图 11-32 向前上踏板训练
A. 单足踏板；B. 重心转移；C. 双足踏板。

2）侧向上踏板：障碍重侧下肢向外侧跨上踏板，然后伸展髋、膝和踝关节，提升身体重心，髋关节内收使重心侧移，同时将另一侧足放上踏板（图11-33）。

3）向前下踏板：双足站立在踏板上，重心移向障碍重侧并保持平衡，同时屈髋、屈膝和踝背屈以降低重心，直到另一侧下肢向前下踏板并着地。然后另一侧下肢下踏板退回时，障碍重侧髋、膝和踝关节伸展，同时该侧足蹬地，以提升重心，将另一侧足放回踏板（图11-34）。

（7）提踵：双脚前脚掌踩在踏板边缘，足跟悬空，髋和膝保持伸展，确保患足负重，足跟尽量降低，然后提升足跟，反复重复（图11-35）。

（8）优化技能：跨越障碍行走，上下楼梯和坡道行走，在行走中转身、停止、加速、减速等，在各种实际环境中行走，提高有氧运动能力。

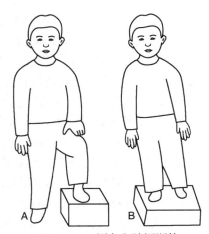

图 11-33　侧向上踏板训练
A. 侧方单足踏板；B. 重心转移并完成双足踏板。

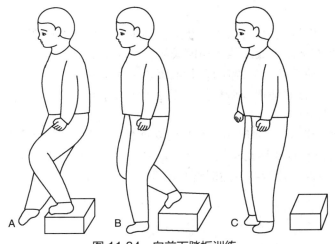

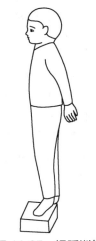

图 11-34　向前下踏板训练

图 11-35　提踵训练

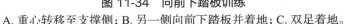
A. 重心转移至支撑侧；B. 另一侧向前下踏板并着地；C. 双足着地。

（9）行走速度和耐力训练：以任务为导向的行走速度和耐力训练有利于提高痉挛型脑瘫儿童的粗大运动功能，提高步行的速度和耐力，有助于儿童适应和参与学校及社会环境。为改善移动功能的效果，应直接实施移动性目标。当目标是步行时，建议进行地面行走，以提高步行距离和速度，还应辅以儿童现实生活中的环境和地面状况下的行走练习。为提高GMFCS为Ⅰ～Ⅲ级脑瘫儿童和青少年的步行速度和距离，建议进行步行训练。

跑步机训练可作为地面行走的有效补充，以增加练习剂量，提高行走速度。在跑步机上进行步行速度和步行耐力训练，可以改善脑瘫儿童的步行耐力、速度和肢体支持时间；跑步机训练适用于GMFCS为Ⅳ级、Ⅴ级的儿童和青少年，地面步行练习与身体部分减重的跑步机训练比较，跑步机训练更能有效地提高步行距离。

5. 站起和坐下时的平衡控制　站起足后移，屈髋，躯干伸展前倾，膝前移，伸展髋膝，具有一定速度,无停顿。坐下髋屈,躯干伸展前倾,膝前移,屈膝。

坐位到站位(sit to stand)的转化运动是在日常生活中广泛使用的动作,是获得移动能力的重要基础,需要高水平的神经肌肉协调、肌肉力量和姿势控制,脑瘫儿童从坐到站运动能力低于正常儿童。坐到站的转化和功能性任务训练适用于 GMFCS 为Ⅲ级、Ⅳ级的脑瘫儿童,可以提高自我照顾和移动能力,提高脑瘫儿童粗大运动功能、行动能力和日常生活活动能力,开展家庭式坐位到站位训练项目可以减轻照护者的负担。对于大年龄组脑瘫儿童模拟学校课堂环境从坐位到站位训练,有助于儿童的适应性和参与课堂活动。坐到站的功能性任务训练可以提高痉挛型偏瘫脑瘫儿童的姿势控制能力。

6. 上肢够取和操作 神经系统对上肢运动的控制,如肌力产生和关节活动的顺序、程度等,与任务特性、所操作的物体、环境条件及操作者与物体间的距离等密切相关。上肢主要技能包括拿起、抓握和松开不同形状、大小、重量和质地的物体;拿住并把物体从一个地方转移到另一个地方;在手中移动物体;为特定目的操作物体;坐位和站位时向各个方向够取物体;使用双手来完成特定任务;接扔物体的活动,要求对速度做出快速反应。

针对上肢的主要训练应以增加任务导向性训练的强度,限制健肢并强迫使用患肢进行任务特异性训练和双手练习为主。

7. 注意事项

(1)儿童需要较好的认知能力及理解能力,听从指令及配合训练。任务导向性训练强调主动参与性。主动运动对调整神经网络以形成最佳运动模式起着重要作用。

(2)在儿童没有出现某些关节主动运动以前,需结合其他康复治疗技术促进主动运动的产生。所以,尽管任务导向性训练能有效地提高脑瘫儿童的运动功能,也应针对不同的问题,同时综合应用各种康复技术效果更佳。

(3)任务导向性训练对治疗师要求较高,如何制订适当的功能性目标,最佳的任务导向性训练计划,如何运用语言提示刺激儿童及调动积极性会对儿童治疗效果有较大影响。同时,在训练过程中综合各种不同的康复治疗策略并适时调整治疗方案,也直接影响儿童完成任务的效果。

(李 鑫)

第十二章
姿势管理及辅助器具

第一节 概 述

一、概念

辅助技术（assistive technology，AT）一词出现于 20 世纪 80 年代后期，2001 年，世界卫生组织颁布的《国际功能、残疾和健康分类》（ICF）将辅助技术定义为改善残疾人功能的任何适应性或专门设计的产品、工具、设备或技术。辅助技术可概况为辅助器具（assistive device，AD）和辅助技术服务（assistive technology service，ATS）两方面。

2016 年发布的国家标准《残疾人辅助器具分类和术语》中辅助器具的定义是功能障碍者使用的，特殊制作或一般可得到的用于如下目的的任何产品（包括器械、仪器、设备和软件等）。其目的为有利于参与性；对身体功能（结构）和活动起保护、支撑、训练、测量或替代作用；防止损伤、活动受限或参与限制。

辅助技术服务是指任何协助个体在选择、取得及使用辅助器具过程中的服务。其内容如下：①在功能障碍者习惯的环境下，评估其目标、需求和功能；②购买、租赁或向功能障碍者提供购买辅助器具的服务；③选择、设计、装配、定制、选配、应用、维护、修理或更换辅助器具的服务；④协调和使用其他治疗干预辅助器具的服务；如治疗、干预或与教育、康复计划相结合的服务；⑤向功能障碍者或其家属（如有需要）提供培训或技术支持；⑥向相关专业人士（包括提供教育和康复服务者）、雇主或其他能够为功能障碍儿童提供服务、雇佣或参与儿童主要生活功能的人士提供培训或技术支持。

辅助技术可提高残疾人日常生活活动及社会参与能力，从而改善残疾人生活质量。在 ICF 模式中，辅助技术可视为通过环境因素来增进儿童的身体功能、活动与参与。辅助技术可以使儿童在生活环境中的功能更独立或更减少依赖，包括运动功能、沟通功能、认知功能、生活自理和心理状况，并改善儿童及家人生活品质。辅助技术也可以作为治疗的延伸，进一步加强治疗的效果。同时也能协助照顾者对身心障碍儿童的生活照顾，如洗澡辅具、特殊推车。

二、辅助器具的分类

1. 我国《康复辅助器具分类和术语》（GB/T 16432-2016/ISO 9999：2011）按辅助器具的功能分为 12 个主类、128 个次类。

(1)个人医疗辅助器具(04)。

(2)技能训练辅助器具(05)。

(3)矫形器和假肢(06)。

(4)个人生活自理和防护辅助器具(09)。

(5)个人移动辅助器具(12)。

(6)家务辅助器具(15)。

(7)家庭和其他场所使用的家具及其适配件(18)。

(8)沟通和信息辅助器具(22)。

(9)操作物品和器具的辅助器具(24)。

(10)用于环境改善和评估辅助器具(27)。

(11)就业和职业训练辅助器具(28)。

(12)休闲娱乐辅助器具(30)。

上述括号内为该类辅助器具的国际编码。

2. 按使用人群分类　不同类型的残疾人需要不同的辅助器具。根据《中华人民共和国残疾人保障法》,我国有七类残疾人,分别需要不同的辅助器具,分别为以下几类。

(1)视力残疾辅助器材:如眼镜、导盲杖等。

(2)听力残疾辅助器材:如助听器等。

(3)言语残疾辅助器材:如语言训练器、沟通板。

(4)智力残疾辅助器材:如智力开发的器具和教材。

(5)精神残疾辅助器材:如感觉统合辅助器具等。

(6)肢体残疾辅助器材:如假肢、矫形器、轮椅等。

(7)多重残疾辅助器材:根据残疾情况,可能需要上述多种辅助器材。

3. 按使用环境分类　不同的辅助器具用于不同的环境,ICF 中根据辅助器具的使用环境分为以下几类。

(1)生活用辅助器具。

(2)移乘用辅助器具。

(3)通信用辅助器具。

(4)就业用辅助器具。

(5)教育用辅助器具。

(6)文体用辅助器具。

(7)宗教用辅助器具。

(8)公共建筑用辅助器具。

(9)私人建筑用辅助器具。

儿童康复辅助器具参照使用人群进行分类,主要分为以脑性瘫痪等疾病为代表的肢体残疾,以精神发育迟滞等疾病为代表的智力残疾,以孤独症等疾病为代表的精神残疾(行为障碍),以及以先天性耳聋等疾病为代表的听力残疾。很多疾病伴有多重残疾,脑性瘫痪儿童可伴有语言-言语障碍和行为障碍;精神发育迟滞可伴有行为障碍;孤独症可伴有智力残疾等。

三、辅助器具的适配

1. 辅助技术服务团队 辅具的评估、设计、选择、制造与训练的过程中需要多个领域的专业人员通力合作。每位儿童功能障碍不同、需求不同，因此辅助技术服务团队的组成也有所不同。团队核心成员为经过训练的专业辅具技术人员，如物理治疗师、作业治疗师、言语治疗师、医务工作者及辅助技术供应者。在以家庭为中心的介入模式里，儿童及其家人也是重要的团队组成人员，以确定治疗目标的达成。除医疗团队外，教育系统的老师、行政人员、临床心理师、执业咨询师或在学校系统中服务儿童的治疗师；与经费来源相关的人员或慈善团体；与交通运输及建筑设施等相关的专业人员也应包含在辅具团队成员当中，为儿童及家属在辅具的应用过程中提供相应的服务。

2. 辅助器具的评估 辅具评估需从使用者、辅具与环境三个维度进行评估（表 12-1）。首先评估儿童身体结构及功能障碍、认知能力、社会参与能力及其环境互动的情形，了解儿童及家人的需求，以及个案长短期治疗目标。其次要能对儿童的生活环境进行详细评估，包括生活场所及学习场所。

对于儿童目前的功能状态评估是十分重要的，包括粗大运动功能、精细运动功能、感知认知功能、心理及情绪行为、学习能力、生活自理能力、人际交往和人际关系及社会适应能力等方面。先以儿童能力评估量表（Pediatric Evaluation of Disability Inventory，PEDI）评估儿童的功能状态；以学校功能评估（School Function Assessment，SFA）了解儿童学校生活需求；以皮雅杰理论的符号表情的能力评估儿童认知发展等。再根据儿童的身体功能与结构选择与设计辅具。此外，根据躯干的控制能力、肌张力与有无原始反射等决定摆位辅具种类与倾斜角度；根据儿童探索环境的动力来决定是否提供移位辅具，根据儿童上肢肌力决定手推或电动的移动辅具。

表 12-1 分析辅助技术需求的系统模式中三个系统的内容

系统	内容
使用者	年龄、障碍类别、身体功能与构造（感官知觉）、认知能力、动作能力、活动能力、经济能力、社会情绪的发展、需求
环境	执行的环境设施，如父母、家人或老师、空间、作息时间、法规、社会态度
辅具	需求辅具的类别、辅具使用训练期、辅具修改、环境改造、辅具价格、大小及外观、维修及保养

环境评估应包含儿童目前与预期生活场所，包括家庭、学校（如教室、操场、食堂、浴室和课外场所）和社区，有助于确定辅助技术方案。对居家环境的评估，评估人员必须了解儿童所住的是独立住宅或公寓，郊区或市区，进出是否有障碍，有多少房间，房间与通道有多大，给予的辅具能否在家中使用，当辅具暂时不用时家中是否有足够的储藏空间等。对学校环境的评估，评估人员要了解老师能否接受儿童在学校中使用辅具，是否有人可以帮助使用辅具，使用辅具的儿童是否受到同伴的排挤，辅具是否会伤害到其他儿童，辅具是否会占用教室空间等。对于幼儿园的儿童辅具的选择要特别注意群体中的所有儿童有可能使用该辅具。此外，治疗师也必须了解儿童外出使用的交通工具等。

3. 辅助器具的适配流程

适配流程具体如下：信息收集、辅助器具及服务评估、确定辅助器具方案（介入方式等）、选配前训练、辅助器具的获得(定制、改造或购买)、辅助器具适应性训练、辅助器具适配后评估、辅助器具方案适配后调整(包括调整改进、环境改造、家庭服务延伸等)、辅助器具的交付使用、随访应用情况及反馈。

四、辅助器具的注意事项

1. 对辅具的应用应有全盘规划,在辅具专业人员的评估、建议及指导下使用。专业人员在评估儿童状况后,提供适合儿童的辅具,并指导正确使用。

2. 避免过度使用。过度使用辅具会影响儿童与别人自然的互动,妨碍进一步学习或发展,过度使用静态辅具既可使儿童发展迟滞,也可能造成骨骼系统并发症。

3. 随着儿童生长发育及功能的改变调整辅具的种类、尺寸及附件。

4. 辅具与其他治疗方式联合使用,但不能取代治疗。

5. 辅具的应用应在家属及儿童的接受范围之内,不能对照顾者造成太大负担,同时顾及使用者的乐趣及成就感。

6. 辅具的应用应顾及儿童自我形象,以常见辅具为首要选择。

第二节　辅助器具的临床应用

一、摆位辅具

发育障碍儿童的日常姿势管理中,摆位辅具可以让儿童处于良好的姿势,有利于其功能的恢复并参与到日常生活、游戏和教育活动中。随着科技的发展,一些摆位辅助技术产品具有多种摆位功能(包括卧位、坐位和立位之间的转换和移动功能),满足了儿童在多种环境下的摆位需求。目前,常用的摆位辅具包括卧位、坐位和站立位摆位辅具。摆位辅具对重心障碍儿童具有预防痰液堆积、骨质疏松等功效;对于已有变形或脊柱侧凸的儿童,则可利用量身定制的坐垫与靠背椅,增加座位舒适性及改善压疮问题。

摆位辅具应用范围包括:①无独立移动能力者;②无法持续维持良好姿势以从事功能性或学习性活动者;③需要摆位辅具预防次发性并发症者。选择或使用正确摆位姿势或摆位辅具的原则如下:儿童在摆位姿势中具有安全感;儿童在摆位姿势中功能较好;避免儿童在固定姿势维持太久;避免不正常姿势或不正常反射动作;姿势尽量对称。

1. 卧位摆位辅具　根据卧位可分为俯卧位辅具、仰卧位辅具和侧卧位辅具。常用的卧位摆位辅具有滚筒、楔形垫及组合、特制摆位器和侧卧板等,可根据实际需求及环境进行设计和组合。

(1)俯卧位辅具:儿童清醒时趴着玩耍,已被证实可促进粗大运动发育。因此当婴幼儿清醒时或在父母的监督下,应该趴着玩耍一小段时间。若俯卧位姿势控制有问题的儿童可使用俯卧位辅具协助。

俯卧位辅具常见的为楔形物或滚筒,其目的主要是:①加强头、颈、上躯干伸直动作;

②较仰姿有头部控制,双肩载重的动作经验;③强化呼吸与肌肉骨骼系统功能。

楔形物:一般而言,理想的楔形物长度为由胸骨到踝关节近端,可以训练上肢的载重能力、诱发头部抬起、训练上半身伸直肌力和载重转移能力。若要训练前臂支撑的载重,楔形物的高度应小于肱骨的长度;若要训练时伸直双手支撑,则高度需略短,为从腋下到手腕的长度。楔形物应有足够的宽度或使用安全带以避免儿童滚落。在两腿之间放置外展块能改善髋关节内收肌肌张力高的下肢异常姿势(图 12-1)。

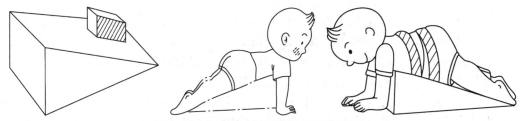

图 12-1　楔形垫,头控训练,上肢负重训练

滚筒:滚筒可以帮助上半身肌力减弱无法持续在俯卧位进行活动的儿童,协助其抬高上半身并进行手部活动。然而,对于屈肌张力较高的儿童,使用滚筒可能加强其屈肌张力,此时用楔形物是较好的选择。若暂时无法取到合适的摆位辅具,家中浴巾、棉被都可暂时作为调整姿势的用具。

(2)侧卧位辅具:对肌张力高,在仰卧位有明显不对称或头支撑无功能且无法忍受俯卧位的儿童,使用侧卧位可以协助其维持侧躺姿势,并促进两手相碰和手眼的协调。然而,侧卧位的支持面积较小,需经常更换姿势,且需注意上方腿部支撑。儿童若肌张力不高,床头板、抱枕或厚重书本也能充当侧卧板。

(3)仰卧位辅具:一般而言,除睡觉外,身心障碍的儿童尽量不要摆在仰卧位,因为仰卧位时身体完全支撑,且面向天花板,缺乏与环境互动,也不容易进行物体操作及手眼协调活动。如长期处于仰卧位,无法适应其他摆位姿势,可以用一些仰卧位辅具改善其功能或姿势。如让儿童斜躺在楔形物上,脚下放支撑物使其下肢保持弯曲姿势。若无楔形物可用家中其他的代用品,如枕头、浴巾等。

2. 坐位摆位辅具　坐位是以下半身均衡负重及手眼活动为基础,是儿童进食、桌面游戏和学习最常用的姿势。常见的坐位摆位辅具有喂食椅、滚筒、体适型椅和可调式倾斜桌等。

特殊座椅可分为座椅系统和座椅的支持基座。能够独坐指坐位下可以空出双手进行活动。座椅系统设计主要考虑活动性、稳定的支持底座及舒适感,使用一般平面型的座椅即可;以手撑坐者指自己用单手或双手支撑以维持坐位者,座椅系统的设计主要提供骨盆或躯干支撑,使其双手能空出来执行功能性活动,通常采用体适型座椅;无法独坐指需要大量骨盆及躯干的支持才能维持坐位,这类儿童常合并脊柱畸形或头部需要支撑,座椅系统必须提供完全的身体支撑,通常使用量身定制的座椅。考虑座椅系统时,一般由儿童的身体功能决定(表 12-2),但最终必须由辅助技术团队决定。

表 12-2　各类坐位能力儿童及其座椅系统需求

坐位能力	座椅系统需求
能够独坐	一般平面型座椅
以手撑坐	体适型座椅
无法独坐	定制型座椅

(1)喂食椅:喂食椅适用于躯干控制较差,坐位平衡差及口腔控制不良的脑瘫儿童。可应用于摆位训练、喂食和直立坐姿等,也可附于移动器材上使用。其最大缺点是座位的深度无法个体化,因此要注意脑瘫儿童骨盆后倾问题。

(2)滚筒椅:滚筒椅是以滚筒当坐垫,主要针对髋内收肌张力高的儿童,然而滚筒无法提供稳定的骨盆及大腿支撑,并不适合坐位不稳定者。

(3)矫姿手推车:矫姿手推车适用于脑瘫、脊髓性肌萎缩症(spinal muscular atrophy,SMA)、小儿麻痹症、脊髓损伤及外伤等原因导致的躯干和肢体功能较弱,需要进行坐姿矫正的儿童。可根据儿童的具体情况适配不同的附件,如头部支撑、侧面支撑、分腿器、髋部支撑和托盘等。矫姿手推车可进行多重调节,靠背和整体座椅的角度、座椅的深度均可进行调整。座椅和底座可以很方便地分离、易折叠、运输方便(图 12-2)。

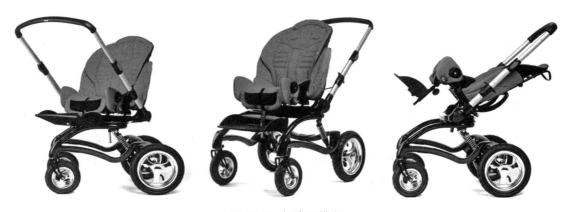

图 12-2　矫姿手推车

(4)可移动式座椅:可移动式座椅适用于脑瘫、SMA、小儿麻痹症、脊髓损伤及外伤等原因导致的下肢功能较弱的儿童,独特的座椅设计使儿童在坐立的同时下肢可自行移动。

3. 站立摆位辅具　站立摆位辅具的适用对象为无法独立站立,需借助站立位辅具以辅助下肢负重、行走前准备及预防屈曲痉挛的儿童。站立摆位辅具的目的包括:①增加下肢负重,预防骨质疏松症;②预防屈曲挛缩,尤其是下肢;③增强下肢肌肉耐力;④促进消化功能;⑤将儿童架高,在直立的姿势下可以增进其与同伴的互动;⑥在直立的姿势下可促进躯干的动作控制。如果没有,应尽早使用,从 1 周岁至成年。在站立架上,儿童可以做很多活动,如追视训练、手眼协调能力训练、手工活动、看电视、听音乐和做家庭作业。

站立摆位辅具的种类主要包括可倾斜式站立架、垂直站立架、多功能摆位站立架和多功能移动站立架等。站立架分为俯卧式、仰卧式和直立式。在俯卧式站立架上,儿童趴在站立架上,站立架可以倾斜至 45°;在仰卧式站立架上,患儿背部靠在站立架上,站立架可以倾斜至直立;在直立式站立架上,患儿处于完全直立的姿势,其体重分布在下肢。站立架通常配备以支持上肢的桌子和便于身体各部位保持在正确位置的其他姿势装置。选择何种站立架不是随意的,要根据儿童的姿势特点、疾病严重程度和康复目标进行选择。俯卧式站立架适用于头部控制和躯干控制能力较好的儿童。前倾的角度要根据康复目标而定,如果想利用重力对下肢产生良好的影响(如骨骼形状、含钙量等)或促进与环境互动,视觉探索能力和动手能力,则倾斜度要小;如果想促进头部和躯干的伸肌抗重力能力,则倾斜度要达到 30°~40°。仰卧式站立架适用于不能头控或需要对自主神经系统进行参数检查的儿童(如昏迷)。至于后倾角度,它的标准和前面描述的俯卧式站立架是相同的。

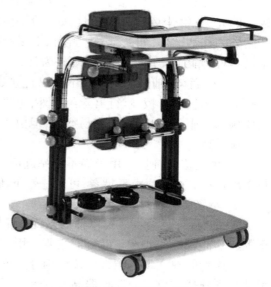

(1)可倾斜式站立架:可倾斜式站立架适用于脑瘫、SMA、小儿麻痹症、脊髓损伤及外伤等原因导致的下肢功能较弱的儿童,各关键部位的附件保证正确的站立姿势。

(2)垂直站立架:垂直站立架适用于脑瘫、SMA、脊髓损伤、脑卒中、颅脑损伤及外伤导致的下肢站立障碍的儿童及成年患者(图 12-3)。

图 12-3　垂直站立架

(3)多功能摆位站立架:多功能摆位站立架适用于脑瘫、SMA、小儿麻痹症、脊髓损伤及外伤等原因导致的躯干及四肢功能较弱的儿童,各关键部位的附件保证正确的站立姿势,避免脊柱侧凸和髋关节脱位等继发性问题。儿童可实现坐立位 - 站立位 - 仰卧位的自然转换,姿势调节时可停留在任一位置,适合所有功能情况的儿童(图 12-4)。

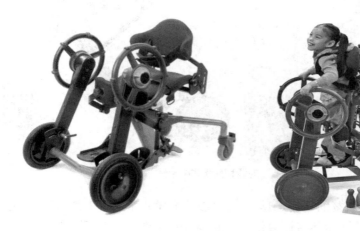

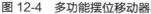

图 12-4　多功能摆位移动器

（4）多功能移动站立架：多功能移动站立架适用于脑瘫、SMA、小儿麻痹症、脊髓损伤及外伤等原因导致的下肢功能较弱,上肢功能稍好的儿童,站立训练的同时可以自由移动,尽量回归日常生活。能实现坐立位到站立位的自然转换和自由移动,锻炼上、下肢肌力,增强心肺功能。

二、移动辅具

移动辅具可以根据姿势分为三大类：①趴姿的移动辅具,如滑板或爬行器通常只针对较小的儿童；②坐姿的移动辅具,如一般轮椅、电动轮椅、电动代步车、改装的汽车或机车；③站姿的移动辅具,如助行器。此外,对易跌倒者可使用保护辅具,如护腕、护膝、头盔或安全帽。对功能而言,以坐姿与站姿较为常见。

1. 趴姿移动辅具　用于尚不能以直立姿势移动的儿童,协助其在地板移动,如滑板和爬行器。相较于滑板,爬行器除用手外,也可以用脚协助移动。爬行器的缺点与滑板相似,需要颈部及躯干一直伸直,容易疲累,但由于下肢有支撑所需,头和躯干伸肌力的要求没有滑板那样高。

2. 坐姿移动辅具　用于尚不能站起但可维持坐姿且具有上半身控制能力的儿童或需长距离移动而行走耐力不足者,可用三轮车、脚踏车、轮椅、电动轮椅等移动辅具。

3. 站姿移动辅具

（1）助行器：助行器是可以辅助儿童支撑体重、保持平衡和行走的康复辅助器具,可以用于上肢功能较好的儿童。助行器主要利用加大的底面积来增加行走时的支撑与稳定度,以提高使用者的独立步行能力。按结构分为框式、轮式和平台式等；按支撑方式分为手撑式、手扶式和前臂支撑式。助行器高度在大转子与髂前上棘之间,对于容易后跌者可降低助行器高度,使身体重心往前落,落在助行器支持面上（图12-5）。

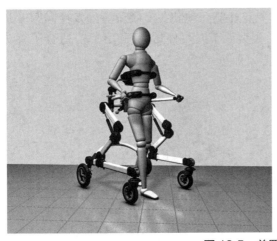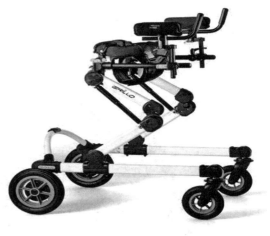

图 12-5　前置和后置助行器

（2）轮椅：轮椅是儿童康复的重要工具,不仅是肢体障碍儿童代步工具,更重要的是使儿童借助于轮椅进行功能锻炼和参与社会活动。轮椅一般分为普通轮椅、电动轮椅、定制轮椅、特殊用途轮椅和代步车等。普通轮椅一般由轮椅架、车轮、刹车装置及座靠四部分组成。

手摇轮椅在普通轮椅基础上,增加手摇装置。电动轮椅在普通轮椅基础上,增加了电子助力系统,减轻了使用者的体力消耗。智能轮椅在电动轮椅的基础上,增加了定位移动、站立移动、遥控移动及相关互联网服务用于辅助生活。

三、下肢辅具

儿童下肢辅具主要是矫形器。矫形器是用于人体四肢和躯干等部位,通过力的作用以保护、稳定肢体,预防、矫正畸形,治疗骨骼、关节、肌肉和神经疾患及功能代偿的体外装置。矫形器具有支持与稳定、固定和保护、预防或矫正畸形、抑制痉挛、代偿功能、功能训练等作用。按治疗部位分为脊柱矫形器、上肢矫形器和下肢矫形器三大类。

下肢矫形器主要包括足矫形器、膝矫形器、髋矫形器、踝足矫形器、膝踝足矫形器、髋膝踝足矫形器、髋内收、外展控制矫形器和下肢旋转矫形器等。

足矫形器是治疗下肢和足部疾病的鞋垫、托、鞋、靴的总称,主要是鞋垫、矫形鞋等。足矫形器的功能是托起足的纵弓,矫正足前部的外展畸形、足跟部的外翻畸形,控制整个足部在自然位置,控制小腿的内旋倾向,主要适应证是可复性平足、轻度的旋前、旋后畸形,跟骨内翻和外翻畸形等。

踝足矫形器具有从小腿到足底的结构,对踝关节运动进行控制的矫形器。根据踝关节能否活动分为固定型踝足矫形器及活动型踝足矫形器。固定型踝足矫形器适用于不能独立行走者、足下垂或稍屈膝步态者,踝关节固定的角度也不一定限定在 90°。活动型踝足矫形器可允许踝关节提供较自然的踝关节活动度,转位比较容易。适用于能够独立行走且踝关节背屈活动度为 5° 以上,无髋膝关节挛缩。

髋内收、外展控制矫形器能使髋关节屈伸自由活动,控制髋关节的内收和旋转活动,限制内收程度时可以随着身体状态调节,适用于痉挛型双瘫的脑瘫儿童,逐步改善剪刀步态。

四、日常生活辅具

日常生活活动覆盖了儿童在成长发育时绝大部分的作业能力,如洗浴、如厕、个人卫生、进食、穿衣及功能性移动。有一部分日常生活活动障碍的儿童可以在不需要外界帮助的情况下利用日常活动自助具完成,减少了习得性无助感,提高自我决定的能力,增强自信自立与生活独立的信心。日常自助具种类繁多,可分为以下几类。

1. 进食自助具　包括弹簧筷子、特殊筷子、加粗手柄餐具、C 形夹及万能袖套、C 形杯架、双耳(吸管)杯、吸盘碗、防洒碗及腕支具等。

2. 穿衣自助具　如穿衣钩、系扣钩、穿袜器、鞋拔及魔术贴等。

3. 如厕自助具　如儿童坐便器、儿童坐式便器马桶圈等。

4. 个人卫生自助具　如长柄刷、长柄梳、C 形夹或万能袖套(梳子、牙刷、剃须刀等)、洗浴椅、桌面指甲钳、淋浴椅、浴缸淋浴两用椅、浴缸转移板、带升降功能的浴缸、感应式水龙头和花洒等。

5. 防护自助具　如防护头盔、带面罩头盔、儿童安全座椅等。

五、幼儿学习互动与游戏辅具

为了满足学龄前期及学龄期肢体发育障碍儿童的学习和教育需求,以下学习辅助器具可在家庭及学校中使用,有需求的其他障碍儿童也可以应用。如书夹、口棒、自动翻书机、(自制)执笔辅助器、执笔支具和可调节课桌椅等。

亲子活动中运用玩具可以从感官刺激、整合活动、精细动作操作、认知功能训练、重复操作及家长参与六个方向有效促进发育障碍儿童认知能力和动作能力,包括粗大动作和精细动作。

第三节　对发育障碍儿童发展的影响

儿童具备发现和学习的本能,促使他们建立自我意识、了解周围的世界并与他人交际。发育障碍儿童因为缺乏学习的机会、缺乏对环境的独立控制、缺乏与环境交互的兴趣或技能变得被动和缺乏动力,更容易产生习得性无助感。因此,发育障碍儿童可能丧失自己玩耍、学习或自我护理活动的能力。如果在幼儿期缺乏整合基本认知知觉技能的机会,儿童就很难学习更高层次的概念。对于发育障碍儿童,应尽早选用适当的辅助器具,可以使其尽早参与到重要的学习情境中。辅助技术可以改善发育障碍儿童的身体功能状态,如精细和粗大运动技能、交流、沟通和参与等功能。随着儿童的成长,他们需具备日常生活活动能力和工具性日常生活活动能力、发展教育和作业技能、提高社会参与能力、玩游戏或参与休闲活动。

辅助器具的适配与使用需要基于使用者本人的情况不断地调整,对于发育阶段的儿童尤为重要。很多治疗师对儿童从婴儿期到成人一直进行跟踪服务,这意味着治疗师不仅关注儿童本身的功能障碍和生长发育的需要,也关注他的家庭和所处的社区环境。在15~20年的成长过程中,儿童的运动和精神功能都处于发育阶段,辅具需要随着儿童的发育成长而不停地更换。同时,儿童的康复需要持续多年,辅具不仅提供功能支持,还要具备预防和矫正作用。姿势保持的辅具必须在畸形发生之前,由治疗师在恰当的时间给患儿匹配合适的辅具。及时适配一个正确姿势保持或矫正辅具可预防畸形、关节挛缩,以及在青少年期将会出现的呼吸困难及循环系统的问题。总之,在儿童的运动和精神发育过程中,治疗师匹配恰当的辅具可以帮助儿童矫正姿势、提高活动能力及自理能力。

一、摆位辅具的效果

适当的摆位对身心障碍的儿童有以下益处:①发挥姿势稳定性来增强功能,如心肺功能、手部功能等,进一步促进其心理、社会方面发展与社会参与;②改善身体的异常肌张力、异常反射或降低其影响,如小儿麻痹症;③在儿童发育过程中促进正常模式的发展,使下肢承重;④维持骨骼结构形态、保持关节活动度及预防并发症,如关节挛缩、脊柱变形的发生;⑤调整姿势及分散压力分布,预防褥疮,如脊髓损伤儿童;⑥可增加耐受程度,促进儿童自处时间,并促进人际互动与学习;⑦增强心肺功能及消化功能;⑧提高或维持治疗、护理、教育效果,可使日常生活照顾更方便、更安全。

二、移位辅具的效果

移位辅具对身心障碍儿童的效果包括:①可促进功能性独立移动,进一步促进其参与能力及自我效能的发展;②可使日常生活照顾更方便、更安全,如使用推车、转位器移位;③可增进其身体活动量,进而促进其体适能的提高。经由移位辅具而具行走功能的儿童比因无移位辅具、不具行走能力的儿童表现出较多的选择行为。

对于重度肢体障碍儿童而言,移动辅具能使儿童表现出正向情绪,较少依赖口语指令来控制环境,对移动技巧较感兴趣,在与同伴的活动中表现更为主动。电动移位辅具对严重肢体障碍的儿童有以下好处:①头部与躯干稳定度增加,动机增强,对自我转移的信心提高;②搜索行为增加,在活动中增加感觉信息的运用及整合能力;③使用暂时性电动移位辅具两周后,婴幼儿与别人的眼神接触,口语和沟通增加,睡眠改善,手臂主动动作增加。

第四节　以家庭为中心的干预策略

当前,我国康复辅助器具服务模式从"评估适配"模式向更为专业的综合服务模式过渡。综合服务模式意味着全面的康复辅具服务提供,包括康复辅具服务中的"评估、适配、教育和社区"4 个方面。"评估"是针对儿童个人情况的评估,主要内容包括功能障碍、环境障碍,以及对康复辅具的需求及其对使用的影响评估。"适配"是通过定做或其他技术手段为儿童组装、康复辅具,帮助儿童选择和获得更为合适的康复辅具。在教育方面,主要是指教育儿童正确接受、使用并理解康复辅助。"社区"主要是指社区工作者的主要任务是为儿童提供康复服务支持,帮助儿童及家长进行资源整合和心理咨询等。

家庭对于儿童的发展、教育和行为具有十分重要的作用。家庭是儿童最有价值和最持久的支持来源,可对儿童的发展产生重大影响;父母对子女和家庭的情况十分了解;父母是儿童发展和教育过程中的重要决策者。以家庭为中心的干预强调家庭成员与专业人员的合作、重视功能评估、注重多元素综合分析等。实施过程基本包括:专业人员和家庭成员建立合作关系,建立辅具适配小组;进行功能评估;制订辅具制作方案;实施和修改方案。

每个儿童的功能状态不同,每个家庭辅具需求、文化背景、经济能力等方面也不同。因此,适合的个性化家庭干预策略需要儿童、家长、辅具专业人员合作制订、使用及调整。

(陈　楠)

第十三章

物理因子疗法

儿童康复是一个漫长而复杂的过程,涉及许多功能的恢复与重建,其康复手段丰富多彩,康复方法多种多样。对于儿童康复工作者而言,应在全面掌握康复医学基本理论与技术的前提下,在康复评定的基础上,根据特殊需求儿童疾病及功能障碍特点,选择不同的康复治疗策略,儿童不同生长发育阶段的康复目标均不一样,我们要针对不同的目标,选择适合该儿童生长发育需求,以及功能障碍特征的康复治疗途径、方法及技术,以最短的时间促进其功能的康复。物理因子疗法作为物理治疗(physical therapy,PT)的一种类型,在儿童疾病康复治疗中的作用不容忽视,虽然多数情况下并非单独使用,需要合并其他的治疗方法,但它已经成为促进儿童身心全面发育,开展综合康复的重要组成部分。

第一节 概　　述

一、物理因子疗法的定义

物理因子疗法是应用自然或人工的物理因子(如声、光、水、电、冷、热、磁动力学等)结合现代科学技术治疗疾病的方法,传统上称为理疗(modality therapy)。不同形式的物理因子作用于人体,旨在通过机体神经、体液和内分泌等生理调节机制,引起局部组织的物理、化学、生理变化,从而产生不同的作用如神经反射作用、经络作用、体液作用和组织适应等,已达到保健、预防、治疗和康复的目的。

物理因子疗法提供个体需要的现代医学的全方位服务,符合生物-心理-社会医学模式,解决人体结构-病理改变(治疗疾病)及恢复功能,在多数儿童疾病的康复过程中,物理因子疗法均可有效地介入,甚至对于某些病症,物理因子治疗可以成为主要的治疗手段,在调节机体生理机制、促进功能康复和增强适应能力方面,具有不可估量的意义,是临床治疗不可或缺的一部分。

二、物理因子疗法的分类

物理因子分为自然物理因子和人工物理因子,自然物理因子包括日光、气候、海水、矿泉、泥疗、森林等,人工物理因子包括声、光、水、电、磁、热、冷、力等。纵观古今中外,物理因子治疗不断发展,治疗形式种类繁多,加之有一些物理因子的特性可能横跨多种治疗类型,因此很难有一种分类方法明确划分各种物理因子。在儿童康复领域，应用比较广泛的物理因子疗法主要有电疗（electrotherapy）、水疗（hydrotherapy）、传导热疗法、可见光疗法、超声波疗法（ultrasonic therapy）、冷疗、磁疗（magnet therapy）、经颅磁刺激疗法（transcranial magnetic stimulation，TMS）及生物反馈疗法（biofeedback therapy）等，儿童常用的物理因子疗法分类见表 13-1。

表 13-1　儿童常用的物理因子疗法分类

分类	疗法名称	常用疗法具体名称
电疗	低频电疗法	经皮神经电刺激疗法（transcutaneous electrical nerve stimulation，TENS）、神经肌肉电刺激疗法、痉挛肌电刺激疗法、功能性电刺激疗法、小脑电刺激疗法
	中频电疗法	
	直流电疗法	
	静电疗法	
水疗		涡流浴疗法、气泡浴疗法、哈伯特槽浴疗法、步行浴疗法、药浴疗法
声疗	超声波疗法	单纯超声治疗、超声药物透入治疗、超声雾化治疗、超声联合其他治疗疗法
光疗	红外线疗法	近红外线疗法、远红外线疗法
	可见光疗法	红光疗法、蓝光疗法、蓝紫光疗法
	紫外线疗法	长波、中波、短波紫外线疗法
	激光疗法	低能量激光疗法、高能量激光疗法
热疗	传导热疗法	石蜡疗法、湿热袋敷疗法、沙疗法、泥疗法、蒸气疗法
冷疗	低温疗法	冰块按摩疗法、化学冷敷袋疗法、冰袋冷敷疗法、冷空气疗法、冷喷雾疗法
磁疗		穴位贴磁疗法、悬磁疗法、磁电疗法
其他疗法		经颅磁刺激疗法
		生物反馈疗法
		冲击破疗法
		振动疗法

三、物理因子疗法的作用

物理因子对人体的作用具有共同性和特异性。

（一）共同性

作用人体后产生生理作用和治疗作用。

1. 生理作用　表现为改变组织细胞和体液内离子的比例和微量元素含量；引起体内某些物质分子如水分子等结构变化；影响各种酶的生物活性；调节物质代谢；使体内产生高活

性物质;增强血液和淋巴液循环;改变生物膜、血管、皮肤、黏膜和其他组织通透性;引起组织温度改变;调节神经-内分泌信息控制系统功能;加强单核巨噬细胞系统功能等。

2. 治疗作用　表现为改善神经-内分泌功能障碍;提高机体或某些系统、器官的功能水平;改善组织器官的血液循环和营养,促进组织修复和再生;提高局部或全身的抵抗力;镇痛作用;消炎、消肿作用;缓解肌肉痉挛;脱敏作用;增强机体适应能力;提高药物向组织器官渗透能力。

（二）特异性

物理因子的特异性效应只有在小剂量使用的条件下方可明显呈现。如小剂量超短波有明显增强机体防卫能力作用,而大剂量则有抑制作用。研究结果证明,不同因子引起的组织形态学变化、体液因子变化、超微结构的功能、形态直至组织、器官功能的变化,以及物质代谢的变化等,均具有一定的特异性。

因此,物理因子的治疗作用主要概括为改善血液循环、消炎止痛、抗菌消肿、镇静安神、兴奋神经肌肉、缓解肌肉痉挛、软化瘢痕,消除粘连、加速伤口愈合、加速骨痂形成、增强机体免疫力及脱敏等。

四、物理因子疗法的特点

1. 无创伤性　物理因子疗法通过直接作用(组织、器官和致病因子)和间接作用(神经和体液调节)的方式对人体起到保健、预防、治疗和康复的功能。属于一种非侵入性的治疗方法,对身体不会造成创伤。不同的物理因子结合现代科学技术可以通过体表作用到不同深度的组织。模型研究结果显示,紫外线、长波红外线、低频电、直流电、毫米波能作用在机体表皮;中频电、红光、冷疗、热疗、短波、分米波、厘米波能作用到肌肉层。其中,中频电、红光、冷疗、热疗主要作用在皮下及浅层肌肉;超短波、磁疗、体外冲击波、超声波能作用到骨组织、内脏及颅内;激光根据能量和波长的不同,可以到达不同的深度,高能量激光可能到达骨组织。经颅磁刺激可以无创性地穿透颅骨,刺激大脑皮质或大脑深部。

2. 无痛性　大多数物理因子治疗都是无痛性的,一般不会有不适感,属于外治法的一种绿色疗法,使用者能很好地耐受,易为儿童接受。光疗、磁疗、高频电、超声波、水疗、热疗、冷疗在治疗过程中,儿童有时会感觉非常舒适。低、中频电疗有一种电刺激的麻木、震颤感,多数儿童也会感觉比较舒适,但是也有对电刺激比较敏感的人群。一般情况下,即使有些疗法可能会感到疼痛,大多数也可以耐受。当然无痛性是建立在严格遵守物理因子治疗操作规范基础上的,如果违反操作规范,如在皮肤破损处贴电极;冷、热疗温度控制不当;大剂量的超声波作用于骨突处;使用高强度、高频率的经颅磁刺激等,不但可能引起疼痛,还会引起一系列不良反应。因此,在治疗过程中要严格遵守操作指南,且在治疗前后和治疗过程中与儿童及家属充分沟通,及时询问并记录其感觉。

3. 不良反应少　只要严格规范操作,排除禁忌证,一般在物理因子治疗中及治疗后很少有不适感或过敏反应等副作用。当然,水疗可能引起皮肤发白、有疲劳感;磁疗可能引起头晕、乏力;经颅磁刺激可能出现头痛;反复的电刺激可能引起皮肤粗糙、刺痒感等,这些都属于正常反应,一般停止治疗后就能缓解,对儿童并无危害。而且物理因子一般不会对环境造成污染,对治疗师也基本没有伤害。

4. 操作简便、收效快　虽然物理因子治疗需要一定的疗程,但是对于很多病症,物理因子的即时效应也非常明显。如急性扭挫伤可以采用冷疗消炎、消肿、镇痛；经皮神经电刺激疗法可以用于急性扭挫伤及术后伤口的镇痛；热疗可以立即缓解痉挛；热水浴发汗、冷水浴降温。这些方法操作简便，常能立刻见效，缓解症状。

5. 疗效持久　物理因子治疗的作用机制包括神经调节机制、体液调节机制及神经 - 体液共同作用等。不同的作用机制引起的后效应维持的时间不同。一般来说，神经调节作用相对迅速、短暂；但也有些神经调节作用，如经过中枢神经元的环状联系或发生突触可塑性的改变，可以产生较持久的效应。体液调节作用相对缓慢、持久。多数物理因子治疗可以将神经调节和体液调节都调动起来，从而更利于产生长时程效应，而且经过反复多次的治疗，能产生多次叠加和积累效应。因此，治疗的次数越多，治疗效果越好，疗效就越持久。

第二节　具体技术

一、电疗

1. 定义　电疗法是使用中频、低频、直流电和静电疗法等瞬间出现的医用电流刺激失去神经控制的平滑肌或横纹肌，使肌肉产生被动的、节律性收缩，以获得肢体有益的功能性运动。儿童常用低频电疗法。

2. 低频电疗法分类　采用频率为 0~1 000Hz 的电流，包括经皮神经电刺激疗法、神经肌肉电刺激疗法、痉挛肌电刺激疗法、功能性电刺激疗法及小脑电刺激疗法等。

3. 治疗作用　①经皮神经电刺激疗法：缓解各种急慢性疼痛；兴奋神经肌肉组织，促进局部血液循环；促进骨折、伤口愈合；②神经肌肉电刺激疗法：刺激肌肉收缩，改善血液循环，加强局部代谢；促进神经重新生长和恢复神经传导功能，加快失神经支配肌肉运动功能的恢复；③痉挛肌电刺激疗法：刺激痉挛肌的拮抗肌，通过拮抗肌的收缩降低痉挛肌张力；④功能性电刺激疗法：兴奋神经元使肌肉产生收缩；使痉挛肌张力下降；改善中枢神经系统对运动功能的控制能力；⑤小脑电刺激疗法：脑保护作用，促进脑组织功能代偿和结构修复；加快运动传导与肢体功能恢复。

4. 治疗技术

(1) 经皮神经电刺激法：①将两个电极对置或并置于痛点、运动点、穴位、神经节段或神经走行部位；②根据治疗需要选择电流频率、波宽和治疗时间，通常每次 20~30 分钟，每天 1~2 次。可连续治疗较长时期。

(2) 神经肌肉电刺激疗法：①选用能输出方波、三角波的低频脉冲治疗仪，电流频率为 0.5~100Hz，波宽为 1~1 000 毫秒，脉冲上升和下降时间都可调，电流输出强度为 0~100mA，调制频率为每分钟 1~30 次。治疗需按照治疗前确定的电流参数，开始对电流强度缓慢调节，以引起明显肌肉收缩且无明显皮肤疼痛为度；②低频脉冲电流中的方波具有兴奋正常神经肌肉的作用。刺激正常神经肌肉，若引起同样强度的肌肉收缩，三角波的电流强度比方波大 3~6 倍。由于失神经肌肉的适应能力低于正常肌肉，为避免刺激正常肌肉和感觉神经，进行电刺激时往往需要采用强度变化率低的三角波，这样只会引起患者肌肉收缩。因肌肉失神经的程度不同,电刺激引起肌肉收缩所需的电流阈值也不同,所以进行神经肌肉电刺激前,应先确定病变程度,以选用合适的电流参数;③采取舒适的姿势,放松肌肉,暴露治疗部位,确定需要刺激的运动点,运动点的位置会随着病情的改变而发生变化。根据病情选择电极和衬垫,将电极置于衬垫内。电极放置方法主要有两种,一种为单极法:以一个直径约3cm的电极为主板,连接阴极,置于患肌的运动点上;另一个直径为15~20cm的电极与衬垫为辅极,连接阳极,置于颈背部(上肢治疗时)或腰骶部(下肢治疗时)。一般阴极作为主极,只有在阳极通电收缩大于阴极通电收缩时才用阳极作为主极;另一种为双极法:在受累肌肉的肌腹两端放置两个电极,近端电极为阳极,远端电极为阴极;④电刺激应分段进行。常规先刺激 3~5 分钟,期间肌肉收缩 10~15 次,休息 10 分钟,再次进行刺激,重复 4 组,总收缩达 40~60 次。在治疗失神经严重者时,起初使其每分钟收缩 1 次,治疗量为总收缩 10~15 次。病情好转后肌肉不易疲劳,可逐步增加肌肉收缩的次数,达到每组 20~30 次,缩短休息时间,延长刺激时间,使总收缩次数达到 80~120 次。一般每天治疗 1~3 次,15~20 天为一个疗程。

(3)痉挛肌电刺激疗法:①选用能在不同时间输出两路方波的低频脉冲治疗仪,调节两路电流交替出现,两路电流的频率与波宽相同,频率为 0.66~1Hz,波宽为 0.2~0.5 毫秒,两路脉冲电流的延迟时间为 0.1~1.5 秒;②治疗时采用 4 个小电极,2 个电极置于痉挛肌两端肌腱处为 A 路输出,另外 2 个电极置于拮抗肌肌腹的两端为 B 路输出,以引起肌肉明显收缩为度。治疗时间为每次 15~20 分钟,每天 1 次,20~30 次为一个疗程。

(4)功能性电刺激疗法:①选用多通道、可输出方波或其他波形的低频脉冲治疗仪:波宽为 0.1~1 毫秒,脉冲波组宽度为 1.8 秒,频率 20~100Hz,能分别调节相应通道的治疗参数;②在儿童康复下肢步态中最常用,痉挛型脑瘫儿童在步行训练中的应用:偏瘫儿童则刺激其下肢,双瘫者交替刺激双侧下肢。嘱脑瘫儿童双膝稍屈曲呈仰卧位或坐在凳子上,双腿自然放在地上;将电极片置于小腿前外侧,其中阴极放在后,阳极放在前,调节电流强度的大小,给微小电刺激帮助定位;使用神经肌肉定位仪寻找一个足外翻或内翻背屈肌肉收缩的点,这个点就是放置阴极电极片的部位,再把阳极电极片放在胫前肌合适位置,连接好刺激器并固定于儿童腿部前外侧;设定刺激器的电刺激肌肉训练模式、治疗参数,在步态分析系统中确定最适合受训儿童的刺激方式;设定胫骨倾斜角度为电刺激触发开关,足跟抬起时电刺激开始,胫前肌等肌肉收缩,促进足背屈,足跟落地时电刺激结束。开始治疗时每次刺激 10 分钟,每天数次,刺激时间随着功能的改善逐渐延长,适时调节电流参数,最终过渡到自主活动;③儿童康复常用便携式机,可随身携带便于活动和治疗。刺激电极分为表面电极、肌肉内电极和植入电极三种,儿童康复常用的是表面电极。表面电极操作简便,可替换且无创;缺点是对单个肌肉刺激的选择性差,不能刺激较深部的肌肉,以及刺激反应变化大等。

(5)小脑电刺激疗法:①将电极贴片置于消毒后的两耳后乳突,无创引入小脑顶核,对儿童的脑部进行电刺激治疗;②将小脑电治疗仪调至治疗参数,治疗时间为每次 20~30 分钟,每天 1~2 次,10~15 天为一个疗程。

5. 注意事项 ①先使用较弱电流让儿童适应,以消除恐惧,再调节电流到治疗量;②根据儿童的功能障碍选择合适的电疗方法及需要刺激的部位,放置电极时需根据操作方法选择合适的位置,治疗参数的设置应随着其恢复情况进行调节;③治疗过程必须有家长和医护人员监护。

6. 适应证 ①经皮神经电刺激疗法主要用于软组织和骨关节的急性疼痛、骨折术后和痉挛性瘫痪等；②神经肌肉电刺激疗法主要应用于下运动神经元损伤后肌肉失神经支配、失用性肌萎缩等；③痉挛肌电刺激疗法主要应用于脑性瘫痪、脑外伤、多发性硬化或脊髓损伤后的痉挛性瘫痪等；④功能性电刺激疗法主要用于脊髓损伤与发育障碍儿童的站立步行与手功能障碍；⑤小脑电刺激疗法适用于小儿脑瘫、小儿发育迟缓等。

7. 禁忌证 生命体征不稳定、电疗有过敏反应、对电极片严重或持续性过敏反应、治疗部位皮肤破损、有出血倾向、严重心脏病或携带心脏起搏器、活动性肺结核及癌肿、感染等。

二、水疗

1. 定义 水疗法是指利用水的阻力、浮力、水温、导热性、流动性、静水压，以及在水中可加入中草药或化学成分进行药浴等特性，以多种方式作用于人体从而促进康复的方法。水疗法兼具运动治疗与物理因子治疗的特点，是一种综合性康复治疗手段，其疗效通过水的温度刺激、机械刺激和化学刺激作用来实现。

2. 分类 包括涡流浴、气泡浴、哈伯特槽浴、步行浴及中药药浴等，其中步行浴在浴槽内可进行各种体位训练。

3. 治疗作用 ①皮肤：刺激局部皮肤，增强身体的耐受力，同时有利于改善身体感知觉和运动觉；②肌肉、关节：水疗会减轻肌肉张力，使平滑肌舒展，减轻疼痛和痉挛，增加关节活动度，增强肌力，在水中可训练四肢躯干的平衡协调能力、纠正步态等；③循环系统：其作用受水温、治疗时间、部位及刺激强度的影响。水疗时，心跳加快，增加心肌张力，提高血液的输出量，促进血液循环；此外，通过汗腺分泌增加、肾脏血管扩张利尿作用，可促进有害代谢物及毒素排出；④呼吸系统：在水中需要增大胸廓运动力度以对抗水压，可增强儿童呼吸功能，也有利于构音障碍儿童的语言发音训练。

4. 治疗技术

(1)设备：水疗池大小依据治疗人数而定，池边设有扶手和扶梯，池中可设治疗用的床椅、平行杆和漂浮具等。

(2)方法：水量为3/4池，水温34~38℃。根据儿童病情及体质，因人而异确定水中运动治疗的强度和时间。行动不便的儿童可用升降装置辅助出入水池。儿童由双足至全身缓慢下水，在治疗师的辅助和保护下，在水中开展各类运动疗法，可增强头部控制，降低肌张力，增强平衡和改善步态等。但是受水中多种因素的影响，需针对孩子情况给予个体化指导。

(3)具体操作

1)适应性训练：让孩子感受以水为主题活动身体的乐趣，通过水对身体的接触流动给予感觉输入，使其意识到自己在水面上漂浮。练习呼气与吸气的动作，一直达到可以放松呼吸的状态。学会保持关节轻度屈曲、外展，手臂向前伸为水中最稳定的姿势。单侧肢体肌张力高的儿童可根据具体情况进行训练。如针对左侧肌张力高的儿童，可将其左侧肢体接触水面，多次反复刺激。

2)独立性训练：治疗师应给予适当辅助，儿童学习在水中完成立位、坐位、起立和步行等动态平衡训练。一旦其掌握上述的稳定姿势后，可开始练习在水面呈仰卧位保持平衡的能力。治疗师将逐渐减少辅助，使儿童可学习向前游动，最终治疗师用手指支持即可游动。

3)仰泳法：仰泳姿势可以使肌张力高的儿童体验肌肉松弛的感觉，并强化躯干、髋部伸肌训练。可在穿漂浮具的辅助下,练习两臂屈曲,先外展,再拉回,如此反复。

4)体位转换:儿童学会控制头部后,仰卧于水面,向坐位、立位姿势改变,学习从水平方向朝垂直方向垂直回转;学习仰卧位经由侧卧位向俯卧位回旋,练习顺时针和逆时针的躯干旋转,躯干旋转和垂直回转相结合,这种复合回转练习对中枢性运动障碍儿童很重要,可激活头颈部、躯干和骨盆旋转肌肉,以及下肢屈伸肌群的参与。

5. 注意事项　①应让儿童身体缓慢下水,逐渐适应,以免引起恐惧或肌肉痉挛;②出水后立即擦干身体,注意保暖,预防感冒;③水疗的强度和时间视儿童的病情及体质而异,一般每次治疗 10~30 分钟,可每天或隔天一次,如有感冒、腹泻等情况可暂时停止;④整个过程治疗师必须陪同下水,严密监护,针对治疗中可能出现的风险做好防控措施;⑤需一对一训练,并辅以救生圈或其他漂浮工具,预防溺水危及生命;⑥训练前 1 小时不宜进食,防止呕吐引起窒息,需排净大小便;⑦为防止受训儿童过于疲惫,同时利于提高康复治疗的效果,水疗最好安排在运动治疗、言语治疗及作业治疗之前。

6. 适应证　各型脑性瘫痪、智力障碍、语言发育落后、孤独症谱系障碍、唐氏综合征、脑膜脑炎后遗症、脑外伤术后恢复期、骨科术后恢复期、早产儿、低体重儿、出生严重缺氧等。

7. 禁忌证　发热、外伤、炎症感染、活动性肺结核、心肝肾功能不全、身体极度衰弱、癌症及恶病质、有出血倾向、皮肤病、癫痫失控等。

三、超声波疗法

1. 定义　超声波疗法是指利用每秒振动频率在 20kHz 以上的声波作用于人体治疗疾病的方法。目前使用的超声频率有 800kHz、1MHz 和 3.2MHz,近年来还应用 30kHz 和 50kHz 低频超声。

2. 分类　超声治疗有单纯超声治疗、超声药物透入治疗、超声雾化治疗和超声联合其他治疗,如超声 - 间动电疗法、超声 - 中频电疗法和超声 - 直流电疗法等。

3. 治疗作用　①温热作用:超声波通过组织时可以提高温度,加快血液循环与组织充血,从而减轻炎症反应,有效缓解疼痛感;②微动按摩:引起膜渗透性增加,从而促进细胞复活、阻断炎症(非细菌性)进展、加快新陈代谢、增进胞质的搅拌及水离子的移动和 pH 的改变、促进扩散、利于凝胶相的改变等许多现象;③作用于深部组织感受器,对神经系统产生间接作用,起到镇痛和缓解肌肉痉挛的作用;④对脑损伤者可促进侧支循环,增加受损脑组织的血供,改善脑细胞的功能。超声波治疗可降低神经兴奋性,使神经传导速度下降,肌肉的兴奋性降低,可应用上述特点对相应类型儿童进行治疗。

4. 治疗技术　①仪器由主机和声头组成,为了避免超声反射和能量丢失,声头与体表间的空隙必须充分填充耦合剂,耦合剂可用与人体组织相近的介质如甘油、凡士林;②多采用直接操作法,治疗部位的皮肤上涂以接触剂,声头固定于治疗部位,治疗时声头必须与皮肤紧密接触。固定法:主要用于小部位,超声剂量宜小,一般强度小于 $0.5W/cm^2$,治疗时间为每次 3~5 分钟;移动法:治疗师在声头上稍加压力,做缓慢的直线或螺旋形反复移动。强度为 $0.8~1.5W/cm^2$,治疗时间为每次 6~12 分钟,每天 1 次,10~15 次为一疗程。

5. 注意事项　①声头与治疗部位间必须充分填充耦合剂,声头与体表接触后再输出,以免损坏芯片和影响治疗效果;②用移动法治疗时,在声头上施加的力度和移动速度需均匀;③声头避免在儿童骨头隆起处停留;④应经常询问儿童治疗中的感觉,如有疼痛或灼热,应立即停止治疗,找出原因加以纠正。

6. **适应证**　软组织损伤、关节挛缩、腱鞘炎、瘢痕及粘连、挫伤、脱臼、骨关节病、皮下淤血、注射后硬结、神经炎、神经痛等。

7. **禁忌证**　感染的急性期、儿童骨骺处、高热、菌血症、败血症等。

四、光疗

1. **定义**　光疗法是指应用人工光源或日光辐射治疗疾病的方法。光波的波长短于无线电波,用于儿童的多为红外线和可见光。

2. **分类**　主要分为红外线疗法和可见光疗法,可见光疗法中常用的有蓝紫光疗法。

3. **治疗作用**　红外线疗法既是光疗法,又是辐射热疗法,其作用有改善组织血液循环、促进组织修复和再生,加速伤口愈合的作用;还有促进水肿吸收、消散炎症、镇痛解痉的作用。蓝紫光疗法可促进无毒胆绿素的排泄,从而降低血清中胆红素的含量。

4. **治疗技术**

(1)红外线疗法:①取适当体位,裸露照射部位;②检查照射部位的温热感是否正常;③将灯移至照射部位的上方或侧方,距离与功率相关。功率为200W以下,灯距约20cm;功率为250~300W,灯距为30~40cm;功率为500W以上,灯距应为50~60cm。通电后3~5分钟,应询问被照射儿童或治疗师体验照射的温热感是否适宜;④应用局部或全身光浴时,光浴箱的两端需用布单遮盖,光浴箱内的温度应保持在40~50℃;⑤每次治疗15~30分钟,每天1~2次,15~20次为一疗程。治疗结束时,将照射部位的汗液擦干,小儿应在室内休息10~15分钟后方可外出。

(2)蓝紫光疗法:①采用单面或双面光疗箱,常用的蓝紫光波长为335~600nm,功率密度可达0.25~0.4mW/cm^2;②接通电源,检查光疗箱运转情况,并根据婴儿日龄及体重设置预热温度及湿度;③清洁婴儿皮肤,并将全身裸露,戴眼罩,除会阴部用纸尿裤遮盖外,其余均裸露,男婴注意保护阴囊;④将婴儿放入预热好的光疗箱中,调节上下灯管,检查箱温传感器并固定稳妥,灯管距皮肤为33~50cm;⑤关好箱门,打开蓝紫光灯,记录开始照射时间;⑥应使婴儿皮肤均匀受光,并尽量使身体广泛照射,若使用单面光疗箱,一般每2小时更换一次体位;⑦治疗中严密观察病情,并密切监测体温和箱温变化,使体温保持在36.5~37.5℃为宜,若光疗时体温超过38.5℃,要暂停光疗。

5. **注意事项**　①红外线治疗中不得改变体位,以防烫伤;②小儿若有过热、头晕等不良反应时,须马上告知治疗师;③治疗部位靠近眼部或光线有可能会照射到眼部时,应用纱布遮挡双眼;④应先用小剂量照射新鲜的瘢痕部位、植皮部位或温热感觉障碍部位,观察局部反应,以免发生灼伤;⑤在治疗中保证水分及营养供给。

6. **适应证**　红外线疗法常用于各种炎症,尤其是慢性炎症、软组织肿胀和肌肉痉挛。蓝紫光疗法常用于新生儿高胆红素血症。

7. **禁忌证**　急性扭伤早期、有出血倾向、急性化脓性炎症、高热、活动性肺结核、恶性肿瘤、闭塞性脉管炎、局部感觉障碍或循环障碍者。

五、传导热疗法

1. **定义**　传导热疗法是指将加热后的介质作用于人体表面,使热传导到病变部位以治疗疾病,促进康复的方法。水、泥、蜡、沙、盐、酒及中药等都是可用于传导热疗法的介质。

2. 分类　包括石蜡疗法、湿热袋敷疗法、沙疗法、泥疗法和蒸汽疗法等。儿童常用石蜡涂抹法和中药熏蒸法。

3. 治疗作用　①温热作用:可使局部血管扩张,促进血液循环,增加代谢及改善营养,消除局部肿胀;②软化和松解肌腱挛缩,降低末梢神经兴奋性,降低肌肉张力,使痛阈升高,具有解痉镇痛作用;③特殊的药物治疗作用:可根据病情需要选择不同的药物配方,结合该疗法进行治疗以达到消炎、消肿和镇痛作用。

4. 治疗技术

(1)石蜡涂抹法:先将石蜡融化,用已加温的刷子迅速多次向患处涂抹石蜡,再覆以塑料、毛毯或浴巾保温,10~20分钟后剥掉硬化的石蜡。

(2)中药熏蒸法:包括全身蒸汽药浴疗法和熏蒸法,本节主要介绍儿童卧位中药熏蒸法。①需设立单独的治疗室,并配有熏蒸设备、洗浴室和休息室;②将配好的药物导入药槽中,加水煮沸30分钟,将治疗部位下面对应的垫子撤掉,药槽与治疗部位的距离应保持在20~40cm;③将儿童外衣脱去,暴露治疗部位,躺在熏蒸床上,熏蒸气体就可以直接作用在需要治疗的部位,可以在儿童身上盖毛巾保暖;④治疗时间为每次20~30分钟,每日1次,10~20次为1个疗程。治疗结束后应擦干皮肤,注意不要受凉。

5. 注意事项　①治疗前要调整好温度,防止烫伤;②治疗开始后应经常巡视,多观察和询问儿童的感觉,过热时要及时检查皮肤,调整所垫毛巾和保温用的包裹品,严密观察儿童的全身情况;③治疗过程中若儿童有出汗过多、心悸及气促,应立即暂停治疗,给予静卧等对症处理;④注意防寒保暖,防止感冒。

6. 适应证　适用于肌肉痉挛的儿童及软组织扭伤、腱鞘炎、术后或外伤后浸润粘连、瘢痕挛缩、关节纤维性强直,四肢关节、腰部、背部、肩部等处的疼痛。

7. 禁忌证　治疗部位有感染灶、开放性伤口、严重皮肤病者,高热、极度衰弱、活动性肺结核、严重循环障碍、恶性肿瘤、出血倾向等全身性疾病。建议急性扭伤且有出血倾向的儿童24小时后再做治疗,局部皮肤感觉障碍者、体弱者慎用。

六、冷疗

1. 定义　冷疗法也称低温疗法,是将比人体体温低的诸如冷水、冰、蒸发冷冻剂等物理因子作用于身体部位而治疗疾病并促进康复的方法。

2. 分类　包括冰敷、冷水浸泡、冷热水浸泡、局部超低温冷疗及全身超低温冷疗等。儿童最常用的治疗方式是使用溶化的冰块和水混合,混合物的温度为0℃。

3. 治疗作用　由于不同的冷疗手段在治疗时间与治疗温度上存在不同,故在治疗效果和适用范围上存在显著的差异。在康复医学领域,一般认为冷疗可以使毛细血管收缩,减少局部血流量,延迟血肿的形成;使毛细血管通透性下降,消肿,缓解肌肉疼痛;减少软组织损伤引起的炎症反应;其他的一些生理作用包括调节内循环、降低新陈代谢、减慢神经传导速度、使肌梭活动低下、抑制肌肉痉挛等。

4. 治疗技术　采用冰水混合治疗法时,先暴露治疗部位,并将治疗部位浸泡于冰水中。难以浸泡的部位,使用毛巾浸入冰水中,取出后迅速作用于治疗部位。也可使用冰块按摩方式,以圆周运动轻柔地按摩治疗部位,冰块不要长时间停留在一个地方。临床上常根据检查儿童阵挛和反射消失、关节对快速运动的阻力减小,提示经冷疗后痉挛状态减轻。对于创伤早期,应在实质性肿胀和出血之前应用。冰水混合治疗常持续4~6小时,其间需更换冰水或毛巾;冰块按摩每次持续5~10分钟。

5. **注意事项** 注意观察儿童的感觉和反应,出现明显冷痛时应中止;昏迷及皮肤感觉障碍者慎用;注意保护患部周围的正常皮肤,防止发生皮肤冷灼伤和冷冻伤。

6. **适应证** 痉挛引起的异常肌紧张儿童;缓解儿童肌肉及骨骼系统疼痛;儿童外伤的急性期或后遗症期疼痛,抑制出血、水肿;促进儿童神经肌肉的反应。

7. **禁忌证** 寒冷过敏、末梢循环障碍、开放性外伤、呕吐、烦躁等。

七、磁疗法

1. **定义** 磁疗法是指利用磁场作用于机体穴位、局部或全身,以达到治疗疾病目的的方法。

2. **分类** 根据磁场强度和方向变化,可分为静磁场疗法和动磁场疗法,在儿童康复过程中,静磁场疗法主要选择贴磁法,动磁场疗法主要包括悬磁法和磁电法,近年来经颅磁刺激成为磁电疗法的研究热点。

3. **治疗作用** 具有消肿止痛、镇静安眠、消炎、止泻、软化瘢痕及促进骨折愈合等作用。

4. **治疗技术** 主要介绍贴磁法,具体技术如下:①一般采用直径1cm,厚度2~5mm的圆形磁片,并用75%的酒精擦拭磁片;②暴露治疗部位或所选穴区,并在治疗前用75%酒精消毒,待皮肤干燥后放置磁片,上面覆盖一大于磁片表面积的胶布予以固定;③治疗结束时取下磁片并消毒,同时注意观察贴敷处皮肤有无刺激反应、疼痛及水泡等,如有则立即取下磁片,并及时处理;④磁片贴敷可连续进行,根据病情定期复查,一般贴敷一周后休息1~2天再贴。

5. **注意事项** ①治疗前去除治疗部位或所选穴位区及附近的金属物、磁卡等,以免被磁化;②检查治疗部位或所选穴位区有无知觉障碍或皮肤破损,如有感觉迟钝或丧失不可在此处治疗;如有皮肤损伤,可用消毒纱布覆盖破损皮肤区;③磁体使用前后要注意消毒,不能加热;④根据儿童对磁场强度的耐受性选择使用磁体的磁场强度;⑤治疗后去除磁体并检查皮肤,如有皮肤刺激反应,下次需更换贴敷部位;如出现头晕、恶心、呕吐、嗜睡或严重失眠应停止治疗。

6. **适应证** 常用于婴儿腹泻、咳喘、小儿急慢性肠炎、支气管炎等。

7. **禁忌证** 体质极度虚弱、体质过敏、体内植入金属物件、高热、皮肤溃破等。

8. **经颅磁刺激疗法** 经颅磁刺激疗法(TMS)是一种利用脉冲磁场作用于中枢神经系统(主要是大脑),改变皮质神经细胞的膜电位,使之产生感应电流,影响脑内代谢和神经电活动,从而引起一系列生理生化反应的磁刺激技术。它是一种无创的非侵入性脑刺激技术,无痛、操作简便,安全可靠,最早用于脑瘫儿童皮质脊髓束投射的测量和评估。目前,已应用于神经系统疾病的监测、评估和治疗,为探索大脑的结构和功能提供了新的途径。

研究发现TMS有以下几种作用:①诱导动作电位的产生,改变局部皮层的兴奋性和皮质脊髓束的活性,进而降低肌张力,促进运动能力的提高;②减轻脑缺血再灌注后神经元的损伤和凋亡,加快神经递质的传递,调节局部的脑灌注和代谢,增强神经元的可塑性;③影响蛋白质合成、细胞形态和酶的活性等,调节细胞增殖,促进脑源性神经生长因子的表达和神经元突起的生长。TMS 主要有 4 种刺激模式：即单脉冲 TMS、成对脉冲 TMS、重复性 TMS（repetitive TMS，rTMS）和日短阵脉冲刺激（theta burst stimulation，TBS）。单脉冲和成对脉冲 TMS 多用于检测皮质脊髓束的电生理特性。rTMS 是治疗的主要模式，低频 rTMS（≤1Hz）可抑制神经系统的兴奋性，高频 rTMS（>1Hz）可对神经系统产生易化作用。通过双向调节大脑兴奋与抑制功能之间的平衡来治疗疾病。rTMS 针对不同疾病的治疗部位和治疗参数是不同的，需考虑其剂量与效果的关系，以及 rTMS 与药物、心理治疗、康复训练相结合的最优联合治疗方案。该技术在儿童注意缺陷多动障碍、孤独症谱系障碍、抽动秽语综合征、脑瘫、儿童焦虑症、儿童抑郁症，以及儿童精神分裂症等领域的疗效得到越来越多的证实，其应用前景非常广阔。2015 年，国家药品监督管理局发布了《磁刺激设备》行业标准，规定了磁刺激设备在刺激强度、频率等方面的基本要求。特别要指出的是 TMS 的禁忌证，如急性脑外伤、脑出血、脑梗、颅内感染、颅内有金属及其他异物者不宜使用。rTMS 最主要的风险是可能诱发癫痫发作，其风险程度随剂量参数和个体因素的不同而变化，但多为自限性。

八、生物反馈疗法

1. 定义 生物反馈疗法是指人体内不易觉察的生理活动及生物电活动通过仪器的辅助将信息放大，在仪器上以视觉或听觉形式显示，人体借助反馈信息了解自身变化，并根据变化逐渐学会在某种程度上随意控制和纠正这些活动的过程。生物反馈疗法可用于各种特殊需求儿童的康复治疗。

2. 分类 生物反馈疗法的工作方式是采集和分析个体的生理信号，常用的生理指标包括脑电、肌电、皮电、皮温、心率和血容量脉冲等，其中以肌电反馈、皮电反馈、皮温反馈及脑电反馈的应用最为广泛。

3. 治疗作用 ①促进肌肉收缩：肌电生物反馈是借助肌电接收设备记录儿童瘫痪肢体自主收缩时的电信号，当这种电信号达到或超过仪器设定的动态阈值时，就能产生一定强度的电刺激，促进肌肉收缩；②脑功能重组：脑电生物反馈的循环作用有助于重建神经网络和神经反馈回路，达到修复损伤区脑功能的目的；③促进主动运动：肌电生物反馈可极大地提高儿童的兴趣和主动参与性，鼓励儿童通过模仿人机对话系统，对患肢的运动功能进行诱导和强化。

4. 治疗技术

(1)肌电生物反馈疗法：①采用肌电生物反馈治疗仪，配备 3 个表面电极，包括 2 个记录电极和 1 个地极。仪器可以记录和展示肌电的数值和曲线，并发出不同颜色的灯光和声音信号；②将要安放电极的皮肤清洁后先用 75% 的酒精脱脂，再把导电膏涂在电极表面，放在皮肤上。记录电极的位置根据病情而定，地极通常放在两记录电极之间。按照治疗要求，引导儿童学会通过仪器发出的视听信号自我调节肌电电压，而使肌肉收缩或放松。每次训练 5 分钟，再休息 5 分钟，反复 3 次，每次共训练 10~15 分钟，每天 1~3 次。

(2)皮温生物反馈疗法：①采用手指皮肤肌电生物反馈治疗仪，配有一个温度传感器和一对儿童耳机。仪器可记录及显示温度读数和曲线，并发出不同颜色的灯光和声音信号；②在儿童示指或中指的末节指腹上固定好温度传感器，指导儿童学会通过仪器发出的各种不同的视听信号来自我调节，继而使皮肤温度改变。每次治疗 15~20 分钟，每天 1~3 次。

(3)脑电生物反馈疗法：①采用脑电生物反馈治疗仪，治疗的硬件要求、电极安放、治疗环境、儿童在治疗前的准备等与脑电功能检测完全相同(参照脑电功能检测要求);②儿童正坐于计算机屏幕前的位置上,将要安放电极部位的双耳耳垂、头顶正中皮肤清洁后再用75%的酒精脱脂,脑电电极:正极置于百会穴处,负极和地极置于耳垂两侧(不分左右);肌电电极:将头带套于距眉弓1cm处的眉弓上部,使正极、负极置于头带按扣两侧(不分左右),地极置于头带中间的按扣上;③干预训练前进行3~5分钟脑电基线值的水平测试,进行初始评估,并记录脑波数值,设定干预训练的奖罚阈值,测试过程中叮嘱儿童静坐于靠椅上,闭目、不眨眼、保持安静、全身放松;④按照治疗要求,引导儿童学会通过仪器发出的视听信号,进行自我调节使脑电波改变,干预训练后再进行3~5分钟脑电基线值评估,整个干预时间持续20~30分钟,治疗频率为3~5次/周,20次为一个疗程。

其余各种反馈疗法与肌电生物反馈疗法相似。

5. 注意事项 首次治疗前,应交代注意事项和相应动作,并做好示范,告知需注意电子屏上数值和曲线,根据不同颜色的灯光和声音信号的变化,指导儿童最大限度地进行主动运动。

6. 适应证 ①降低神经肌肉兴奋性的松弛训练,如痉挛型脑瘫等;②提高神经肌肉兴奋性的功能性训练,如表现为肌张力低下的脑瘫等;③提高认知功能的训练,如智力低下、精神发育迟滞、语言发育迟缓等。

7. 禁忌证 严重心脏疾病、癫痫、有出血倾向、意识障碍、认知障碍及治疗过程中过度紧张的儿童。

第三节 临床应用

一、基本原则

1. 明确诊断 儿童无论哪种疾病或功能障碍,都发生于生长发育阶段,在为其选择合适物理因子治疗前首先要对其做详细的检查,明确诊断,弄清发病机制、病理生理学特点、疾病所处阶段及主要表现,并检查有无禁忌证。同一病症,致病原因不同,选择的物理因子不同;不同病症发病机制相同,可能会选择用同一物理因子治疗;即便是同一儿童在不同的发育阶段,选择的物理因子治疗策略也不同。因此只有明确疾病诊断之后,才能选择合适的物理因子治疗策略,保证疗效。

2. 选择物理因子 在明确诊断的基础上,先根据儿童的病情和病理改变确定治疗目标,再根据各种物理因子的特性,基于一些循证医学依据和临床证据,优先选择效果最佳的治疗方法和最优的治疗参数。如果儿童有一种以上的问题或多个治疗目标,首先应该重点解决最主要的问题。如果同一病症有多种物理因子治疗策略选择,则应本着操作简便、节约开支、疗效显著的原则进行考虑。当然,在物理因子的选择过程中,为了提高疗效,避免一些风险,还应该考虑儿童的年龄、功能状态、健康状况及耐受度等个体因素。

3. 确定疗程 大多数物理因子治疗很难一次达到理想效果,需要多次治疗的积累或叠加以产生长时程效应。因此,对儿童的依从性要求较高。一般需要每日或隔日一次进行连续的治疗,称为疗程,而且每个疗程之间或几个疗程之间需要有间隔。当然疗程的制订很难一概而论,需要综合考虑疾病的类型、病程、治疗目标、物理因子的类型、循证医学证据、长期治疗的副作用和人体的适应性等因素。一般情况下,如果已经达到治疗目标,就应该及时停止治疗;急性病疗程短(5~10天)、慢性病疗程长(10~20天);累积作用强者疗程短、弱者疗程长。对于某些慢性病,如果需要进行多个疗程的治疗,为了避免人体的适应及不良反应,应在各疗程间有一个间歇期,以利于儿童机体重新调整恢复。疗程间歇期一般为2~4周,长者可达到1~2个月。应用同一种物理因子治疗时,在1年之中一般不宜超过3~4个疗程(图13-1)。

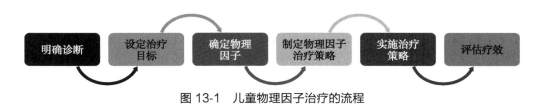

图 13-1　儿童物理因子治疗的流程

二、应用方法

随着不同物理因子研究的发展,越来越多的物理因子在临床康复中发挥特殊作用,逐渐成为人们关注的热点。下面将对临床上具有代表性的儿童常见病症物理因子疗法的应用作简要介绍,在儿童疾病康复中,物理因子疗法的具体应用见表13-2。

（一）脑性瘫痪

脑性瘫痪(简称脑瘫)是一组持续存在的中枢性运动和姿势发育障碍、活动受限综合征,这种综合征是由于发育中的胎儿或婴幼儿脑部非进行性损伤所致。物理因子治疗是脑瘫康复治疗的重要组成部分,根据《中国脑性瘫痪康复指南(2015)》,不同物理因子疗法在脑瘫儿童康复过程中推荐应用的强度有所不同,推荐强度从高至低分为A级、B级、C级和D级,具体情况如下。

1. 推荐强度A级

（1）功能性电刺激:功能性电刺激疗法用于脑瘫儿童,主要是缓解脑瘫儿童的肢体和躯干肌肉的痉挛,进而改善运动异常及姿势异常。多数脑性瘫痪等运动障碍儿童由于受肌张力的影响,主动运动功能减弱或消失,严重影响肌肉营养状况,引起肌肉血液循环不良,可通过选用适当频率的功能性电刺激疗法调节肌肉组织的生物化学特性,辅助康复治疗。对于因上肢肌肉痉挛而影响上肢运动的儿童,可用控制腕背伸的痉挛仪,通过对桡神经或肌肉进行刺激,从而达到恢复手指运动功能的目的。在康复治疗中,功能性电刺激治疗可被用于重复训练。

（2）水疗法:对于脑性瘫痪儿童,水疗法既是一种运动疗法,也是一种物理因子疗法,通过水的温度刺激、机械刺激和化学刺激来缓解肌痉挛,改善循环,调节呼吸频率,增加关节活动度,增强肌力,改善协调性,提高平衡能力,纠正步态等。水疗可增加儿童训练的兴趣,使其树立自信心、改善情绪、积极参与娱乐活动,对其智力、语言和个性的发展都有极大的好处。水疗适宜安排在运动治疗、作业治疗及言语治疗训练前进行,既有利于提高运动治疗、作业治疗等训练的效果,也能防止患儿过度疲劳。此外,还可有水疗的浸浴治疗效应。只要无绝对禁忌证,水疗法适合于所有脑瘫儿童。

针对脑瘫儿童的水中运动治疗专项技术较多,治疗性游泳、水中游戏、水中小组训练、水中肌力训练、水中步行和水中平衡与协调性训练等在临床均有应用。根据《脑性瘫痪儿童水中运动治疗临床实践指南》,为不同年龄、不同类型、不同机构、不同治疗项目脑瘫儿童水中运动治疗提出 21 项临床康复指南建议,其中康复评定类(3 条)、康复水疗干预类(16 条)和康复管理类(2 条)能较好地指导脑瘫儿童水中运动临床实践。

(3)经颅磁刺激技术:TMS 作为一种相对安全有效的康复新技术,已经成为治疗脑瘫儿童的一项重要辅助手段,其疗效已被众多研究证实。对于 2 岁以上存在运动障碍、肢体痉挛、语言障碍的脑瘫儿童,在常规康复治疗的基础上,如能够应用 TMS 治疗,可更好地改善上述功能障碍和临床症状。此外,TMS 还可以有效地改善大脑局部血液循环和功能网络连接情况,对认知功能也具有正向调控效应。根据《儿童脑性瘫痪经颅磁刺激治疗专家共识》,共有以下 7 项应用共识建议。

1)应用于脑瘫儿童的 TMS 设备必须具备以下特征,①最大刺激强度:磁场要穿过皮肤和颅骨到达大脑皮质,设备的最大磁刺激强度应不小于 1 特斯拉;②刺激频率:输出频率要在 0~100Hz;③刺激线圈:选择针对儿童的线圈,避免对儿童的无关部位进行刺激;④冷却系统:设备操作时会产生大量热量,具备冷却系统是连续工作的关键。此外,还要保证设备电压稳定,电流不过载,避免可能出现的安全隐患。

2)排除绝对和相对禁忌证,>2 岁各分型、分级的脑瘫儿童均可应用 TMS 治疗并从中获益;<2 岁的儿童应慎用,如确有必要应用,需要听力保护(如佩戴耳塞)。此外,还应注意以下问题:囟门未闭的脑瘫儿童皮质兴奋性较高,治疗时不适感增加、配合度较差。即使>2 岁,若囟门未闭也应慎重使用 TMS;脑瘫共患癫痫并不罕见,对可疑癫痫发作的儿童,应进行 ≥30 分钟清醒 + 浅睡眠期的常规脑电图筛查,符合癫痫诊断的儿童建议先行抗癫痫治疗,待病情稳定后再应用 TMS 治疗。

3)TMS 治疗前后应由专业人员对脑瘫儿童进行全面评估,如有技术条件,还可应用 TMS 收集儿童神经电生理的客观数据。

4)TMS 刺激靶点定位采用解剖学定位,如果条件允许可采用导航定位,更利于科研数据采集和 TMS 个体化治疗。

5)静息运动阈值测量方法为刺激儿童的初级运动皮质(M1),连续 10 次中至少有 5 次能够诱发对侧拇短展肌的运动电位强度超过 50μV,则将引出此反应的最小刺激强度视为本次治疗的静息运动阈值。

6)TMS 每次治疗时间 20 分钟,1 次 / 天,每周 5~7 次,4~6 周为一个疗程,间歇 1~2 周后开始下一个疗程。

7)在 TMS 治疗的同时,应联合其他康复技术,并在治疗后再次进行评估,根据评估结果及时调整后续治疗方案。慎重与其他神经调控技术联合应用,安全性证据尚不充分。

(4)蜡疗:蜡疗是利用加热熔解的石蜡作为温热介质,敷于局部将热能传导到机体,适合于脑瘫儿童的康复治疗,尤其对于痉挛型脑瘫更有效。石蜡具有良好持久的温热效应,使局部皮肤毛细血管扩张,促进肢体的血液循环,改善肌肉营养,减少肌肉中的蛋白质消耗,松解粘连,使挛缩的肌腱软化、松解,同时蜡在冷却过程中体积逐渐缩小,对皮下组织起局部机械压迫作用,松弛儿童关节韧带、肌肉、肌腱,从而扩大关节活动度、降低肌张力,建立正常的运动模式,提高脑瘫儿童的生活质量。此外,石蜡与皮肤紧密接触,对肢体产生柔和的机械性压迫和挤压作用,使温热向深部组织传递,不仅有利于药物吸收,还有利于功能训练、按摩手法的实施,增强疗效。

2. 推荐强度 B 级 目前,生物反馈疗法已被广泛应用于各种类型脑瘫儿童的康复治疗,其疗效已逐渐被证实。脑瘫儿童可根据反馈信息对骨骼肌进行放松训练或对瘫痪肌群进行运动功能训练,该疗法可增强肌力、降低肌张力、增加肌肉的协调性、加强感觉反馈、促进脑功能重组,辅助肢体功能恢复。

3. 推荐强度 C 级 医用光疗法所采用的红外线疗法与可见光中的红光疗法通过降低骨骼肌肌梭中 γ 运动神经元传出神经纤维兴奋性,使牵张反射降低,肌张力下降,肌肉松弛,并可改善血液循环和组织营养,从而起到消炎、镇痛及缓解肌痉挛的作用。可见光中的蓝紫光疗法主要用于新生儿高胆红素血症,治疗效果明显且无不良反应,因而被广泛应用于临床。蓝紫光照射脑瘫儿童皮肤后,血液中的胆红素吸收光线,产生光化学效应,变成水溶性的低分子产物为易于排泄的无毒胆绿素,通过胆汁、尿液、粪便排出体外,从而降低了血液中的胆红素浓度。

(二)周围神经病

周围神经病是指由各种病因引起的周围神经系统结构或功能损害的疾病总称。损伤部位不同,表现形式也不同。儿童周围神经病的症状首先是感觉障碍和运动障碍,可出现弛缓性瘫痪,肌肉失神经营养及支配而发生萎缩、变性,肌张力降低。在临床康复中常见的儿童周围神经病有分娩性臂丛神经损伤、腓肠肌神经损伤或腓骨肌萎缩症等。为了减轻失神经(周围神经)肌肉损害的发生,临床可给予适量的低频电疗中的神经肌肉电刺激疗法刺激神经、肌肉组织兴奋,同时给予可促进神经生长的物理因子治疗,如无热量超短波、直流电药物离子导入疗法等,尽可能地防止肌萎缩的发生,以促进肌肉早日再次受神经支配而恢复正常功能。

(三)注意缺陷多动障碍

注意缺陷多动障碍(attention deficit hyperactivity disorder,ADHD)是儿童时期最常见的神经发育障碍性疾病之一,临床上以持续存在且与年龄不相符的注意力不集中、多动、冲动为核心症状,可造成儿童的学业成就、职业表现、情感、认知功能和社交等多方面损害。ADHD 大脑功能失调包括感觉信息加工过程、执行功能、工作记忆、睡眠调节、疼痛调节及情绪控制等。国内外报道,有 45%~90% 的 ADHD 出现脑电活动异常,脑电生物反馈是以调整脑电频率和脑电波幅为基础,进行大脑功能机制的调节,使大脑功能达到最佳状态。在实际治疗过程中,治疗师帮助 ADHD 儿童逐步了解脑电状况及脑电的变化过程,并使其学习并控制生物反馈仪显示的反馈信号,学会自我调节自身的生理心理变化。目前,脑电生物反馈干预治疗 ADHD 的效果予以肯定,认为脑电生物反馈可以激发大脑皮质兴奋度,使快波节律加快,慢波节律减慢,促进大脑皮质成熟程度进一步有效提升,增强 ADHD 儿童的注意、选择、抑制及自控能力,对伴随的学习、情绪、社会适应等问题也有所改善。

(四)脊髓损伤

脊髓损伤是由于各种原因引起的脊髓结构和功能的损伤,造成损伤平面以下运动、感觉及自主神经功能障碍。在儿童脊髓损伤的恢复期,如下肢无法活动易发生深静脉血栓,功能性电刺激下肢肌肉,使其被动收缩,促进血液回流,进而可减少深静脉血栓发生率;还可以产生下肢功能性活动,如站立和行走;除使肌肉收缩,防止肌肉萎缩外,还可以增加骨承受的应力和关节稳定性,促进骨生长,避免产生骨质疏松和关节脱位或半脱位。肌电生物反馈疗法借助于肌电接收设备,记录脊髓损伤儿童瘫痪肢体自主收缩时的电信号,产生一定强度的电刺激,促进肌肉收缩,并实现了主动训练与电刺激的有效结合,使脊髓损伤儿童、家属及治疗师能及时、直观地看到自主运动的变化,并使脊髓损伤儿童能有意识地控制运动的正确性,增强其参与治疗的积极性和运动训练的疗效;超短波、紫外线等物理因子治疗可减轻局部的炎症反应,改善神经功能等(表 13-2)。

表 13-2　儿童疾病康复中物理因子疗法的应用

类型	疾病名称	物理因子疗法的应用
神经发育障碍性疾病	抽动症	经颅磁刺激,经颅微电流刺激、生物反馈技术等
	注意缺陷多动障碍	生物反馈技术
	全面性发育迟缓	水疗、经颅磁刺激、电疗法等
神经系统疾病	脑性瘫痪	详见本节"(一)脑性瘫痪"
	吉兰巴雷综合征	经皮神经电刺激、中高频电刺激等
	周围神经损伤	低频电疗、超短波疗法、红外线疗法、激光疗法、药物导入、热传导疗法、生物反馈技术、水疗等
	神经系统感染性疾病	恢复期:经颅磁刺激、蜡疗、水疗、功能性电刺激、肌电生物反馈技术、中频电刺激;后遗症期:针对脑部病灶可采用碘离子直流电导入法、超声波疗法、脑部仿生电治疗,针对瘫痪肢体采用超短波疗法、痉挛肌电刺激、功能性电刺激、中频电疗、热水浴等
创伤性及中毒性疾病	颅脑外伤	经颅磁刺激、蜡疗、水疗、功能性电刺激、肌电生物反馈技术、中频电刺激、高压氧治疗等
	中毒性脑损伤	经颅磁刺激、蜡疗、水疗、神经肌肉电刺激、肌电生物反馈技术
	脊髓损伤	详见上文
肌肉骨骼系统	皮肤、筋膜、肌肉、肌腱及腱鞘损伤	冰敷法、温热疗法、红外线疗法、紫外线疗法
	骨骼损伤	温热疗法、光疗、低频电刺激疗法
	关节软骨损伤	冷疗、光疗、温热疗法、经皮神经电刺激、中频电疗、直流电药物离子导入等
	关节辅助结构损伤	同上
	神经损伤	神经肌肉电刺激疗法、功能性电刺激疗法、热敷、蜡疗、红外线疗法、激光疗法、温水浴疗法、肌电生物反馈技术

(五) 在其他常见病症治疗中的应用

1. **疼痛**　绝大多数物理因子都具有一定的镇痛作用。其机制与疼痛传入神经通路受到物理因子干扰产生镇痛作用及改善局部微循环带走致痛因子有关。如低频电疗中的经皮神经电刺激对儿童各种急慢性肌肉及骨骼疼痛有较好的镇痛作用。超声波疗法、石蜡疗法、温热水浴、红外线疗法等均以温热作用减轻神经及肌肉痉挛性疼痛为著。冰块按摩法通过利用低温作用减慢局部神经传导速度,降低神经末梢的敏感性抑制儿童肌肉骨骼系统痛觉。

2. 炎症 各种物理因子改善炎症的机制一般包括改善局部血液循环;增加炎性介质传输;促进炎性渗出液的吸收;增强吞噬细胞及淋巴细胞的活性。不同物理因子抗炎的特点各不相同。针对急性及亚急性炎症,一般认为无热量高频电疗效果好,而温热量高频电疗及蜡疗对于改善慢性炎症效果好;中、高频电疗可以作用到深在的组织炎症。

3. 水肿 在改善水肿的机制中,有改善局部血液循环,促进渗出液吸收,减轻肿胀;也有通过肢体外部逐级加压促进血液及淋巴液回流。因而,在改善炎性及缺血性组织损伤性肿胀上,电疗、水疗、光疗、热疗、冷疗及磁疗均具有较好的效果。

4. 伤口感染及迁延不愈 普通伤口感染可以通过红外线疗法改善,伤口表浅,可以配合局部紫外线照射治疗。对于慢性迁延不愈的伤口,局部可以给予冲击波疗法配合生肌药物局部喷涂治疗,或给予直流电药物离子导入疗法。

5. 关节挛缩 关节挛缩是指关节本身、关节周围肌肉和软组织病变引起关节的被动活动范围受限。关节挛缩重在预防。在损伤早期局部注意适当牵伸治疗,并局部给予功能性电刺激预防关节内组织粘连;在关节挛缩发生后,治疗比较困难,可以先在局部给予蜡疗、冷疗、水疗、温热高频电疗、肌腱的冲击波疗法或超声波疗法等改善关节周围软组织的柔韧性,再行手法牵伸治疗。

6. 组织粘连与瘢痕 组织损伤愈合的早期,在组织粘连和瘢痕形成中,局部给予红外线疗法、传导热疗法可以缓解组织粘连,减轻瘢痕。如果干预过迟,组织粘连已形成,物理因子治疗干预效果则不佳,但仍可以使用上述物理因子及蜡疗、水疗等改善。如果瘢痕形成晚期,组织增生严重,可以应用激光疗法给予切除或手术切除,术后早期给予物理因子治疗介入,减轻瘢痕增生。

7. 骨折伤口愈合延迟 儿童骨折愈合延迟临床可以应用经皮神经电刺激、无热量超短波、局部小剂量超声波、磁疗或体外冲击波等改善局部组织代谢、氧供、促进损伤修复。

(张晓霞)

第十四章
高危儿早期干预的物理治疗

第一节 概　　述

　　高危儿(high-risk infants)是指在胎儿期、分娩时和新生儿期受高危因素的损伤(尤其是中枢神经系统),已发生或可能发生功能损害的早期婴儿。他们可能在婴儿期表现出临床异常,但还不足以做出如脑性瘫痪的诊断,也可能临床表现正常。这些儿童日后发生功能障碍或发育落后的风险较没有高危因素的婴儿高。因此,对这一特殊群体的早期监测、随访管理和早期干预十分重要。

　　高危因素中,主要包括孕产妇高危因素、胎儿在围产期存在的高危因素及新生儿高危因素等,如早产、窒息、黄疸、低出生体质量、感染、产伤、高龄产妇及试管婴儿等。随着产科和新生儿重症监护技术的发展与医疗条件的改善,高危儿存活率明显提高,极低体重儿的存活率可达到90%,出生胎龄为25周的早产儿,其生存率也可达到54.8%,26周出生的早产儿存活率可达80%,27周可达90%。然而,存活并非医疗和保健的最终目的,高危因素给新生儿带来的个体、家庭、社会和公共卫生问题不容忽视。这些高危儿日后发生功能障碍后遗症或发育落后的风险明显增高,0~3岁儿童大脑发育迅速,具有很强的可塑性,尤其是生后第1年,如果在此阶段对高危儿进行早期干预,可降低后遗症的发生概率。因此,在这一关键时期内对具有潜在脑损伤的高危儿开展全面、深入的管理,监测生长发育、开展早期干预,既是提高其生命质量的根本措施,也是提高人口素质、减轻医疗和社会负担的有效途径。

一、早期干预的理念

　　早期干预是"为高危儿提供从出生到生后的多学科服务",是一种有组织、有目的的教育活动,根据婴幼儿的发育规律,促进儿童身心健康发展,改善现有的或可能出现的发育迟缓和残疾或使其最小化。早期干预对高危儿具有重大意义和积极作用,尽早开始利用大脑的可塑性,可显著改善儿童的认知、语言、运动功能、日常生活活动能力和社交能力。

二、早期干预指征

　　2015年,中国康复医学会儿童康复专业委员会制订的《中国脑性瘫痪康复指南》建议符合其中两条或以上者,建议进行早期康复干预:①存在脑损伤和神经发育不良的高危因素;②神经系统检查异常:如肌张力异常、姿势异常、反射异常;③发育量表评测结果为边缘或落后;④全身运动(GMs)评估为痉挛同步性或不安运动缺乏;⑤Alberta婴儿运动量表

（AIMS）评估结果为小于 5%。但目前认为存在严重的高危因素或多种高危因素并行，以及多次神经系统检查均异常者即可开展早期干预，特别是家庭早期干预。

三、早期干预时机

早期干预尽早开始，应从新生儿重症监护室（neonatal intensive care unit，NICU）介入已达成共识，特别是对下列情况的高危儿生命体征平稳，胎龄 34 周就应尽早开始干预：①严重的高危因素，如严重的缺氧缺血性脑病、颅内出血和胆红素脑病等；②出现多种风险因素或多次的风险因素可增加神经发育障碍性疾病的风险。这类患儿早期可能无任何异常临床表现，但尚未出现症状前就应尽早进行干预。4 个月前是早期干预的"黄金期"，此期干预可事半功倍。

四、早期干预形式

早期干预形式可以灵活多样。可在新生儿住院期间生命体征平稳的早期进行，即胎龄 34 周 NICU 温箱内即可开始早期介入干预。NICU 内干预被认为是儿童康复的高级水平，新生儿物理治疗师除掌握本专业知识外，还需系统学习早产及足月新生儿的发育特点、新生儿期常见疾病的诊疗方案及护理相关知识等，这样既能安全有效地做好早期干预，又能被新生儿医护团队接纳并平等合作。新生儿出院后应向医院 - 家庭结合模式转变，建立高危儿随访档案，监测患儿发育情况，定期进行发育评估和家庭指导，教授家长家庭早期干预方法，强调家庭成员对患儿发育所起的作用。此外，可通过线上或线下以家长讨论会、沙龙的形式进行经验分享与交流。

五、早期干预原则

（一）不打扰原则

早期干预的前提是不破坏患儿自然生长的环境，模拟子宫生态，进行环境改造、姿势管理和亲情互动，对早产儿尤为重要。而不应该为了得到"更快"的发育而进行过多的感觉、运动刺激，这对日后的发展极为不利。

（二）规范化干预

以促进发育里程碑为基准，应用有循证医学依据的科学干预方法，引导和帮助高危儿在认知、运动、交流和行为发育方面追赶或达到健康儿童的发育水平。传统的神经发育学疗法、婴儿操、按摩、认知语言开发训练和物理因子疗法等仍应常规选择应用。强调任务导向、目标管理、引导式教育、主被动结合、反复强化与健康儿童一起互动交流等。

（三）个性化干预

需对每个高危儿个体进行功能评定后制订个性化的干预方案，如早产儿要模拟子宫黑暗安静潮湿的环境、注意体位摆放和袋鼠式照护等；对无异常表现的高危儿，可根据病因、损伤程度和部位推测可能发生的疾病，提前进行一些特异性干预。如严重的缺氧缺血性脑病，头颅 MRI 已出现明显的脑室周围白质软化，预示可能会发展为脑瘫高危儿或脑性瘫痪，这时就应积极进行运动发育方面的早期干预。

（四）重视家庭干预

院内干预与家庭干预需有机结合，院内干预不能代替家庭干预。因高危儿早期干预手法相对简单,容易教授,在出院后应常规培训家长,使其掌握新生儿和婴幼儿神经心理发育规律、亲子互动技巧、干预方法(抚触、按摩被动操、丰富的听视觉环境刺激)和婴儿护理等基本技能。并定期进行高危儿门诊随诊,实现家庭指导 - 评估 - 再指导的循环模式,这样才能实现干预效果最大化。这种模式效果显著,能避免每日往返医院的时间耗费,避免感染和营养不良风险,同时极大地减轻父母及家人的经济压力和焦虑情绪。

第二节　评 估 方 法

评估是治疗的前提,精准的评估能发现存在的问题,可制订合理的早期干预计划,以保证干预效果。评估时要选择患儿状态较好的时间,争取最大程度的配合。环境因素、觉醒状态、饥饱程度等都会对评估产生较大的影响。另外,MRI、超声、脑电图、肌电图、脑干听觉视觉诱发电位也是非常重要的评估手段,由于篇幅限制,本节只介绍运动发育评估、神经行为评估及口腔运动和喂养评估方法。

一、运动发育评估

(一)全身运动质量评估

全身运动质量评估(General Movements,GMs)是一种通过观察患儿自发运动模式的质量来确定其神经系统完整性的方法,由欧洲发育神经学之父 HeinzPrechtl 于 1990 年创立。2003 年由复旦大学附属儿科医院杨红教授团队引入我国,该评估工具通过观察全身自发运动,即整个身体的运动,包括手臂、腿、脖子和躯干。因不涉及对婴儿进行操作,观察的运动是由婴儿自发产生的,而不是由外部刺激引起的,适用于年龄较小、脆弱的婴儿。该评估适用于 0~5 月龄(早产儿需矫正月龄)高危儿的神经发育监测和随访,主要用于预测脑瘫的风险。早期就可能识别特异性的神经学症状,并且对于"后期是否发展为脑瘫"具有很高的预测价值。重复评估有利于提高评估的准确性,每名高危儿一般需要接受初筛和复筛两次评估,如果评估结果异常,需增加评估次数,密切随访观察。第 1 次评估(初筛)的时间推荐为矫正胎龄 0~4 周(1 个月龄以内),第 2 次评估(复筛)的时间推荐矫正胎龄 10~14 周(约 3 月龄),每次评估总耗时 10~30 分钟。

判断标准如下,①正常:扭动运动正常(N)和不安运动存在(F+);②可疑:单调性(PR)或偶发性不安运动(F+);③异常:痉挛 - 同步性(CS)或混乱性(Ch)、不安运动缺乏(F−)、异常性不安运动(AF)。评估结果释义如下,①扭动运动正常(N):整个身体参与的运动,持续数秒钟到数分钟,臂、腿、颈和躯干以变化运动顺序的方式参与。在运动强度,力量和速度方面具有高低起伏的变化,运动的开始和结束都具有渐进性。沿四肢轴线的旋转和运动方向的轻微改变使整个运动流畅优美并产生复杂多变的印象;②不安运动(F+)存在:正常的不安运动是一种小幅度中速运动,遍布颈、躯干和四肢,发生在各个方向,运动加速度可变,在清醒婴儿中该运动持续存在(烦躁哭闹时除外),可以和其他运动同时存在。不安运动出现的频度随年龄的增长而发生改变;③单调性(PR):指各连续性运动成分的顺序单调,不同身体部位的运动失去了正常 GMs 的复杂性。常见于颅脑超声异常的小婴儿中,继续随访到不安运动阶段,部分小婴儿的 GMs 可以转归为正常;④偶发性不安运动(F+):不安运动出现的频度过低,为偶发性;⑤痉挛同步性(CS):指运动僵硬,失去正常的流畅性,所有肢体和躯干肌肉几乎同时收缩和放松。如果该异常表现在数周内持续存在,对于该婴儿发展为痉挛型脑瘫的预后结局具有高预测价值;⑥混乱性(Ch):指所有肢体运动幅度大,顺序混乱,失去流畅性,动作突然不连贯。"混乱性"GMs 相当少见,常在数周后发展为"痉挛 - 同步性"GMs;⑦不安运动缺乏(F-):如果在足月后 9 周至 5 月龄内一直未观察到不安运动,称之为"不安运动缺乏",但通常仍可观察到其他运动。"不安运动缺乏"对于后期中枢神经系统损害,尤其是脑瘫具有高预测价值;⑧异常性不安运动(F):异常性不安运动看起来与正常不安运动相似,但在动作幅度、速度,以及不平稳性方面表现中度或明显夸大,该异常模式少见。高危儿 GMs 分级分别为Ⅰ级:扭动运动正常、正常不安运动和神经系统检查异常,单调性全身运动;Ⅱ级:不安运动缺乏或异常不安运动;Ⅲ级:连贯一致性痉挛 - 同步运动性GMs。

GMs 评估在识别有发育迟缓和脑瘫风险的婴儿方面是有效和可靠的,已有文献表明证据级别为 A 级。GMs 评估要求评估人员获得专业的技术培训并通过考核获得资质证书,目前国内的 GMs 评估由复旦大学附属儿科医院的"欧洲 GMTrust 全身运动评估课程中国培训基地"负责提供培训与相关考核。

(二)婴儿运动表现测试(TIMP)

婴儿运动表现测试(Test of Infant Motor Performance,TIMP)最初由 Girolami 于 1983 年创建第 1 版,至今已更新至第 5 版,目前我国应用的是 2018 年的中文版。TIMP 是用于功能性运动的定量评估,适用于胎龄 34 周至纠正年龄 4 月的婴儿。针对具有高危因素的早产儿和脑损伤高危婴儿,能够评估其运动控制、姿势协调及功能活动相关的运动能力,预测高危儿将来运动发育情况,并可以对干预的效果进行评价,为早期发现、早期干预提供科学依据。TIMP 评估一共包含 42 项,其中 1~13 项为观察项目,观察项目主要评估自发尝试定位身体、选择性移动单个身体部分、不安运动及执行定性运动(如挥动和震动肢体)的情况。14~42 项为诱发项目,包括坐位(14~18 项)、仰卧位(19~27 项)、翻身(28~31 项)、侧方位(32~34 项)、俯卧(35~39 项)和立位(40~42 项)这 6 个姿势方位对婴儿的头部控制、对视觉和听觉刺激的反应、防御动作、躯干运动以及四肢运动等内容进行评估。

操作方法:评估需由经过培训、考核合格的评估师操作。将平静、清醒状态的婴儿置于安静、明亮、温暖的独立评估室检查床,清理床上多余物品。穿一件连体短袖衣服,避免活动受限,身体各部位可被观察。观察项目时,要求评估者观察婴儿的自发表现,可以持续至整个测试过程。进行诱发项目测试时,评估者需按照量表标准的步骤要求进行诱发,每个诱发项目施测尽量 1 次完成,最多不超过 3 次。如果测试被中断,需在测试 24 小时内完成剩余项目,整个测试为 20~40 分钟。TIMP 的测试结果为量表总分,范围为 0~142 分,由 42 个项目评分相加所得。前 13 项观察项目中,婴儿出现相应项目的表现即得 1 分,如果没有出现则为 0 分。后 29 项诱发项目,其评分范围为 0~6 分,根据观察的最佳反应给分,部分项目左右两侧分别计分。得出测试总分后,根据 TIMP 提供的年龄得分标准,判断婴儿能力。根据中国的年龄标准常模,可以对婴儿是否存在运动发育迟缓进行诊断。高于或等于界值为"正常",低于界值为"发育落后"。除诊断结果外,中国版 TIMP 的测试报告还会提供"等值发育龄"和"百分位数等级表",可以了解患儿目前的发育水平相当于何月龄正常婴儿,以及患儿的发育水平在常模中的位置。当婴儿处于 P_{10} 以下时,需要干预治疗;当婴儿处于 P_{10}~P_{25} 时,根据婴儿情况给予适当的早期干预,需要密切观察及复查;当婴儿处于 P_{25}~P_{50} 时,提示发育尚可,建议定期随访;当婴儿处于 P_{50} 以上时,提示发育良好,建议定期随访。TIMP 评估已被证明具有较好的重测信度和评分者信度,良好的结构效度、同时效度、预测效度,目前临床应用广泛,国内有多家机构可以培训并颁发资格证书。

(三) Alberta 婴儿运动量表

Alberta 婴儿运动量表(Alberta Infant Motor Scale,AIMS)制订于加拿大,是一种用于评估婴儿粗大运动发育的评估工具。2009 年由黄真教授团队引入中国,此量表适用于 0~18 个月即从出生到独立行走这段时期的婴儿。早产儿需采用矫正年龄。主要观察其在仰卧位(9 项)、俯卧位(21 项)、坐位(12 项)和站立位(16 项)下的负重、姿势和抗重力能力,共 58 个观察项目。评定方法为在每个体位下找到"最成熟"和"最不成熟"的观察项目,两个项目中间项为该婴儿的运动"窗",对"窗"内的每个项目进行"观察到"或"没有观察"评分。将观察到的最不成熟项目以下的每个项目记 1 分,将窗内每个观察到的项目记 1 分,将得分相加算出该体位下的分数,将四个体位的得分相加得出 AIMS 总分,总分越高提示运动水平越强。然后参照 AIMS 常模对应月龄的均数及标准差,计算出 Z 值,依据 Z 值将运动能力分为三个水平,分别为正常:$Z \geq -1SD$;可疑:$-1SD < Z < -2SD$;异常:$Z \leq -2SD$。总体来说 AIMS 具有如下特点:①不仅评估运动技能是否获得,而且对每一项技能从负重、姿势及抗重力运动三方面特征进行评估,从而可以较早地识别运动发育不成熟或运动模式异常的婴儿,为治疗师提示治疗的目标;②可以敏感地反映婴儿在短时间内所发生的运动发育微小变化,因此,它可精确地评估婴儿运动发育成熟的水平及在干预治疗后的变化;③不仅能关注运动技能的发育速度,更具优势的是观察运动技能的缺失或异常的成分,因此,为干预方案的制订尤其是干预要点的选择提供了有价值的参考信息。AIMS 的这个特点对于缺乏经验的治疗师来说更具有指导意义;④具有很好的信度和效度,在国际上应用广泛,尤其在对日趋增多的高危婴儿群体进行监测以尽早发现运动发育异常并给予早期干预治疗;⑤对判断远期预后的价值不高,不建议使用 AIMS 对粗大运动进行远期预后的判断。针对婴幼儿的粗大运动发育,AIMS 是一个可信赖的、有效的监测工具,操作简便,耗时少,易于推广。

二、神经行为评估

(一) 新生儿 20 项行为神经测定

新生儿 20 项行为神经测定(Neonatal Behavioral Neurological Assessment,NBNA)是全国新生儿行为神经科研协作组吸取美国 Brazelton 新生儿行为评估和法国 Amiel-Tison 神经运动测定方法的优点,结合我国的经验,于 1990 年制定的。这是一种评估足月新生儿神经行为的检查方法,简单省时是新生儿访视时社区医生必须掌握的技能。NBNA 分 5 个部分,共 20 项,包括①行为能力:对光习惯形成、对声音习惯形成、对咯咯声反应、对说话的脸的反应、对红球反应和安慰,共 6 项,主要评估新生儿对视觉、听觉及外界安慰的反应;②被动肌张力:围巾征、前臂弹回、腘窝角和下肢弹回,共 4 项,主要评估新生儿四肢被动肌张力的情况;③主动肌张力:颈屈伸肌主动收缩、手握持、牵拉反应和支持反应,共 4 项,主要评估新生儿头颈部、躯干及四肢主动肌张力情况;④原始反射:踏步或放置反应、拥抱反射和吸吮反射,共 3 项,主要评估新生儿原始反射情况;⑤一般评估:觉醒度、哭声和活动度,共 3 项,主要评估新生儿的精神状态。每一项评分有 3 个分度,即 0-1-2 分,总分范围 0~40 分。除第一部分的第 1、2 项对光 / 声音习惯形成要求新生儿在睡眠状态,其余均要求在觉醒状态下完成。该方法适用于足月新生儿,早产儿需要矫正胎龄 40 周后再评估。新生儿生后 3 天即可开始评估,如果评分低于 35 分,则要求第 7 天再次评估,若仍不正常,则应在 12~14 天后再次评估;若新生儿在足月后评分 <35 分,提示新生儿神经行为可能存在问题。检查环境要求安静、灯光微暗及温度适宜(22~27℃),选择在两次喂奶间进行,检查尽量在 10 分钟内完成。NBNA 是新生儿期最简单、实用、有效和无创的临床检查方法,可发现有害因素造成的轻微脑损伤,是预测新生儿脑功能异常的良好指标,适合在基层医院中的产科、儿科、保健科推广。

(二) 早产儿神经行为评估

早产儿行为评估(Assessment of Preterm Infants'Behavior,APIB),主要是对早产儿和高风险婴儿进行的全面、系统的神经行为评估,适用于出生至矫正胎龄 1 个月的早产儿、高危儿和足月儿。检查最好在婴儿下一次预期醒来和 / 或喂养前 1 小时进行,对于早期早产儿应选择接近下一次喂养时。检查开始时,婴儿应处于睡眠状态,评估睡眠期间对声光刺激的反应,以及在感觉输入过程中从睡眠状态向较高唤醒状态的过渡。APIB 评估时长取决于婴儿的稳定程度,评估可能需要 30~60 分钟。APIB 产生六个主要的系统变量(自主生理、运动、状态、注意 / 互动、调节、评估者促进),共六个检查的项目组:①睡眠 / 远端刺激;②揭开 / 仰卧位;③低触觉刺激;④中度触觉和前庭刺激;⑤高度触觉和前庭刺激;⑥注意 / 互动。用五个系统变量(自主生理、运动、状态、调节、评估者促进)评分上述六个项目。注意 / 互动系统只有一个项目组(注意 / 互动)评分。除评估者互动只有一个状态分数外,其他的均有 3 个独立的状态分数(基线分数 B、反应分数 R 和状态后分数 P),每个评分范围均是 1~9 分。1~3 分为低分,表示调节良好和组织良好的行为调节程度,反映了无序和压力的最佳阈值;7~9 分为高分表示容易无序、调节不良的行为调节,反映了无序和压力的低至极低阈值。B、R 和 P 三个分数描述了每个项目组和系统的细微差别,以及婴儿当前对环境和检查者日益增长的需求的分化和功能调节。APIB 具有良好的重测信度、效度和结果效度。进行 APIB 的评估者必须具有丰富的早产儿的知识与经验,必须进行专业的培训与考核方可进行评估。

(三) Hammersmith 婴儿神经学评估

Hammersmith 婴儿神经学评估(Hammersmith Neonatal Neurological Examination,HINE)由 Haataja 教授团队于 1999 年制定的,主要用于评估 2~24 月龄婴儿的神经发育情况,并预测其神经发育结局。HINE 由 37 个项目组成,分为 3 个部分,第 1 部分共 26 项,其中包括脑神经功能 5 项、姿势 6 项、运动 2 项、肌张力 8 项、反射和反应 5 项。每个项目均采用 4 级评分法(0~3 分),总分是所有单项评分的总和(0~78 分)。若患儿的表现介于 2 个分值之间,则取中间值,如婴儿的表现介于 2~3 分之间,则得 2.5 分。最优得分如下:矫正 18 月龄 ≥ 74分,12 月龄 ≥ 73 分,9 月龄 ≥ 73 分,6 月龄 ≥ 70 分,3 月龄 ≥ 67 分。第 2 部分(8 项)主要评估婴儿的运动发育里程碑,其正常与否与年龄相关,包括头部控制、坐位、自主抓握、仰卧位踢腿、翻身、爬、站立和走。第 3 部分(3 项)是观察婴儿的行为状态,包括知觉状态、情绪状态和社会适应。相比其他的神经学检查方法,HINE 是一种易于执行且相对简短的标准化评估方法,5~10 分钟即可完成,即使在经验不足的评估者中也具有良好的信度。HINE 可被广泛应用于早期高危儿的随访计划中,其可早期识别神经发育迟缓或脑损伤的患儿,监测疾病的纵向进程并早期预测神经发育结局。目前,HINE 在国外已被广泛应用于高危儿的随访计划中,但在国内 HINE 的应用尚有待进一步推广。

三、口腔运动和喂养评估

口腔运动和喂养评估是为了确定喂养障碍是否存在;提供喂养障碍的解剖和生理学依据;确定早产儿是否存在误吸的危险因素,防止误吸发生;明确是否需要改变营养方式,以改善营养状态;为进一步的检查和个性化治疗提供依据。建议有吸吮 - 吞咽障碍的高危儿在胎龄 32~34 周后评估口腔运动功能和经口喂养准备情况,并根据干预的技能进步或结果进行多次评估。

(一)新生儿口腔运动评估量表

新生儿口腔运动评估量表(Neonatal Oral-Motor Assessment Scale,NOMAS)作为诊断的工具用于临床新生儿非营养性吸吮和营养性吸吮问题的评估。NOMAS 评分须经过严格培训,并由具有评分资质的专业人员进行。NOMAS 通过直接或间接(录像)方法观察新生儿在母乳或奶瓶喂养前 2 分钟内的表现,共有 28 个条目,分别对下颌形态、开闭节律、速率和一致性(14 个条目),以及舌的形态、运动方向、范围和速率(14 个条目)8 个方面进行评估。并将吸吮形态分为正常吸吮(10 个条目)、吸吮紊乱(8 个条目)和吸吮障碍(10 个条目)。正常吸吮是指新生儿在营养性吸吮或非营养性吸吮过程中能够保持吸吮 - 吞咽 - 呼吸的协调,比率 1∶1∶1,吸吮脉冲是 10~30 次 / 组,吸吮间歇短暂。吸吮紊乱是指吸吮 - 吞咽 - 呼吸不协调,吸吮节律不规则。吸吮障碍是指舌和下颌反应和运动异常,以及不成熟造成喂养中断。因 NOMAS 量表没有制定明确的评分系统,国内学者参考国外制定的评分标准,确定量表规定条目行为定为 1 分,无则 0 分。正常吸吮形态评分介于 0~10 分,吸吮紊乱评分介于 0~8 分,吸吮障碍评分介于 0~10 分。正常形态采用 3 级评分法:0 分无,1 分<50%,2 分≥50%,分数越高表明吸吮功能越好;紊乱和障碍形态采用 2 级评分法:0 分无,1 分有,分数越低表示吸吮功能越好。

(二)早产儿准备经口喂养评估量表(PIOFRA)

早产儿准备经口喂养评估量表(Preterm Infant Oral Feeding Readiness Assessment Scale,PIOFRA),由 Cristina 等人于 2007 年制定,用于早产儿经口喂养准备评估,包括纠正胎龄、行为、口型、反射、非营养性吸吮等 5 个维度 18 个条目构成,有较好的评分者间信度和效度。PIOFRA 通过量化评分,认为达到 30 分以上才能开始经口喂养。与早期喂养能力评估量表(EFS)相比,PIOFRA 能减少试喂养对早产儿造成的误吸等不良影响。PIOFRA 评估需在经口喂养前早产儿安静状态下进行。测评者通过视觉、听觉和触觉刺激促进患儿觉醒,并根据量表的内容逐条进行评估,其中吸吮和咬合反射、非营养性吸吮等条目由测评者用戴一次性无菌橡胶手套的小手指进行测评,非营养性吸吮时间控制在 1 分钟内。当早产儿评分在 30 分及以上时,提示该早产儿可以开始经口喂养;当评分为 26~29 分时,提示医务人员可以通过非营养性吸吮或口腔按摩等促进患儿口腔运动功能的成熟,但达到喂养表现良好仍需一定的时间。该量表可以反映健康早产儿的喂养表现,此类早产儿具有良好的口腔运动能力、有较好地吸吮 - 吞咽 - 呼吸的协调能力和耐力。临床上在使用 PIOFRA 量表过程中,对于心肺功能发育不良的早产儿,可能会出现 30 分的情况,此时应考虑的是,虽然患儿口腔运动功能较好,但是过早开奶会增加其心肺负荷,导致呼吸暂停、血氧下降的发生,因此应结合临床实际,综合考虑患儿病情,决定能否开始经口喂养。PIOFRA评估因操作简便,对患儿刺激小,临床应用广泛。

(三) 早期喂养技巧评估量表(EFS)

早期喂养技巧评估量表(Early Feeding Skills Assessment)是Thoyre等人于2005年制定的,用于评估早产儿早期经口喂养能力,也可用于评估早产儿经口喂养干预的效果。该量表共有36个条目,分别从三个维度:即经口喂养前准备(5个条目)、经口喂养能力(28个条目)和经口喂养后恢复(3个条目)对早产儿进行评估。经口喂养能力分别从4个方面对早产儿进行评估:喂养时持续参与能力(3个条目)、喂养时口腔运动能力(6个条目)、喂养时吞咽能力(7个条目)和喂养时生理稳定性(12个条目)对早产儿进行评估。每个条目有两个(是和否)、三个(从不、偶尔和经常)或四个(从不、偶尔、经常、总是)描述性选项。根据条目选项数量对于0-1-2-3分,0分数最差。该量表具有较好的信度、效度及敏感性,但评估者需经过培训才能获取相应资格。

第三节 早期干预

高危儿不但存在可能导致日后功能障碍的高危因素,大多还经历对成长非常不利的NICU环境,如过强的光线、嘈杂的声音等。高危儿的早期干预应从NICU开始,康复治疗的总体计划和目标是让婴儿逐渐适应新的环境,减轻各种环境压力,促进正常发育和实现发育里程碑,预防或减轻继发性损伤,通对父母及家庭成员教授使其掌握适当的操作技巧、体位摆放和发育性活动。基于理论而无循证学依据的任何形式的干预都可能是无益的,需充分考虑到婴儿的生理特点、神经发育及环境因素。如婴儿无论是白天还是黑夜都不应因早期干预而打断睡眠,充足睡眠可能比从感觉刺激和运动促进中获益更多。早期干预应团队合作模式特别是与NICU护理人员工作内容有较多交集,因此更需要紧密配合。

一、环境管理

(一) 温度管理

婴儿从温暖且充满液体的子宫过渡到宫外环境时,首要考虑的是合适的温度。温度调节的目标是提供一个机体维持体温正常所需代谢率和耗氧量最低的环境温度即中性温度(neutral temperature)。出生体重、生后日龄不同中性温度也不同,出生体重越低、日龄越小,所需中性温度越高。

(二) 光线管理

视觉系统的发育主要发生在胎龄24~40周,这时没有光照和视觉刺激。因此,早产儿视觉发育的重要因素是充足的睡眠且眼睛不受光线直射和尽可能少的光线刺激。对于胎龄不满28周的早产儿,保持低水平的光照环境并避免直接光照是很重要的,对于胎龄28~36周的早产儿,光线应该足够暗,保证睡眠不因光线而受到干扰,额外的视觉刺激应该仅限于父母或照护者的脸。以下干预措施有助于促进视觉功能发育:①保护睡眠,尤其是快速眼动睡眠,可使用眼罩;②每个床位应配备可调节亮度和方向床头灯,评估和清洁婴儿时使用最弱的光,常规使用温箱遮光罩;③手机或高亮玩具只适合足月儿,每次使用 5~10 分钟;④建立有日夜周期的 NICU。

（三）噪声管理

不成熟的听觉系统在孕 25~29 周时开始发挥功能,此时听觉输入能够刺激生理反应,因此,NICU 中的噪声会触发自主神经引发心率、血压、呼吸模式等变化,甚至可引起脑血流增加,使早产儿脑室出血的风险增大。减少噪声环境以支持早产儿听觉系统的发展是每个 NICU 工作人员的责任。胎儿在子宫内被羊水包围,能听到的主要是低频声音。来自外部环境的高频声音会被母亲腹壁和子宫过滤掉,声音级别也降低了 20~35db。早产儿因过早失去声音屏障而介入高频高分贝声音的刺激,从而可能影响听觉系统的发育。美国儿科学会（American Academy of Pediatrics, AAP）建议将 NICU 噪声水平降至 45db 以下,但实际多数在 38~90db 之间,并伴有周期性的更高的噪声水平。环境噪声研究表明,NICU 工作人员一贯低估自己所在治疗区的噪声水平,认为所在区域“相当安静”,但实际噪声水平超过了 AAP 建议的 45db。任何 NICU 都不可避免的产生多种噪声源,但造成噪声过大最主要的原因是工作人员的交谈,而不是仪器设备所发出的声音。以下干预措施有助于减少噪声:①在患儿的病房内尽可能地小声说话,避免大声谈笑;②尽量避免在温箱旁说话或仪器过于靠近温箱;③辅助呼吸设备管道中凝结水需及时排出;④尽量调小警报声音并在发现警报时及时关闭;⑤用毯子或被子盖住温箱以较少噪声;⑥轻关温箱门窗、抽屉和冰箱,避免将物品置于温箱上,必要时轻拿轻放;⑦医务人员通信设备改成震动模式;⑧使用气压式垃圾桶盖和橱柜门;⑨使用婴儿耳套。

不推荐矫正胎龄不足 34 周的早产儿使用任何声音（包括音乐）刺激,除非听到父母或照护者轻声说话的声音,同时让早产儿看到他们的脸。如果早产儿出现过度刺激不易安抚,则要限制面对面“交谈”方式,直到能够更好地接受。音乐已被证实可以使足月婴儿平静下来,但在早产儿中的益处没有得到循证医学支持,人类的声音仍然是最受欢迎的声音,音乐玩具和播放器不建议在新生儿期使用。因此,在 NICU 或家中,必须注意保护脆弱的听觉系统不受噪声的影响,直到约 6 月龄听觉神经发育完成。

二、高危儿体位干预

不同体位会产生不同影响,主要表现在呼吸功能、胃肠功能、生长发育及神经发育等方面。新生儿期体位管理以安全、舒适、生理性屈曲,适时转换体位为原则。正确体位摆放重点在于对躯干和头部进行摆位,保持头颈在中立位、中线原则,促进屈曲模式,以及在三个面提供坚固稳定的边界。在高危儿耐受范围内促进体位摆放的多样性对于促进发育、头部塑型、保护皮肤及减少挛缩风险非常重要。

（一）仰卧位

为我国 NICU 最常用的体位,优点为便于观察呼吸、面色,方便护理及各种操作等。但长时间不受约束的仰卧会导致体位性畸形如头部、躯干扁平,颈、肩、髋过度伸展,胸廓发育不完善,肺部发育受限。仰卧位时应保持身体左右对称呈中线位,床头抬高 15°~30°,下颌微收靠近身体,颈部正中,躯干屈曲,肩部、髋关节内收,膝关节自然弯曲,四肢屈曲并贴近身体、双手靠拢并贴近嘴巴。

（二）俯卧位

随着对新生儿体位深入的研究,认为俯卧位可提高氧合,改善通气,并有助于撤掉呼吸机,减少呼吸暂停,促进胃排空,减少胃食管反流发生,增加睡眠时间,减少能耗及缓解患儿压力。俯卧位时需使其两臂自然弯曲靠于身体两侧,膝盖向胸部弯曲,在胸下、髋部各放一矮枕,头偏向一侧,床头抬高15°,形成"三阶梯"俯卧位。这种姿势如同被母亲怀抱,可减少哭闹,使其安静,睡得更熟更深,提高睡眠质量。此种体位最常见的并发症是面部水肿,可通过抬高床头和间歇变换体位解决。其他尚有不常见的胸部和肩部皮肤的压迫损伤坏死,另外,俯卧位不便观察患儿面色、呼吸,有堵塞口鼻引发窒息风险,同时有增加婴儿猝死综合征的可能性。因此,俯卧位不可时间过长,且应密切注意患儿生命体征。在欧美一些国家的新生儿重症监护室里,早产儿多采用俯卧位或侧卧位。

（三）侧卧位

在背部肿物或术后、体位引流及气胸时常用此体位。也可作为体位转换的过渡体位,此体位可增加吸吮和抓握的机会。进乳后右侧卧位可促进胃排空预防胃食管反流。侧卧位应注意存在单侧肢体活动障碍(如臂丛神经损伤,偏瘫)的患儿,避免受压。

（四）鸟巢式护理

为早产儿创造一个类似鸟巢的环境,有利于保持婴儿中线舒适体位,协调吸吮与吞咽能力,增加新生儿安全感,减少患儿哭闹、保证睡眠质量,减少热量散失,进而促进生长发育。具体方法如下:取仰卧位,选柔软卫生的儿童全棉浴巾或纯棉包被,对角折叠后卷曲成长条状,沿早产儿身体四周围绕(包括头部),其长度需覆盖整个早产儿的身长及肩宽,保证能完整包裹早产儿肢体,形似鸟巢,颈下垫软枕,保持新生儿四肢靠近身体呈屈曲状,具体见上述仰卧位姿势。

（五）袋鼠式护理

为母婴之间早期、连续和长期地皮肤与皮肤接触,是一种母婴双方均受益的照护方法,家长以类似袋鼠妈妈将小袋鼠养育的方式抱着婴儿,与婴儿进行皮肤接触并给予抚慰。目的在于保持婴儿的生命体征稳定,促进家长与婴儿亲密关系和母乳喂养。此时,患儿可感受到父母的心跳和呼吸节奏,最大限度模拟在子宫里的环境,帮助宝宝降低压力水平,减少躁动不安及哭泣,延长宝宝的安静睡眠时间,可稳定心跳、呼吸及血氧浓度,增加早产儿提早出院的可能,同时可以促进母亲的乳汁分泌,改善患儿家长的焦虑情绪,增强父母照护的信心。具体方法:母亲接触宝宝前进行皮肤和手部的清洁消毒,仰卧倾斜30°~60°躺在沙发或床上,调整至舒适体位,敞开上衣将只穿尿片的患儿以最舒适、最适合的姿势直立或倾斜60°趴睡于母亲胸前进行肌肤接触,将其下颌向上轻轻抬起或转向一侧以保证气道通畅同时方便母婴目光交流,母亲一只手托住患儿的颈部和背部,另一只手托住早产儿臀部,或用背篼固定,再用外衣包裹可加毛毯,以确保婴儿和父母不会冷,母亲凝视并轻柔抚摸婴儿并进行语言交流。重症宝宝可在生命体征平稳,心率、血氧和体温等监护下尝试进行,一旦出现生命体征的变化应立即停止袋鼠式护理,袋鼠式护理时间保持约为30分钟,如患儿的各项指标逐渐稳定可适当增长时间,并可在医护人员指导下进行母乳喂养,母亲因身体原因无法完成袋鼠式护理可由父亲代替。这种方式在欧美等国家已经被普遍推广引进新生儿重症监护病房,是一种公认的天然、安全、有效的早产儿护理方式。然而,目前国内袋鼠式护理仍有很长一段路要走,因大多数NICU病房都是隔离病房,实施受到限制。

三、高危儿的早期感觉和运动干预

对高危儿实施恰当的早期感觉刺激和运动干预是有益的,可以改善其神经行为及母亲的心理健康,目的是促进下一个里程碑的出现,而不应基于年龄应该掌握的技能,以避免过度干预刺激为原则。但对于是否促进运动发育及远期疗效目前尚缺乏有力的循证学依据。

（一）抚触

婴儿出生后就可以通过感觉信息来改变运动和姿势控制,NICU 环境过度暴露于听觉、视觉和不适合触觉刺激都会给感觉调节带来困难,导致日后出现复杂的发育和认知问题。皮肤是身体最大的感觉器官,触觉是婴儿感知外部世界的通道。因此,给予适合的皮肤触觉信息有助于日后的发育。抚触时机选择进食前约 60 分钟进行,婴儿需安静放松配合,光线温度适宜,可选植物油如精炼葵花子油或分馏的椰子油作为抚触油,确保治疗师或父母手部清洁温热,将手轻轻握持患儿四肢或头部静止片刻不动,待其适应这种接触后缓慢而稳定的移动,两侧面颊抚触、揉磨耳垂、手臂抚触伸展、手指抚触继而腹部胸背部抚触、双下肢抚触等,动作宜缓慢轻柔,否则会导致其不适成为侵入性操作,注意婴儿面部表情、哭声、肌肉紧张度所表达的需求,同时需观察生命体征变化,该手法可以舒缓患儿紧张情绪,缓解其烦躁哭闹。适用于眼底检查、采血、吸痰前后及术后疼痛不安,同时辅以四肢屈曲位,提供手指或床上用品抓握,以及非营养性吸吮的机会。

（二）被动活动

对高危儿进行肢体伸展 - 屈曲,上肢交叉等同步被动活动,可以保持良好的关节活动度,减缓关节挛缩和肌肉萎缩,可能对于因少动而引起骨质疏松的高危儿更加有益。治疗师可在膝关节保护下引导婴儿下肢的屈伸运动,类似于踩单车,当高危儿开始主动踢腿时,物理治疗师的手应移动至足底,以便在其踢蹬腿时给予触觉和本体感觉输入。这时既不要牵伸或挤压关节,也不要给其明显阻力。这种动作可模仿胎儿撞击子宫壁的经历,目的是通过主动自由踢蹬,促进其运动发育。被动活动需在婴儿清醒配合状态良好的情况下进行,注意患儿表情哭声等反馈情况,另外动作宜舒缓轻柔,避免关节过伸以免造成关节损伤、脱位或神经损伤。

四、口腔运动功能训练

良好的吸吮吞咽功能是婴儿生存必须具备的能力之一,因此口腔运动功能训练是高危儿重要的干预措施,吞咽功能障碍会延长住院时间,影响营养状态及整个体格生长。早产儿的口部运动能力明显不同于足月出生的婴儿,后者在出生前有大量时间去获得足够的吸吮吞咽练习。为了能准确评估婴儿口腔运动能力并实施干预措施,治疗师需要掌握口腔运动治疗技能。

正常口腔运动是由早期口腔反射动作整合后逐渐发展而来,新生儿原始反射如觅食、吸吮、吞咽、咬合、呕吐和咳嗽反射等均与进食活动相关。胎儿时期已出现吞咽动作,胎儿可通过吸吮吞咽喝到羊水。吸吮 - 吞咽 - 呼吸协调大约于 34 周胎龄时形成,至足月才发育成熟,比率达到 1:1:1 或 2:2:1。目前,国际上使用的经口喂养准备指标存在较大差异,主要依据经验和常识予以判断,如病情、呼吸状况、胃肠道耐受、非营养性吸吮、喂养准备行为及成熟度等,因篇幅限制,本节仅介绍管饲喂养期间的口腔感觉运动刺激和非营养性吮吸。

(一)口腔感觉运动刺激

治疗师应用工具或手指,对患儿口唇、面颊、下颌、舌、软腭、咽、喉等部位进行吸吮-吞咽-呼吸相关组织或肌肉的刺激,以改善口腔吸吮协调能力,引导其正常化,包括口周和口腔内感觉运动刺激,口周刺激通常在口腔刺激之前。口腔刺激需在婴儿的耐受范围内,选择在管饲喂养前10~15分钟进行,每天一次或多次。口腔感觉运动刺激的目标是提高口腔肌肉的力量和控制力,以及改善患儿的口腔定向反应。口腔内刺激的目的是降低对常规口腔护理方法的敏感性,提高呕吐反射的阈值,强化吸吮和吞咽反射。

(二)非营养性吸吮

非营养性吸吮(non-nutritive sucking,NNS)指仅引起新生儿吸吮活动,但没有营养物质供给的一种操作。有两种方式:一是可将无孔奶嘴放入患儿口中,让其自行吸吮;二是将戴无菌手套的手指放入患儿口中,让其进行吸吮,锻炼吸吮能力。有研究认为,直接将戴手套的手指放入患儿口中进行的非营养吸吮效果比奶嘴效果要好,可能因为手指更加柔软,并且可以随时对患儿的吸吮有所回应,更加激励其吸吮。奶嘴或手套可蘸温热的母乳或配方乳以启动吸吮反射。多数NNS在管饲前进行,每次吸吮时间为5~10分钟,吸吮次数多为5~8次/天。过长时间的NNS可引起婴儿恶心甚至呕吐,因此不可以将NNS作为安抚患儿的一种方式。NNS的目标与口腔刺激本质上是相同的,需在婴儿安静觉醒状态及有一定程度的积极吸吮反应时进行,而不是在一天中的特定时间进行。NNS对管饲喂养的婴儿的生理及行为状态有显著的改善作用,可以使患儿心率减慢,促进吸吮-吞咽-呼吸的协调,使血氧饱和度增加,促进其行为状态的稳定,有助于肠外营养向肠内营养过渡,缩短胃管留置的时间,促进体重增长。为了激发婴儿最好的反应,需在他们有饥饿感和觉醒期间进行最初的口腔体验。

五、出院后对父母及家庭的支持及随访管理

高危儿会给家庭带来一系列的压力,高危妊娠和早产常使孕妇产生内疚感和焦虑,而出生后,生存问题又是父母最主要的焦虑。转危为安后,关注的焦点则会转移到日后生存质量上,顺利出院后各种喂养问题、疾病问题又会困扰着父母。这些压力反过来将影响患儿的身心健康。当然,一些非医学因素,如父母教育水平、家庭结构及家庭环境也会对患儿发育产生影响。因此,在不同时期进行有针对性的家庭支持,让父母重新燃起对生活的希望,减轻压力,增强抚育信心是非常重要的。在住院阶段尽可能地选择母婴同床模式,NICU住院患儿应设定家长"开放日",允许家庭成员在做好清洁防护后探视或隔窗探视,出院时进行常规家庭指导,主要内容包括:①基本照护方法;②生理需求的识别方法;③与婴儿的互动交流、抚触方法;④婴儿基本发育规律的解读;⑤异常表现的识别;⑥随访计划;⑦父母及家庭成员心理疏导。出院后随访管理,并在专业人员的指导下由家长对高危儿进行合理抚养,有助于改善高危儿的行为、父母的心理及部分高危儿的运动发育。建议采取多学科团队式协作进行高危儿随访管理。对所有高危儿应进行长期、全面、规范的随访管理,建议在6月龄以内每个月或每2个月随访1次,6月龄至1岁每3个月随访1次,1~3岁每半年随访1次,3~6岁每年随访1次,根据实际需要可增加随访频度,特别是在1岁以内,随访内容包括生长发育、各项神经学检查和早期筛查量表相关诊断性评估量表运用。

六、家庭早期干预

患儿从 NICU 出院后回归家庭,以家庭为中心的早期干预成为治疗的重点。此时婴儿的生命体征已平稳,凡是存在早期干预指征的高危儿,应在专业人员定期指导下,家长可以在日常生活中参与干预。如应用各种训练方法进行运动 - 感觉刺激(包括视觉、听觉、触觉、嗅觉等)。

1. 体位管理 生后 1 个月内(早产矫正月龄 1 个月)可继续上述袋鼠式护理、鸟巢式护理等,同时进行正确体位摆放,重点仍为对躯干和颈椎进行摆位,保持颈部在中立位、中线原则,促进屈曲模式及在三个面提供坚固稳定的边界。

2. 体位转换 婴儿觉醒状态,进乳后 1~2 小时进行仰卧位 - 俯卧位转换,可促进心肺发育,竖头及肘支撑能力,俯卧位时需注意患儿呼吸情况。

3. 抚触 浴后涂抹按摩油给予全身抚触和被动体操,通过皮肤触觉刺激传到中枢神经系统,对脑功能的发育有良好的作用。同时有助于体格生长发育、增强吸收和消化功能、增进母子感情。

4. 视觉追踪 与家人对视交流,微笑互动,可提高婴儿对面容的辨别能力;在面前 20~30cm 缓慢米字摆动颜色丰富的卡片或玩具使其注视并尽可能跟随,每次 3 分钟,每日 2 次。可练习患儿的视觉追踪,锻炼颈部肌肉力量。

5. 听觉追踪 可以用轻柔的"咯咯"声音逗引其转头;可以给孩子听优美轻柔的音乐、母亲声音并缓慢改变音源方向。注意不可声音过大或离耳过近,也不可播放时间过长,否则可导致睡眠依赖或对音乐敏感度下降,每次 10 分钟为宜,每日 2~3 次。

6. 大运动训练 身体活动和体格锻炼不仅有益于婴幼儿的体格健康,更有助于其运动和认知发展。干预时应按照儿童生长发育规律促进运动发育里程碑,如俯卧位抬头训练,双手中线位训练,肘支撑训练,翻身训练,手支撑训练,坐位平衡训练等。肢体被动活动训练:对全身肩肘腕、髋膝踝等大关节进行全范围被动活动训练,注意力度和范围不可过大,髋关节不要做内收内旋动作以免引起髋关节脱位或半脱位。活动时需患儿配合,不可程序化训练,注意其精神状态和对身体活动的反应等。促进运动的方式应根据里程碑顺序而不是年龄依赖。

7. 精细运动训练 主要为手和手指的动作,以及手 - 口 - 眼协调能力练习,其发展水平是婴儿智能发展水平的重要标准之一,包括抓放、手指对捏、模仿画画、剪贴、折叠和书写等。

第四节 预后判断

高危儿与正常儿相比,日后存在更多潜在生长发育问题及更高的不良预后风险,如运动言语认知障碍、孤独症谱系障碍、癫痫、学习及适应社会执行功能异常、注意力缺陷多动障碍 / 行为问题、发展性协调障碍(developmental coordination disorder,DCD)等。其预后与多种因素相关,如基础疾病的严重程度,干预介入时机和方法,家庭支持等。尚无一种完美的方法能够准确判断预后,需结合病史、临床表现、动态评估结果、影像学及电生理情况等综合判断,因此长期随访对于神经发育结果是非常必要的。

关于早产儿胎龄越小预后越差,有研究发现,胎龄 22 周婴儿的死亡率可高达 64%~100%,23 周的死亡率为 37%~100%,24~27 周的死亡率为 19%~65%;而神经发育损害 的发病率在胎龄 22 周、23 周和 24~27 周胎龄的婴儿中则分别为 80%~100%、64%~100% 和 36%~82%。胎龄 <28 周婴儿脑瘫的发病率约为 11.18%,超早产儿中学龄期认知障碍的发病 率可高达 40%。在脑发育结局预测效能方面,超声对于早产儿脑性瘫痪预测特异性良好, 超声未见显著异常,后期一般无脑性瘫痪;但超声对脑性瘫痪预测的敏感性仅为 18%~67%; 与之相比,纠正胎龄足月(term equivalent age,TEA)时颅脑 MRI 检查对脑瘫预测敏感性为 60%~92%。MRI 常规序列对认知发育结局预测的特异性不高但阴性预测值良好,TEA 时 MRI 影像显示严重病变的患儿有 43.8% 在 5 岁时的认知行为评分低于正常,颅脑 MRI 正常 患儿在 5 岁时有 92% 认知发育正常。

对于严重高胆红素血症的患儿,尤其是胆红素水平超过换血标准以上,应进行颅脑 MRI 检查以评估预后。急性胆红素脑病患儿早期(1~3 周内)在 T_1WI 上双侧苍白球呈高信号, 弥散加权成像(diffusion weighted imaging,DWI)呈等信号或稍高信号。慢性胆红素脑病, 即核黄疸期在 T_2WI 上双侧苍白球呈对称性高信号。若急性期 T_1WI 上呈高信号而对应区 域数月后未见 T_2WI 上高信号,常提示预后良好,反之提示预后不良。脑干听觉诱发电位 (brain stem auditory evoked potential,BAEP)反映感觉神经生物电活动,脑干轻微受损而临 床无症状时,BAEP 已发生了改变,能更早期、更敏感、更客观地检测出神经功能状态,也是 目前早期判断高非结合胆红素神经毒性(脑损伤)的敏感指标。振幅整合脑电图(amplitude integrated electroencephalogram,aEEG)同样可作为预测高胆红素早期脑损伤及其程度的指 标,对其预后的判断也具有一定的临床参考价值。轻度异常者,预后大多良好;重度异常者, 预后往往不佳。

对于新生儿缺氧缺血性脑病(hypoxic-ischemic encephalopathy,HIE),颅脑超声可进行床 旁连续观察,提供脑影像和血流动力学信息,但诊断敏感性有限;颅脑 MRI 是目前 HIE 首选 影像检查,早期 DWI 可见丘脑和基底节表观弥散系数(apparent diffusion coefficient,ADC) 值减低,氢质子 MRS 可见乳酸/N-乙酰天冬氨酸的比值增高且持续,常提示预后不良。早 期颅脑 MRI 检查应在亚低温治疗结束、稳定状态下进行,一般在生后 2~4 天,应关注 DWI 和 MRS 序列;晚期颅脑 MRI 检查在生后 8~14 天,应关注 T_1WI、T_2WI 序列,晚期检查对预 后判断价值较大。脑电监测在评估 HIE 患儿严重程度和远期预后方面也具有很高的敏感性 和特异性。常用的脑电监测方法有视频脑电图(video electro encephalogram,vEEG)和振幅 整合脑电图(amplitude-integrated electro encephalogram,aEEG)。常温治疗时期严重异常的 脑电图模式持续 36 小时以上提示不良神经发育结局的风险显著增加;低温治疗时期严重异 常脑电图模式持续 60 小时以上或睡眠觉醒周期 72 小时不出现,不良神经发育结局的风险 显著增加。

新生儿低血糖是新生儿中较常见的生化代谢异常,有症状的低血糖患儿后期出现神经 系统后遗症的概率很大,若合并缺氧缺血则损伤更重。早期颅脑 MRI 检查比低血糖的严重 程度和持续时间对神经系统预后更有判断价值。对于严重低血糖患儿,尤其是出现神经系 统症状的低血糖患儿有必要进行颅脑 MRI 检查。新生儿低血糖脑损伤的易损区是顶枕叶 皮质,严重者可累及弥漫性皮质、白质和基底节丘脑区,急性期(3~7 天内)因细胞毒性水肿,在 DWI 上呈高信号，T_1WI 呈低信号，T_2WI 上呈高信号。

有研究报道，全身运动质量评估（GMs）预测脑性瘫痪（CP）的敏感性高达 98%，特异性为 94%。如果高危儿痉挛同步性（CS）表现在数周内持续存在，那么日后发展为痉挛型脑瘫的可能性较大；如果在足月后 9 周至 5 月龄内一直未观察到不安运动，也就是不安运动缺乏（F-），则中枢神经系统损害，尤其是对脑瘫具有高预测价值。哈默史密斯新生儿神经系统检查（HINE）量表总分<63 分和不对称评分>5 分判断偏瘫的敏感性和特异性分别为 91.8% 和 100%，矫正月龄 6~15 个月的早产儿>64 分预测独立行走的敏感性为 98%，特异性为 85%，<52 分则是脑瘫和严重运动障碍的高预测指标。

总体来说，高危儿预后判断是充满挑战的，因为神经系统处于发育阶段，需结合病史、发育评估、影像学和电生理学等综合谨慎判断。

（王景刚）

第十五章

神经发育障碍性疾病的物理治疗

第一节　概　　述

神经发育障碍性疾病(neuro-developmental disorders disease,NDD),是指在发育期出现的以行为和认知障碍为主要特点的一类疾病,该类疾病在认知、语言、社会情绪、行为和神经运动发育方面可能遇到的一系列障碍。这些疾病包括全面发育迟缓(global development delay,GDD)、孤独症谱系障碍(autism spectrum disorder,ASD)、注意力缺陷多动障碍(attention deficit hyperactivity disorder,ADHD)和智力障碍(intellectual disability,ID)等。神经发育障碍的病因非常复杂,并且在许多病例中其病因是未知的。作为一组疾病,这些障碍性疾病通常发病于儿童或青少年期,将会影响 2%~5% 的儿童,甚至会关系到儿童一生的生活质量,严重者可致终身残疾。这类疾病中的大部分患儿通过早期诊断、早期干预可发育为正常儿童,对其中的部分疾病或程度较重的儿童通过积极干预也可大大提高他们的生活质量,降低致残率和减轻残疾程度。同时,神经发育障碍性疾病也是我国儿童康复的主要对象之一。因此,对神经发育障碍性疾病进行精准诊断、规范化治疗至关重要,对提高我国儿童康复水平具有重要的临床意义。

第二节　全面性发育迟缓

一、概述

(一) 定义

全面性发育迟缓(global development delay,GDD)是指婴幼儿认知、运动或适应行为中有 2 项或 2 项以上标志性的发育指标 / 里程碑(如坐、站、走和语言等)没有达到相应年龄段应有的水平。表现为患儿在粗大动作 / 精细动作、认知能力、语言、交流、社会适应能力和日常生活能力等方面存在两项或两项以上发育迟缓的神经发育障碍性疾病。诊断年龄小于 5 岁。GDD 是暂时性 / 过渡性、症状描述性诊断。

(二) 流行病学特征

1. 发病率　据报道,全球儿童 GDD 患病率为 1%~3%,中国发病率约为 3%。男女比例为 2.84∶1,其中 5%~10% 的正常儿童在发育早期出现过 GDD。对于发育迟缓的儿童,患病率可能比报道的还要高,因为症状较轻和较微妙的儿童可能会被忽视。

2. 病因　多数病例往往兼有数种病因,且相互转化,互为因果。

(1)围产期因素:胚胎期的药物或毒物致畸、宫内感染、新生儿期重症感染、宫内营养不良、宫内外窒息、新生儿缺氧缺血性脑病、早产儿脑病、胆红素脑病和低出生体重等。

(2)婴幼儿期:中枢神经系统损伤或感染、铅中毒或环境感觉剥夺等。

(3)遗传性疾病:染色体病变和基因病变,尤其是一些遗传代谢病早期主要表现为 GDD。

(4)母亲不良妊娠史:多胎、妊娠高血压疾病、妊娠期糖尿病、泌尿生殖系统感染、吸毒和酗酒等。

(三)临床表现

1. 具有 2 项或 2 项以上标志性的发育指标 / 里程碑(如坐、站、走和语言等)未达到相应年龄段应有的水平,临床特征主要表现为运动合并语言发育落后、运动合并认知发育落后、语言合并认知发育落后,以及运动、语言、认知发育均落后。

2. 临床上具有暂时性、预后不确定性的特征　部分 GDD 儿童可发育成为正常儿童,部分则预后不良,可发展成为 IDD、语言发育障碍、学习困难、脑性瘫痪(cerebral palsy,CP)、多动注意力缺陷综合征、发育性协调障碍、视力障碍、ASD 和神经系统退行性疾病等。

3. 与遗传代谢病相关部分　GDD 是遗传及遗传代谢病的早期表现,有报道 GDD 中有 20% 可能是遗传及遗传代谢病。

4. 共患病　据报道,GDD 中共患癫痫占 10.3%、听觉障碍占 9.2%、先天性心脏病(房间隔缺损、室间隔缺损)占 5.9%。

(四)诊断

1. 5 岁以下发育早期的儿童。

2. 有 2 项或 2 项以上标志性的发育指标 / 里程碑(如坐、站、走和语言等)未达到相应年龄段应有的水平,包括为运动功能、认知功能、语言功能、交流能力、社会适应能力和日常生活能力等中有 2 项或 2 项以上标志性的发育指标 / 里程碑明显落后于同龄儿童。

3. 因年龄过小而不能完成一个标准化智力功能的系统性测试,病情的严重性等级不能确切地被评估。

4. 发育量表测试结果指标低,有 2 个或 2 个以上能区分值低于人群均值 2 个标准差,或智力发育指数(mental development index,MDI)、精神运动发育指数(psychomotor development index,PDI)低于 70 分。

5. 有高危因素脑损伤病史和母亲不良妊娠史。

二、评定

全面发育迟缓早期诊断的主要要点包括:观察婴幼儿发育是否达到发育指标 / 里程碑;父母对儿童发育情况的回顾和近期行为的描述;医生结合自己的临床经验和儿童发育规律做出初步判断。

(一)发育水平评估

1. 美国的 Brazelton 新生儿行为评分法(Neonatal Behavioral Assessment

Scale,NBAS）是目前国际上最有代表性的新生儿行为神经测定的方法,包括 27 项行为能力和 20 项神经反射,均按 9 等制评分,中间的等次为正常反应,两端的都偏离正常。包括六大类:①习惯化;②定向反应;③运动控制的成熟性;④易变特点;⑤自我安静下来的能力;⑥社会行为。

2. **Gesell 发育诊断量表**（Gesell Development Diagnosis Scale,GDDS）由美国耶鲁大学医学院儿科医师 Gesell 及其同事所编制。主要用于婴幼儿心理发展的诊断,我国的修订版本适用于 0~6 岁儿童。本量表能较客观地反映正常儿童的神经运动和精神心理发育规律,也可以作为神经运动损伤和智力障碍的筛查诊断工具,还是高危儿早期干预效果的评价工具。GDDS（1974 年版）包括适应行为、大运动行为、精细运动行为、语言行为和个人 - 社会行为五个行为领域。该量表根据检查者观察和父母报告对各项目评分。根据五个行为领域所得分数与实际年龄的相关性,计算出各领域的发展商数（development quotient,DQ）表示被测儿童的发育水平。

（二）运动功能评估

1. **粗大运动功能测试量表**（gross motor function measure,GMFM）是由 Russell 等人编制出版,主要用于测量脑瘫儿童的粗大运动功能状况随时间或由于干预而出现的运动功能改变,是目前脑瘫儿童粗大运动评估中使用最广泛的量表。GMFM 所测试的是被测儿童完成某个项目的程度多少,用不同的分数对患儿某一项运动功能进行量化,而不是评定完成动作的质量。其主要作用为:①跟踪观察儿童粗大运动功能的发育状况,分析和预测不同类型、不同程度患儿粗大运动功能发育轨迹和结局;②判断各种干预和治疗方法对脑瘫儿童粗大运动的影响,以及各种方法之间的疗效对比。目前,GMFM 量表通用的有 88 项和 66 项两个版本,发表于 1988 年的 GMFM 量表共计 88 个评估项目,每项采用 4 级评分法,GMFM-88 项分为 5 个功能区:A 区,躺和翻身;B 区,坐;C 区,爬和跪;D 区,站;E 区,走、跑和跳。评估结果包括各功能区的原始分、百分比及总百分比,GMFM-88 项属于顺序量表,5 个功能区可以独自或组合进行评估。2000 年,Russell 等对 GMFM 量表进行了信度和效度分析,删除了 GMFM-88 项中的 22 个项目,最后确立了 GMFM-66 项。目前,由于 GMFM-66 项版本不能对 5 个功能区进行分区或组合评估,所以 GMFM-88 版本依然得到广泛使用。

2. **粗大运动功能分级系统**（gross motor function classification system,GMFCS）是 Palisano 等于 1997 年在长期临床实践的基础上,根据脑瘫儿童运动功能随年龄变化的规律所设计的一套分级系统,能较为客观地反映脑瘫儿童粗大运动功能发育情况,该系统将脑瘫儿童分为 4 个年龄组,每个年龄组又根据患儿运动功能的表现分为 5 个级别,Ⅰ级为最高,Ⅴ级为最低。GMFCS 是在康复理念下诞生的分级方法,注重功能、技能和自发运动,主要通过评价患儿在日常环境（家庭、学校和社区）中的能力来确定其不同的级别。

3. **运动发育量表**（peabody developmental motor scale,PDMS）是目前在国外康复和儿童早期干预领域中被广泛应用的一个全面的运动功能评估量表,适用于评估 6~72 个月的所有儿童（包括各种原因导致的运动发育障碍儿童）的运动发育水平。现在国内引进使用的是第 2 版,出版于 2000 年,称为 PDMS-2。PDMS-2 是一个同时具有定量和定性功能的评估量表,包括了两个相对独立的部分,粗大运动评估量表和精细运动评估量表可以分别对儿童的粗大运动和精细运动发育水平进行评估。粗大运动评估量表包括 151 项,分别测试反射、平衡、获得与释放、固定和移动等 5 个技能区的能力；精细运动评估量表包括 98 项测试项目，分别测试抓握、手的使用、手眼协调和操作的灵巧性等 4 个运动技能区的能力。在具体的量表项目上，每个项目都采用 3 级评分，即 0、1、2 分，测试结束后，PDMS-2 量表可以给出 5 种分数：各分测试的原始分、相当年龄、百分率、标准分（量表分）及综合计算得出的发育商：粗大运动发育商（gross motor quotient，GMQ）、精细运动发育商（fine motor quotient，FMQ）及总体运动发育商（total motor quotient，TMQ）。

4. **贝利婴幼儿发展量表（Bayley Scale of Infant Development，BSID）**　由美国心理学家 Nancy Bayley 编制，是一套全面评定婴幼儿心理运动行为发展的标准化技术与测量工具。根据婴幼儿认知心理与行为发育成熟理论和长期的临床实践，综合了 Gesell 等量表的优点，在理论、方法、技术水平上具有独特优势。近年来，世界上许多国家都陆续引进、修订了 BSID，广泛用于临床诊断、优生、优育、优教、科研和跨文化研究，已成为现代国际通用的、权威性的婴幼儿发展量表。BSID 用于评定 0~30 个月儿童的发育情况。基本内容与量表结构包括智力量表、运动量表和行为记录表，三部分互相补充，各个部分对于临床评价都有独特的价值。

5. **中国儿童发展中心婴幼儿发育量表（China Child Development Center，CDCC）**　是以 BSDI 为蓝本，由中国科学院心理研究所与中国儿童发展中心合作编制的婴幼儿发育诊断量表，于 1987 年建立了全国常模（城市版）。适用于 2~36 个月的儿童。内容包括智力量表和运动量表，结果的表示也为智力发育指数（MDI）和精神运动发育指数（PDI）。

6. **Alberta 婴儿运动量表（Alberta Infant Motor Scale，AIMS）**　是 1994 年由加拿大 Alberta 大学 Martha C.Piper 博士和 Johanna Darrah 治疗师根据婴儿运动发育顺序及运动模式变化特点创制。主要是对婴儿运动表现进行的一种观察性测量，并融入了治疗师在对婴儿运动发育迟缓的评估和处理中最常应用的运动发育理论性概念。AIMS 可对 0~18 个月的婴儿进行运动评估，其测试目的主要包括：①识别运动发育迟缓或不正常的婴儿；②随时间推移评估运动的发育或成熟。AIMS 评估中包括了俯卧位、仰卧位、坐位和站立位四种体位，共计 58 个项目（俯卧位 21 个、仰卧位 9 个、坐位 12 个、站立位 16 个），每个项目均包括负重部位、姿势、抗重力运动等三个观察方面。对每个项目依据"观察到"或"未观察到"对其评分，并计算出 AIMS 的原始分，然后通过与常模比较得出婴儿在同龄儿中所处的百分位，由此判断婴儿运动发育水平。

（三）语言认知功能评估

1. **韦氏学龄前儿童智力量表（Wechsler Preschool and Primary Scale of Intelligence，WPPSI）**　为国内外公认的智力发育检查量表。适用于 Gesell 发育量表不能满足测试 5 岁前的 GDD 患儿。

2. **儿童语言发育迟缓评定（Sign-Significant Relation，S-S）**　S-S 法依照语言行为，从语法规则、语义、语言应用三个方面对语言发育迟缓儿童的语言能力进行评定及分类。将评定结果与正常儿童年龄水平相比较，即可发现语言发育迟缓儿童。适用于 1.5~6 岁儿童。

（四）社会生活能力评估

婴儿-初中生社会生活能力量表根据独立生活能力、作业操作、交往、参加集体活动和自我管理五个方面进行测评。评定结果：≤5 分为极重度；6 分为重度；7 分为中度；8 分为轻度；9 分为边缘；10 分为正常；11 分为高常；12 分为优秀；≥13 分为非常优秀。适用年龄：6 个月 ~15 岁。

（五）体格检查

1. 肌力和肌张力检查　GDD 儿童部分可表现为肌力和肌张力偏低，部分可伴有一过性的双下肢肌张力轻度增高，但不能满足脑性瘫痪诊断的体征要求。

2. 反射发育检查　一般正常，可伴有握持反射消失延迟，少数可伴有踝阵挛阳性。

3. 姿势发育检查　大多正常，少数以运动发育迟缓为主的 GDD 儿童可伴有一过性轻微尖足。

（六）辅助检查

1. 头颅影像学　可表现为脑外间隙增宽、脑室稍扩大、脑室周围白质软化和脑白质减少等。部分患儿头颅影像学可正常。

2. 听视觉脑干诱发电位　对疑有听视觉障碍者，应进行听视觉脑干诱发电位和相应检查。

3. 脑电图　有惊厥者应做动态脑电图检查以除外癫痫；严重的 GDD 儿童可出现脑电图背景波的改变。

4. 表面肌电图　对肌力和肌张力低下的患儿应进行表面肌电图检查，以除外脊髓损伤性病变和婴儿型脊髓性肌萎缩［韦德尼希 - 霍夫曼病（Werdnig-Hoffmann disease）］。

5. 其他检查　疑有内分泌或遗传及遗传代谢病应做甲状腺素（thyroxine，T4）、促甲状腺激素（thyroid stimulating hormone，TSH）、血糖、血氨、肝功能、磷酸肌酸激酶、染色体核型及基因测序等检查，以进一步明确诊断。

三、物理治疗

（一）早期干预

1. 以游戏为载体　让患儿在欢乐愉快的环境中主动接受以游戏为载体的康复训练，通过视觉、听觉、触觉和嗅觉等多感官刺激训练，以及主动接受认知、语言、运动、交流和行为等各种功能训练；同时让他们和其他孩子及老师进行互动，通过与外界环境的互动，丰富患儿的信息量，促进患儿的脑发育和发育功能的提高。

2. 引导式教育法　通过娱乐性、节律性意向激发患儿的兴趣，引导诱发儿童的学习动机，鼓励和引导孩子主动思考，向往目标，主动积极参与各种训练。利用环境设施、学习实践机会和小组动力诱发作用，最大限度地引导调动患儿的自身潜力。引导式教育将各种障碍儿童作为"全人"来对待，将语言、智力、情绪、性格、人际关系、意志、日常生活技能和体能结合起来进行教育训练，实现全面康复的目的。引导式教育将教育训练与其他治疗相结合，要求在训练过程中，引导员不要过多地帮助患儿完成某个动作，而是诱发患儿自主地完成该项动作。

3. 活动观察训练　活动观察训练（activity observation training，AOT）让患儿主动观察人（微笑、伸舌、点头和面部表情变化等）或物（玩具、个性化和特殊的仪器设备），进行反复主动的模仿训练。

4. 目标 - 活动 - 运动环境（goal activity motion environment，GAME）　GAME疗法是以家庭为中心的康复治疗方式，所有教授给家庭的信息及方法都是根据父母的问题和要求，以及患儿所面临的问题而制订的。运动训练、家长教育和丰富的儿童学习环境相结合。

（二）运动疗法

运动疗法主要通过改善、代偿和替代的途径，旨在改善运动组织（肌肉、骨骼、关节、韧带等)的血液循环和代谢,促进神经肌肉功能,提高肌力、耐力、平衡功能而改善功能障碍。目前,国内外使用较广泛的疗法是神经发育学疗法(neurodevelopmental treatment,NDT)中的Bobath 疗法、神经肌肉激活(neuromuscular activation)技术和任务导向性训练(task-oriented training,TOT)等。早期积极的运动疗法可促进 GDD 儿童的运动皮质活动,使大脑运动系统发育和细化,神经可塑性最大化,产生有效功能。婴儿与环境相互作用的运动可促进行为控制和肌肉、韧带、骨骼的生长发育,以及推进神经运动系统的持续发展。应结合日常生活活动进行粗大运动和精细运动的训练。运动训练不仅可以提高儿童的运动功能,扩大关节活动范围,增长新的知识,同时可增进认知功能的发育。

1. 神经生理学疗法

(1)Bobath 疗法:Bobath 为英国的神经病学博士,Bobath 疗法适用于出生 1 个月后的患儿。方法的机制与目的:认为运动障碍系因脑受损后原始反射持续存在和肌张力改变,造成异常姿势和原始运动模式主导其整体运动,妨碍了正常的随意运动;恰当的刺激可抑制异常姿势反射和运动模式,利用正常的自发性姿势反射、平衡反射等调节肌张力,使患儿体验正常的姿势与运动感觉,从而改善异常运动的控制力,诱发正确的动作。方法:抑制性手法,反射性抑制手法,抑制异常姿势和肌张力的升高,常用以阻断痉挛;促通性手法,促使患儿正常姿势和运动模式,阻断异常信号的传入和强化正常信号的传入,使患儿动作趋于正常化;感觉刺激法,采用加压或控阻负重法、叩击法,缓解肌肉张力抑制不自主动作。

(2)Brunnstrom 疗法:Brunnstrom 疗法旨在利用其抑制效应治疗偏瘫及其他中枢性瘫痪,一些原始反射、联合反应和共同模式阻碍了脑瘫儿童的正常运动模式。方法实施的要点:利用联合反应引起的共同运动效应,诱发上肢伸肌的协同动作使上肢前伸、肩内收、内旋、前臂旋前,肘、腕和手指伸展开偏向尺侧,诱发下肢的屈曲、协同动作使髋屈曲、外展和外旋,膝屈曲、踝背屈和外翻、足趾背屈。

(3)本体感觉神经肌肉易化法(proprioceptive neuromuscular facilitation,PNF):是美国的神经生理学家,医学博士 Kabat 创立的。此方法旨在利用刺激本体感觉神经,促进肌群的收缩和痉挛肌肉的松弛,从而达到运动康复。此方法的具体要点是反复感觉刺激诱发某些动作,通过条件反射,经学习强化从而矫正一些异常的动作模式;以对角线旋转(螺旋体)的组合动作模式进行训练;让患儿的某一肢体做抗阻运动可诱发最大的肌肉活动。

(4)Rood 疗法:此方法旨在通过刺激相应感觉器官,反射性产生运动反应,诱发有目的的动作。擦刷法软毛刷(要求肌群活动的表皮)快速擦法(3~5 次 /s,持续 30 秒)可提高肌张力,治疗肌张力低下的运动障碍儿童;慢速擦法(1 次 /s,30 秒)降低肌张力,治疗肌张力增高型运动障碍儿童;叩击法:轻叩,使痉挛型脑瘫儿童肌肉松弛;重叩,使肌力低下型运动障碍儿童肌肉收缩;抑制法,通过对关节、肌腱、肌群的压、叩、拉、抚摸、按摩、振动等治疗肌张力增高型运动障碍儿童。

2. 其他疗法

(1)引导式教育(conductive education,CE):引导式教育起源于第二次世界大战后,是一种综合康复方法。创立者 Peto 教授认为人类的正常功能是在种系发生时即存在,即使发生了脑损伤,这个功能也潜在地存在,可以通过引导重新诱发这种功能重现正常化动作。本疗法是以脑性运动障碍为主要治疗对象,同时也包括其他的运动障碍患者,应用较广。由于引导式教育疗法是通过教育学习的主动形式,利用认知觉交流的方式进行治疗,故患者年龄要求大于 2 岁。此外,本疗法要求患者明白引导者的指令,并主动去完成指令的内容,对智力低下、不能进行语言交流、不能理解引导者语言含义的患者则不适合采用。引导式教育疗法以引导者根据患儿个体不同而制订的课题为指引,几乎没有家长参与互动,治疗中更强调患者以主动意识去完成相关的课题。相较其他传统运动康复,引导式教育疗法对手足徐动型及共济失调型脑瘫的康复有独到的效果,其近期疗效表现为运动协调的改善,长期效果是日常生活活动能力的提高。

(2) 强制性运动疗法(constraint-induced movement therapy,CIMT):早在 1917 年,CIMT 的理念就被提出,随后该理念得到了验证,其中最著名的是 Taub 等人在动物行为研究基础上的一系列动物实验研究。有报告表明,尽管动作不正常,但却是广泛而有效的,作者认为这种强制性干预可以使动作得到实质性的康复,从而克服患侧肢体的习得性失用。随着偏瘫性脑瘫患儿的成长和发展,他们学习了使用患侧肢体管理日常任务的策略和技术,即使患侧肢体仅有轻度损伤,使用健侧肢体也可以更有效地执行任务,与成年人在以后生活中遭受的神经性创伤不同,偏瘫儿童没有肢体正常运动的经历,因此必须创造机会、经验和环境,使儿童可以学习如何使用患肢,必须逆转抑制使用患侧肢体的行为方面。同时,即使在最简单的任务中,也要奖励使用该肢体,提出了 CIMT 作为实现此目标的方法,CIMT 旨在通过对受累较弱的肢体进行约束时,对受累较深的肢体进行密集训练,有针对性地练习,受约束时只有受累上肢才能用于进行活动,迫使儿童找到解决他们运动问题的方法。

目前,强制性运动疗法在单侧瘫痪康复中的应用越来越多,是唯一被证实能够引起脑损伤后脑功能、结构改变,同时伴有运动功能改善的运动疗法。

3. 临床具体操作方法

(1)头部控制训练

1)目的:完成头与颈的中位控制,为翻身运动完成与躯干控制打下良好的基础。

2)训练方法:①脊柱的对称性伸展及体轴回旋的完成训练,如仰卧位 / 坐位抱球姿势(图 15-1、图 15-2);仰卧位 / 坐位抗重力训练(图 15-3、图 15-4);长坐位头直立训练;巴氏球俯冲训练(图 15-5);楔形垫脊柱伸展训练(图 15-6);侧卧位体轴回旋训练(图 15-7);坐位体轴回旋训练(图 15-8);肘 / 手支撑训练(图 15-9、图 15-10)。②上肢的支撑与保护性伸展完

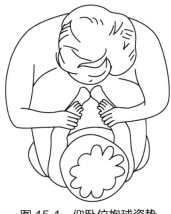

图 15-1　仰卧位抱球姿势

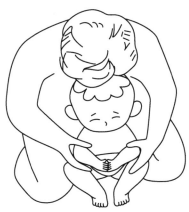

图 15-2　坐位抱球姿势

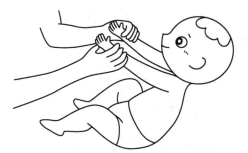

图 15-3　仰卧位拉起头抗重力姿势

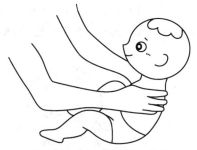

图 15-4　坐位头抗重力训练

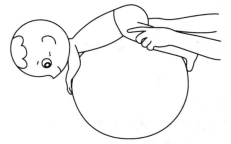

图 15-5　巴氏球俯冲训练

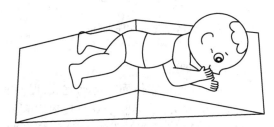

图 15-6　楔形垫脊柱伸展训练

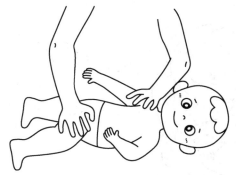

图 15-7　侧卧位体轴回旋训练

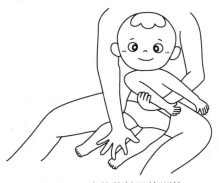

图 15-8　坐位体轴回旋训练

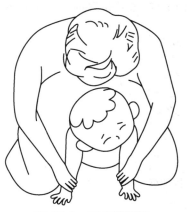

图 15-9　手支撑训练

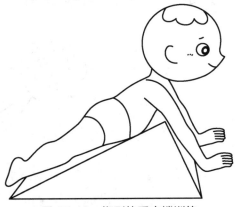

图 15-10　楔形垫手支撑训练

成的训练,如肘/手支撑加压训练(图15-11)。③仰卧位、俯卧位、坐位平衡反应的训练,如平衡板上的平衡训练(图15-12);巴氏球上的平衡反应训练(图15-13)。

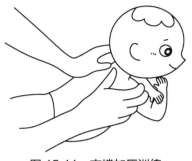

图15-11 支撑加压训练

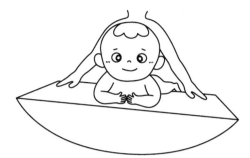

图15-12 平衡板上的平衡反应训练

(2)翻身训练

1)目的:促进躯体回旋运动完成,促使非对称性姿势的消失。

2)训练方法:①促躯干立直反射出现的训练方法,如仰卧位/俯卧位肩部控制翻身训练(图15-14);仰卧位/俯卧位骨盆控制翻身训练(图15-15)。②促躯干回旋运动实现的训练方法,如球上俯卧位至侧卧位翻身训练(图15-16);主动翻身训练(图15-17)。

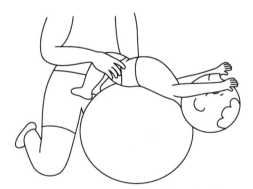

图15-13 巴氏球上的平衡反应训练

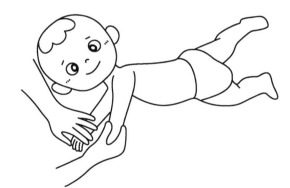

图15-14 仰卧位肩部控制翻身训练

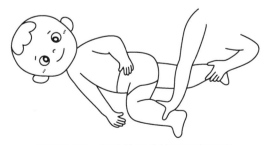

图15-15 仰卧位骨盆控制翻身训练

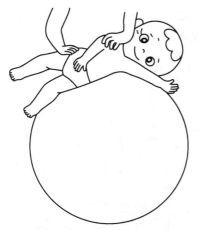

图 15-16　球上俯卧位至侧卧位翻身训练

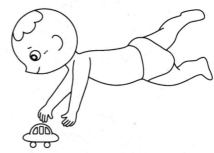

图 15-17　主动翻身训练

（3）坐位平衡训练

1）目的：促通躯干立直及平衡反射的发育，为站立位打基础。

2）训练方法：①用上肢将身体支起到坐位的训练方法，详见头部控制训练和翻身训练；②从四爬位独自进行体轴回旋的训练方法，如坐位躯干稳定与回旋手法（图15-18）。③坐位平衡反应出现的训练方法，如坐位后方平衡反应促通手法（图15-19）；坐位侧方平衡反应促通手法（图15-20）；平衡板上坐位平衡训练。④躯干稳定性训练，如坐位躯干稳定训练；姿势转换训练。

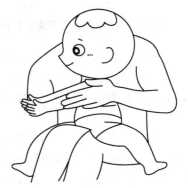

图 15-18　坐位躯干稳定与回旋手法

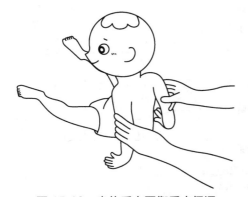

图 15-19　坐位后方平衡反应促通

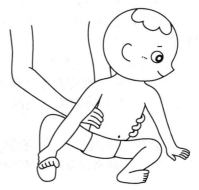

图 15-20　坐位侧方平衡反应促通

（4）爬行训练

1）目的：促进下肢的交互动作协调，为独立行走打基础。促使儿童重心前移，双下肢分离运动出现，提高双下肢负重能力。

2）训练方法：①双手支撑的完成训练，如手支撑位双肩关节负重训练（图15-21）。②四

251

爬位的完成训练,如四点跪位重心转移训练(图 15-22)。③四肢交互运动模式的完成训练,如四点爬行训练;爬楼梯训练。④单肘支撑的完成训练,如三点支撑训练(图 15-23)。

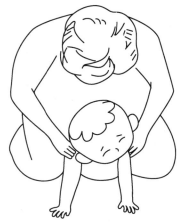

图 15-21　手支撑位双肩关节负重训练

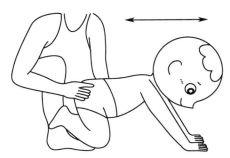

图 15-22　四点跪位重心转移训练

(5)膝立位训练

1)目的:促通跪位直立反射,促通跪位静、动态平衡反射,增强髋关节的负重能力及自控能力。

2)训练方法:①下肢异常姿势的消除训练,如髋关节外展训练;②髋关节充分伸展训练,如搭桥训练(图 15-24);燕式训练(图 15-25)。③髋关节控制能力及负重能力训练,如膝立位保护性伸展训练;④跪位立直的建立训练,如双膝立位训练(图 15-26);单膝立位训练;单、双膝立位转换训练。

(6)从坐位到站立位转换训练

1)目的:提高运动发育迟缓儿童头、躯干、髋(骨盆)的控制能力和姿势转换的协调平衡能力。

2)训练方法:①坐位向立位姿势转换训练(图 15-27)。②立位向坐位姿势转换训练(图 15-28)。

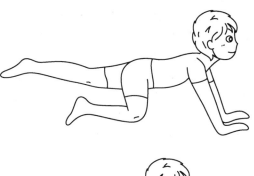

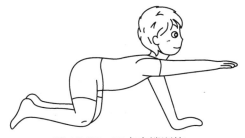

图 15-23　三点支撑训练

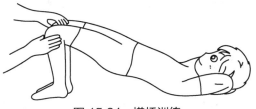

图 15-24　搭桥训练

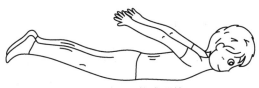

图 15-25　燕式训练

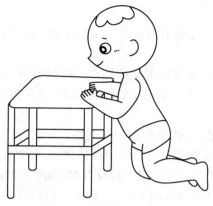

图 15-26　双膝立位训练

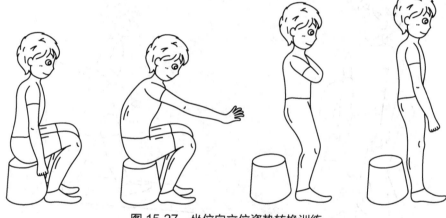

图 15-27　坐位向立位姿势转换训练

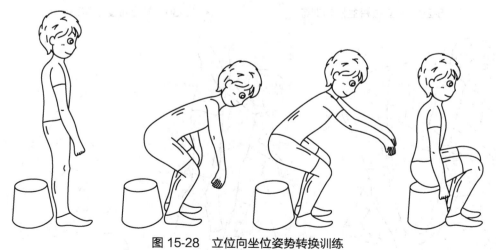

图 15-28　立位向坐位姿势转换训练

（7）站立训练

1）目的：完成正确的站位姿势是为正确行走打基础，也是完成髋关节、膝关节和踝关节良好的控制能力。

2）训练方法：站位立直及站位平衡反应训练，如牵伸训练；单脚站立训练；站立位骨盆控制训练（图15-29）；单膝立位向立位的姿势转换训练；膝立位行走训练。

（8）步行训练

1）目的：加强独立行走能力，改善步态的协调性。

2）训练方法：①下肢负重训练及立位平衡反应训练，如站立位加压训练；站立位重心转移训练（图15-30）。②动态平衡反应及双下肢交互伸展能力训练，如控制骨盆带辅具行走训练（图15-31）；控制肩关节助行训练（图15-32）；利用助行器行走训练（图15-33）；扶双杠步行训练。③步态纠正训练，如利用内外翻矫正板进行步行训练（图15-34、图15-35）；走直线训练（图15-36）。

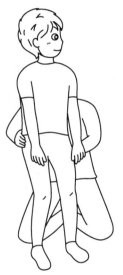

图15-29　站立位骨盆控制训练

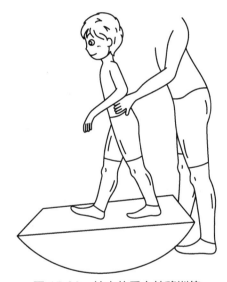

图15-30　站立位重心转移训练

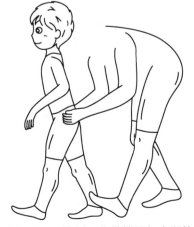

图15-31　控制骨盆带辅具行走训练

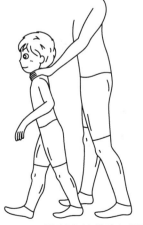

图15-32　控制肩关节助行训练

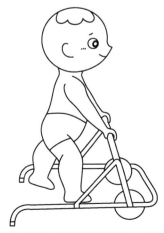

图15-33　助行器协助行走训练

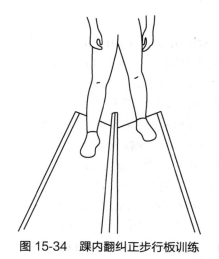

图 15-34　踝内翻纠正步行板训练

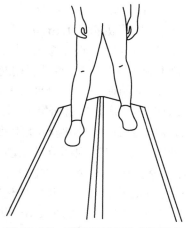

图 15-35　踝外翻纠正步行板训练

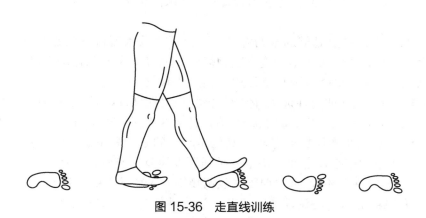

图 15-36　走直线训练

（三）物理因子疗法

物理因子疗法是应用电、声、光、磁和热动力学等物理因子结合现代科学技术治疗疾病的方法，旨在直接引起局部组织的物理、化学、生理和病理变化，从而产生不同的作用，达到治疗的目的。物理因子疗法的分类主要有电疗法、水疗法、传导热疗法、光疗法、超声波疗法、经颅磁刺激疗法及磁疗等许多种类。物理因子疗法一般无创伤、无痛苦、无毒副作用，感觉舒适，儿童易于接受。根据 GDD 儿童的临床特点常选用电疗法、经颅磁刺激疗法和水疗等。

1. 低频脉冲电疗法（low frequency impulse electrotherapy）　是一种应用 1 000Hz 以下的脉冲电流治疗疾病的物理疗法，能刺激皮肤感觉神经引起一种舒适感，且不引起痛纤维的兴奋，但可有效兴奋深部神经肌肉组织。一方面，能通过电刺激破坏神经及肌肉细胞的膜极化状态，收缩肌肉、兴奋神经。另一方面，人体运动神经的绝对不应期约为 1 毫秒，因此低频脉冲电 1 000Hz 以下的频率每次脉冲都能引起一次运动反应。有研究显示，运动发育迟缓儿童在肢体综合训练的基础上联合低频脉冲电疗法，可有效提高治疗效果，原因可能是低频脉冲电治疗可以兴奋神经肌肉，改善血液循环，增加神经肌肉和神经兴奋促进神经肌肉的生长和修复。设置频率为 50~80Hz，强度 20~50mA，脉冲宽度 0.2~0.5 毫秒，间歇时间 3 秒,1 次 /d,20 分钟 / 次。

2. 经颅磁刺激疗法(transcranial magnetic stimulation therapy,TMS)　属于一种无创性治疗技术,近年来磁刺激神经调控治疗逐渐应用于运动功能障碍患者的治疗。经颅磁刺激神经调控治疗通过利用时变电流在流入线圈后形成的磁场,让相应组织中感应并形成电流,从而使相应组织兴奋度上升。临床上将磁刺激治疗应用于运动发育迟缓儿童中,能有效改善其症状。有研究表明,经颅磁刺激治疗能够改善运动发育迟缓儿童各项运动功能,如翻身、俯卧、坐位、跪位及跑、跳和步行能力。重复经颅磁刺激可通过提升患者脑代谢速度和脑血流,以达到调节其运动皮质及左、右侧额叶皮质的兴奋性,使左右脑达到互相平衡状态,从而改善儿童运动能力,促进生长发育。使用重复经颅磁治疗仪进行治疗,患儿呈仰卧位,磁刺激定位在患儿皮质运动区域,刺激线圈直径为 70mm,磁场强度最大值设置为 0.8T。治疗中选择重复性 TMS 模式,进行磁刺激治疗以引起最小神经动作单电位磁输出量的 90% 为度,频率保持 30Hz,刺激时间设置为 1 秒,脉冲串重复次数设置为 80 次,每天治疗一次,每次 20~30 分钟。连续治疗 10 天,间断 10 天后再次进行治疗,连续治疗 3个月。

3. 水疗法　水疗主要是借助水的温度、浮力、压力及水流机械刺激等物理因素,提高心肺耐力、增加肌力、扩大关节活动度、改善痉挛状态、姿势平衡和运动控制能力的一种物理因子疗法,也是运动发育迟缓儿童常用的治疗手段之一。有研究基于 ICF-CY 设计了水中运动康复方案,包括适应性训练、体能与核心稳定性训练、运动康复训练和水中游戏 4个项目,每次 1 小时,每天 1 次,每周 5 天,治疗持续 3 个月。适应性训练的目的是减少因水的温度、浮力、水压及光线折射等环境变化而产生的心理恐惧感,防止过度应激反应诱发异常姿势。水中的核心稳定性训练是一种强调发展躯干和骨盆控制能力的康复训练方法,由于身居水中的特殊环境,水中训练更强调腰椎 - 骨盆 - 髋关节联合体(lumbar-pelvic-hip,LPH)核心肌群的综合协调动作。患儿在治疗师的帮助下,完成平衡训练和控制训练等。运动康复训练,结合患儿的大运动在不同的体位下强化功能。水中游戏不仅是康复训练后的整理活动,也是患儿克服水中恐惧感的最佳方法,它对患儿精神状态、人格形成及情感交流、社会交往等多方面都会产生积极作用。有研究发现,水疗结合游戏更能给予孩子丰富的感知觉刺激,调整情绪,消除消极情绪,改善睡眠,促进其发展注意力,这可能与水疗的丰富感官刺激及水的兴奋神经系统的作用有关,容易引起患儿的注意力的警觉,促进注意力发育,提高认知和运动。因此,水疗对运动发育迟缓儿童的运动和认知均有促进作用。

（四）其他疗法

1. 作业治疗　儿童作业治疗(occupational therapy,OT)是指通过有目的的训练、游戏和文娱活动等,促进感觉和运动技能的发展,提高儿童生活自理能力并帮助其获得学习的能力。儿童作业治疗的目的是尽可能地减轻患儿的障碍,提高其功能,使患儿获得生活、学习能力,帮助患儿发展与日常生活技能有关的各种功能,最终融入主流社会。OT 可改善 GDD儿童常伴有的精细动作、语言和生活技能等发育迟缓的状况。

2. 药物治疗　对于较重的 GDD 儿童出生时有明显的脑损伤病史,同时伴有头颅影像学的异常,无癫痫发作史,可酌情应用神经生长因子和神经节苷脂神经营养药物。一般应用1~2 个疗程未见明显效果就不宜再应用。

（1）神经生长因子（nerve growth factor，NGF）：NGF 具有促进神经元分化和成熟、刺激胞体和树突的发育、防止和延缓神经元的死亡、阻止异常炎症反应有关的三级损伤、促进轴突生长和髓鞘再生的作用。

（2）神经节苷脂（monosialo-ganglioside，GM1）：GM1 易于通过血脑屏障（BBB），嵌入神经细胞膜结构，调节膜介导的细胞功能，促进神经重构（neuroplasticity）和神经组织修复。

3. 高压氧治疗　高压氧可使大脑细动脉、静脉血流速度增快，血流量明显增加，有利于改善局部脑组织缺血缺氧状况；可以促进血管新生、创伤修复，使缺血缺氧的病损区获得有治疗意义的氧水平，达到并超过创伤愈合所需要的临界氧张力，从而促进血管的内皮细胞的再生，新的毛细血管形成和连接，由此加速了侧支循环的建成，改善微循环，促进损伤脑组织的修复。

4. 言语治疗（speech therapy，ST）　应坚持因材施教的原则，根据评估结果为每位患儿制订具体的训练计划和康复目标。通过综合、系统的语言训练，使患儿语言的各个方面都能得到改善和提高。

5. 传统康复治疗（traditional chinese medicine，TCM）　中药治疗、推拿按摩和针灸治疗等。

四、预防及预后

（一）预防

1. 早期大范围的筛查有利于早期发现异常，早期诊治，提高预后效果。

2. 对有明显脑损伤的高危儿要早期筛查、早期干预，可减少 GDD 或其他神经发育障碍性疾病的发生率并减轻其残疾程度。

（二）预后

1. 部分 GDD 儿童通过积极的早期干预可发展为正常儿。

2. 少数 GDD 儿童可发展为 IDD、CP、ASD、语言发育障碍、学习困难和缺陷多动障碍等。据报道，185 例 GDD 儿童 3 年随访结果显示，其中有 21.6% 患儿进入正常，16.2% 患儿转化为 IDD，9.7% 进展为 CP，其余仍为 GDD 儿童，经治疗后均有明显好转。

第三节　孤独症谱系障碍

一、概述

（一）定义

孤独症谱系障碍（autism spectrum disorder，ASD），又称儿童孤独症，是一种以社会交往缺陷、兴趣狭隘、兴趣行为刻板为特征的精神发育障碍。孤独症谱系障碍包括典型孤独症、阿斯伯格综合征（Asperger syndrome）、童年瓦解性障碍（childhood disintegrative disorder）和未特定的广泛发育障碍（NO specific pervasive developmental disorder，PDD-NOS）等，以往统称为广泛性发育障碍。

（二）流行病学特征

1. 发病率 WHO 于 2012 年进行一项调查研究,其中估计全球 ASD 的流行率为 1%,男女比例为 4:1,而 2017 年的一项调查指出发达国家的流行率为 1%~5%,男女比例达到 5:1。近年来,美国的患病率的增长大多已经趋于平稳,可能是因为认识和服务的提高,WHO 根据我国现有总人口数量估计 ASD 儿童总数为 100 万~150 万,已占各类精神残疾的首位。

2. 病因

(1)遗传因素:研究证明,新生拷贝数变异(copy number variation,CNV)与儿童孤独症具有相关性,10%~20% 的儿童孤独症患者存在 CNV,而在普通人群和儿童孤独症患者的健康兄弟姐妹中只存在 1%~2%。儿童孤独症患者兄弟姐妹的患病率为 4.5%,比普通人高 25 倍。

(2)产前、产期及围产期生物学因素:包括环境因素、母亲疾病、母亲药物的使用等。

(3)孕期营养:叶酸、维生素 D 和微量元素与儿童孤独症风险有关。

(4)社会心理因素:妊娠期早产和孕妇压力/抑郁情绪是儿童孤独症的常见危险因素,特别是产后母亲的抑郁情绪可能对儿童孤独症更具特异性。

(5)代谢障碍:儿童孤独症可能与铁、钙等大脑微量元素缺乏或吸收障碍有关联。

(6)病毒感染:孕产妇感染、免疫功能低下的儿童受病毒感染都会增加孤独症的风险。很多病原体都与儿童孤独症有关,例如风疹、巨细胞病毒。

(7)年龄因素:高龄产妇(≥ 40 岁)和父亲年龄(≥ 50 岁)是儿童孤独症的独立危险因素,怀孕间隔时间短(<24 个月)也是如此。

(8)其他因素:父母性格内向、教育水平低下、有吸烟史、精神疾病家族史,以及新生儿黄疸、出生窒息、胎膜早破和妊娠<37 周等因素与儿童孤独症相关。

（三）临床特点

1. 临床表现 ASD 儿童的临床表现是连续的或谱系性的,并且在核心症状(社交障碍、语言交流障碍及刻板重复行为)、严重程度方面有相当大的差异。当生活环境改变产生社交活动时,18~24 月龄儿童可能就会开始出现症状。根据父母注意到与孩子年龄不符的异常举动的不同时间,主诉也会不同。年幼的孩子可能表现为语言发育迟缓,年龄较大的孩子在学习上往往表现不佳,并且不善于社交,或行为失常严重到扰乱家庭生活。主要临床表现为以下几点。

(1)社交方面:①缺乏社交凝视、微笑和依恋;②社会交往注意缺陷;③不能进行正常游戏;④不能遵守社会规则;⑤不能建立伙伴关系,常常独自玩耍,自己迷恋于感兴趣的东西。

(2)交流方面:①表现为即刻模仿,别人说什么他说什么,或延迟模仿,听见一句话后几天或几十天,他突然在不适合的场合说了出来;②语言理解障碍,对于大人叫他的名字毫无反应,对别人的手势表达也无反应,但听觉器官完好,听力正常;③缺乏有意义的语言交流;④自言乱语;⑤非语言性交流。

(3)刻板重复行为方面:①日常生活习惯的刻板化,孤独症儿童常常固执地要求环境一成不变,一旦形成了一定规律后,不易改变;②过分专注某些事物。

(4)认知缺陷方面:由于交流障碍,一些患儿不能顺利地进行智力测验。他们的智力与社会交往能力之间、智力内部各能力之间明显不均衡,大多数患儿表现为不同程度的智力缺陷。

（5）感知觉障碍方面：患儿对声音缺乏反应、呼唤他的名字也毫无反应；而对有一些声音又特别敏感，如关门声、狗叫声或摩托车声。

（6）合并症：有以下几种，①癫痫：癫痫发生率为25%~30%，呈双峰型（婴儿期和青春期）；②精神疾病：注意缺陷、抑郁、焦虑和强迫症；③进食：包括咀嚼减少、食物接受性差、食物选择具有极端性、厌食或进餐时行为不端；④胃肠道疾病：以呕吐、胃食管反流、反复腹泻、慢性便秘、反复腹痛为常见主诉；⑤睡眠障碍：入睡困难，夜间反复醒来，不寻常的就寝习惯导致白天行为问题增多和父母压力增加；⑥畸形：在18%~20%的患儿中可见综合征或非特异性畸形特征。

2. 诊断标准　根据美国《精神障碍诊断与统计手册（第5版）》（*Diagnostic and Statistical Manual 5th Edition*, DSM-5）孤独症谱系障碍诊断标准。

（1）在各种情景下持续存在的社会交流和社会交往缺陷，不能用一般的发育迟缓解释，符合以下三项。

1）社会 - 情感互动缺陷：轻度者表现为异常的社交接触和不能进行对话，中度者缺乏分享性的兴趣、情绪和情感，社交应答减少；重度者完全不能发起社会交往。

2）用于社会交往的非言语交流行为缺陷：轻度者表现为言语和非言语交流整合困难；中度者目光接触和肢体语言异常或在理解和使用非言语交流方面缺陷；重度者完全缺乏面部表情或手势。

3）建立或维持与其发育水平相符的人际关系缺陷（与抚养者的除外）：轻度者表现为难以调整自身行为以适应不同社交场景；中度者在玩想象性游戏和结交朋友上存在困难；重度者明显对他人没有兴趣。

（2）行为方式、兴趣或活动内容狭隘、重复，至少符合以下两项。

1）语言、运动或物体运用刻板或重复（如简单的刻板动作、回声语言、反复使用物体及怪异语句）。

2）过分坚持某些常规以及言语或非言语行为的仪式，或对改变的过分抵抗（如运动性仪式行为，坚持同样的路线或食物，重复提问，或对细微的变化感到极度痛苦）。

3）高度狭隘、固定的兴趣，其在强度和关注度上是异常的（如对不寻常的物品强烈依恋或沉迷，过度局限或持续的兴趣）。

4）对感觉刺激反应过度或反应低下，对环境中的感觉刺激表现为异常的兴趣（如对疼痛、热、冷感觉麻木，对某些特定的声音或物体出现负面反应，过多地嗅或触摸某些物体，沉迷于光线或旋转物体）。

（3）症状必须在儿童早期出现（但因对儿童早期社交需求不高，症状可能不会完全显现）。

（4）所有症状共同限制和损害了日常功能。

（5）这些失调都不能用智力障碍/智力发育障碍或全面性发育迟缓更好地解释。智力残疾和孤独症谱系障碍经常共同发生。

二、评定

（一）主观检查

1. 基本信息，如出生、年龄、性别、身高、体重和惯用手。

2. 收集出生史(产前、围产期和产后史)、家族史、发育史、病史、医疗史以及孩子当前的功能水平,看护者和/或孩子的期望。

(二)观察

观察孩子的非语言和语言交流、重复行为和运动表现。

1. 在非语言沟通技能方面,观察孩子使用手势、互动和话题转换的情况,与看护者或测试者进行自发或反应性沟通的情况,以及孩子与看护者之间的融洽关系。在言语交流方面,了解言语交流的水平,如短语中使用的单词数量及基于儿童发展水平的语言恰当性。

2. 在重复行为方面,应考虑孩子游戏的复杂性和可变性。孩子是否如他们的预期目的去使用物品,并在游戏计划中展示任何模仿;或孩子是否只关注游戏对象的机械特性。例如,一个典型的发育中的孩子在玩火车拼搭玩具时可能会建造轨道,假装把货物带到车站,而 ASD 儿童可能更关注火车车轮的旋转。评估者还应该考虑环境所带来的可变性。

3. 在运动技能方面,观察孩子完成符合他年龄预期的运动任务的能力,注意运动控制和运动模式的复杂程度。观察孩子的精细运动技能,如伸手、转移、使用双手进行对称和不对称活动,以及粗大动作技能,如基本行走模式、单腿平衡(静态平衡)和在狭窄表面行走时的平衡(动态平衡)。复杂的运动技能,如拍手、行进、跳跃和疾驰等(双肢和多肢协调),可以让孩子深入了解双侧协调能力。对于功能低下的儿童,最好在爬楼梯和踢球等功能性任务中观察以提高平衡和协调能力。

(三)认知评估

1. 斯坦福 - 比内智力测试(Stanford-Binet Intelligence Test,SBIT) 可用于 2~85 岁的个体,以评估非语言和语言智力。

2. 考夫曼简短智力测验(Kaufman Brief Intelligence Test,KBIT) 通常用于 4~90 岁的个体,可在个人和学校环境中进行评估,因为各种专业人员都可以进行。

3. 韦氏儿童智力量表(Wechsler Intelligence Scale for Children,WISC) 为 6~16 岁的儿童提供了类似的信息。虽然 KBIT 广泛应用于各行业,是一种快速的 IQ 测量方法,但在评估非语言类儿童的 IQ 时,它被认为是不可靠的。

(四)感知觉评估

首先,询问照顾者,并在病史记录中查看医疗、语言评估报告排除听力和视力障碍。其次,获取照顾者关于孩子是否存在感觉调节问题的报告,如对各种感觉刺激的低反应性或高反应性。一些儿童可能会使用降噪耳机来降低环境中的噪声水平。可以使用家长问卷,如婴儿和学步儿童感官档案。详细的感觉统合和练习测试(Sensory Integration and Practice Tests,SIPT)通常由团队中的作业治疗师进行,审查该报告将为在治疗过程中支持孩子的感知觉反应提供思路。

(五)运动功能评估

运动功能的评估是基于父母对运动问卷的回答,通过观察儿童在日常生活功能活动中的运动功能水平及标准化功能评估,可以评估儿童的运动表现。

1. 儿童运动评估组合(assessment battery for children,ABC)**- 问卷版本和发展协调障碍问卷**(developmental coordination disorders questionnaire,DCDQ) 用时 15~30 分钟。这些问卷内容向治疗师提供了家长和/或老师对孩子在精细运动和粗大运动技能方面的印象,以及在家庭和学校环境中进行的静态和动态活动。其他可能影响儿童运动表现的因素,如注意力、焦虑等,在这些问卷中也有考虑。

2. **儿童参与和享受评估**(children's assessment of participation and enjoyment, CAPE)　用于检查 5~21 岁的患者如何参与学校活动之外的日常活动。该指标评估患者是否有机会和兴趣参与其他不同的活动,问卷反映了看护者和患者本人对其运动能力和兴趣的看法。

3. **常用运动量表**　运动发育量表(PDMS)和 Bruininks-Oseretsky 运动表现测试(Bruininks-Oseretsky Test of Motor Performance,BOTMP)量表针对儿童在不同运动领域的表现进行测试,内容包括精细和粗大运动、协调、平衡和力量等。完成全面评估的时间为 1~1.5 小时。

（六）发育筛查

主要适用于 3 岁以下儿童,筛查时间大约需要 15 分钟。筛查量表包括一般家长问卷,如年龄和阶段问卷(Ages and Stages Questionnaire,ASQ),孤独症特定家长问卷,如幼儿孤独症改良检查表(the Modifed Checklist for Autism in Toddlers,MCHAT)。最近,研究人员开发了一种多系统的观察工具,称为孤独症婴儿观察计划(the Autism Observation Schedule for Infants,AOSI),用于评估婴幼儿患有 ASD 的风险。

（七）发育评估

1. **多领域发育评估**　如贝利婴儿发育量表(the Bayley Scales of Infant Development, BSID)和马伦早期学习量表(Mullen Scales of Early Learning,MSEL),主要用于针对儿童的整体认知和运动表现进行评估,两者在评估中均涉及粗大运动、精细运动、视觉接收、接受和语言表达。

2. **单领域评估**　如 Alberta 婴儿运动量表(AIMS),文兰适应性行为量表(the Vineland Adaptive Behavior Scale,VABS)。

（八）肌力和肌张力的评估

ASD 儿童经常表现为肌张力过低,将影响儿童的姿势和平衡的控制,通常可能会观察到懒散或摇摆的姿势、过度伸展的膝盖或肘部、用脚趾行走等。ASD 儿童通常不评估肌力。有研究报道,ASD 儿童手部肌肉无力,因此,应重点考虑测量手和手指的捏力和握力,特别是当孩子有明显的精细动作困难时,如书写不良。

（九）功能评估

1. **儿科能力评估量表**(PEDI)　是一种标准化的测量方法,用于评估自我照顾、活动和社会功能方面的能力和表现。旨在评估 6 个月至 7 岁的幼儿或年龄较大的儿童,这些儿童的功能水平低于正常发育中的 7 岁儿童。

2. **学校功能评估**(SFA)　用于量化和监控儿童在小学环境(从幼儿园到小学六年级)中的非学术活动表现。熟悉孩子的教育团队成员在三个方面完成评分:即参与、任务支持和活动表现。该量表的分数有助于确定特殊教育服务的资格,并在促进团队合作的同时监控孩子的表现。

三、物理治疗

虽然与社交技能相比,运动障碍相对较少,但多种运动障碍可能会导致 ASD 儿童的功能受限。早期的运动延迟、后期持续的运动缺陷及其长期影响都值得物理治疗师的关注,尽可能地为 ASD 儿童的整体治疗方案作出贡献。尽管运动能力与整体发展之间存在着内隐和外显的关系，但大多数 ASD 干预措施都侧重于增强 ASD 儿童的社会沟通和学习技能。多年来，各种干预措施不断发展，以满足 ASD 儿童的感官和运动需求。

（一）治疗原则

遵循多学科专业团队原则，患有 ASD 的儿童表现为复杂性和可变性，最好通过团队方法加以解决。鉴于孤独症谱系中表现形式的多样性，采用个性化项目对于满足每个 ASD 儿童的独特需求至关重要。家庭成员提供有关孩子行为、当前功能水平，以及可用于项目开发的感兴趣领域的基本信息，家庭成员和受过培训的专业人员共同确定需要发展的技能和行为。特殊教育类别和心理日志有助于应对 ASD 的认知和行为挑战。言语和语言病理学家将帮助患有 ASD 的儿童通过言语或其他方式与家人、教育者和看护者沟通，并获得非言语和言语沟通技能。作业治疗师和物理治疗师可以提供洞察力和干预计划，以解决感觉整合问题，提高运动表现。其他医务人员可以提供对项目规划至关重要的儿童健康信息。这些训练有素的专业人员与家人和其他照料者协同工作，可以为患有 ASD 的儿童提供结构化和一致的互动，这将促进积极的和有意义的社会参与，以及重要技能的学习。

（二）运动疗法

1. 感觉运动治疗　孤独症儿童的标准治疗方法包括应用行为分析（applied behavioral analysis，ABA）、感觉统合（sensory integration，SI）疗法、孤独症和相关沟通障碍儿童的治疗和教育（the treatment and education of autistic and related communication-handicapped children，TEACCH）、图片交换沟通系统（the picture exchange communication system，PECS），以及其他一些缺乏研究证据支持的方法，此处主要介绍应用行为分析疗法和感觉统合疗法。

（1）应用行为分析疗法（ABA）：是迄今为止最广为人知的综合干预模式之一。以正性强化、负性强化、区分强化、消退、分化训练、泛化训练及惩罚等技术为主，矫正 ASD 儿童的各类异常行为，同时促进儿童各项能力的发展。强调高强度、个体化和系统化。经典 ABA 的核心是行为回合训练法（discrete trial training，DTT），其特点是具体和实用，主要步骤包括训练者发出指令、儿童反应、训练者对反应做出应答和停顿，目前仍在使用。现代 ABA 在经典 ABA 的基础上融合其他技术，更强调情感与人际发展，根据不同的目标采取不同的步骤和方法。用于促进 ASD 儿童能力发展、帮助儿童学习新技能时主要采取以下步骤，①任务分析与分解：对儿童行为和能力进行评估，对目标行为进行分析；②分解任务并逐步强化训练，在一定的时间内只进行某项分解任务的训练；③儿童每完成一个分解任务都必须给予奖励（正性强化），奖励物主要是食品、玩具和口头、身体姿势的表扬，奖励随着儿童的进步逐渐隐退；④运用提示（prompt）和渐隐（fade）技术，根据儿童的能力给予不同程度的提示或帮助，随着儿童对所学内容的熟练再逐渐减少提示和帮助；⑤间歇（intertrial interval）：两个任务训练间需要短暂的休息。每周干预 20~40 个小时，每天 1~3 次，每次 3 小时。

（2）感觉统合疗法（SI）：是指进入大脑的各种感觉刺激信息（视、听、触觉等）在中枢神经系统中形成有效的组合的过程，即大脑必须统合信息才能产生注意、记忆、思维和推理等心理活动。感觉统合疗法是基于儿童的神经需要，引导儿童对感觉刺激做适当反应的训练，此训练提供前庭感觉（重力与运动）、本体感觉（肌肉与感觉）及触觉等刺激的全身运动，其目的在于促进脑神经的生理发展，并能做出适应性反应。感觉统合训练涉及心理、大脑和躯体三者之间的相互关系，其关键是同时给予儿童前庭、肌肉、关节、皮肤触摸、视、听、嗅等多种刺激,并将这些刺激与运动相结合。国内有关感觉统合疗法对 ASD 治疗效果的研究一般认为,该方法对 ASD 儿童的感觉统合能力改善有较好效果,并且运用感觉统合疗法对患儿进行干预的时间越早,效果越好。目前,运用感觉统合训练年龄范围是 4~12 岁的儿童,每次训练约 1 小时,每周 2~3 次。训练项目可包括:①粗大运动及平衡训练;②前庭功能平衡训练;③触觉过分防御训练;④学习能力不足训练等。

2. 虚拟现实　虚拟现实(virtual reality,VR)是一种以计算机为基础,以高级技术为辅助的环境模拟系统,它可以与人的视觉、听觉、触觉等感觉器官建立联系,从而创造一个能使参与者的动作行为等方式与虚拟环境进行交互并伴有沉浸感的多维信息空间。近年来,研究者开始将 VR 应用于 ASD 治疗,利用 VR 技术的沉浸感、交互性和想象三大特性从适应环境、社交、语言等方面对 ASD 患者进行干预治疗,多项研究结果表明 ASD 患者通过 VR 技术可有效改善情绪认知、社交能力、生活技能和特定的恐惧。

3. 机器人辅助治疗　机器人辅助治疗是一种新兴的治疗方法,在康复领域可以应用人形或非人形机器人对 ASD 儿童进行干预,多项研究表明机器人辅助治疗可以改善儿童联合注意、模仿、人际交往和情绪识别与表达。随着科技的进步,机器人辅助技术还有很多潜力需要开发,这些潜力的充分利用会给 ASD 患者带来更多的益处。

4. 水中运动疗法　水中游戏及运动可对 ASD 儿童的康复起到一定的促进作用,尤其是本体感觉、前庭功能、触觉及协调能力等方面,而且可有效提高 ASD 儿童的感觉统合能力、课题完成能力、学习能力、小组配合能力、环境适应能力、生活自理能力及体能等。在具体训练时,应注意环境调整、用具准备等方面的特殊性,在训练步骤上也与脑瘫儿童有所差别。有研究针对 ASD 儿童进行了 3 个月的功能性水中运动训练,其上肢运动感知觉功能得到显著改善,同时增强了识别、记忆、思维、想象和言语等神经系统的功能,使其社会适应能力得到相应的发展。近期的研究表明,参与水中运动的 ASD 儿童能有效提高其体能素质,另外,在注意力、语言的组织能力和情绪方面也得到了显著改善。

(三) 物理因子疗法

经颅磁刺激疗法:重复经颅磁刺激(repetitive transcranial magnetic stimulation,rTMS)已被证实其在 ASD 治疗方面具有较大的潜力和广阔的前景,可诱导大脑皮质兴奋性和可塑性的长期调节,进而改善患儿社会互动、重复刻板行为等核心症状,以及注意力、认知等 ASD 相关症状。有研究表明,使用低频 rTMS,1Hz 频率可解决 ASD 儿童的刺激超敏性特征,改善错误监测和纠正功能,同时显著提高 N200 和 P300 事件相关电位选择性注意指数,降低针对目标刺激的运动反应错误。在最新的研究中发现,较长的神经调节过程可显著提高 ASD 儿童的执行功能和行为,促进认知控制。ASD 儿童的核心功能如社交和言语缺陷,以及模仿和认知能力都有所改善。相对于低频刺激,高频刺激的参数更为多元化,频率有 5Hz、8Hz 和 20Hz,刺激部位除前额叶皮质外,还可以选择内侧前额叶皮质、运动皮质及顶下小叶,高频 rTMS 通常会诱导持久兴奋性。有研究结果发现,低功能 ASD 儿童的核心功能如社交和言语缺陷,以及模仿和认知能力都有改善。

四、其他治疗

1. 作业治疗(OT)　目的是改善 ASD 儿童对感觉刺激的异常反应、运动协调能力及认知障碍,提高认知水平;培养 ASD 儿童的兴趣,促进其社会交往;提高日常生活活动能力。

常用的方法包括地板时光(floor time)、文化游戏介入、人际关系发展干预及 Denver 模式等。

2. 语言训练(speech therapy,ST) 通过对儿童进行动作模仿训练、发音模仿训练及发音训练等训练 ASD 儿童的语言交流能力。

3. 社交故事(social story) 以讲故事的方式,向孤独症儿童仔细描述一个特定的社交处境,使他们明白在处境中应有的行为,从而引导他们模仿正确的社交行为和态度。

4. 听觉统合训练(auditory integration training,AIT) 通过让儿童听经过处理的音乐来矫正听觉系统对声音处理失调(主要是听觉过敏)的现象,并刺激脑部活动,从而改善语言障碍、交往障碍、情绪失调和行为紊乱。

5. 休闲活动 虽然很少有证据支持,但是瑜伽、音乐、舞蹈和武术等休闲活动仍然被认为是有效的针对 ASD 儿童的替代疗法。在 ASD 儿童的康复训练过程中,音乐治疗以音乐表达为沟通主渠道,语言干预为辅助沟通手段的治疗形式,从听觉、视觉和触觉刺激入手,在情绪调节、语言康复和行为控制等方面,给 ASD 儿童带来了全新的康复训练体验。

6. 传统康复疗法 研究表明,传统康复方法中的中药、针刺、推拿、耳穴贴压等能改善 ASD 儿童的症状,但仍缺乏基础和机制研究。

7. 药物治疗 尚缺乏针对儿童孤独症核心症状的药物,药物治疗为辅助性的对症治疗措施。

8. 家庭支持 家庭和孩子互相适应是长期而艰巨的任务,家庭的所有成员要理解、接纳 ASD 儿童并与其保持沟通,积极配合机构对孩子进行家庭教育和训练,随着孩子成长各个时期的不同需要,家庭成员要不断进行调整以互相适应。

9. 学校支持 《残疾人教育法》要求学生在限制最少的环境中接受教育,ASD 儿童从专业课程和独立课堂到普通课堂的全面融入,需要学生、家长、教育工作者和所有相关的社区机构参与制订一个全面的过渡计划,该计划可能包括为就业做准备的具有竞争性、支持性或庇护性的教育,具体取决于学生的兴趣、能力和行为。除家庭外,教育团队还可以由教师、特殊教育教师、ST、心理治疗师、OT、PT 和学校护工组成,取决于孩子参与教育计划的需要。

五、预防及预后

ASD 儿童一般预后较差,是需长期医疗、教育、社会福利关照的一种慢性障碍,随着诊断能力、早期干预、康复训练质量的提高,ASD 儿童的预后正在逐步改善,部分 ASD 儿童的认知水平、社会适应能力和社交技巧可以达到正常水平。早期发现、早期干预、家庭积极参与等因素是实现 ASD 治愈的有利因素。

(一)预防

到目前为止,没有特殊的预防方法可以预防孤独症。预防的根本途径是不断加强对 ASD 病因学的研究,只有针对病因采取措施,才能使预防更加有效。做好婚姻指导,开展遗传关键咨询;加强孕期和围产期卫生保健,积极进行优生优育工作;做好产前检查、预防妊娠并发症,防止产伤、窒息等;改变不良育儿态度,营造和睦的家庭氛围。

(二)预后

1. 早期诊断和干预意义重大 已被证明,早期诊断和干预至关重要,始于 2 岁以内的早期干预可以显著改善 ASD 的预后。对于轻度、智力正常或接近正常的 ASD 儿童,早期发现和早期干预尤为重要。干预时长与语言能力的改善呈正相关,训练时间 3~5 小时及以上对 ASD 儿童干预效果较好。联合训练对感觉认知能力改善干预效果最优。

2. 早期言语交流能力　早期言语交流能力与 ASD 预后密切相关,早期(5 岁前)或在确诊为 ASD 之前已有较好言语功能者,预后一般较好。自幼有严重语言障碍,又未得到较好矫正者常预后不佳。

3. 病情严重程度及智力水平　ASD 儿童的预后受病情严重程度和智力水平影响很大。病情越重,智力越低,预后越差;反之,病情越轻,智力越高,预后越好。

4. 有无伴发疾病　ASD 儿童的预后还与伴发疾病相关。若儿童伴发脆性 X[染色体]综合征、结节性硬化、精神发育迟滞、癫痫等疾病,预后较差。

5. 和睦的家庭环境　和睦的父母婚姻关系、非独生子女、家庭月收入水平高、好的家庭养育环境、机构和家庭联合训练是 ASD 儿童干预效果的积极性因素。祖辈带养的 ASD 儿童社会交往能力干预效果最差。

6. 家庭和社会的接纳程度　ASD 儿童即使接受了系统治疗,也会或多或少存在异常行为,仍然遭到人们的排斥,家庭成员的态度和社会对他们的接纳才是治疗 ASD 儿童最好的方法。

(姜　影)

第十六章
神经系统疾病的物理治疗

儿童神经系统疾病种类众多,部分会遗留认知、感知觉、运动或社会适应功能障碍,严重影响儿童的日常生活和社会回归。针对神经系统疾病进行早期诊断并系统地进行规范、个体化的康复治疗,旨在促进儿童的神经功能恢复,减少并发症,降低残疾发生率与残疾程度,提高其生活质量。

第一节　脑　性　瘫　痪

一、概述

脑性瘫痪(cerebral palsy,CP)是一组持续存在的中枢性运动和姿势发育障碍、活动受限综合征,这种综合征是由于发育中的胎儿或婴幼儿脑部非进行性损伤所致。CP 的运动障碍常伴有感觉、知觉、认知、交流和行为障碍,以及癫痫和继发性肌肉、骨骼问题。随着儿童生长发育,其临床表现及功能障碍程度可能会随着时间变化产生不同类型及程度的继发性损害。

(一) 流行病学特征及病因

据报道,CP 发生率在世界范围内无很大变化,随着医疗技术的发展,由于抢救危重新生儿技术的提高,CP 发病率并无明显降低,重症 CP 的比例有增多的趋势。我国于 2013 年进行的十二个省市小儿脑性瘫痪流行病学特征显示 CP 患病率约为 2.46‰,男性患病率高于女性。

CP 的病因尚不明确,根据可能发生的时间被归为出生前因素,围产期因素及出生后因素三类。常见的出生前因素主要包括基因异常、染色体异常、胎儿期的外因导致脑形成异常及脑损伤,如风疹、巨细胞病毒感染,代谢障碍、母亲摄入毒素和罕见的遗传综合征等。围产期因素主要包括分娩时难产、胎儿胎龄小于 37 周、臀位分娩、双胎或多胎、窒息、胎位异常及产伤等。出生后因素主要包括新生儿期惊厥、新生儿呼吸窘迫综合征、吸入性肺炎、败血症、缺血缺氧性脑病及婴幼儿期的脑部感染等。

(二) 临床分型及分级

1. 临床分型　CP 根据运动障碍的类型、运动功能受损的解剖位置和运动功能障碍的范围,主要分为 7 种类型,①痉挛型四肢瘫(spastic quadriplegia):以锥体系受损为主,四肢受累程度相当,肌张力增高,牵张反射亢进是本型的特征。主要表现为四肢肌张力增高,上肢背伸、内收、内旋,拇指内收,躯干前屈,双上肢行向身体中线活动困难;下肢内收、内旋、交叉、膝关节屈曲、剪刀步、尖足、足内外翻,拱背坐,腱反射亢进、踝阵挛、折刀征和锥体束征等;②痉挛型双瘫(spastic diplegia):症状同痉挛型四肢瘫,主要表现为双下肢痉挛及功能障碍,双上肢受累较轻或功能基本正常;③痉挛型偏瘫(spastic hemiplegia):症状同痉挛型四肢瘫,表现在一侧肢体受累。一般具有良好的步行能力,呈尖足或足内翻步态,单侧上肢功能障碍明显,惯用健侧;④不随意运动型(dyskinetic):以锥体外系受损为主,主要包括舞蹈徐动症(choreoathetosis)和肌张力障碍(dystonic)。该型最明显特征是非对称性姿势,头部和四肢出现不随意运动,即进行某种动作时常夹杂许多多余动作,四肢、头部不停地晃动,难以自我控制。该型肌张力可高可低,可随年龄改变。腱反射正常、紧张性迷路反射阳性、非对称性紧张性颈反射阳性。静止时肌张力低下,随意运动时增强,对刺激敏感,表情奇特,挤眉弄眼,颈部不稳定,构音与发音障碍,流涎、摄食困难;⑤共济失调型(ataxia):以小脑受损为主,以及锥体系、锥体外系损伤。主要特点是由于运动感觉和平衡感觉障碍造成不协调运动。为获得平衡,两脚左右分离较远,步态蹒跚,方向性差。运动笨拙、不协调,可有意向性震颤及眼球震颤,平衡障碍、站立时重心在足跟部、基底宽、醉汉步态、身体僵硬。肌张力可偏低、运动速度慢、头部活动少、分离动作差。闭目难立征阳性、指鼻试验阳性、腱反射正常;⑥ Worster-Drought 综合征:是一种以先天性假性延髓(球上)轻瘫为特征的脑瘫,表现为嘴唇、舌头和软腭的选择性肌力减低,吞咽困难、发音困难、流涎和下颌抽搐;⑦混合型(mixed types):具有两型以上的特点,多为痉挛型和不随意运动型混合。

2. 临床分级　粗大运动功能分类系统(GMFCS)是一个基于 CP 粗大运动功能的分类系统,根据 CP 运动功能受限随年龄变化的规律而设计的一套分级系统,完整的 GMFCS 分级系统将 CP 分为 5 个年龄组(0~2 岁、2~4 岁、4~6 岁、6~12 岁、12~18 岁),每个年龄组根据儿童运动功能从高到低分为 5 个等级,具体可见表 16-1。GMFCS 提供了一个标准化系统来衡量 CP 的行动障碍严重程度,反映粗大运动功能障碍对其日常生活活动能力的影响。

表 16-1　粗大运动功能分级系统(6~12 岁)

等级	标准
Ⅰ级	行走不受限制,在完成更高级的粗大运动技巧上受限
Ⅱ级	能够不使用辅助设备行走,但在室外和社区内行走受限
Ⅲ级	使用辅助设备行走,在室外和社区内行走受限
Ⅳ级	自我移动能力受限;需要被转运或在室外和社区内使用电动辅助设备行走
Ⅴ级	即使使用辅助设备,自我移动能力也严重受限

(三)诊断

目前,对于如何在早期对 CP 做出可靠诊断还未达成共识,但可根据头颅影像学检查(MRI、CT 和 B 超)来协助诊断 CP。此外,CP 的诊断还需满足以下 4 个必备条件:①中枢性运动障碍持续存在;②运动和姿势发育异常;③反射发育异常;④肌张力及肌力异常,以及可引起脑瘫的病因学证据和头颅影像学佐证来帮助寻找病因两个参考条件。

二、评估

早期识别患有 CP 的儿童可以尽早进行早期治疗干预。由于 CP 是一个描述性术语,不能推断单一的病因、病理或预后,因而没有特殊的诊断试验。在婴幼儿早期,意志力动作能力有限,这使得较轻微的运动发育迟缓很难被发现,需要通过康复评估来进一步了解 CP 儿童的发育及功能障碍水平。评估疑似 CP 的第一步是全面收集病史,包括详细描述可能造成CP 的潜在风险因素和家族史,以及完整的发育里程碑。同时通过早期预测性评估方法、感觉运动功能评估、粗大运动功能评估、精细运动功能评估及日常生活活动能力评估等多方面对 CP 儿童的整体发育水平进行评估,以制订有针对性的,与之相适应的康复干预方法。

(一)病史收集

在进行康复评估前,需先对 CP 儿童的病史进行收集,主要包括儿童姓名、性别、出生日期、年龄 / 矫正年龄、诊断、相关病史及影像学检查、神经反射发育整体水平、家族史、家庭及学校情况等,从而对其有一个基本了解,以便进行后续评估及治疗。

(二)早期预测性评估方法

早期预测性评估可以帮助 CP 高危儿尽早判断其患 CP 的可能性,以便尽早发现,尽早干预。研究表明,全身运动评定(general movements assessment,GMA)、Hammersmith 婴儿神经评定(Hammersmith infant neurological examination,HINE)和幼儿发育测试(developmental assessment of young children,DAYC)对于 CP 高危儿具有较高的敏感性和特异性,对 12 个月以下婴儿的 CP 预测性很高。

(三)感觉功能与疼痛评估

1. 感觉功能评估 CP 儿童常见的感觉功能评估主要分为两大类:即视觉感觉功能和辅助感觉功能。通常使用儿童神经系统检查方法、视觉诱发电位和眼科检查方法来评估视觉感觉功能,如感受存在的光线和感受视野刺激的形式、大小、形状和颜色等方面的障碍及程度,具体可根据需求选择相应的检查评估方法进行视功能的评估。此外,常用儿童感觉统合发展评定量表(sensory integrative schedule,SIS)来评估 3 岁以上儿童的前庭感觉、本体感觉和触觉等功能,可以敏感地反映儿童的辅助感觉功能障碍,在临床上使用较为广泛。

2. 疼痛评估 CP 儿童常因痉挛、异常姿势诱发的关节变形等诱发慢性疼痛,严重影响其运动功能及日常生活。临床上常用视觉模拟评分(visual analogue scale,VAS)、修订版Wong-Baker 面部表情疼痛评估量表(Wong-Baker faces pain scale revision,FPS-R)和儿童疼痛行为量表(the face,legs,activity,cry,consolability behavioral tool,FLACC)来进行疼痛的评估。

VAS 是在一条 10cm 的线上,0 表示无痛,10 表示最剧烈的疼痛,如图 16-1 所示,通过标记疼痛在线段上的位置来判断疼痛的程度,该测试需儿童有较好的认知功能及配合,故适用于年龄较大的儿童。

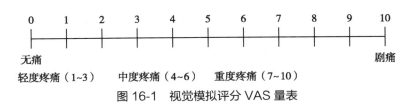

图 16-1 视觉模拟评分 VAS 量表

修订版 Wong-Baker 面部表情疼痛评估量表(图 16-2)适用于 3 岁以上的儿童进行疼痛评估,让儿童选择最能表现自身疼痛情况的表情,并记录数字。

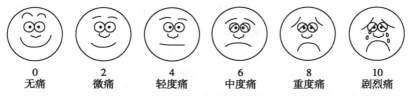

图 16-2　修订版 Wong-Baker 面部表情疼痛评估量表(FPS-R)

FLACC(表 16-2)主要应用于 2 个月至 7 岁儿童,根据观察小儿哭闹和体态动作等判断疼痛的存在。它包括 5 个内容:即表情(face)、肢体动作(legs)、行为(activity)、哭闹(cry)和可安慰性(consolability)。每一项内容按 0~2 评分,总分最高为 10 分。

表 16-2　儿童疼痛行为量表(FLACC)

项目	评分		
	0 分	1 分	2 分
表情	无特别的表情或微笑	偶尔表情痛苦或皱眉、冷漠,对外界兴趣减弱	易产生持续性下颌颤抖、牙关紧闭
肢体动作	体位正常或放松	不舒服,休息不好,紧张	踢腿或腿伸直
行为	安静平躺,正常体位,活动自如	蠕动,前后移动,紧张	角弓反张,僵硬或抽搐
哭闹	不哭闹(醒着或睡着)	呻吟或抽泣,偶尔抱怨	持续哭泣、尖叫或呜咽,频繁抱怨
可安慰性	满足,放松的	偶尔抚摸、拥抱或谈话可安慰	很难安慰

(四)运动功能评估

1. Alberta 婴儿运动量表(Alberta Infant Motor Scale,AIMS)　AIMS 是通过观察来评估 0~18 个月龄或从出生到独立行走这段时期婴儿运动发育。与以往经典的里程碑式的运动发育量表相比,AIMS 更加注重对婴儿的运动质量的评估。AIMS 评估环境通常设置在安静、独立、温暖的房间内,并保持婴儿在评估期间处于舒适、清醒、活跃的状态,让其家属在旁进行互动,鼓励婴儿发挥最佳运动水平,在仰卧位、俯卧位、坐位和站立位 4 个体位下进行评估,得出各体位得分后计算 AIMS 得分,根据婴儿月龄和 AIMS 总分查找对应的百分位数。运动发育异常的评定标准为 AIMS 总分对应百分位<5%。AIMS 具有很好的信度和效度,在国际上应用广泛,尤其在对日趋增长的高危儿群体进行监测,以尽早发现运动发育异常并给予早期干预治疗。具体评估方法及量表详见第三章第二节。

2. 粗大运动功能评定量表(gross motor function measure,GMFM)　GMFM 主要用于评定 CP 儿童粗大运动状况随着时间或干预而出现的运动功能改变,其标准相当于 5 岁以下(含 5 岁)正常儿童运动功能。该量表主要用于脑瘫儿童,分为卧位与翻身能区、坐位能区、爬与跪能区、站立位能区及行走与跑跳能区 5 个部分,采用 0~4 分的评级标准,通过原始分、能区百分比、总百分比和目标区分值多个评分结果来测定 CP 儿童粗大运动功能变化。具体评估方法及量表详见第三章第二节。

3. 运动发育量表（Peabody developmental motor scales，PDMS-Ⅱ）　运动发育量表是婴幼儿运动发育评估量表，可定量和定性评估儿童粗大和精细运动功能，旨在评估从出生至 5 岁儿童的运动技能，为临床尽早发现、尽早干预提供依据，目前已被广泛应用于在我国 CP 儿童中。该量表由 6 个运动分测验组成，包括反射、姿势、移动、实物操作、抓握和视觉 - 运动整合，共 249 项，测试结果以粗大运动商、精细运动商和总运动商来表示，每个项目都用 0~2 分评分，评分取决于孩子是否能正确、部分或不能完成测试项目来评定。整个测试在 45~60 分钟内完成，单独的精细或粗大运动分需要 20~30 分钟完成。该量表可与正常同龄人常模相比，评估儿童运动能力，确定粗大运动和精细运动发育相对差异，指导训练干预。具体评估方法及量表详见第三章第二节。

4. 精细运动功能评估　根据 CP 儿童精细运动功能障碍程度不同，可选用不同的精细功能评估量表，常见的评估量表有脑瘫儿童手功能分级系统（Manual Ability Classification System，MACS）、精细运动功能评定量表（Fine Motor Function Measure Scale，FMFM）和墨尔本单侧上肢功能评估量表 2（Melbourne Assessment 2，MA2）等。

MACS 量表是针对 4~18 岁 CP 儿童在日常生活中双手操作物品的能力进行分级的系统，以儿童所处年龄段的能力为基准，主要了解他们日常生活中的活动，如喝水、吃饭、玩积木、绘图、穿衣服等，旨在选择能够最好地反映儿童在家庭、学习和社区中的日常表现的级别（表 16-3）。

表 16-3　脑瘫儿童手功能分级系统（MACS）

等级	具体标准
Ⅰ级	能轻易成功地操作物品，最多只在手的操作速度和准确性上表现出能力受限，然而这些受限不会影响日常活动的独立性
Ⅱ级	能操作大多数物品，但在完成质量和 / 或速度方面受到一定影响。在避免某些活动或完成某些活动时可能有一定难度；会采用其他操作方式，但是手部能力通常不会限制日常生活的独立性
Ⅲ级	操作物品困难，需要帮助准备和 / 或调整活动。操作速度慢，在质量或数量上能一定程度地成功完成；如果对活动进行准备或调整，仍能进行独立操作
Ⅳ级	在调整的情况下，可以操作有限的简单物品。通过努力可以完成部分活动，但是完成的成功度有限，部分活动需要持续的支持和帮助和 / 或调整设备
Ⅴ级	不能操作物品，进行简单活动的能力严重受限。完全需要辅助

FMFM 量表主要评估 CP 儿童的精细运动能力随时间或干预而产生的变化情况，具有良好的信度和效度。量表主要分为视觉追踪、上肢关节活动能力、抓握能力、操作能力和手眼协调能力 5 个方面，每项评分标准为 0~3 分共 4 个等级，通过查表可以换算具有等距特性的精细运动能力分值，得分范围在 0~100 分之间。

墨尔本评估量表 MA2 适用于评估 2.5~15 岁患有先天性或获得性神经系统疾病儿童

的上肢运动功能,中文版 MA2 包括 14 个测试项、30 个评分项,每个测试项有 1~3 个评分项,评分项主要包括关节活动度、准确度、灵巧性和流畅性 4 个运动质量要素。通过评分最终可以得出 3 项分数:即原始分、分测试百分比和总测试百分比,来评估儿童上肢运动功能程度。

5. **关节活动度**　关节活动度(ROM)的评估主要通过关节活动度尺进行测量,测量内容包括主动关节活动度(AROM)和被动关节活动度(PROM)。当儿童存在痉挛、关节挛缩、疼痛及关节畸形等问题时 ROM 测量结果显示异常。

6. **肌力**　肌力的评估通常采用徒手肌力测试(manual muscle test,MMT)进行。MMT 测试要求儿童在减重、抗重力和抗阻力条件下完成指定动作,比较适用于年龄较大或认知水平较高的儿童。对于年龄较小、认知水平低下等原因导致无法配合肌力检查的儿童,可通过观察儿童的主动活动来判断相应肌群的肌力等级。

7. **肌张力与痉挛评估**　临床上常使用改良 Ashworth 量表(Modified Ashworth Scale,MAS)、改良 Tardieu 量表(Modified Tardieu Scale,MTS)来进行肌张力与痉挛的评估。MAS 是评定痉挛最常用的方法,该法简便易行,不需任何仪器。评估时,检查者徒手牵拉肌肉进行全关节活动范围内的被动运动,通过感觉的阻力及其变化情况,把肌张力等级分成 0~4 级共 5 个级别(表 16-4)。

表 16-4　改良 Ashworth 量表(MAS)

等级	具体标准
0 级	无肌张力的增加
1 级	肌张力轻微增加,受累部分被动屈伸时,在 ROM 末时突然卡住然后呈最小的阻力或释放
1$^+$ 级	肌张力轻度增加,被动屈伸时,在 ROM 后 50% 范围内突然卡住,然后均呈现最小的阻力
2 级	肌张力较明显的增加,被动活动肢体在大部分 ROM 内肌张力均较明显的增加,但仍可较容易活动
3 级	肌张力严重增高,被动活动肢体在整个 ROM 内均有阻力,活动比较困难
4 级	受累部分被动屈伸时呈现僵直状态,不能活动

MTS 是临床上另外一种用于评定痉挛的方法,有学者提出 MTS 可比 MAS 更准确有效地评定肢体痉挛情况。MTS 通过 2 个参数来评估特定速度下肌群对牵张的反应:X- 肌肉反应特性和 Y- 肌肉反应角度,同时使用 3 个不同速度牵伸目标肌群:V1- 尽可能慢的速度(速度小于肢体自由落体的速度);V2- 在重力作用下肢体自由落体的速度;V3- 尽可能快的速度(速度大于肢体自由落体的速度)。肌肉反应特性 X 通过使用速度 V3 牵伸目标肌肉来感受肌肉的反应性(表 16-5)。肌肉反应角度 Y 是通过不同速度被动活动目标关节,根据出现卡点时所处的角度(R1、R2)及角度差(R2-R1)评定肌肉的痉挛程度。如果 Y>10°,提示目标肌以痉挛为主;如果 Y<10°,提高目标肌以挛缩为主。

表 16-5 改良 Tardieu 量表的肌肉反应特性 X

等级	肌肉反应情况
0 级	在整个被动过程中无阻力
1 级	在整个被动过程中感到轻度阻力,但无确定位置
2 级	在被动运动过程中的某一位置上突然感到阻力,然后阻力减小
3 级	在关节活动范围中的某一位置,给予肌肉持续性压力<10 秒,肌肉出现疲劳性痉挛
4 级	在关节活动范围中的某一位置,给予肌肉持续性压力>10 秒,肌肉出现非疲劳性痉挛

8. 平衡功能评估 平衡功能障碍是 CP 儿童常见障碍之一,由于肌肉收缩不协调、感觉功能缺陷或两种障碍并存等多方面因素造成儿童平衡控制困难。临床常用 Berg 平衡量表(Berg Balance Scale,BBS)来评定平衡功能。儿童平衡量表(Pediatric Balance Scale,PBS)是 BBS 的修改版,更适用于轻度到重度运动障碍的学龄期儿童。

9. 步态评估 CP 儿童的步态分析常见可采用目测法和三维步态分析等,常见的异常步态有剪刀腿步态、尖足步态、蹲伏步态和醉酒步态。目测法可结合视频录像便于长期观察,对儿童的步态周期进行具体分析,三维步态分析法可对儿童的步态进行具体定量分析,可以更直观地反映儿童的步态情况,制订针对性的治疗方案。

(五)日常生活活动能力评估

日常生活活动能力是 CP 儿童能否回归家庭、回归社会的重要因素之一,常见的评估量表有婴儿 - 初中生社会生活能力量表、儿童功能独立性评定量表(Functional Independence Measure for Children,WeeFIM)及 PEDI 等评估社会生活能力,采用医疗结局 - 短期健康调查 36 项(Medical Outcomes Study,36-Item Short-Term Form Health Survey,MOS-SF36)和儿童生活质量问卷(Pediatric Quality of Life Inventory,PedsQL)评定生活质量。

三、治疗

1. 神经发育疗法 自 20 世纪 40 年代 Karl 博士和 Berta Bobath 提出神经发育疗法的概念以来,对大脑的理解和神经发育疗法的概念性框架逐渐展开。随着对大脑如何产生和控制运动的理解,神经发育学疗法治疗 CP 的机制可以考虑使用神经元群选择学说和动态系统理论来解释。以儿童为中心及启动运动任务是神经发育疗法的关键,最终目标是根据儿童的年龄与功能障碍情况,使儿童达到最大的功能独立。神经发育疗法的优点包括:改善执行个人需要的功能性活动能力,激发儿童参与意识,提高肌肉力量、灵活性和身体姿势的对线,以及增强贯穿个体一生所需的功能。

2. 肌力训练 肌力训练需要遵循抗阻和超量恢复原则,根据不同训练目的,选用不同训练方法。CP 儿童常用的肌力训练方法主要有等长运动、等张运动和等速运动。等张运动又分为向心性和离心性收缩运动。根据肢体远端是否闭合又分为开链式与闭链式力量训练。除针对无力的痉挛肌进行训练外,也常选用痉挛肌的拮抗肌进行肌力训练以达到更好的训练效果,如伸肘肌、前臂旋后肌、腕伸肌、伸髋肌、伸膝肌、足背屈肌等。

3. 平衡训练 从静态平衡训练逐步过渡到动态平衡训练,可利用平衡训练仪、平衡垫、平衡板进行平衡训练。

4. **电刺激技术**　神经肌肉电刺激（neuromuscular electrical stimulation，NMES）、功能性电刺激法（FES）和经皮电刺激（transcutaneous electrostimulation，TES）常被用于治疗 CP，通过低频电刺激目标肌肉，达到刺激肌肉收缩，诱发肌肉运动及缓解痉挛的作用。

5. **水疗**　水疗可减轻痉挛型儿童的肌张力增高，当身体浸入热水身体的核心温度上升，使 γ 纤维的活动性降低，减少了肌梭活动性从而促进肌肉放松和降低痉挛，同时也扩大了关节活动度和产生了更好的姿势对线。而水的浮力可以有效减轻肌肉无力、关节疼痛和减轻下肢负重。水的压力可以控制呼吸、发声，同时增强呼吸肌力量。水的旋涡可以抵抗运动，提供阻力，增强前庭系统，提高平衡能力。

6. **马术治疗**　马术治疗（equine-assisted therapy，EAT）是通过儿童骑在马背上，提供动态三维运动，促进肌肉放松，增加关节活动度，增强儿童的自我感知，还可以改善儿童的平衡和步行功能。

7. **辅助器具**　常见的辅助器具主要包括轮椅、矫形器、座椅、助行器、鞋垫、步行器及日常生活自助器具等，根据儿童的病情不同，需选择相应的辅助器具，并经过物理治疗训练，最大限度地保证辅助器具的使用，促进儿童的功能和生活独立。

8. **针灸推拿**　中国传统康复疗法，如针灸、推拿、穴位注射中药、杵针等，在国内应用广泛，具有良好的治疗效果。

9. **其他药物及手术**　注射 A 型肉毒毒素已广泛用于处理 CP 肢体痉挛，通过注射可以降低儿童痉挛肌肉的过度活动，从而降低肌张力，通过康复训练实习增强运动能力及运动表现力。常见的外科手术主要有肌肉、肌腱切断术、肌腱延长术、骨矫形术及选择性脊神经根切断术等，其疗效通常受到多方面因素的影响，短期可缓解肌腱挛缩，痉挛等表现，但长期效果有待考证。

四、预后判断

CP 是终身性疾病，其主要问题为运动功能障碍，根据不同儿童的脑损伤部位与程度的不同，是否有早期介入干预，儿童配合与否，家庭及环境支持程度等都会影响其预后。在儿童的康复治疗策略选择时，应充分考虑儿童的日常生活活动能力及社会参与活动，使儿童能有更多计划参与同龄儿童的正常生活中，掌握更多的社会生活技能，实现最大限度的功能独立。

第二节　脊　髓　炎

一、概述

脊髓炎（myelitis）是指由于各种生物源性感染如病毒、细菌、螺旋体、立克次体、寄生虫、原虫、支原体等，或感染后、接种后所诱发的脊髓灰质和 / 或白质的炎性病变。

（一）流行病学特征

儿童临床上最常见的脊髓炎类型为急性横贯性脊髓炎（acute transvers myelitis，ATM）。

ATM 好发于冬春季,发病率为 1.34/1 000 000~4.6/1 000 000,儿童占 20%~30%。儿童有两个发病高峰,分别为 3 岁以下及 5~17 岁。

（二）临床分型及临床表现

根据病因,可以将脊髓炎分成感染性脊髓炎、感染后脊髓炎、接种后脊髓炎和原因不明性脊髓炎。

根据起病的情况,可以将脊髓炎分成急性脊髓炎（1 周内病情达高峰）、亚急性脊髓炎（2~6 周）和慢性脊髓炎（超过 6 周）。

脊髓炎各分型中,最常见的是急性非特异性脊髓炎（acute nonspecific myelitis,ANM）。具体发病机制尚不明确,多认为与自身免疫相关,可能由感染、受凉、免疫接种等因素诱发,临床表征为病损平面及以下肢体瘫痪、传导束型感觉障碍和直肠膀胱功能障碍,包括急性横贯性脊髓炎、急性上升性脊髓炎和急性播散性脑脊髓炎。

临床表现主要分为运动障碍,感觉障碍及自主神经功能障碍。

1. 运动障碍　几乎与感觉障碍同时出现,主要为痉挛性瘫痪,肢体瘫痪程度因损伤程度不同而不同,完全性受损患者肌力常为 0 级。早期除肢体无力外,还可能出现肌张力降低、腱反射消失、病理反射阴性,呈弛缓性瘫痪（下运动神经元损伤）表现,这种现象称为脊髓休克。

肢体瘫痪根据受累脊髓部位不同而表现各异：①高颈段（$C_{1~4}$）病变上下肢均呈痉挛性瘫痪,因呼吸肌麻痹伴呼吸困难;②颈膨大（C_5~T_2）病变双上肢呈弛缓性瘫痪,双下肢呈痉挛性瘫痪;③ C_8 和 T_1 节段侧角细胞受累出现 Horner 综合征（同侧面部潮红无汗、瞳孔缩小、上睑下垂、眼球内陷）;④胸段（$T_{3~12}$）病变双下肢呈痉挛性瘫痪;⑤胸腰段脊髓炎者,出现下肢瘫痪;⑥腰膨大（L_1~S_2）病变双下肢呈弛缓性瘫痪;⑦骶段病变者,出现马鞍会阴区感觉障碍、肛门反射和提睾反射消失,无明显肢体运动障碍和锥体束征;⑧脊髓圆锥病变无肢体瘫痪。

2. 感觉障碍　感觉障碍多为传导束型感觉障碍,损伤平面以下所有感觉消失。年龄小的儿童因表达沟通能力差,有时难以查出感觉障碍平面。少数儿童因后根受刺激,常在感觉消失区上缘和正常感觉区之间有 1~2 个节段感觉过敏区或束带样感觉异常。一般儿童罹患 ATM 者感觉障碍恢复会早于运动障碍,多数于 1~2 周、少数于 3~4 周恢复正常,这与成人感觉障碍恢复较运动障碍恢复慢不同。

3. 自主神经功能障碍　2/3 的儿童括约肌功能障碍晚于运动障碍出现,其恢复也比较慢。脊髓休克期因膀胱逼尿肌松弛,膀胱无充盈感,出现尿潴留;当其过度充盈超过膀胱括约肌承受压力时,尿液自动流出,称为充盈性尿失禁。当脊髓休克期过后,因骶髓初级排尿中枢失去大脑的抑制性控制,排尿反射亢进,膀胱内的少量尿液即可引起逼尿肌收缩和不自主排尿,称为反射性失禁。如病变继续好转,可逐步恢复随意排尿能力,多于 2~3 周恢复正常。脊髓休克期由于肛门括约肌松弛,可出现大便失禁;亦可因结肠蠕动和直肠活动减弱而出现大便潴留或便秘。随着脊髓功能恢复,大便功能可逐渐恢复正常。此外,脊髓休克期可出现受累节段以下皮肤干燥、苍白、脱屑,躯体少汗或无汗、指/趾甲脆裂、立毛肌不能收缩等自主神经损害症状。病变水平以上可有发作性出汗过度、皮肤潮红、反射性心动过缓等自主神经反射异常。脊髓病变后,性功能也会出现不同程度障碍。上升性脊髓炎是 ANM 的危重型,起病急骤,感觉障碍平面常于数小时或 1~2 天上升至高颈段,瘫痪由下肢迅速波及上肢及延髓支配肌群,出现呼吸困难、吞咽困难、构音不清等。

二、评估

1. 神经损伤水平 脊髓神经损伤水平的确定常用美国脊髓损伤学会(American Spinal Injury Association,ASIA)制定的损伤水平量表对脊髓神经受损水平进行确定。脊髓炎神经损伤程度的评定按照 ASIA 的损伤分级进行评定。

球海绵体反射是判断脊髓休克是否结束的指征之一,此反射的消失为二期,反射的再出现表示脊髓休克结束。但需注意的是,正常人有 15%~30% 不出现该反射,当圆锥损伤时也不出现该反射。

2. 运动功能 主要包括肌力和肌张力的评定。其中肌力的评定常用美国脊髓损伤学会提出的运动评分法或称运动指数评分(Motor Score,MS),最高分左侧 50 分,右侧 50 分,共 100 分,评分越高肌肉功能越好。肌张力的评定主要有改良 Ashworth 分级、Penn(按自发性肌痉挛发作频度评分)及 Clonus 分级(按踝阵挛持续时间)等,目前临床上多采用改良 Ashworth 量表评定。

3. 感觉功能 采用 ASIA 的感觉指数评分(SIS)评定感觉功能,每种感觉一侧最高得分为 56 分,左右两侧为 $2 \times 56 = 112$ 分,两种感觉得分之和最高可达 224 分,分数越高表示感觉越接近正常。

4. 反射 包括球海绵体反射、腹壁反射及其他常见神经反射和病理反射。

5. 日常生活活动能力 常用截瘫改良巴氏指数评定表及四肢瘫功能指数(QIF)评定表来评定儿童的日常生活互动能力(ADL),用功能独立性评定量表(Functional Independence Measure,FIM)来评定儿童的独立生活能力。

三、治疗

脊髓炎的康复治疗主要是为了促进肢体功能的康复,对于生命体征平稳的儿童,建议早期即行康复介入,能较好地改善预后。早期宜进行瘫痪肢体被动运动,配合推拿按摩、理疗、针灸等;并保持瘫痪肢体于功能位,防止屈曲挛缩。当肌力开始部分恢复时,应鼓励儿童进行肢体主动运动,促进肌瘫痪肢体于功能位,防止屈曲挛缩,促进肌力恢复。

(一)急性期康复治疗

主要采用床边训练的方法,防止失用综合征,为以后康复创造条件。应注意康复训练需视儿童病情给予适当强度,防止运动过度,影响病情。具体内容包括:①保持良好的体位;②防止压疮;③坐起训练;④站立训练;⑤关节被动活动训练;⑥主动运动训练;⑦物理因子治疗;⑧其他如中医针灸、按摩等。

(二)恢复期康复治疗

恢复期时儿童的感染症状已基本消失,遗留各种功能障碍,应根据评定结果制订康复计划,具体内容包括:①肌力训练;②垫上训练;③坐位训练;④转移训练;⑤轮椅训练;⑥站立、步行训练;⑦物理因子治疗;⑧其他如中医针灸、按摩推拿、神经肌肉电刺激及中频电刺激等。

(三)家庭康复治疗

在完成医院的康复计划后,应坚持儿童在家中的康复训练,并定期随访,必要时与感染科、呼吸科、神经外科及骨科行多学科联合会诊以制订康复随访计划。在家庭康复计划的制订中，除在亚急性和慢性阶段进行的练习外，还应包括：①腹肌、髂腰肌、臀大肌、臀小肌、腘绳肌和股四头肌的肌力训练；②腕关节的完全外展和屈曲功能的锻炼；③腹斜肌的抗阻训练；④呼吸功能的训练；⑤适当的心血管耐力练习。

四、预后判断

儿童急性脊髓炎相较成人的神经功能缺损更严重，但预后相对较好，据文献报道，约56% 的 ANM 儿童能够完全康复，44% 的儿童有不同程度的后遗症发生。约 10% 的儿童可能复发或出现视神经损害而演化为视神经脊髓炎或多发性硬化。本病预后与病情严重程度、有无并发症及治疗护理措施是否得当有关。

第三节　脊髓损伤

一、概述

脊髓损伤（spinal cord injury，SCI）是各种致病因素（外伤、发育、炎症、肿瘤等）引起脊髓损害，造成损害平面以下的脊髓神经功能（运动、感觉、自主神经功能）障碍。

（一）流行病学特征及病因

SCI 是严重的致残性疾病，常发生在青壮年人群中，在儿童期较少发生，占所有脊髓外伤的 2%~5%。3 岁 SCI 儿童的男女受累情况相同，但随着年龄增长，男孩更易受累。儿童期引起 SCI 的原因以交通事故、坠落伤和运动相关的损伤为主，舞蹈训练的下腰和倒立所致的 SCI 逐渐增多。据中国康复研究中心 1989—2009 年所有 SCI 病例进行分析，导致儿童SCI 的原因中，交通事故占 30.4%，非外伤脊髓功能障碍占 26.1%，体育运动占 20.7%，高处坠落占 6.5%。下腰动作导致的 SCI 占 19.6%，主要发生在 6~11 岁。婴幼儿头部相对较大，颈部肌肉未发育成熟，容易发生颈椎损伤；8 岁以上小儿脊髓损伤类型与成人损伤相近。

（二）临床表现

脊髓震荡表现为外伤后立即发生的损伤平面以下肢体弛缓性瘫痪、肌张力松弛深浅反射消失、尿潴留，一般数小时后开始恢复，如无其他实质损害，在 2~4 周内可恢复正常。

脊髓休克期后损伤平面以下肌张力增高，腱反射亢进，出现病理反射，运动或感觉功能的恢复程度取决于损伤的程度。部分性损伤时，损伤平面以下的肢体仍可有部分运动和感觉；完全性损伤后，损伤平面以下肢体感觉及运动完全消失，早期的一些低位自主反射可出现。

脊髓不同部位损害有以下临床特点。

（1）脊髓半侧损害：表现为损伤同侧的运动和深感觉障碍，对侧的痛温觉障碍，两侧触觉均保留。

（2）脊髓横贯性损害：①高颈段（C_{1-4}）损伤表现为四肢呈痉挛性瘫痪，平面以下深浅感觉缺失或减退，大小便障碍，C_{2-4} 的损伤可使膈神经和其他呼吸肌支配神经麻痹，导致患者呼吸困难；②颈膨大（$C_5 \sim T_2$）的损伤表现为四肢瘫痪，上肢出现弛缓性瘫痪，下肢呈痉挛性瘫痪，损伤平面以下的深浅感觉缺失，大小便功能障碍；③胸部中下段（$T_{3\sim12}$）损伤表现为双上肢正常，双下肢为痉挛性瘫痪（截瘫），伴平面以下感觉缺失，大小便功能障碍、出汗异常，感觉障碍平面是确定脊髓损害节段的重要依据；④腰膨大（$L_2 \sim S_2$）损伤的表现与 $T_{10} \sim L_1$ 椎体相对应，主要为双下肢弛缓性瘫痪，双下肢及会阴感觉缺失，大小便功能障碍；⑤脊髓圆锥损伤的临床表现与马尾综合征类似，但损伤位置更高，常见于胸腰段骨损伤，根据损伤的平面不同，损伤类型可以同时具有上运动神经元损伤（脊髓损伤）和下运动神经元损伤（神经根损伤）的表现，某些病例临床上很难与马尾综合征区分，圆锥高位损伤可能保留某些骶段反射（即球海绵体反射和肛门反射）；马尾神经的损伤，涉及马尾部腰骶神经根，而脊髓本身可能无损伤，神经根损伤为下运动神经元损伤，常导致下肢弛缓性瘫痪（肌肉受累情况取决于损伤平面）及肠道和膀胱无反射，感觉受损程度类似，且感觉功能可以消失或部分保留。骶反射即球海绵体反射和肛门反射可消失。

二、评估

（一）神经学检查

1. 感觉评估　检查身体双侧各 28 个皮节的关键点。关键点应为容易定位的骨性解剖标志点。每个关键点应检查两种感觉：即轻触觉和针刺觉。

2. 运动觉评估　通过检查 10 对肌节对应的肌肉功能来完成。推荐每块肌肉的检查顺序应当按照从上到下，使用标准的仰卧位及标准的肌肉固定方法，提高肌肉功能检查的准确性。

（二）感觉和运动评分 / 平面

1. 感觉平面　为针刺觉和轻触觉的最低正常平面。该平面由一个 2 分的皮节确定。由 C_2 开始，向下至轻触觉或针刺觉小于 2 分的皮节为止。

2. 运动平面　运动平面通过身体一侧 10 个关键肌的检查确定，肌力为 3 级及以上（仰卧位 MMT）的最低关键肌即代表运动平面，前提是代表其上节段的关键肌功能正常（5 级）。身体左右侧可以不同。两者中的最高者为单个运动平面。

3. 神经损伤平面　神经损伤平面（nerve injury level，NLI）是指具有正常感觉功能的皮节平面和肌肉力量。

（三）ASIA 残损分级

抗重力的肌节平面中的最低者，要求该平面以上的感觉和运动功能正常，损伤一般根据鞍区功能保留程度分为神经学"完全损伤"或"不完全损伤"。"鞍区保留"指查体发现最低段鞍区存在感觉或运动功能（即 $S_{4\sim5}$，存在轻触觉或针刺觉，或存在 DAP 或存在肛门括约肌自主收缩）。鞍区保留消失（即最低骶段 $S_{4\sim5}$ 感觉和运动功能）即定义为完全损伤，而鞍区保留［即最低骶段 $S_{4\sim5}$ 感觉和 / 或运动功能］存在则定义为不完全损伤。

（四）肌张力评定

上下肢肌张力增高及肌痉挛对上肢和手的精细动作和行走功能有明显影响，故上下肢功能评定时应对肌张力及痉挛状态进行评定。

（五）肌力评定

肌力评定常采用徒手肌力测定（manual muscle test，MMT）法。

(六) 关节活动度评定

关节活动度 (ROM) 评定是在被动运动下对关节活动范围的测定。

三、治疗

SCI 的康复治疗中, 物理治疗需要在急性期早期介入, 在恢复期充分运用才能发挥最大作用。

(一) 急性期的物理治疗

SCI 急性期的康复应与临床治疗同步, 在不影响临床治疗及脊柱稳定性下进行, 并且需注意训练强度不宜过量。该阶段的康复训练目的是预防和治疗一些严重的并发症, 如控制呼吸系统并发症、预防压疮、下肢深静脉血栓、关节挛缩等。主要内容包括良好的体位、关节活动度训练、残留肌肌力的加强呼吸功能训练和大小便功能训练。

1. 保持正确的体位　最基础的是按照正确体位摆放儿童, 每 2 小时翻身 1 次, 翻身时注意保护脊柱, 避免二次损伤, 同时注意防止褥疮的发生, 防止关节挛缩。

2. 关节活动　入院开始第 1 天就要开始关节被动运动, 在儿童主动运动能力恢复之前, 对患肢各关节进行全关节范围的被动活动, 帮助儿童保持关节活动度, 牵伸软组织, 预防下肢深静脉血栓形成。

3. 残留肌肌力的加强　原则上所有能主动运动的肌肉都应当鼓励尽早运动, 可以防止肌肉挛缩、肌力下降, 同时加强上肢肌力和腹部肌肉力量, 加强训练残存肌力, 为儿童日常独立生活打好基础。

4. 呼吸及排痰训练　SCI 时, 损伤平面以下所支配的呼吸肌发生麻痹, 低水平 SCI 儿童的呼吸功能几乎不受影响, 高位尤其是颈髓损伤儿童最容易发生呼吸系统并发症。呼吸功能训练包括胸式呼吸训练、腹式呼吸训练和体位排痰训练。所有急性 SCI 儿童均需坚持呼吸功能训练鼓励咳嗽, 从而减少坠积性肺炎的发生。

5. 泌尿系统训练　在脊髓休克期间的患儿多采用留置导尿的方法, 在停止静脉补液后开始采用间歇清洁导尿术, 使儿童膀胱处于一张一弛的功能状态, 膀胱周期性扩张、刺激膀胱功能恢复。

(二) 恢复期的物理治疗

SCI 恢复期的康复治疗是通过康复训练获得最大限度的功能独立, 这些功能独立需要的技能包括床上活动、转移、轮椅和步行。

1. 持续急性期康复治疗　进入恢复期康复后, 体位的摆放、体位适应性训练 (电动起立床训练)、关节活动度的维持和改善、呼吸训练等仍应继续进行, 特别是肌力强化训练意义重大。

2. 垫上 / 床上训练

(1) 翻身训练: 翻身是垫上运动的开始, 翻身训练中, 儿童要学会利用损伤平面以上肢体肌群的肌力及旋转带来的惯性, 带动损伤平面以下的机体来完成。

(2) 牵伸训练: 主要牵伸下肢的内收肌、腘绳肌和小腿三头肌及跟腱。牵伸内收肌是为了避免儿童因内收肌痉挛而造成会阴部清洁困难及剪刀步态; 牵伸腘绳肌是为了使儿童直腿抬高角度 $>90°$, 从而实现独坐; 牵伸小腿三头肌及跟腱是为了防止跟腱挛缩、尖足及足内翻, 以利于后续的步行训练。

（3）肘支撑俯卧位训练：肘支撑俯卧位可以为四点位、坐位做准备。该体位需要强化头颈、肩关节和肩胛的力量和稳定性。

（4）手支撑俯卧位训练：手支撑俯卧位对于坐位、站立、使用拐杖等有重要意义。该体位需要胸大肌、三角肌力量。在实现独立的手支撑俯卧位前，强化训练上肢近端关节力量和控制，还可使用悬吊等装置训练。

（5）坐位训练：独立实现长坐位（膝关节伸直）和端坐位（膝关节屈曲90°）并稳定地维持躯干平衡在儿童的日常生活中意义重大，可以实现穿衣、穿鞋、转移、轮椅、截瘫矫形器等功能活动。

（6）四点位训练及移动训练：四点位的前提是肘支撑俯卧位，然后通过双肘之间的重心转移交替后行，逐渐用手承重，然后通过头、颈、上躯干的快速屈曲将重心后移，屈曲髋关节实现。

（7）膝跪位训练及移动训练：实现膝跪位最简单的方式是从四点位过渡，进一步屈曲髋、膝关节，直至骨盆坐落于双踝关节上即完成。

3. 转移训练　转移技能对于SCI的功能独立具有极其重要的意义。转移是SCI儿童必须掌握的技能。包括他人帮助转移和独立转移。转移训练包括床与轮椅之间的转移轮椅与坐便器之间的转移、轮椅与汽车之间的转移，以及地面到轮椅的转移等。尽早借助辅助器具和矫形器训练儿童独立移动能力，逐渐减少儿童对家属的依赖，从而提高儿童生活质量和减轻家庭的负担。

4. 轮椅训练　因绝大多数SCI儿童需要依靠轮椅进行移动，轮椅是SCI儿童的腿，所以轮椅技能的训练显得尤为重要。手动轮椅包括普通型轮椅、高靠背轮椅站立轮椅运动轮椅、坐便轮椅、单侧驱动轮椅、手摇轮椅等；动力轮椅包括电动轮椅、机动轮椅（残疾人摩托车）等。SCI儿童不仅要选择尺寸合适的轮椅，而且要根据SCI水平来选择适宜的轮椅。基本的手动轮椅训练包括制动闸的使用，轮椅减压，前后驱动、左右转移、上下楼梯等。

5. 步行训练　包括治疗性步行、家庭功能性步行和社区功能性行走：①治疗性步行一般适合于T_6~T_2平面脊髓损伤儿童，佩戴骨盆托矫形器或膝踝足矫形器，借助双腋杖进行短暂的步行训练；②家庭功能性步行一般适合于L_1~L_3平面脊髓损伤的儿童，可在室内行走，但步行距离不能达到900米；③社区功能性行走L_4以下平面脊髓损伤儿童穿戴足踝矫形器，能上下楼，能独立进行日常生活活动，能连续行走900米。

四、预后判断

脊髓损伤的种类、性质、部位、范围、严重程度都将影响儿童的预后，对于脊髓损伤儿童应尽早进行康复治疗，预防减少功能的丧失，预防并治疗并发症，通过康复训练实现最大限度的功能恢复，同时加强对儿童心理评估治疗，帮助患者在最短时间内实现最大程度的功能独立，实现尽早独立，重返学校和家庭。

第四节　新生儿臂丛神经损伤

一、概述

新生儿臂丛神经损伤,也称为新生儿臂丛神经麻痹(neonatal brachial plexus palsy,NBPP),是指由于在分娩时过度牵拉和屈曲胎儿颈部,致使臂丛神经纤维撕伤或断裂,引起完全性或不完全性肌麻痹。临床主要表现为伤侧上肢不同程度的功能障碍,其发病率为0.4‰~4‰。

(一)流行病学特征及病因

新生儿臂丛神经损伤在全球发病率为 0.38‰~5.10‰,目前我国的发病率为 5.9‰~17.0‰。过去研究认为 85%~90% 的新生儿臂丛神经损伤可在儿童生后的 2 个月内有明显的缓解趋势。

常见病因主要分为以下几点。

1. 间接损伤　①肩难产:肩难产是发生产科臂丛神经损伤的主要原因之一。占总分娩的 1%~2%。传统的肩难产是指胎头娩出后胎肩嵌顿于耻骨联合上方,用常规助产方法不能使胎头娩出,是产科的严重并发症;②巨大儿:巨大儿是指出生时的体重>4 000g 或大于孕龄的第 9 个百分位数者。当产道、胎位和产力都正常时,巨大儿分娩时造成相对的头盆不对称,试产过程中出现活跃期阻滞或延长,第 2 产程延长,易发生头位难产,胎头下降阻滞。尤其是在胎方位为枕后位或枕横位时更易发生;③胎方位:常见的有枕横位、枕后位及臀位等,特别是臀位分娩容易导致新生儿臂丛神经损伤。由于胎位不正且助产不当所致,如使用产钳,强力牵拉胎儿等;④催产素使用及手术助产不当。在第 2 产程中无适应证使用催产素,加快并缩短了第 2 产程,使宫缩加强,胎头快速下降,胎肩不能以最合适的位置入盆。

2. 宫内损伤　宫内压力(产前或产时);分娩时母亲用力屏气;分娩前胎儿与母体骨盆不相适应;产程中产力压迫等与分娩操作无关的因素也是造成有些胎儿永久性臂丛神经损伤的原因之一。

3. 直接损伤　臂丛神经在其走行过程中被直接刺伤或过度牵拉损伤(锁骨或第 1 肋骨骨折断端刺伤;过度牵拉上肢,使头颈间侧方距离过度加大损伤臂丛神经。

二、评估

(一)肌肉围度测量

肢体围度提示肌肉萎缩程度,婴幼儿测量时较难保持坐位,建议测量体位改为仰卧位,肩关节外展 90°,伸肘伸腕,掌心向上。肘关节屈伸肌群围度测量时分别取屈、伸肘时上臂中部最膨隆处;前臂围度测量时取前臂近端的最膨隆处和远端的最细处 2 个位置。注意定期测量,并每次测量时确定的位置一致,避免误差。

(二)肌电图

肌电图检查能确定损伤部位,动态观察儿童患侧上肢神经肌肉的功能变化,但需要儿童有良好的配合度。

（三）肌力、肌张力的评定

利用肌力主动运动量表（active movement scale, AMS）评定婴儿整个上肢运动功能。便于婴儿早期评估使用。由于婴幼儿的配合度很差，一般选用观察法，在各种体位下诱导患儿患肢做出主动伸手的动作，观察儿童肢体的动作质量来判断儿童肌力水平。臂丛神经损伤一般表现为低张力。

（四）关节活动度

随着儿童年龄的增加，由于肌肉力量不均衡，不良姿势、缺乏针对性训练等原因，儿童可出现肩关节前屈肘伸展、前臂旋后肩胛骨回缩受限等情况。测量关节活动度时，应暴露被检查关节，通过触诊确定骨性标志，将量角器的轴心与关节的运动轴对齐，固定臂与构成关节的近端长轴平行，移动臂与构成关节的远端骨长轴平行。记录主动与被动关节活动度，能够判断关节的挛缩程度，防止关节的二次损害。

（五）反射检查

反射包括肌腱反射、原始反射和保护性反应。观察患肢的运动姿势、有无代偿动作。可检查肱二头肌、肱三头肌、指屈肌的腱反射，拥抱反射，手的放置反应、躯干侧弯反射，颈翻正反应，降落伞反射。目的是通过儿童在各种检查中的表现，观察患肢的运动、姿势和代偿动作。

三、治疗

臂丛损伤的治疗目标主要是解决以下问题：①防止关节挛缩，保持正常关节活动度；②促进受损神经再生；③保持肌肉质量，迎接神经再支配；④提高上肢运动功能。治疗时，应根据不同时期、不同损伤类型进行针对性处理。由于臂丛损伤的病理程度不同，要求定期复查、准确记录神经肌的功能状态与恢复情况。一般神经震荡伤者多在 3 周内恢复功能。

（一）早期水肿的防治

新生儿平均每日睡眠达到 14 小时以上，儿童体位变换少，常由于体位不当导致臂丛神经损伤后水肿加重。防治神经水肿，尤其针对早期的症状，可采取下列方案：①注意儿童的良肢位摆放，防止肩部及上肢受压；②抬高患肢，以促进患肢血液淋巴的回流，达到消肿目的；③治疗师适度地对患肢进行由远及近的向心性按摩，促进淋巴引流；④注意患肢的保暖及保持患肢的湿度。

（二）姿势摆位

不活动时应用绷带将儿童手不间断地吊在床架上，保持手上举姿势；经常活动患肢手指，保持关节功能位的维持，防止关节僵硬。

（三）药物治疗

如大量的 B 族维生素及扩张神经内微血管的药物、中药的活血理气方剂。神经生长因子类药物在实验中有一定的促进神经再生作用。肉毒毒素注射可改善臂丛神经损伤儿童的肌肉失衡、协同收缩和挛缩，从而达到避免、调整及延缓手术的目的。

（四）针灸按摩

有利于神经震荡的消除、神经粘连的松解及关节松弛。观察时间一般在 3 个月左右。按摩时要特别注意不要造成再次损伤。

(五)物理因子疗法

物理因子治疗是指利用各种物理、化学因子作用于人体,以达到防病治病作用的治疗方法。用于治疗臂丛神经损伤主要有两个作用,一是防止肌肉萎缩,二是恢复瘫痪肌群的肌力。

(六)作业治疗

作业治疗主要针对有感觉障碍的儿童。要求儿童有一定的理解能力,年龄足够大,能正常(其他肢体)感受各种感觉。晚期根据损伤的范围和程度即肌力和皮肤感觉情况进行作业治疗,以及使用矫形器预防或矫正畸形。

(七)手术治疗

近20多年来,随着显微外科技术的发展,产瘫的治疗效果得到了长足的发展,从而确立了早期手术在治疗产瘫中的价值。出生后3个月至半年内无明显功能恢复或功能仅部分恢复,即可进行手术治疗。

四、预后判断

新生儿臂丛神经损伤的预后与受损类型、早期康复干预及年龄等因素密切相关。常用神经功能评分及神经电生理指标来评估臂丛神经损伤后肢体恢复情况。神经功能评分的分值越高,神经运动传导速度(motor conduction velocity,MCV)越快,波幅越高,肌力恢复越好,反之则肌力恢复越差,后遗症越明显。

第五节　吉兰 - 巴雷综合征

一、概述

吉兰 - 巴雷综合征(Guillain Barre Syndrome,GBS)是以周围神经和神经根的脱髓鞘病变及小血管炎性细胞浸润为病理特点的自身免疫性周围神经病,典型的GBS称为急性炎症性脱髓鞘性多发性神经病(acute inflammatory demyelinating polyneuropathy,AIDP),临床特点以发展迅速的四肢对称性无力伴腱反射消失为主。

吉兰 - 巴雷综合征在任何年龄、任何季节均可发病,但国内报道夏秋季为多,男女皆可发病,其中男性略多于女性。多发于青壮年及儿童,4~6岁较常见。我国青岛地区15岁以下儿童占GBS发病的72%,在西方国家年发病率为(1.1~1.8)/10万人,中国为0.66/10万人。25%的患者因呼吸障碍或气道保护接受机械通气治疗,3%~11%的患者死于吉兰 - 巴雷综合征的并发症。尽管大部分患者均基本康复,但仍有20%~38%残疾。

常见病因可能有以下几点。

1. 感染　2/3的患儿在发病前数日到数周有上呼吸道或消化道感染史。感染因素致前驱感染的主要病原体包括空肠弯曲菌、巨细胞病毒和其他病原体,主要包括EB病毒、带状疱疹病毒、AIDS和其他病毒,以及肺炎支原体感染等。

2. 中毒　重金属铅、汞、砷中毒及化学品,药物如呋喃类、磺胺类、异烟肼药物,有机磷农药及有机氯杀虫剂中毒等。

3. 疫苗接种 仅少数 GBS 的发病与某种疫苗注射有关,主要是狂犬病疫苗(发生率为 1/1 000),其他可能有麻疹疫苗、破伤风类毒素和脊髓灰质炎口服疫苗(发生率为百万分之一)。

4. 某些结缔组织疾病 GBS 似乎有免疫学基础,如播散性红斑性狼疮、桥本甲状腺炎和类风湿关节炎等可合并 GBS;变态反应,如各种免疫血清注射后,疫苗接种后(如破伤风抗毒素及狂犬病疫苗)等亦可引发神经炎。曾报道白血病、淋巴瘤和器官移植后应用免疫抑制剂出现 GBS。

5. 遗传因素 遗传易感性差异,如特异的 HLA 表型携带者,受到外来刺激(如感染)后更易产生异常免疫反应,导致本病发生。

6. 其他 包括一些更少见病因如手术、外伤、淋巴瘤,甚至免疫抑制剂使用。

二、评估

1. 肌力评定 可用常规的徒手检查肌力法和 MRC 量表。MRC 量表是神经科医生常用的徒手肌力检查分级量表,由英国医学研究理事会(Medical Research Council,MRC)制定,常用来评定儿童瘫痪肌肉的肌力。

2. 全身功能状态的评定 包括对儿童的心肺功能状况、是否使用呼吸机、有无各种并发症、有无复发等进行评定。

3. 日常生活活动能力的评定 可使用改良 Barthel 指数(Modified Barthel Index,MBI)评分法进行评定。

三、治疗

本病虽缺少特效治疗,但病程自限,大多可完全恢复。对瘫痪正在继续进展者,原则上都应住院观察。积极的支持治疗和正确护理措施,是顺利康复的关键。①保持呼吸道通畅,勤翻身,防止坠积性肺炎及褥疮;②吞咽困难者予以鼻饲,以防止吸入性肺炎;③保证足量水分、热量和电解质供应;④尽早对瘫痪肌群进行康复训练,防止肌肉萎缩,促进恢复。

(一)良肢位摆放

目的是预防关节松弛、关节挛缩与畸形、压疮、较长时间肢体受压或过度牵伸引起继发的神经损伤(见于尺神经、桡神经、腓总神经及股外侧皮神经)。体位摆放与肢体放置适用于瘫痪严重,不能随意翻身和进行肢体活动者。取仰卧位时,头枕枕头,患侧上肢伸展稍微外展,前臂旋后,拇指指向外方;双侧大腿内、外侧垫枕头,防止大腿旋转。侧卧位时,头用枕头支撑;躯干稍后倾,背部用枕头支撑;双肩屈曲 90°~130°,上方的上肢和手用置于前面的枕头支撑;上方的腿屈曲置于身体前面的枕头上,足不悬空。避免长时间关节悬空、长时间肢体受压或长时间处于关节活动度最大位置。

(二)运动疗法

以增强瘫痪肌的肌力为目的,重点是根据受损肌肉设计加强主动肌力训练。根据病损肌肉的肌力情况选取不同的训练模式,对儿童进行被动运动、助力运动、主动运动和抗阻运动等,可结合日常生活活动协同治疗。随着儿童病情的恢复,可以逐渐增加训练的强度和时间。

（三）物理因子治疗

包括温热疗法、生物反馈、激光疗法、水疗等。操作时刺激强度应从小剂量开始逐渐增强，并严格控制强度，切勿超出儿童的承受范围。急性期过后，对于肌无力、肌萎缩，可使用电针疗法恢复神经肌肉功能。

（四）作业治疗

训练其上肢所有残存肌力，训练强度应该根据儿童的实际情况安排，日常生活活动能力训练应与增强肌力的训练同时进行。

（五）增强呼吸肌肌力训练

呼吸肌群受累时主要以调节呼吸的深度及频率、增强呼吸肌肌力为主，如在不同体位下进行针对性腹式呼吸训练等。对于脑神经损伤出现真性延髓麻痹相关症状可进行呼吸训练、促通技术治疗、吞咽器官运动训练。

（六）步态再训练和日常生活能力训练

结合儿童月龄，对儿童进行当前月龄的步行功能水平及日常生活活动水平评估后，进行相应训练。

（七）关节挛缩畸形的治疗

可应用夹板、矫形器等支具，维持关节功能位与稳定性。

四、预后判断

病情一般在两周左右达到高峰，继而持续数天至数周后开始恢复，少数儿童在病情恢复过程中出现波动。多数儿童神经功能在数周至数月内基本恢复，少数遗留持久的神经功能障碍。

第六节　面神经麻痹

一、概述

面神经麻痹（facial paralysis）别名面神经炎，俗称"面瘫""歪嘴巴"。是以面部表情肌群运动功能障碍为主要特征的一种疾病。它是一种常见病、多发病，不受年龄限制。一般症状是口眼歪斜，患者通常连最基本的抬眉、闭眼、鼓嘴等动作都无法完成。

（一）流行病学特征

国外报告发病率为 20.0/（10 万 / 年）。我国有报道发病率为 31.1/（10 万 / 年）。女性较男性稍多见。发病季节以 4、5 月与 7、8 月较多。尚无儿童发病率的报告。

（二）病因

感染性病变：约 42.5%，多是由潜伏在面神经感觉神经节内休眠状态的水痘 - 带状疱疹（varicella-zoster virus，VZV）被激活引起；耳源性疾病；特发性（常称 Bell 麻痹）；肿瘤（约 5.5%）；神经源性：约 13.5%，多为创伤性；中毒，如酒精中毒；长期接触有毒物；代谢障碍，如糖尿病、维生素缺乏；血管功能不全；先天性面神经核发育不全。

二、评估

(一)面神经功能评分

评分标准包括面神经静态观评分表、并发症评分表和面神经动态观评分表 3 个部分。面神经功能评价总分 = 面神经动态观分 - 面神经静态观分 - 并发症分。面神经功能评价总分的满分为 100 分。Ⅰ级：面神经功能正常，面神经功能评分为 47~50 分；Ⅱ级：轻度轻症面瘫，面神经功能评分为 35~46 分；Ⅲ级：中度中症面瘫，面神经功能评分为 25~34 分；Ⅳ级：中重度中重症面瘫，面神经功能评分为 15~24 分。

(二)疗效评定标准

痊愈：经治疗后，面神经功能评分为 47~50 分。

显效：经治疗后，面神经功能评分提高 15 分以上。

有效：经治疗后，面神经功能评分提高 10 分以上。

无效：经治疗后，面神经功能评分提高不足 5 分。

三、治疗

(一)急性期治疗

以尽早控制炎症水肿、改善面部血液循环、减轻神经受压、促进神经功能恢复为主。可用药物配合理疗，如患侧颜面及耳后的持续保暖、热疗、按摩，配合激素、B 族维生素等药物治疗。眼睑闭合不全角膜暴露者，可用眼药水或眼膏，并佩戴眼罩，保护角膜及结膜。急性期茎乳突孔处疼痛剧烈者，可行茎乳突孔或面神经管减压术。长期不恢复和肌电图检查无明显改善者，可行面神经修复术或面神经 - 舌下神经、面神经 - 副神经吻合术。

(二)恢复期治疗

主要是尽快恢复神经肌肉功能。可根据病情，进行面肌的主动被动锻炼，配合其他治疗，如药物、穴位按摩、针灸、电针理疗等。临床上常综合应用以上方法。

四、预后判断

约 80% 不完全性面瘫儿童可在数周或 1~2 个月内恢复，完全性面瘫儿童需 2~8 个月甚至 1 年时间恢复，且通常仍留有后遗症。

（吴绪波　陆 琰）

第十七章
儿童肌肉骨骼系统疾病的物理治疗

第一节 概　　述

儿童时期,骨骼正处于生长发育阶段,软骨成分较多,骨组织中有机物与无机物之比为5∶5,而成人为3∶7,使得骨骼弹性大而硬度小,不易完全骨折,但易弯曲变形。骨的成分随着年龄的增长逐渐发生变化,无机盐增多,坚固性增强,韧性减小。儿童时期骨骼持续生长并且能够自我重塑。骨骼从靠近骨骼末端的软骨软性区域生长,在重塑的过程中,旧骨组织逐渐被新生骨组织替代。在生长过程中,骺软骨迅速地生长使骨伸长,并逐渐完全骨化。男性在 17~18 岁,女性在 16~17 岁,四肢骨完成骨化,脊柱的椎体一般要到 20~22 岁,髋骨一般要到 19 岁后完成骨化。在骨骼完全骨化前,任何过大负荷都会影响骨骺的正常生长。

儿童期关节结构上与成人基本相同,但关节面软骨较厚,关节囊较薄;关节内外的韧带较薄而松弛,关节周围的肌肉较细长,所以其伸展性与活动范围都大于成人,关节的灵活性与柔韧性都易发展,但牢固性较差,在外力的作用下较易脱位。

儿童期肌肉中含水量较多,蛋白质、脂肪及无机盐类较少,肌肉细嫩。与成人相比,收缩能力较弱耐力差,易疲劳,但恢复较成人快。儿童身体各部分肌肉发育顺序为躯干肌先于四肢肌,屈肌先于伸肌,上肢肌先于下肢肌,大块肌肉先于小块肌肉的发育。肌力的逐年增长也是不均匀的,在生长加速期,肌肉纵向发展较快,但仍然落后于骨骼的增长,其肌力和耐力均较差。生长加速期后,肌肉横向发展较快,肌纤维明显增粗,肌力显著增加。

儿童肌肉骨骼疾病源于肌肉骨骼系统发育过程中发生的改变,表现为肌肉、肌腱损伤、骨骼生长受抑、关节变形,以及神经支配损害等,其原因可能是由外伤、感染、疾病引起,或是不明原因导致的发育障碍,可引起疼痛及运动、姿势障碍,也可能出现无痛性畸形。儿童肌肉骨骼系统疾病的诊断,需要通过详细的病史、仔细查体和实验室检查,以及选择性地使用 X 射线或磁共振成像等辅助检查。儿童肌肉骨骼疾病治疗依据病情而定,大部分儿童需要康复矫正或手术干预与术后康复,通过精确调整及康复训练促进肌肉骨骼系统的正常生长发育。

第二节　儿童运动损伤

运动损伤是一类与运动相关的损伤,在儿童中常见,每年有大约 1/10 的儿童出现运动损伤。儿童是一个活泼好动的特殊群体,在运动中缺乏足够的保护和安全意识,容易发生运动损伤。由于男孩更喜欢进行接触式或跳跃式运动,如足球、篮球、羽毛球等,因此男孩受伤多发,损伤也更严重。儿童运动损伤发生率和损伤部位与年龄、性别、运动类型、参与程度等相关。

一、儿童常见运动损伤类型

儿童运动损伤按照伤后病程的阶段性,可被分为急性损伤和慢性损伤。按照损伤后皮肤是否完好,可被分为开放性损伤和闭合性损伤。按照受伤的组织结构可被分为皮肤损伤、肌肉与肌腱损伤、关节或骨损伤、滑囊损伤和神经损伤等,常见的运动损伤类型包括皮肤损伤,肌肉、肌腱、腱鞘损伤,生长板损伤,关节韧带损伤,骨折,肌肉痉挛,运动性昏厥及劳损性损伤等。

1. 皮肤损伤　常见为擦伤、裂伤、切割伤、刺伤及挫伤,严重者可造成撕脱伤。擦伤是指机体表面与粗糙的物体相互摩擦而引起的皮肤表层损害,最常见于手掌、肘部、膝盖、小腿等部位;裂伤是指受钝物打击引起的皮肤和皮下组织撕裂,伤口边缘不整齐;切割伤是指锐器切入皮肤所致,伤口边缘整齐,多呈直线形,出血较多。

2. 肌肉、肌腱、腱鞘损伤　运动时肌肉突然猛力收缩或直接暴力造成,严重者可发生肌肉或肌腱断裂。拉伤和扭伤在生活中非常常见,多发生于儿童运动员中,包括急性腰扭伤、跟腱断裂、髌腱末端病等。拉伤是肌肉或肌腱的轻微撕裂或过度牵拉,髌腱末端病又称"跳跃者膝",是一种由于"伸膝装置"反复过度载荷造成的肌腱病,表现为髌腱在髌骨起始点处的胶原纤维退行性病变。

3. 生长板损伤　生长板损伤又称骨骺损伤,骨骺是儿童骨骼最薄弱的部位,是连接骨骺与干骺端之间的软骨层,和关节软骨、骨骺和干骺端共同组成骨的关节端。骨骺是位于儿童骨骼末端的组织,特别容易受伤。如生活中的外伤和重复性压力都可能造成骨骺损伤。Salter-Harris 分型是骨骺损伤最常用的分型,主要通过 X 线片将骨骺损伤分为 5 型,Ⅰ 型为骨骺分离、Ⅱ 型为骨骺分离伴干骺端骨折、Ⅲ 型为骨骺骨折、Ⅳ 型为骨骺和干骺端骨折、Ⅴ 型为骺板挤压性损伤。

4. 关节韧带损伤　通常因外力作用,关节突然向一侧活动超过其正常活动范围造成韧带损伤。脚踝受伤是最常见的关节损伤,儿童在运动的过程中,做跳起落地的动作时失去平衡,使踝关节过度内翻或外翻,导致踝关节侧副韧带损伤的发生。关节韧带损伤一般表现为压痛、疼痛,并且会出现皮肤肿胀和皮下淤血,关节产生活动障碍。

5. 骨折　儿童骨折多由于强大的直接暴力所致,亦有少数因间接暴力所致。根据骨折的程度和形态,骨干骨折可分为不完全骨折和完全骨折。因儿童的骨骼柔韧,骨骼上覆盖的组织厚,故孩子的骨折大多是不完全骨折。青枝骨折是儿童最常见的不完全骨折,最常发生于前臂远端 1/3 处,青枝骨折与青嫩树枝被折断时相似,表现为折而不断,骨骼变形不明显。受伤部位通常表现为表面肿胀,触摸时产生疼痛感。有受伤病史的儿童更容易发生骨折,如摔倒、棍棒伤等。

6. 肌肉痉挛　肌肉痉挛又称抽筋,儿童在进行剧烈运动的时候,局部肌肉产生剧烈性收缩,变得坚硬和隆起,导致儿童产生明显的疼痛感,疼痛难忍,并且短时间内不易缓解。

7. 运动性昏厥　儿童在进行剧烈运动或长时间运动的时候,大量的血液会积聚在下肢,回心血流量减少,导致脑部供血不足而出现全身无力、眼前突然发黑、面色苍白、手足发凉、失去知觉而昏倒的情况。

8. 劳损性损伤　反复性运动会对骨骼和肌肉造成压力,进而引起劳损性损伤。如儿童在棒球运动中因为需要反复做下蹲的动作,膝盖部位就可能发生劳损性损伤(如髌骨肌腱炎)。

二、急性期康复治疗

根据儿童运动损伤的病程过程,可分为急性期康复治疗和恢复期康复治疗。"PRICE 原则"是目前广泛认可的运动损伤急性期的操作处理原则,最佳处理时间是在 24~48 小时内,处理的原则包括五个步骤:保护固定(protection)、休息制动(rest)、冰敷患处(ice)、加压包扎(compression)和抬高患肢(elevation)。

1. 保护固定　儿童运动损伤发生时,首要处理原则是保护受伤的部位,将受伤部位固定,以免加重受伤的程度。

2. 休息制动　在受伤后,儿童要停止受伤部位的活动,让受伤的部位放松和休息,避免再次刺激受伤部位而使伤口恶化,同时也能促进复原。

3. 冰敷患处　在受伤后 48 小时内,使用冰块冰敷受伤部位,每隔 2~3 小时冰敷 15~20 分钟,持续 2~3 天。冰敷能够收缩血管,减缓血液循环速率,减少组织液渗出,缓解受伤部位的肿胀、疼痛及痉挛的症状,具有良好的止痛效果。冰敷时,皮肤的感觉会经历四个阶段:冷、疼痛、灼热和麻木,当皮肤有麻木感觉时,便可以移开冰敷袋。

注意事项:①冰敷袋每次使用不要超过 30 分钟,以免儿童发生冻伤或出现神经伤害;②如果儿童有循环系统疾病,不可使用冰敷治疗;③如果儿童对冰块有过敏反应,应先用一层湿的弹性绷带包扎受伤处,再放置冰袋,最后再用剩余的弹性绷带固定冰袋;④在寒冷的环境下,尽量不要使用湿的弹性绷带或湿毛巾,以免儿童冻伤。

4. 加压包扎　使用弹性绷带包扎儿童受伤部位的时候,做局部压迫,可以减少伤口处内部出血与组织液渗出,也可以控制受伤部位肿胀。特别是当扭伤或拉伤时,受伤部位可能会有细小血管的出血,使用胶带或压力袜包裹受伤部位,做局部压迫可以帮助伤口处止血。

注意事项:①使用弹性绷带做包扎压迫的时候,要以螺旋状方式平均施加压力,并遵循"从远到近"的原则,从儿童肢体末端往近端的方向包扎,缠绕到受伤部位处可以稍微增加压力;②使用弹性绷带的时候,要随时观察儿童的皮肤颜色,如果发现儿童产生刺痛感、皮肤变色等症状,应立即解开弹性绷带重新包扎;③儿童的受伤部位失去知觉或出现受伤处皮肤颜色和温度的变化时,要立即调整包裹的松紧度。

5. 抬高患肢　手或脚等末梢肢体容易发生合并水肿的问题,将儿童的受伤部位抬高,使受伤部位高于心脏,有助于使积聚在受伤部位的组织液回流,也可以增进血液回流,减轻肿胀。抬高患肢可与冰敷、压迫同时进行。如果儿童合并骨折发生,应先使用夹板或石膏固定后再抬高患肢。

三、恢复期康复治疗

恢复期一般在运动损伤后 3~8 周,局部肿胀消失后,儿童再进行恢复期康复治疗。恢复期的康复治疗包括物理治疗、物理因子治疗及作业治疗等。物理治疗,包括渐进性进行患肢肌力、关节活动度、平衡及协调性、柔韧性的训练,以及尽早的介入运动治疗,促进儿童患肢愈合的同时避免发生后遗症。作业治疗,主要进行日常生活活动训练,帮助儿童更好地回归社会和生活。辅以物理因子治疗,主要是促进瘢痕软化与防止瘢痕挛缩。

1. 骨折恢复期　儿童发生骨折后,在恢复期可以进行关节全范围的 CPM 训练,等长、等速肌力训练,关节牵引、关节松动术和合理使用支具,配合物理因子治疗,物理因子治疗包括低频神经电刺激疗法、肌力生物反馈训练等。在这个阶段,上肢骨折的儿童可以进行手功能训练,下肢骨折的儿童可以进行平衡训练和本体感觉训练、步态训练等。

2. 软组织损伤恢复期　儿童软组织损伤后 3~8 周,淤血、肿胀等表现均已消失。在软组织功能逐渐恢复的过程中,新组织会产生粘连,导致肢体活动受限,故此阶段的治疗目标主要是促进组织修复、瘢痕软化,减少或消除瘢痕粘连,促进儿童肢体功能的康复,常通过肌力、关节活动度、平衡及协调性、柔韧性等训练来实现。但是在训练过程中应注意循序渐进,不要过度训练,避免儿童产生痉挛、疲劳现象。

3. 关节软骨损伤恢复期　儿童发生关节软骨损伤后,在恢复期可进行无痛的全范围 ROM 活动,可以抵抗轻负荷阻力运动,但是在训练过程中要避免在软骨损伤处进行发力动作,避免大负荷、高强度、长时间的训练。

第三节　先天性马蹄内翻足

一、定义、病因

(一) 定义

先天性马蹄内翻足(congenital talipes equinovarus,CTEV),这是一种常见的先天性畸形,主要表现为前足内收、中足高弓、后足内翻及踝关节跖屈,有时还可出现胫骨内旋,通常作为孤立的异常表现见于其他方面正常的新生儿。出生后治疗对于预防潜在失能和疼痛有重要意义。

先天性马蹄内翻足可分为以下 4 种类型。

1. 姿势型　姿势性马蹄足是由胎儿在子宫内的姿势引起,通常与限制性的子宫环境有关(如羊水过少、子宫畸形)。足部的骨骼结构排列正常,可被动调整到正中位置。

2. 畸胎型　畸胎性马蹄足与神经系统疾病相关,如脊柱裂或骶骨发育不全。

3. 综合征型　综合征型马蹄足与关节挛缩、Freeman-Sheldon 综合征、先天性肌病等有关。

4. 特发型　存在骨骼解剖结构异常,而与其他神经肌肉疾病及综合征无关。

(二) 病因

先天性马蹄内翻足的病因至今仍未明确,多种学说与之有关,包括神经肌肉学说、胚胎发育停滞学说及血管与肌肉异常等;马蹄内翻足也有家族聚集性,这表明遗传因素在其发生中也起了重要作用。随着分子生物学研究的进展,发现在马蹄内翻足儿童的肌肉及韧带组织中有许多基因及蛋白表达与正常儿童不同,也证实遗传因素的作用。一些环境因素可以增加马蹄内翻足的易感性,如第一胎、母孕时吸烟、嗜酒及咖啡等。另外,受孕年龄、受教育水平也可能与马蹄内翻足的易感性有关。

二、流行病学

先天性马蹄内翻足的发病率为 1‰~3‰,男性与女性的比例为 2∶1。不同族群患病率不同,其中波利尼西亚裔的发病率最高约为 7‰,亚裔人群最低约为 0.57‰。在中国,先天性马蹄内翻足的发病率约为 0.512‰,且呈现出男性高于女性、农村高于城市、西部地区高于其他地区的流行特征。

三、评估

(一)采集病史

询问病史能了解病因、病情、足踝畸形转归,获取患者基本信息和整体情况。需要了解的问题包括孕期状况;接生情况,出生后状况;家族病史;既往的治疗地点、医生、治疗方法。

(二)体格检查

1. 视诊　先从脊柱、骨盆开始检查,再检查踝足。如脊柱有无畸形,骨盆有无倾斜、髋关节、大腿、膝关节有无异常,肌肉有无萎缩、下肢负重力线有无改变。最后观察步态,患足畸形的部位、程度。有无胼胝及其位置,注意患肢皮肤挛缩程度、血管情况和神经情况等。

马蹄内翻足畸形程度可按"秦泗河马蹄内翻足的分型"描述:Ⅰ度,用足掌的前外侧负重;Ⅱ度,用足的前外缘,即第四、五跖骨部负重;Ⅲ度,足极度内翻、内旋,足趾指向内后方,足心向上,用足的前背侧负重行走。

2. 关节活动度检查　测量关节主动与被动活动度,注意上肢、髋、膝、踝的活动范围。

3. 肌力检查　先行主动肌力检查,然后给予抗阻力检查。了解肌力大小、运动幅度、速度和耐力。检查时要注意正确体位,充分暴露,手法要轻,双侧对比检查。

4. 肢体长度测量　下肢的长度为髂前上棘至内踝尖,站立正位 X 线片能准确判定双下肢的真性长度。

5. 步态分析　对先天性马蹄内翻足患者步态周期足部运动学和动力学进行评估,重点观察患足是否存在足尖内指、胫骨内旋、膝关节过伸及足下垂等。必要时采用步态分析仪记录分析,双下肢等长的马蹄内翻足多表现为长肢步态。

6. 足底压力测量　通过足底压力测量,能够直观、清晰地了解患者站立或步行时的受力情况,如峰值压力、接触面积、接触时间等。

(三)Pirani 严重程度评分

这一评分体系是用于临床评价先天性马蹄内翻足严重程度的方法。在治疗开始前、矫正过程中、穿戴支具过程中和穿戴支具后,都应该在每次复查时记录检查结果。

1. Pirani 评分方法的作用

(1)显示马蹄内翻足的严重程度。

(2)鼓励治疗前进行详细检查。

(3)有助于监控治疗进程。

(4)显示跟腱切断术的时机。

(5)有助于判断矫形治疗结束时间并开始使用支具。

(6)有助于进行科学研究。

2. 评分的基本原则

(1)较之于正常足,马蹄内翻足具有 6 个临床体征。

(2)3 个体征用于评估后足的挛缩变形。

(3)3 个体征用于评估中足的挛缩变形。

(4)每个体征的评分:0= 无异常,0.5= 中等度的异常,1= 严重异常。

(5)分数越高表明畸形越严重。

(6)整个治疗过程中每次就诊都要进行一次评分。

3. 操作技巧　检查足部时,应尽量让儿童感到舒服和放松。因此,可以让儿童坐在母亲的膝盖上,检查者坐在儿童母亲对面。

4. 评分　见表 17-1。

表 17-1　Pirani 严重程度评分

项目		评分标准	操作说明
后足挛缩	踝部的后褶皱	0 分:可见几条细小的褶皱,但这些褶皱并不影响足跟的轮廓,踝关节背屈及皮肤的伸展。 0.5 分:可见一或两条深的褶皱,但未明显改变足跟轮廓 1 分:可见一或两条深的褶皱,明显地改变了足跟轮廓	后褶皱是用于评估足后部挛缩程度的测量标志。 将脚保持固定在轻度矫正的位置,检查脚跟的后侧
	空足跟	0 分:立刻可以触及跟骨(类似轻柔地按压太阳穴的感觉) 0.5 分:跟垫触摸感觉柔软,但可在跟垫的深部触及跟骨(类似轻柔地按压鼻尖的感觉) 1 分:跟垫触摸感感觉空虚,没有骨性凸起可被触及(类似轻柔地按压大鱼际肌的感觉)	空足跟是用于评估足后部挛缩程度的测量标志 如果距骨完全地跖屈,跟骨也跖屈,跟骨的后半部分就会被往上拉而离开了跟垫。当距骨的跖屈被矫正,跟骨也就下落,回到跟垫之中 将脚固定在轻度矫正的位置,检查的手指放在足跟的尖上,朝向足底和小腿后侧之间形成的夹角的一半的踝关节方向,用手指轻柔地按压
	僵硬的跖屈	0 分:明显的背屈位,大概超过 5° 背屈 0.5 分:接近中立位,大概在 5° 或 5° 以内(<5°)范围 1 分:明显达不到中立位,大概超过 5° 跖屈	僵硬的跖屈是用于评估足后部挛缩程度的测量标志 将膝盖保持在完全伸直的位置上,把脚轻度旋后,然后轻柔地将脚掌背屈,直到脚所能允许的最大程度。从外侧观察小腿和脚。从中立位(0线)开始测量角度

项目		评分标准	操作说明
中足挛缩	足底的内侧褶皱	0分:可见几条细小的褶皱,但这些褶皱并不影响足弓的轮廓 0.5分:可见一或两条深的褶皱,但褶皱未明显改变足弓的轮廓 1分:可见一或两条深的褶皱,褶皱明显地改变了足弓的轮廓	内侧褶皱是用于评估足中部挛缩程度的测量标志 将脚固定在轻度矫正的位置,检查足的内侧弓
	距骨头覆盖情况	0分:不能触摸到距骨头的外缘(因为足舟骨完全恢复原位覆盖了距骨头) 0.5分:不完全能触摸到距骨头的外缘(因为足舟骨能部分恢复覆盖距骨头) 1分:即使在畸形允许的最大矫正位置上仍然可以轻易地触摸到距骨头(因为向内半错位的足舟骨固定不移)	距骨头覆盖情况是用来衡量足舟骨在多大程度上可以恢复到距骨头上的标志 在先天性马蹄内翻足中,距骨头的外侧是没有被覆盖的。但接受治疗畸形被矫正之后,足舟骨恢复原位到距骨头上并将其覆盖。将足保持在其畸形的位置上。用大拇指的指腹触摸距骨头的外侧。再用另一只手将足轻柔地外展,注意足舟骨是否恢复原位覆盖到距骨头上
	足外侧边弯曲	0分:足的外缘从足跟到第5跖骨头都是直的 0.5分:足的外缘轻度弯曲,弯曲出现在足的远端,跖骨的位置 1分:足的外缘可见很明显的弯曲,弯曲出现在跟骰关节的位置	足外侧边弯曲是用于评估足中部挛缩程度的测量标志。弯曲的程度反映足中部挛缩的程度。 检查足的底面,用一个带直边的东西(如铅笔)顺着跟骨的外缘来测量足外缘

(四) 辅助检查

1. X线表现 足前后位和高度背伸位的侧位片。单侧畸形以健侧做对比为主。马蹄内翻足患者正位 X 线片跟距角减小,侧位 X 线片跟骨轴心线与距骨轴心线平行,均朝向第 5 跖骨,舟状骨向内移位,与距骨关系失常。

2. B 型超声检查 是用于诊断婴幼儿马蹄足的常规检查,对于观察软骨的情况具有 X 线片无法替代的作用。

3. MRI 和 CT 扫描 MRI 和 CT 扫描也被推荐用于先天性马蹄内翻足畸形的术前及术后评估,但大多数儿童没有必要进行这些检查。

二、康复治疗

(一) 潘塞缇(Ponseti)方法

Ponseti 方法是由爱荷华大学的骨科医生 Ponseti 博士在对足部进行广泛的解剖学研究后于 1963 年开发的,已被证明比手术治疗马蹄足更安全、更有效,且已在世界各地广泛使用。大量研究表明,在超过 90% 的特发性马蹄足新生儿病例中,可以使用 Ponseti 技术进行有效治疗。Ponseti 方法的有效性得到了大量且不断增长的证据支持,现在已成为马蹄足的首选治疗方法。该治疗方法包括手法矫正、石膏固定、经皮跟腱切断和足外展支具的应用。

1. 手法矫正 一般孩子出生后 7~10 天就可以由医生进行手法复位。操作者一只手拇指和示指分别置于距骨上方和外踝后方，另一只手以距骨为支点先将足部旋后，然后外展矫形，动作轻柔缓慢。对于在治疗开始时还未能行走的儿童，保持矫形持续 30~40 秒，然后放松，重复 1~2 次；如治疗开始时儿童已经能行走，则时间可延长至 1~2 分钟，然后放松，重复 3~4 次。

2. 手法矫形之后的石膏固定 在手法复位至最佳位置后用石膏绷带固定，石膏为屈膝长腿管型且长度应达到腹股沟位置以防止脱落，同时可保证小腿处于适度外旋。尚不能独立行走的婴幼儿使用屈膝 90° 的长腿石膏，5~7 天更换石膏。能独自行走的幼儿为了不阻碍其站立、行走，应使用屈膝 70° 的长腿石膏，7~14 天更换石膏。跟腱切断术后的最后一块石膏，不能行走的婴幼儿留持 3 周，能独立行走幼儿则留持 4 周。

应注意石膏固定的松紧度，避免产生压疮或持续压迫距骨及其他部位。此外，打石膏时应避免足部旋前和膝盖外旋。

3. 经皮跟腱切断术 在多数情况（包括大年龄儿童）下，应进行跟腱切断术。通过打石膏逐步矫正足部跖屈，往往有因压力过大而压迫距骨的风险。

若足部背屈活动度受限程度较低，则不需要实施跟腱切断术。矫正其他部分的畸形后，若能轻易到达 20° 的背屈，则不要求实施跟腱切断术。

4. 支具 马蹄内翻畸形矫正后容易出现复发。无论是否行跟腱切断术，去除最后一块石膏后，为了防止复发，必须穿上足外展支具。该支具由两个高帮、直底、露趾鞋组成，并由一个可移动的杆连接，两只鞋跟的距离与肩同宽。为防止滑脱，鞋子可微做调整。连杆与鞋子的固定方式为：患足外展 60°~70°，正常足（如果为单侧马蹄内翻足）外展 30°~40°。前 3 个月，每天必须穿支具 23 小时，之后的 2~4 年中，于夜间及休息时佩戴，直至儿童 4~5 周岁。儿童对支具的依从性与畸形复发密切相关，且延长足外展支具佩戴时间可明显降低畸形复发率。

（二）物理治疗

为了促进足部的主动活动，并帮助足部与整个身体的生理运动模式相协调，可以使用神经生理学的治疗方法和技术。

1. 肌肉牵伸 采用手法或矫形器械被动牵伸腓肠肌、胫骨后肌、足底深部肌群以及内侧关节囊，每次 30 分钟，每日一次。通过牵伸训练来改善踝关节活动度矫正马蹄内翻畸形，巩固和维持治疗效果。

2. 关节活动训练 去除石膏后，主动、被动活动踝关节。应用 Ⅰ ~ Ⅳ 级关节松动术被动活动踝关节，增加踝关节背屈及内外翻活动度。

3. 肌力训练 肌力 0~2 级的儿童可以使用神经肌肉电刺激和助力训练，3~5 级的儿童则可使用主动训练和抗阻训练来增加下肢肌肉力量。对于年龄较大、配合度高的儿童可以进行踝背伸肌群和踝外翻肌群的主动肌力训练。同时配合进行 PNF 技术，利用牵伸、关节挤压等本体感觉刺激促进其功能的恢复。

4. 平衡训练 从静态平衡训练逐步过渡到动态平衡训练，可利用平衡训练仪、平衡垫、平衡板进行平衡训练。

5. 功能性活动训练

（1）下蹲训练：进行下蹲训练可以增加踝关节背屈、膝关节屈曲和髋关节屈曲活动度，以及下肢的肌肉力量。训练时双足平放,前足外展,双腿下蹲,足跟着地,每次 15 分钟,每日一次。

（2）站立、步行训练：训练者双手保持儿童双足外展,诱发儿童做蹬踏运动,在运动中保持足外展。随着年龄的增长,达到负重水平时,则利用儿童体重进行控制性负重训练,即患者站立时尽可能全足着地。抬腿蹬踏时,人为控制儿童足部保持外翻；患者学习行走时,训练者则引导患足保持外翻步态,逐步形成正常的步态模式,或根据患者兴趣设计步行游戏。

6. 物理因子疗法　可根据儿童的病情、治疗进展等选用低频电疗、中频电疗及热疗等方法,防止肌肉萎缩,缓解局部疼痛并增加软组织延展性。

第四节　特发性脊柱侧凸

一、定义及病因

（一）定义

特发性脊柱侧凸是一种脊柱的三维畸形,包括冠状位、矢状位和轴位上的序列异常,Cobb 角（Cobb's angle）≥ 10° 即定义为脊柱侧凸,通常合并脊椎旋转。

（二）病因

特发性脊柱侧凸是最常见的一种,约占脊柱侧凸的 85%。特发性脊柱侧凸发病机制尚不明确,可将其按照年龄阶段可以划分为三种类型：即婴儿型（0~3 岁）、少儿型（4~9 岁）和青少年型（≥ 10 岁）。

二、流行病学

特发性脊柱侧凸在全球范围内的发病率为 0.93%~12%,在中国大陆脊柱侧凸患病率的系统回顾和荟萃分析显示中小学生总体发病率为 1.02%,而青少年型特发性脊柱侧凸总体发病率为 2.4%。青少年型特发性脊柱侧凸是最常见的一种,因此本节将以青少年型特发性脊柱侧凸为主。

三、临床诊断标准及临床表现

（一）临床诊断标准

Cobb 角 ≥ 10°,且非特定原因造成的。

（二）临床表现

大部分患者如果存在疼痛也不至于引起功能性的活动限制,其背部疼痛只比一般族群稍高。极少数个案合并神经肌肉问题,较严重者如胸椎侧弯（Cobb 角 ≥ 70°）可影响心肺功能。曲度严重者会导致外观问题,进而影响身心发展、人际关系。

四、评估

评估特发性脊柱侧凸,除了解病史外,测量个案的身高及代表第二性发育情形,以了解其骨骼发育分期,以判断其侧弯角度恶化的危险性。

脊柱侧凸常用的检查方法有以下几点。

(一) 姿势对称性检查

儿童背向检查者站立,检查者先观察儿童的站姿,并检视儿童的两肩是否等高,肩胛下角是否在同一平面,骨盆是否不对称。若肉眼观察不明显,但疑似有不对称的现象时,则辅以铅锤线法(用铅锤线自第 7 颈椎棘突垂下,并观察铅锤线是否偏离脊柱和臀沟)来协助判断。

(二) Adam 前屈试验

又称向前弯腰测试,请儿童双脚张开与肩同宽,脚趾向前膝关节伸直,并向前弯腰至躯体与地面平行,且两手自然下垂,同时调整姿势使其肌肉放松。然后,检查者坐于儿童正后方,以两眼水平凝视儿童背部,并触诊背部是否有不对称的情况。若以上检查方法发现儿童背部出现一侧较高突起及背部轮廓出现不对称的现象,且以上两点不是因为单侧背肌丰厚造成的,则可认定前屈试验为阳性反应。

(三) 脊椎侧凸度数测量

主要测量躯干旋转的角度,其判断是否脊柱侧凸,切截点为 5°、7° 或 10°。如果以 7° 当作转介的切截点,则转介率为 3%;如果以 5° 作为截断值,则转介率为 12%。一般而言,脊椎侧凸度数仪的旋转角度和 Cobb 角并不呈线性关系,通常概括推论旋转角 7° 相当于 Cobb 角 20°。脊柱侧凸度数仪的信度,测试者间测量误差为 2°~2.2°,测试者内测量误差为 1.2°~1.6°,腰椎处误差高于胸椎。

(四) X 线检查

X 线检查通常用来诊断及决定脊柱侧凸的类别、严重度及骨骼的成熟度,由 X 线可以测得 Cobb 角度及骨成熟指数。在全脊正位 X 线片上,确定侧凸的上端椎和下端椎,在上端椎椎体上沿和下端椎椎体下沿各画一条平线,再各做其垂直分割线,这两条垂线的相交角即为 Cobb 角。当 Cobb 角 >10° 时,即可诊断为脊柱侧凸。利用 X 线检查确定 Cobb 角,是目前确诊脊柱侧凸的黄金标准;同时,在骨盆的正位 X 线片上,观察患者髂骨骨骺发育情况,利用骨成熟指数(Risser 1~5)分级,可以判断脊柱侧凸患者恶化的风险高低。在 Risser 0~3 级的儿童中,曲度恶化的可能性更高。

五、康复治疗

目前,特发性脊柱侧凸的治疗方案主要依据侧凸角度和 Risser 征等情况决定,包括保守治疗和手术治疗大类。如 Risser 征 < Ⅲ度,同时 Cobb 角 <25°,或 Risser 征为Ⅳ度或Ⅴ度,但未达到手术标准时,采用运动疗法为主;如 Cobb 角在 25°~40° 之间,采用支具配合运动疗法的治疗手段;如 Cobb 角 >40°,支具治疗每年加重 6° 以上,或胸腰段、腰段侧凸 >35°,则采用手术治疗。

(一) 运动治疗

目前,国内主要以姿势运动(躯干伸肌控制、腹肌与臀大肌肌力增强运动),脊柱、胸大肌与下肢牵拉运动,呼吸运动等运动疗法为主,主要目的是加强核心肌群的力量,恢复脊柱两侧肌力平衡,促使脊柱恢复到正常位置,通过加强青少年特发性脊柱侧凸儿童核心肌力的训练,维持脊柱的正确力线,从而使脊柱趋于更加稳定的状态。

1. Schroth 训练　Schroth 训练为每个患者定制的训练,使弯曲的脊柱恢复到更自然的位置。目标是旋转,在三维平面拉长和稳定脊柱。利用过度矫正的姿势,学会缩短脊柱凸面的肌肉,延长脊柱凹侧的肌肉。这种姿势需要注意力集中和协调,应用正确的呼吸,以及适应肌肉长度和张力,这些练习的目的是在伸展脊柱的同时,在矢状面上对脊柱进行旋转、扭转和矫正。右胸脊柱侧凸患者根据新的"Power Schroth"原则进行"门把手练习"。

2. 脊柱侧凸科学训练方法　脊柱侧凸科学训练方法(Scientific Exercise Approach to Scoliosis,SEAS)是以一种特定形式的主动自我纠正为基础的训练,它是针对每一个病人单独教授的,这是为了达到最大可能的校正。自我纠正与稳定训练相关,包括神经运动控制、本体感觉训练和平衡,这些练习也被纳入他们的日常生活活动中。SEAS 方法是指父母通过认知 - 行为的方法与孩子聚在一起,最大限度地提高治疗依从性。

3. 呼吸训练　特发性脊柱侧凸弯曲的严重程度会对气道和肺部造成压力,病人可出现呼吸困难。如果由于脊柱的压力导致肺功能不全的风险太高,则需要手术。脊柱侧凸儿童呼吸康复计划的有效性研究包括呼吸教育技术(腹膈通气、胸廓运动、休息时和日常生活活动期间的通气)用于动员和预防胸部和骨骼肌僵硬;体位引流和振动以排出黏液并降低气道阻力;放松技术,以确保患者能够更好地控制呼吸以抵消呼吸困难。

4. 普拉提

(1)准备(热身伸展):热身包括在跑步机或椭圆机上步行 8 分钟。热身后,每个患者都要做一些伸展运动。

1)脊柱向前伸展:患者呈坐立位,躯干直立,双腿伸直,维持骨盆、脊柱中立,头部抬高。目标:伸展腰背肌,活动脊柱。

2)上部卷曲:患者仰卧位,手臂放于体侧。患者抬高双腿,随后放下,直到脚趾碰到地板,逐渐展开脊柱(逐节脊椎)。目标:伸展腰背肌,活动脊柱,强化腹肌。

3)儿童位置:患者坐在四个支撑位,必须伸展脊柱、手臂,并将手撑于地面,随后降低脊椎。目标:伸展腰椎旁、腰、臀区,活动脊柱。

4)向前拉腿:患者坐在四个支撑位,同时抬起右臂与右腿,并与脊椎保持对齐。随后,抬起左臂与左腿,保持与脊椎对齐。目标为拉伸脊柱的凹陷。

(2)特定运动

1)用大球(直径 65cm)做髋关节运动。目标:增强臀肌,发展平衡。

2)腹部内翻技巧球(直径 55cm)。目标:加强腹下区和坐骨神经肌肉。

3)上升到坐姿。目标:加强腹直肌。

4)带 0.141kg 弹簧的踏步椅上的脊柱侧向运动,以提供主要阻力。目标:根据脊柱侧凸的方向伸展外侧肌链。

5)脊柱侧移。目标:根据脊柱侧凸的方向伸展外侧肌链。

6)踏步椅上有一个 0.141kg 的弹簧,可提供较大的阻力。目标:活动脊柱,伸展椎旁、胸、腰椎肌肉。

(3)回到放松姿势:由 3 个动作组成,患者必须重复每项运动 3 次,持续 5 分钟,所有的练习都必须迅速进行。这些运动的目的是恢复代谢和放松肌肉。

（二）中医推拿正骨治疗

中医学对脊柱侧凸早有认识，《医宗金鉴·正骨心法要旨》记载："若脊筋陇起，骨缝必错，则成伛偻之形。当先揉筋，令其和软"。提出了"筋骨为病"的概念。特发性脊柱侧凸儿童实施整脊手法配合牵引治疗和功能锻炼可取得一定的疗效。但目前单纯采用中医推拿正骨疗法的研究较少，多数采用推拿正骨治疗为主结合综合治疗的方法，且其中创新性和规范性等方面有待进一步提升。

（三）支具治疗

支具治疗在特发性脊柱侧凸的非手术治疗中有重要地位，其疗效已得到国际公认。支具使用的适应证包括：①骨骼未成熟（Risser $\leqslant$ 2）且 Cobb 角在 25°~45° 时；②在过去 3~6 个月的随访期间 Cobb 角可增加 $\geqslant$ 5°。禁忌证包括骨骼已成熟且 Cobb 角 $\geqslant$ 50°。

根据脊柱侧凸位置高低，支具可分为颈胸腰骶矫形器（cervico-thoraco-lumbo-sacral orthosis，CTLSO）和胸腰骶矫形器（thoraco-lumbo-sacral orthosis，TLSO）。CTLSO 有颈托，适用于脊椎在 T_7 及以上水平的特发性脊柱侧凸患者，其矫正脊柱侧凸的范围可达颈椎部位，TLSO 则适用于脊椎在 T_7 以下水平的特发性脊柱侧凸患者，其高度仅达腋下，也被称为腋下型支具。

但有专家表示，长时间佩戴支具可能会使特发性脊柱侧凸儿童产生心理依赖，并进一步造成肌肉萎缩、肌力减退、背痛等并发症，影响儿童后期的治疗和康复。可见支具治疗可以起到控制畸形发展的作用，但并不能达到持久的纠正。因此，还需要配合运动疗法以防止因持续佩戴支具引起的脊柱僵直和椎旁肌肉萎缩。

（四）手术治疗

特发性脊柱侧凸的手术治疗已有 100 多年的历史，主要通过侵入性的手术来治疗和控制畸形的进展。对于 AIS 以下几种情况可考虑手术治疗。Cobb 角 >40° 且骨骼发育未成熟者、非手术治疗无效者（半年内侧弯进展超过 5°）、Cobb 角 >50° 者、胸椎后凸过小或过大者、胸腰段后凸或腰椎后凸畸形并伴有明显外观畸形者。手术治疗的目标是保持躯干平衡、改善外观、阻止弯曲进展，从而最大限度地降低特发性脊柱侧凸的短期及长期并发症发生率。目前，主要有前路手术、后路手术、前后路联合手术及微创等手术方式。手术治疗特发性脊柱侧凸不仅要严格把握手术指征，还应根据正确分型选择合适的入路及手术方式，才能进一步提高治疗效果，减少并发症。

2/3 的特发性脊柱侧凸儿童在骨骼成熟前会有侧弯角度增加。曲度恶化的可能性与性别骨骼年龄、弯曲部位及弯曲程度等因素有关。女性曲度增加的危险性较男性高出 10 倍，特发性脊柱侧凸越年轻发现，曲度越高者，其曲度恶化的危险性越高。脊柱侧凸的危险性以青春期为最重，但若在骨骼系统发育成熟后若 Cobb 角 $\leqslant$ 30° 就较少继续恶化。

特发性脊柱侧凸给青少年带来的不仅是外观畸形、功能减退等身体方面的诸多影响，更严重的是心理问题、社交障碍等方面的危害。由于该病的特殊性，其根本治疗目的是以阻止侧弯发展、纠正畸形、缓解疼痛、恢复功能、防治并发症为主。我们应尽早对青少年进行大规模的脊柱侧凸筛查，以做到早发现、早诊断、早干预，并将特发性脊柱侧凸的治疗方案更加个体化。

第五节　先天性脊柱裂

一、定义及病因

神经管缺陷（neural tube defects，NTDs）是胚胎发育早期因神经管闭合失败导致的严重先天性缺陷，包括无脑畸形、脊柱裂和脑膨出。脊柱裂（spina bifida）又称脊髓发育不良（myelodysplasia），是最常见的先天性神经管发育缺陷，可导致不同程度的脊髓神经功能受损及残疾，致病因素主要有妊娠期间叶酸缺乏或代谢异常、病毒感染、药物、糖尿病、肥胖、遗传或基因变异等。

二、流行病学

流行病学调查显示，全球新生儿神经管畸形的发病率为 0.06%~0.6%，每年新发约 300 000 例。全球存活产儿的脊柱裂发病率为 0.047%，不同地区、民族及种族的发生率不同。我国神经管畸形发病率平均为 0.3%，局部流行病学显示，我国新生儿脊柱裂发病率约为 0.1%，累计脊柱裂患者超过 400 万人。

三、临床诊断与临床表现

（一）临床分型

脊柱裂发生于胚胎发育第 3~4 周的神经管发育期，该疾病可发生在脊柱所有节段，常见于腰骶椎和下胸椎。根据皮肤完整性、是否有神经组织外露及脑脊液漏，脊柱裂可分为开放性和闭合性两类。其中，开放性脊柱裂是指脊柱裂处皮肤缺损，有神经基板外露、脑脊液漏；反之，则为闭合性脊柱裂。在闭合性脊柱裂中，根据有无脊膜或脊髓神经组织通过脊柱裂口膨出至椎管外、形成囊性包块，进一步分为显性脊柱裂（又称为囊性脊柱裂）和隐性脊柱裂。

1. 显性脊柱裂分型

（1）脑脊膜膨出：脑脊膜由脊柱中隔缺线处突出外面，形成一个囊状物，但内部的脊髓液与外部没有相通，脊髓未流入囊中，因此通常无神经损伤症状。

（2）脊髓脊膜膨出：最常见，除如脑脊髓膜膨出的囊状物之外，其脊髓也往外凸出包裹于囊中，通常伴有运动及感觉丧失。

（3）脊髓囊肿：脊髓中的中央管与外囊相通。

（4）脊髓裂：凸出的囊裂开，因此脊髓完全暴露在外面。

2. 隐性脊柱裂分型

（1）单侧型：即椎板一侧与棘突融合，另一侧由于椎板发育不良而未与棘突融合，形成正中旁的纵形（或斜形）裂隙。单纯此种畸形一般不引起症状。

（2）浮棘型：即椎骨两侧椎板均发育不全，互不融合，其间形成一条较宽的缝隙，因棘突呈游离漂浮状态，故称之为"浮棘"。两侧椎板与之有纤维膜样组织相连。此型在临床上常伴有局部症状，严重者需手术治疗。

（3）吻棘型：即一个椎节（多为第 1 骶椎）双侧椎板发育不良，棘突亦缺如，而上一椎节的棘突较长，以致当腰部后伸时，上一椎节棘突嵌至下一椎节后方裂隙中，似接吻状，故在临床上称"吻棘"，又称"嵌棘"。可出现局部或根性症状，对其中严重者，应行手术将上椎节棘突下方做部分或大部分截除。

（4）完全脊柱裂型：指双侧椎板发育不全伴有棘突缺如者，形成一长形裂隙。此型在临床行 X 线片时常可发现，其中 90% 的病例并无症状。

（二）临床表现

1. 异常皮征与压疮 脊柱裂患者局部常有异常皮征，包括皮肤隆起、凹陷、长毛、皮肤毛细血管瘤、色素沉着等。疾病后期出现受力部位（足底、臀部等）皮肤发红、水泡或溃疡。

2. 动作障碍 依脊柱缺损位置及神经和脊髓受损范围，动作障碍程度上出现差异。可能完全瘫痪，也可能部分瘫痪，出生时即存在的肌无力是永久性的，通常不会恶化，若在成长过程中存在恶化、大小便功能减退、进行性脊柱侧凸或疼痛，必须尽快检查与介入，可能是脊髓栓系综合征（tethered spinal cord）的先兆。

3. 脊髓变形 脊柱裂所在的脊柱骨分裂，因此脊柱不稳定，加上肌肉无力及两侧肌力不平衡会造成脊柱变形。通常 L_2 以上损伤容易造成脊柱变形。3 种脊柱变形为脊椎后突、脊椎侧凸和脊柱前突。

4. 下肢症状 下肢麻木无力，足踝畸形，甚至整个下肢感觉运动功能障碍、萎缩，变细短小、畸形直至瘫痪。有些关节畸形或形成挛缩现象在出生时已有，然而大部分畸形因肌力的不平衡而产生。腿部常见的畸形有髋关节脱臼、杵状足、膝关节后伸、踝关节畸形及混合型畸形。最常见的下肢畸形是马蹄内翻足。下肢可能存在骨质疏松的情况，这是由于儿童下肢无法正常负重造成的，易导致骨折。

5. 二便功能障碍 控制大小便的神经节在骶神经节第 2~4 节。95% 以上脊髓发育不良儿童有大小便控制障碍。胸椎第 12 节以上的脊柱裂者容易引起痉挛型膀胱症状（spastic bladder），若是尾椎第 2~4 节的脊柱裂者，容易引起软瘫性膀胱症状（spastic bladder）。若膀胱有尿液残余，大多可引起炎症而损害肾脏功能。若出现发热、胃痛、尿液味道比平时浓、血尿等则警惕膀胱出现问题。大便失禁是由于肛门区域没有肌肉控制及感觉丧失所造成。

6. 脑积水与 Chiari Ⅱ 畸形 脑积水（hydrocephalus）形成是由于脑脊液（cerebrospinal fluid，CSF）循环不良且无法排出，进而堆积在脑室使脑部变大、脑部组织受压迫且变薄。Chiari Ⅱ 畸形位于小脑、延脑及颈部脊神经，小脑后侧向下脱垂至枕骨大孔处，使脑干向下位移，导致脑脊液循环问题而产生脑水肿。大部分脊髓膜膨出的儿童有 Chiari Ⅱ 畸形。脑积水会造成学习困难、视力障碍、斜视和癫痫。

7. 智力障碍或学习障碍 单纯脊柱裂儿童无智力上的问题，但若合并脑积水、Chiari Ⅱ 畸形或脑炎则会有智力障碍，有的儿童虽智力在正常范围内但有学习障碍。

8. 行为问题 由于先天障碍或在成长过程中被过度保护或弃置不顾，可能产生偏差行为。

9. 乳胶过敏 脊柱裂患者是乳胶过敏的高危群体。直接接触乳胶或以吸入的方式接触都会引起儿童的过敏反应。乳胶过敏的初始症状轻微，如皮肤刺激、皮疹、荨麻疹、脸颊发红、眼睛发痒或打喷嚏。当过敏反应进一步加重时，可引起全身性荨麻疹、喘息、咳嗽、眶周红斑肿胀，甚至恶心和呕吐。

（三）辅助检查

MRI 是确诊脊髓栓系的首选方法和金标准。MRI 可观察到脊髓圆锥最低位、脊髓被牵拉成角，(脊髓)脊膜膨出或脊髓纵向裂成左右两部分，同时可观察到栓系结构。CT 在观察骨性结构方面具有优势。MRI 和 CT 均可用于观察有无脑积水或脑积水类型严重程度及其进展情况。脊柱裂筛选与预防包括孕期 B 超、羊膜穿刺和补充叶酸。于妊娠 15~20 周测量抽取孕妇的血清与羊水样本的 α- 胎儿蛋白来诊断胎儿是否有神经管发育缺陷。

四、康复评估

（一）发展评估

完整的发展评估可了解脊柱裂婴儿各方面发展问题并早期介入。可先用发展筛检表，找出可能有问题的发展领域，再进一步用诊断量表。

（二）肌力与不良动作评估

肌力评估必须观察婴儿的肢体动作是否存在，观察着眼于各关节动作大小与抗重力与否；也可用触摸方式，了解肌肉是否收缩。肌力可参考成人分级：0 级为无收缩；1 级为收缩但无动作；2 级为不抗重力的动作；3 级为抗重力的动作但不抗阻力；4 级为抗重力的动作并抗阻力；5 级为正常肌力，但婴儿只记 0~4 级。因为需观察婴儿的自主动作，所以最好在婴儿清醒时，逗他以引发动作；或在婴儿哭泣时观察其动作。由于两侧下肢损伤不同，故两侧下肢需要分别记录。此外，也可参考《主动动作量表》计分。如何根据肌力检查结果，判断动作等级（motor level）可参考《国际脊髓发育不良动作等级标准》（International Myelodysplasia Study Group Criteria for Assigning Motor Levels）。

（三）感觉评估

评估脊柱裂婴儿的下肢感觉丧失程度需仔细观察，在碰触皮肤的同时观察其脸部表情及呼吸以了解有无感觉。最佳的办法是轻捏或针刺足趾、足部及腿部。

（四）挛缩与畸形评估

可采用临床肌张力分级、改良 Ashworth 痉挛评价量表（Modified Ashworth Scale，MSS）及综合痉挛量表（Composite Spasticity Scale，CSS）评估儿童肌张力及痉挛情况，必要时进行疼痛评估。脊柱侧凸、先天性髋脱位和马蹄内翻足常见于脊柱裂患者。

（五）骨折评估

脊柱裂儿童由于关节挛缩及骨密度的减少，为病理性骨折的高危群体。骨折评估内容包括骨折的愈合情况——对位对线、骨痂形成情况、有无假关节、有无畸形愈合，关节活动度的测量，肌力，肢体的长度和周径，感觉功能，ADL 能力等。上肢骨折主要影响患儿的生活自理能力如穿衣、进食、漱洗、清洁卫生等；下肢骨折的患儿主要影响其步行、负重等功能。

（六）功能性移动计分表

功能性移动计分表（Functional Mobility Score，FMS）用于评估儿童在三种移动区域的移动能力（室内步行距离 5 米，学校或游乐场所行走 50 米，户外活动或逛街 500 米），每一个场所分别给予 1~6 分，总分越高越好。

（七）其他评估

1. 婴儿的清醒及灵活程度。
2. 婴儿的移动方式。

3. 婴儿的哭泣量。

4. 亲子互动。

5. 父母对婴儿的焦虑。

五、康复治疗

（一）康复治疗原则

定期评估肌力、感觉功能、教导家属正确的体位摆放、辅具的使用、促进移动与生活功能或训练使用轮椅的能力。同时，治疗师与家长应随时留意儿童脊髓栓系的先兆。

（二）康复治疗方法

1. 促进身体功能发展 脊柱裂和脑水肿的婴儿自出生时即可能存在或日后出现发展缓慢，利用治疗活动可以减少发展延缓，以长大后能在社区中独立为主要目标。治疗活动最好在家中进行，需教导家人特殊的运动方法以协助儿童的发展，这些内容包括拥抱、体位摆放及与儿童交流互动的技巧方法。脊柱裂新生儿在早期最好放在俯卧或侧卧位的姿势，以避免压到伤口。

（1）头和身体控制：头部控制的发展使婴儿能够观察并学习周围的环境，对于沟通、手及抓取的技巧等的发展都至关重要。置婴儿于支持性直立姿势，比平躺更能发展出头部控制能力。

（2）坐姿：坐姿较易引起儿童对周围环境的兴趣，使儿童的手自由探索，也更利于与他人沟通。当开始学坐时，儿童需要一些支撑，可以利用摆位椅、或坐时墙壁或箱子。

（3）位移：可以利用活动设计与协助手法或爬行器协助其练习位移的技巧。患者一旦有足够的头部及躯体控制能力，就能练习站立及行走。

（4）行走：站立能促进身体的伸直肌收缩，避免挛缩并强化下肢肌力。患者可每天适当站立并逐渐延长时间。对于某些儿童来说，行走的能量消耗高且危险，治疗师需告知家长不必强迫儿童行走。儿童大部分时间，使用轮椅或其他移位辅具移动，行走可当作运动性治疗。

（5）增加身体活动量：运动干预应从早期开始，增加体力活动对脊柱裂患者来说至关重要，体力、耐力提高可以促进日常活动的功能独立性，改善对日常生活活动的感知，获得更高的生活质量、更高的自我价值感和满足感。早期对脊柱裂儿童进行运动发育评估，评估脊柱裂儿童的运动功能，以确定最合适的治疗干预措施来增强运动发育。患者、患者父母或照顾者与治疗师一同讨论运动、体育活动、娱乐活动等的益处，鼓励患者做出选择，并参与制订运动策略。根据 2018 年美国脊柱裂协会发布的《脊柱裂患者医疗护理指南》，6~17 岁的脊柱裂儿童应每天进行不少于 60 分钟的体育锻炼，每周至少应进行 3 天的高强度有氧运动、肌肉强化活动和骨骼强化活动，每次不少于 60 分钟。

2. 治疗挛缩和畸形 保持肌肉在各方面的完整度贯穿整个治疗计划，能有效避免关节挛缩和畸形。治疗计划活动下肢关节、牵拉下肢肌肉及体位摆放避免挛缩。

（1）牵拉：若未达到完整的关节活动度，家属必须每天进行牵拉，关节应尽可能活动至最大，并维持 20 秒，重复 10 次，缓慢并轻轻地牵拉，在儿童心情愉悦时牵拉效果更佳。对于年龄稍大的儿童，先向其解释你在做什么并取得配合。最常见的挛缩发生在髋部和脚踝。牵拉脚踝利于获得更好的站立和行走姿势，牵拉髋部有助于获得站立、行走和其他日常生活所需的活动度。

(2)体位摆放：体位摆放有助于矫正挛缩及畸形，但切记不可固定在同一姿势过久。每天趴卧可避免髋部挛缩。

3. 支架和辅具的使用　儿童一生会使用不同形式的支架，支架应和儿童的发展时期相配合。若儿童的脑水肿未处理，其头部可用很大而特殊的辅具来保持头部的直立，如特制座椅椅背较高，以支持其头部和肩膀。不同的程度的神经损伤所需的下肢支具也不同，所需的辅助形式取决于肌力，随着儿童的成长和发展，必须进行定期检查，及时调整和更换辅具和支架，以满足儿童的个性化需求。

4. 自我照顾技巧　鼓励儿童学习自己洗澡、吃、喝、穿衣和如厕，依据瘫痪程度，儿童有不同的预后及可能需要帮助的程度，必须练习和鼓励这些技巧，尽可能地帮助儿童保持其姿势平衡并建立安全感。

第六节　发育性髋关节脱位

一、定义及病因

(一) 定义

发育性髋关节脱位(developmental dislocation of the hip, DDH)包括骨骼和软组织两个方面的变化，病变累积髋臼、股骨头、关节囊和髋关节周围的韧带和肌肉，其改变随着年龄的增加而日益加重。发育性髋关节脱位主要包括髋臼发育不良、髋关节半脱位和髋关节脱位3种类型，最常见的是髋关节脱位。发育性髋关节脱位发生在儿童出生时或发育过程中，病变长期存在导致关节软骨退行性改变、股骨头半脱位，甚至局灶性坏死和严重的骨关节炎，危害了儿童的健康。

(二) 病因

当前，发育性髋关节脱位的病因尚不明确，大量研究表明该病由多种危险因素引起。

1. 髋关节囊和韧带松弛　是导致发育性髋关节脱位的主要病因之一。

2. 内分泌因素　分娩时母体雌激素和孕期松弛素的增加促进了髋关节松弛。

3. 机械因素　正常状态下，髋关节各个方向的力量保持平衡，使股骨头和髋臼保持良好的解剖关系，有利于髋臼和股骨头的正常发育。但在胚胎时期及小儿发育时期，胎位因素与体位因素的改变，将改变甚至破坏髋关节的解剖关系，继而发生髋关节脱位。

4. 遗传因素　发育性髋关节脱位遗传并非单基因遗传，是复杂的多基因遗传，不同的患病个体之间存在很大的遗传异质性，该病是多个微效基因和主效基因功能的叠加与环境因素共同作用的结果，因此遗传基因研究相对复杂，其主效应基因主要包括生长因子5(*GDF5*)(第一个被证实的易感基因，可导致多种类型的骨骼发育不良)，*TBX4*(其是*DDH*的重要突变基因)，*ASPN*，妊娠相关血浆蛋白-A2(*PAPPA2*)，以及其他候选基因维生素D受体基因(*VDR*)等与发育性髋关节脱位严重性可能有相关性。

二、流行病学

发育性髋关节脱位发病率在世界各地区差异较大,我国约为1‰,女孩发病率为男孩的5~6倍,左侧发病率约为右侧的2倍,双侧发病约占35%。此外,遗传因素在发育性髋关节脱位的发生中起重要作用,12%~33%的DDH儿童有阳性家族史。

三、临床表现与临床诊断

(一)临床表现

1. 新生儿(<6个月)

(1)双下肢皮纹不对称。

(2)双下肢不等长。

(3)髋部弹响(外展外旋时)。

(4)下肢活动受限或一侧肢体少动。

2. 较大儿童(6~12个月及以上)

(1)跛行步态(鸭步、落降步)。

(2)套叠试验(望远镜试验):小儿平卧,屈膝、屈髋各90°,一只手握住膝关节,另一只手抵住骨盆两侧髂前上棘,将膝关节向下压可以感到股骨头向后脱出,膝关节向上提可以感到股骨头进入髋臼。

(3)特伦德伦堡试验(Trendelenburg test):嘱儿童单腿站立,另一腿尽量屈髋、屈膝,使足离地。正常站立时对侧骨盆上升;脱位后股骨头不能托住髋臼,臀中肌无力,使对侧骨盆下降,从背后观察特别清楚,称为特伦德伦堡试验阳性。这是髋关节不稳定的体征。

(4)尼来登(Nelaton)线:髂前上棘与坐骨结节连线正常通过大转子顶点称尼来登线,脱位时大转子在此线之上。

(二)临床诊断

目前,超声是公认的早期发育性髋关节脱位首选的影像学诊断方法。

在初期阶段通过体格检查、弹出试验和外展试验来进行确诊。6个月以下进行髋关节超声检查(如有可能进行儿科超声检查);年龄在6个月以上者应做X光检查(如骨盆前后位,腿伸直,蛙腿视图)。

1. 弹出试验(Barlow 试验) 是诊断髋关节发育不良、髋关节不稳定的可靠方法。儿童仰卧位,检查者面对小儿臀部,将其双髋、双膝均屈曲90°,拇指放在儿童大腿内侧小转子处加压,向外上方推压股骨头,感到股骨头从髋臼内滑出髋臼外的弹跳;当去除拇指的压力,股骨头则又自然弹回到髋臼内,称为Barlow试验阳性。

2. 外展试验(Ortolani 征) 是新生儿普查的重要可靠方法。儿童平卧,屈膝、屈髋各90°,检查者面对婴儿臀部,双手握住双膝同时外展、外旋,正常膝外侧面可触及床面,当外展一定程度受限,而膝外侧不能触及床面,称外展试验阳性。当外展到一定程度突然弹出,则外展可达90°,称Ortolani征阳性,是髋关节脱位最可靠的体征。

3. 髋脱位的分型

(1)髋关节发育不良:又称为髋关节不稳定,X线片常以髋臼指数增大为特点,多数采用髋关节外展位而随之自愈,1/10将来发展为先天性髋脱位,还有少数病例持续存在髋臼发育不良,年长后出现症状。

(2)髋关节半脱位:X线片有髋臼指数增大,髋臼覆盖着部分股骨头,这是一种独立的类型,可长期存在而不转化为全脱位。

(3)髋关节全脱位:股骨头完全脱出髋臼,根据股肌头脱位的高低可分为四度。

1)Ⅰ度脱位:股骨头骺核位于Y线以下、髋臼外上缘垂线之外。

2)Ⅱ度脱位:股骨头骺核位于Y线与Y线的臼上缘平行线之间。

3)Ⅲ度脱位:股骨头骺核位于臼上缘平行线高度。

4)Ⅴ度脱位:股骨头骺核位于白上缘平行线以上,并有假臼形成。

四、评估

1. 观察新生儿下肢的外形,可见两侧臀部增宽,大腿短粗,小腿细长。如为单侧脱位,可见两侧腹股沟的皮纹长短不一,患侧臀部及大腿皮纹增多、加深,会阴部增宽。如发现上述情况,可再进行以下试验,以进一步确定有无髋关节脱位。

2. 让新生儿平卧,将其两足齐平,两踝部靠拢,然后屈膝约90°。如发现双膝高低不平,则是由于股骨脱位后上移所致,高侧则为脱位侧。

3. 让新生儿平卧,使其屈膝、屈髋各90°,然后握住双膝外展,如为正常,双膝外侧应能触及床面。如有脱位,则不能触及床面。有的在外展至75°~80°时会突然有一弹跳感,以后才触及床面。

4. 步态评估 步长、步宽、步速、步频、足偏角等。

5. 关节活动角度评估 髋关节、膝关节、踝关节等。

6. 特殊体征检查 Allis征或Galeazzi征(新生儿平卧,屈膝85°~90°,双足平放床上,双踝靠拢可见双膝高低不等,这是股骨上移所致)、Ortolani和Barlow试验。

7. X线片辅助检查

(1)波金象限:双侧全脱位特殊情况为正常股骨头骨化中心位于内下象限,半脱位位于外下象限,全脱位位于外上象限。

(2)常规拍摄双髋关节正位X线片,髋臼指数(正常髋臼指数为20°~25°,>25°为髋臼发育不良)在30°以上即怀疑为DDH;前倾角、股骨颈颈干角等。

(3)中心边缘角(C.E角):正常为20°,半脱位时<15°,主要用于大儿童半脱位的诊断。

五、康复治疗

发育性髋关节脱位的治疗原则为早发现、早诊断、早治疗。不同的年龄阶段有不同的治疗手段,大多数步行年龄前的发育性髋关节脱位儿童可以使用闭合方法进行管理,髋关节稳定同心复位;而一些在步行年龄后的儿童需要进行切开复位手术治疗,多为18月龄以上的儿童。

1. 家庭宣教 向儿童家长讲解相关注意事项,为儿童进行简单护理及手法的操作要求,指导家长从心理、饮食、卧位等方面为儿童创造一个舒适的休养环境,教会家长有关功能锻炼的知识:儿童应仰卧于板床上,保持患肢外展内旋位,保持会阴部清洁干燥,大、小便后更换尿布,用湿润毛巾轻轻擦拭臀部及会阴部皮肤,防止发生臀红。

2. 支具治疗 支具是针对6个月以下患者进行发育性髋关节脱位治疗的黄金标准。

它们将夹板分为动态和静态两种类型,其中 Pavlik 安全带是最常见的动态夹板,用于髋关节不稳定,维持髋关节屈曲 100°~110°,外展 20°~50°,维持 24 小时,禁脱位动作(包括检查和更换衣服)。定期 B 超检查,1~2 周 / 次。若 3 周后 B 超提示取得同心圆复位,则继续维持 2~4 个月。然后使用外展支架直至髋臼指数(AL)<25°,中心边缘角(CEA)>20°。如果 3 周后 B 超及临床检查提示未取得复位,则停用 Pavlik 吊带,改用其他治疗方法。

3. 闭合复位　双足悬吊牵引或水平皮牵引 10~14 天,麻醉下复位,使内收肌松弛。

4. 蛙式石膏固定　3 个月 / 次,共 3 次,保持皮肤清洁干燥,每日协助儿童定时翻身,每 2~4 小时翻身 1 次。防止异物进入石膏内造成压迫性溃疡,衬垫要铺平拉紧,如儿童反复诉说骨性突起部位疼痛,需打开石膏局部,以防发生压疮。

5. 牵引　包括支具牵引、皮肤牵引和骨牵引,牵引重量以 1kg/ 岁,一般牵引 2 周,直至大转子达到尼来登线上,床边 X 线片股骨头达到髋臼水平。

6. 功能锻炼　包括步态训练、患肢负重训练、髋部周围肌肉力量训练、关节活动度训练(股骨头闭合或切开复位后,髋部保持屈曲、外展和内旋,外展 20°~60° 可达到安全区)。

7. 手术治疗　适用于年龄<2 岁,保守治疗效果不好的儿童。手术方式:截骨术是较为常见的发育性髋关节脱位手术方式。具体操作为切开复位 + 髋臼成形 + 股骨截骨术,其中髋臼成形术常用的手术方式包括 Salter,适用于 3~5 岁,髋臼指数<45°,3 岁以下手法复位失败者;Chiari 术,适用于 6~10 岁,髋臼发育不良者;Pemnerton 术,适用于 2~10 岁,髋臼发育不良者。

手术只能改善步态,减轻症状。手术后存在并发症的风险,如股骨头缺血性坏死、术后再脱位、髋关节运动受限或关节僵硬等。术后肢体功能锻炼是保证手术成功的关键之一。锻炼的时机取决于年龄、脱位程度、局部病理改变及内固定方法等因素。一般麻醉清醒后即可进行踝关节、跖趾关节的屈伸、旋转活动,跖趾屈曲与背伸活动可最大限度地屈伸患肢小关节,带动小腿肌肉运动,避免关节僵硬。每个动作保持 10 秒,放松,重复 20 次,每日 5~6 遍;1 周后加大练习强度,每个动作重复 50 次,每日 4~5 遍。术后第 1 天指导儿童进行健侧股四头肌收缩运动,随后进行患侧股四头肌等长收缩运动。每个动作重复 20~30 次,逐渐递增至 40~50 次,每日 5~6 遍,可促进血液循环、改善局部营养状况,防止肌肉失用性萎缩和关节僵直。术后恢复与治疗十分重要,出院后 2 周进行复诊,6~8 周后依据儿童病情进行康复功能锻炼,指导儿童主动锻炼,可先通过床上练习坐起加强屈髋活动,在儿童能独立完成屈髋动作后,再指导做适当的外展、外旋、内收、内旋,直至下蹲活动。每次 30 分钟,每日 4~6 次,使髋关节恢复到最佳状态。术后 11 周可由家长陪同扶床活动,逐渐负重行走,并在 2~3 个月复诊评估。

第七节　先天性肌性斜颈

一、定义及病因

(一) 定义

先天性肌性斜颈(congenital muscular torticollis)又名小儿斜颈,是一种先天性肌肉骨骼系统疾病,以儿童头部偏向患侧、颜面部偏向健侧为典型特征,可伴有患侧胸锁乳突肌增厚或局部出现肌性肿块。若儿童早期未得到有效治疗,可引发颈椎侧凸、视力障碍等并发症,导致儿童颈部活动受限,对儿童生长发育造成严重影响。

（二）病因

先天性肌性斜颈的直接原因是一侧胸锁乳突肌的纤维化引起挛缩、变形导致头向患侧倾斜,但胸锁乳突肌变性的具体原因尚不十分清楚,主要学说有以下几种。

1. 产伤或难产　在分娩过程中产伤或难产使胸锁乳突肌血流受限,导致缺血,肌纤维变性。

2. 胎位异常　孕期胎儿在子宫内位置异常,易引起局部受压缺血损伤,从而导致代偿性肉芽组织增生,形成挛缩斜颈。

3. 肌筋膜间室综合征学说　在分娩过程中一侧胸锁乳突肌扭结受压致缺血、损伤、水肿、继发肌筋膜间室综合征。

二、流行病学

先天性肌性斜颈在儿童出生时或生后不久即可被发现,发病率为0.3%~2.0%,也有报道称因现代生殖技术的发展其发病率高达16%。男女发病率基本相同,左右侧发生率无明显差异。先天性肌性斜颈是继先天性髋关节脱位、足部畸形之外最常见的先天性骨骼肌肉系统疾病。

三、临床诊断、临床表现

（一）临床诊断

目前,先天性肌性斜颈的诊断主要围绕病史、症状及辅助检查进行。

1. 多有难产或臀位产史、高出生体重或多胎史。

2. 出生后约2周的儿童一侧颈部胸锁乳突肌内出现肿块,表明光滑,质地偏硬。

3. 儿童头向患侧倾斜,下颌转向健侧,患侧胸锁乳突肌明显增粗挛缩或触及条索感。

4. 先天性肌性斜颈的辅助检查首选超声,可见儿童双侧胸锁乳突肌不对称,患侧胸锁乳突肌明显增粗、内部肌肉纤维走行较紊乱,显示为增强或减弱回声,超声心动图显示存在血流减少情况。

（二）鉴别诊断

1. 骨性斜颈　颈椎异常如寰枢椎半脱位、半锥体等,胸锁乳突肌挛缩,X线检查可确诊。

2. 眼源性斜颈　斜视儿童晚期可出现面部发育不对称、颈椎发育畸形、斜颈等,但胸锁乳突肌无包块,眼科检查交叉遮眼实验可鉴别。

3. 感染引起的斜颈　咽喉部炎症,扁桃体炎、颈部淋巴结炎症时,可导致寰枢椎旋转固定引起斜颈。

（三）临床表现

先天性肌性斜颈的临床表现与年龄和病变程度明显相关。

1. 颈部肿块　多于出生后1~2周发现一侧胸锁乳突肌中下段出现卵圆形或条索状肿块,质地较硬。1~2个月内肿块逐渐增大,然后开始缩小,于2~6个月内消失。

2. 斜颈畸形　颈部包块消失的同时,胸锁乳突肌逐渐出现挛缩,呈坚硬条索状。头部向患侧倾斜,下颌偏向健侧,颈部向患侧旋转及向对侧倾斜受限。

3. 颜面部畸形　如果早期未得到有效治疗,2岁后即会出现颜面部畸形,主要表现为面部不对称,患侧面部短小,外观较扁平,眼外眦与同侧口角的距离小于健侧,双眼和双耳不在同一平面。晚期患侧颈部深筋膜增厚和挛缩,前中斜角肌挛缩,继而颈动脉鞘肌鞘内血管变短,颈椎、上胸段侧凸等。除上述主要表现外,先天性肌性斜颈可合并先天性髋臼脱位及颈椎其他畸形。

根据胸锁乳突肌包块及颈部活动受限情况可将先天性肌性斜颈分为三型,①胸锁乳突肌包块型斜颈:表现为胸锁乳突肌存在纤维化包块以及颈部被动活动受限;②胸锁乳突肌紧张型斜颈:表现为胸锁乳突肌紧张、挛缩及颈部被动活动受限;③姿势性斜颈:仅表现为颈部歪斜,而胸锁乳突肌未触及包块或紧张,颈部被动活动也未见明显受限。具体分类见表17-2。

表17-2　先天性肌性斜颈分类

分类	特点
胸锁乳突肌包块型斜颈	胸锁乳突肌可扪及肿块,颈部被动活动受限,B超显示肿块在绳索乳突肌内回声异常
胸锁乳突肌紧张型斜颈	胸锁乳突肌不能触及肿块,但可触及胸锁乳突肌明显紧张挛缩及条索状,颈部被动活动受限,头面部可有不对称,B超显示胸锁乳突肌回声异常
姿势性斜颈	有斜颈症状,但无胸锁乳突肌肿块和增厚,B超显示胸锁乳突肌未见异常

四、评估

依据2010年颁布的《国际功能、残疾和健康分类(儿童和青少年版)》(ICF-CY),从身体结构和功能、活动能力、参与能力及环境因素三大方面对先天性肌性斜颈儿童进行综合评估。

(一)身体结构与功能评估

先天性斜颈儿童主要表现为颈部健侧侧屈及患侧旋转受限,以及儿童患侧胸锁乳突肌存在包块。因此,身体结构与功能方面需评估双侧颈部侧屈、旋转活动度差异及胸锁乳突肌是否存在包块。

1. 双侧颈部被动侧屈、旋转活动度评估　在治疗前后均需进行双侧颈部被动侧屈及旋转角度的测量。对于2岁以下、配合能力差的儿童,颈部被动侧屈及旋转活动度需在仰卧位下测量;2岁以上能够配合的儿童可在坐位下测量,注意角度测量时头要从中立位开始活动。仰卧位测量时需将儿童头部悬空,避免头部阻力对测量结果造成影响。

2. 双侧颈部主动侧屈能力、旋转活动度评估　颈部主动侧屈能力主要通过头对躯干的翻正反应来评估。对于2个月以上儿童可以应用肌肉功能检查量表进行颈部侧屈能力检查,得分标准见表17-3。

表 17-3　肌肉功能检查量表

得分	头与躯干的关系	头与躯干水平线的夹角
0 分	头在躯干水平线以下	<0（头在躯干水平线以下）
1 分	头与躯干水平线重叠	0（头与躯干在水平线重叠）
2 分	头略高于躯干水平线	0°~15°（头与躯干在水平线以上）
3 分	头明显高于躯干水平线，夹角<45°	15°~45°（头在躯干水平线以上）
4 分	头明显高于躯干水平线，夹角>45°	45°~75°（头在躯干水平线以上）
5 分	头接近垂直位	>75°（头在躯干水平线以上）

颈部主动旋转角度的测量：对于月龄<3 个月、头部控制能力差的儿童在仰卧位下测量；>3 个月、头部控制能力好的儿童采用"旋转座椅"的方式进行测量。测量方式：治疗师坐在转椅上，将儿童固定抱坐在膝盖上，家长站在固定位置用玩具、声音等吸引注意力并保持孩子的视线一直停留在家长身上，治疗师开始旋转椅子时，孩子会自发做出颈部旋转动作，同时另一治疗师在婴儿头顶进行角度测量。

3. 胸锁乳突肌包块的评估　对先天性儿童进行颈部肌肉触诊及胸锁乳突肌彩超检查，评估是否存在胸锁乳突肌包块或纤维化及包块的大小、位置及质地等情况。

（二）活动能力评估

先天性肌性斜颈儿童出生后早期合并大运动发育落后的概率较正常婴儿高，大部分生后 10 个月至 2 岁可达到正常水平。因此，需根据儿童年龄选择合适的量表评估儿童活动能力情况，0~4 个月应用婴儿运动能力测试，4~18 个月应用 Albert 婴儿运动量表进行评估。

（三）参与能力及环境因素评估

对先天性肌性斜颈儿童的社会参与能力的评估需结合环境因素，观察儿童在喂养、睡眠等日常活动中的体位、姿势是否存在习惯新的位置偏好，以及这些姿势对于病情及治疗的影响。

此外，先天性肌性斜颈的康复评估可根据儿童的年龄、症状、体征进行评估。2018 年美国物理治疗协会（the American Physical Therapy Association，ATPA）和儿科物理治疗学会（the Academy of Pediatric Physical Therapy，APPT）将 CMT 儿童按照严重程度分为 8 个级别，分级情况见表 17-4。

表 17-4　先天性肌性斜颈严重程度分级

级别	严重程度	年龄	症状
1 级	早期轻度	0~6 月龄	仅有姿势偏好或两侧被动颈椎旋转差异<15°
2 级	早期中度	0~6 月龄	两侧被动颈椎旋转差异在 15°~30° 之间
3 级	早期严重	0~6 月龄	两侧被动颈椎旋转差异>30° 或存在 SCM 肿块
4 级	晚期轻度	7~9 月龄	仅有姿势偏好或两侧被动颈椎旋转差异<15°
5 级	晚期中度	10~12 月龄	仅有姿势偏好或两侧被动颈椎旋转差异<15°
6 级	晚期重度	7~9/10~12 月龄	7~9 月龄，两侧被动颈椎旋转差异>15°；10~12 月龄，两侧被动颈椎旋转差异在 15°~30° 之间

续表

级别	严重程度	年龄	症状
7 级	晚期超重	7~9/10~12 月龄	7~9 月龄,伴 SCM 肿块;10~12 月龄,两侧被动颈椎旋转差异>30°
8 级	超晚期	>12 月龄	存在任何不对称,包括姿势偏好、被动颈椎旋转存在差异或 SCM 肿块

先天性肌性斜颈的疗效评定需结合儿童颅面部对称度、患侧胸锁乳突肌肿块及肌肉紧张度的改善情况,以及家属主观评价情况综合分析,可参考香港中文大学制定的先天性肌性斜颈疗效评分标准进行评分,具体评分标准见表 17-5。

表 17-5　先天性肌性斜颈疗效评分标准

项目	3 分	2 分	1 分	0 分
颈部旋转受限	<5°	6°~10°	11°~15°	>15°
颈部侧屈受限	<5°	6°~10°	11°~15°	>15°
颅面部不对称(扁头、大小脸)	无	轻	中	重
胸锁乳突肌紧张或肿块残留或条索(无、体部、锁骨端、胸骨端)	无	体部	体部、锁骨部	锁骨部、胸骨部
头部倾斜	无	轻	中	重
家属主观评价情况(儿童外观和颈部功能)	优	良	一般	差

五、治疗

早发现、早诊断并采用物理治疗是先天性肌性斜颈诊治的关键,多数儿童预后良好,颈部可恢复正常活动且不会导致畸形。物理治疗主要包括颈部被动牵伸训练、姿势控制训练、颈部主动关节活动度训练、推拿治疗、物理因子及家庭康复训练等治疗方法,可促进胸锁乳突肌肿块的吸收、消散,改善局部功能活动,防止肌肉挛缩。

(一)物理治疗

1. 颈部被动牵伸训练　颈部被动牵伸是最常见的干预方法,是指在无痛范围内持续进行的低强度伸展运动。一般采用两人牵伸法进行治疗,牵伸时儿童仰卧于治疗床上,一人在侧方固定儿童肩部,一人在儿童头部上方扶持儿童头部并略伸出床沿外。先在患侧颈部按摩包块 3 分钟,接着使儿童颈部轻度前屈,再让儿童头部向健侧侧屈,然后再往患侧旋转,一般使用侧屈 70°、旋转 90° 作为牵伸最大活动范围的参考值,每次牵伸维持 10~15 秒,休息 10 秒,连续 10 次为一组,每天牵伸 10 组。

2. 姿势控制　利用玩具、声音和音乐等视听觉刺激引导儿童主动将头转向患侧并逐渐延长维持此姿势的时间。

3. 颈部主动关节活动度训练　当儿童有一定头控能力时,通过立直反射或翻正反应,诱导儿童进行仰卧位旋转、俯卧位上抬及立位侧屈等功能锻炼伸展患侧胸锁乳突肌。

4. 推拿治疗　儿童取仰卧位,推拿者坐于儿童头部一侧,于患侧胸锁乳突肌处涂滑石粉或爽身粉。用手轻轻按揉儿童患侧胸锁乳突肌,在触及条索物及硬结后可适当加大按揉力度,约 5 分钟再用示指及中指相对侧面掌指关节处重点拿捏条索部及硬结部,充分放松胸锁乳突肌,约 3 分钟,可重复数次。

5. 物理因子疗法

(1)红外线疗法:急性期后采用小功率红外线灯照射 5~10 分钟,每天一次,治疗时用湿纱布或毛巾盖住眼睛,红外线灯距离皮肤 30~50cm。

(2)音频疗法:治疗电极放置患部,辅助电极置于后枕部,电流密度为 0.1~0.2mA/cm^2,治疗时间 10~15 分钟,每天 1 次。

(3)超声波疗法:采用并置法把电极粘贴于儿童患侧胸锁乳突肌的肌腹上,粘贴时注意轻压电极片,使电极与皮肤接触均匀以促进电流密度均匀分布,避免电流灼伤儿童皮肤。

6. 辅助用具治疗　根据儿童的斜颈程度选择不同材质的颈部矫形器。每天佩戴 1~2 小时,并逐渐延长白天佩戴时间。

7. 家庭康复训练　结合儿童生活环境和养育习惯,给予针对性的家庭康复训练:①睡眠时尽量保持儿童头部中立位;②哺乳时诱导儿童头转向患侧;③怀抱儿童时通过家长的手臂等尽量使其头部处于中立位;④儿童卧位活动时,活动中结合游戏等进行卧位头控训练及运动姿势的对称性训练,家长利用玩具、音乐、图片等,吸引儿童头部向患侧转动,躯干、上肢处于两侧对称的姿势,每次 5~10 分钟,每天 3~5 次。

先天性肌性斜颈康复治疗的效果及时间与年龄有关,越早开始治疗效果越好。儿童 3 月龄之前开始进行早期干预,有较好的预后,症状一般都会消失;>3 月龄才开始干预的儿童只有 75% 症状可能消失。手法治疗可于出生后 2 周开始,手法缓慢轻柔,使头稍向健侧弯,颌部尽量旋向患侧,枕部旋向健侧,婴儿卧位时用沙袋保持于上述矫正位。此外,可教会家长做胸锁乳突肌的手法牵拉,坚持每日治疗,有助于早日康复。

(二) 手术治疗

1. 手术指征　若手法等治疗方法在 1 年左右仍未见效,畸形明显,颈部旋转活动减少,面部出现畸形或颈部肌肉硬而短粗者,应考虑手术治疗。手术治疗最佳年龄为 1~4 岁。手术以胸锁乳突肌切断术或延长术为主。

2. 术后处理　术后早期指导患者进行物理治疗,包括牵拉、肌肉力量的训练及主动活动锻炼,术后 6~12 周内进行枕颌带牵引或颈围固定。

(柳维林)

第十八章
遗传性疾病的物理治疗

第一节 概　　述

一、定义

遗传性疾病是由于遗传物质功能、结构或数量异常引发的一类疾病，主要包括染色体病、单基因病等。绝大多数患儿在出生前就存在先天性的遗传物质畸变，少部分可由后天基因突变引起，以终生性、家族性为主要特征。遗传病的类型较多，致残率较高，及早诊治有利于改善儿童的健康状况，减少残疾的发生。

二、分类

基于遗传物质的改变程序，通常将遗传病划分为以下几类。

1. 染色体病 也有"染色体综合征"之称。因染色体的结构或数量异常引发的疾病。遗传物质的变化表现在染色体水平上，致使较多基因受累，一般存在比较严重的症状，多系统及多器官出现畸变，预后差。21-三体综合征是由于 21 号染色体数量改变所导致的遗传性疾病；特纳综合征（Turner syndrome，TS），即性腺发育不良，是由于女性 1 条 X 染色体局部或全部缺失；猫叫综合征属于一类典型遗传学疾病，以 5 号染色体部分缺失为主，属于染色体结构异常。

2. 单基因遗传病 也被称为"孟德尔遗传病"。该病是由于一对等位基因突变，通常划分为下述类型：常染色体显性遗传（autosomal dominant，AD）、常染色体隐性遗传（autosomal recessive，AR）、X 连锁显性遗传（X-linked dominant，XD）、X 连锁隐性遗传（X-linked recessive，XR）、Y 连锁遗传等。AD 主要包括软骨发育不全、多指症和结肠息肉等。AR 主要包括 SMA、苯丙酮尿症（phenylketonuria，PKU）、白化病、先天性聋哑及黑尿症（alcaptonuria，AKU）等。在发病率方面，X 连锁显性遗传病女性较男性偏高，如抗维生素 D 佝偻病等；而 X 连锁隐性遗传病则恰恰相反，男性发病率高于女性；Y 连锁遗传病见于男性，包括外耳道多毛症等。

3. 多基因遗传病 又称多因子病，由多个致病基因和环境共同影响所导致的遗传性疾病，与单基因遗传病不同，多基因遗传病中的致病基因没有显隐性的关系，每对微效基因突变所造成的作用较为轻微，但有微效累加作用，多对致病基因的累加可导致明显的临床表型。同种疾病由于不同患者的致病基因数量不同，其受累系统及器官、病情严重程度及预后都可存在不同。很多常见病如原发性高血压、类风湿关节炎、青少年型糖尿病、哮喘、唇裂、腭裂、畸形足等均属于多基因遗传病。

4. 线粒体遗传病 指因核基因及线粒体 DNA 遗传缺损引发的、主要表现为线粒体代谢酶缺陷的一类遗传性疾病，主要包括线粒体肌病和线粒体脑肌病。此类疾病存在母系遗传特点，即具有"母病子女全病"的表现。

三、临床特点

1. 遗传性 由于遗传性疾病是因遗传物质出现异常所导致的疾病，所以患者携带的致病基因会传递给后代。

2. 家族性 呈现家族聚集性。一个家族中有多个成员患病，或夫妇生育的孩子都患同种病，没有血缘关系的家族成员则不受影响，只在有血缘关系的亲属中自上往下传递。

3. 先天性 遗传性疾病可能在出生时就表现出异常症状，如 21 三体综合征、唇裂、腭裂、并指、多指等。但也存在相当一部分的遗传性疾病的症状并不是刚出生时表现的，而是在患儿生长发育过程中逐步体现，尤其是神经系统疾病和肌肉系统疾病，如遗传性小脑共济失调可能在 35 岁左右才出现症状。无论何时发病，患儿在出生前就存在先天性的遗传物质畸变，因此遗传性疾病具有先天性的特点。

4. 遗传异质性 指某一种遗传性疾病或临床表型可以由不同的等位基因或基因组突变所引起。遗传异质性又分为基因座异质性和等位基因异质性。

5. 终身性 遗传性疾病由于是遗传物质改变所导致，因此，大多数的遗传性疾病都是终身性的，难以治愈，并可能呈现进行性地加重。目前只有少数疾病可以通过治疗缓解症状，只能对症处理但不能根除致病因素，既给患者的生活造成了很大的影响，也给家庭带来了负担。

四、临床表现

1. 肌力和耐力降低 进行性肌营养不良的患者、脊髓性肌萎缩的患者都易出现肌力和肌耐力降低、肌肉萎缩的症状，导致患者日常生活活动能力受限。除骨骼肌外，心肌也会受累，易导致患者心血管功能异常。

2. 肌张力异常 中枢神经抑制系统和中枢神经易化系统的失衡会导致患者肌张力异常，表现为肌张力增高或肌张力降低；此外，因疾病导致的长期制动也易导致肌肉紧张及软组织挛缩。

3. 关节挛缩变形 关节周围软组织挛缩、关节变形易导致患者关节活动异常；大部分的患儿都会因肌肉力量不足、关节不对称受压、挛缩变形等原因导致进行性的脊柱侧凸。脊柱侧凸会导致肺扩张受限，从而导致呼吸功能不全。

4. 呼吸功能受限 进行性肌营养不良、脊髓性肌萎缩及大多数危重遗传性疾病的患者均易出现一系列的呼吸系统疾病症状，表现为睡眠障碍、呼吸肌无力、气道廓清障碍和反复的呼吸道感染等，严重者会出现呼吸衰竭，危及生命。

5. 日常生活活动能力降低 不同类型遗传性疾病的患者存在不同的活动和参与受限，如脊柱侧凸、关节挛缩变形易导致患者行走能力下降，上下楼梯活动困难。

五、诊断流程

遗传病的临床诊断比一般疾病更为困难。一方面是由于遗传病的种类极多,临床表现多样。另一方面因每一种遗传病的单独发病率都较低,所以临床医师在遗传性疾病的诊断上不容易获得经验。诊断遗传性疾病要以临床表型、临床体征为依据,并结合病史、家族史等进行判断,运用遗传学检查手段进行综合分析后,做出正确的遗传学诊断。

（一）临床资料

1. 病史　遗传性疾病具有遗传性和家族性的特点,因此病史采集非常重要。在进行病史采集时应该仔细询问其家族史、生育史、婚姻史及环境因素。家系分析尤为重要,应根据家族中各位成员的发病情况、临床表型及体征等,尽可能地建立完整的系谱资料。

2. 临床症状和体征　遗传性疾病通常有特异性综合征,可根据患者的特征性临床症状和体征,帮助进行临床诊断。如唐氏综合征患病幼儿的面部特征较为突出,以眼距大、眼裂狭窄;鼻梁扁平、外耳郭明显较小、舌胖、经常突出口外和流涎等症状为特征。患者通常头围较小,前后径尺寸均较小,呈扁头且身材较为矮小。

（二）实验室检查

1. 细胞遗传学的检查　一般情况下能够对染色体出现异常导致的遗传性疾病进行诊断检查,如猫叫综合征和性腺发育迟缓等多种疾病。这种检查手段是对染色体进行核型分析和性染色质检查,进而观察染色体的数目和形态结构。检测染色体核型异常和微小病变,是诊断染色体遗传病的重要手段。

2. 生物化学检查　生物化学检查是以酶、蛋白质及代谢产物作为生物化学定量和定性分析的依据,并根据其结果找出由酶和蛋白质质和量的改变和不足而引起的代谢障碍。部分单基因遗传性疾病。如患有苯丙酮尿症的病人由于苯丙氨酸羟化酶含量不足,因而引起血中苯丙氨酸含量升高,尿中的苯丙酮酸浓度升高等可由生物化学检查协助确诊。单基因遗传性疾病的临床诊断首选生物化学检查。

3. 基因诊断　基因诊断是通过对患者基因或 DNA 本身直接进行分析,从分子水平上确定疾病病因的检测方法,能够对近百种遗传性疾病做出准确诊断。通常采用荧光原位杂交技术、多重链接探针扩增技术、微阵列比较基因组杂交技术、基因测序技术等。

六、康复治疗

遗传性疾病大多数没有针对其病因进行根治的方法,主要是采用一些针对临床症状和体征的干预方法。早期的积极康复治疗可起到改善部分患儿智力、学习能力、记忆功能,提高心肺功能,降低关节挛缩的发生率,防止严重并发症的发生,延缓疾病进展,减少致死率的作用。

康复治疗的目标:降低死亡率,预防严重并发症,提高患儿生活的独立性,增强独立生活所需要的各方面能力,预防或延缓关节变形挛缩,提高社会适应能力,促进患儿参与家庭和同龄人的社会生活活动,减轻家庭和社会的压力。

常用的康复治疗方法有以下几种。

1. 肌力和耐力训练　根据不同类型的遗传性疾病和病人自身情况,选择合适强度的训练强度和训练方式进行肌肉力量训练和肌肉耐力训练,以提高肌力和肌耐力,改善患者心血管功能,降低心血管疾病发病风险,提高日常生活活动参与能力及患者和家人的生活质量。

2. 牵伸治疗　对于肌张力增高和肌肉痉挛的患者,通过缓慢地牵拉肌肉组织,可保持肌肉的静息长度,改善软组织的延展性和关节活动受限程度,降低肌肉张力,预防关节挛缩变形。对于肌张力降低的患者,通过适当地牵拉肌肉组织,可以刺激肌肉组织内的感受器,从而提高其兴奋性,调整肌肉张力,增强肌肉力量。

3. 神经发育疗法　神经发育疗法是以中枢神经系统的生理机制及神经系统发育过程为基础,通过诱导或抑制的方法促进患儿里程碑和各种功能技巧的发育,学会以正常运动模式去完成一系列的日常生活活动。经典的神经发育疗法有 Brunnstrom 疗法、Bobath 疗法、PNF 技术、Rood 技术(多种感觉刺激技术)及运动再学习技术等。

4. 体位管理　危重遗传性疾病患者可能长期处于卧床的被动体位,易导致肌肉失用性萎缩、关节挛缩变形、下肢深静脉血栓、压疮及心肺功能下降等卧床并发症,加重病情,影响疾病进展。根据病情对患者进行良好的体位管理,可以预防肌肉萎缩及关节变形,改善肺通气,增加肺容积,促进气道分泌物的清除,减少心脏做功,降低卧床并发症对于病情的影响。部分遗传性疾病会导致患者肌张力升高,良好的体位管理可改善关节活动度,预防或减轻关节挛缩变形。

5. 呼吸管理　根据患者目前的呼吸功能状况,进行全面评估后选择合适的管理方法,常见的干预措施有通气管理、呼吸功能训练及气道廓清技术等。此外,对患儿家属进行家庭护理指导,为患儿提供居家辅助呼吸支持如家庭机械通气支持等,对 SMA 患儿来说都是至关重要的,有助于改变患儿的疾病轨迹。

6. 辅助器具的使用　通过使用适配的辅助器具,可减少患者因疾病而造成的活动和参与受限。部分辅助器具还可以起到预防、代偿、监护、减轻或降低疾病带来损伤的作用。如夜间佩戴的踝足矫形器可预防或减轻患者足下垂,使用牵伸器具可预防或减轻关节挛缩。

第二节　肌肉营养不良综合征

一、定义、分型及流行病学

肌营养不良(muscular dystrophy,MD)是通过肌肉组织活检确定其病理特征的一组异质性疾病,以渐进性的骨骼肌无力为主要特征,同时会牵涉神经系统、呼吸系统、消化系统和心血管系统等多个系统。从其遗传方式来看,主要以 X 连锁隐性遗传为主,偶尔还会由于染色体隐性遗传导致发病。依据遗传方式、起病年龄、受累肌肉的分布及病程的发展和预后,划分为不同的类型,包括假性肥大型肌营养不良(pseudohypertrophy muscular dystrophy)、面肩肱型肌营养不良(facioscapulohumeral muscular dystrophy,FSHD)、肢带型肌营养不良(limb-girdle muscular dystrophy,LDMD)、Emery-Dreifuss 肌营养不良(Emery-Dreifuss muscular dystrophy,EDMD)、先天性肌营养不良(congenital muscular dystrophy,CMD)、眼咽型肌营养不良(oculopharyngeal muscular dystrophy,OPMD)、眼型营养不良(ocular muscular dystrophy，OMD)、远端型肌营养不良(distal muscular dystrophy，DD)和强直性肌营养不良(myotonic dystrophy，DM)等各种不同类型的肌营养不良。而假性肥大型肌营养不良又分为Duchenne 型(Duchenne muscular dystrophy，DMD)和 Becker 型(Becker muscular dystrophy，BMD)两种不同亚型，以 Duchenne 型肌营养不良最为多见。DMD 患儿大多 5 岁前病发，具有早期运动发育迟缓的临床表现，通常 3~5 岁时会逐渐出现对应的症状。肌营养不良的遗传概率与其类型有很大关系，不同类型的遗传概率也各不相同，而且存在很大差异。其中，EDMD 的遗传方式最为复杂，分为常染色体显性遗传和 X 连锁隐性遗传两种遗传方式。

各种肌营养不良的发病率差异较大，DMD 发病率最高，情况最为严重。一般在婴儿时期发病，往往出现早年致残和死亡的情况。肌营养不良常见的遗传方式为 X 连锁隐性遗传，因此男性患者居多，女性的发病率较低。不同国家、不同地区、不同人种之间的差异均无显著性。据统计，在男婴当中肌营养不良的患病概率较高，每 3 600~6 000 个婴儿中，就会有1 个患病。多数发生于 3 岁后。

二、病因

MD 是一类遗传方式复杂的单基因遗传病。在各种临床疾病中，DMD 是一种极其常见且在儿童中发生率较高的疾病，主要通过 X 连锁隐性遗传，会导致人体肌肉细胞出现明显萎缩的情况，进而造成肌纤维受到大面积破坏甚至坏死，最终让人丧失行走或运动能力。

三、临床表现

(一)进行性、对称性肌无力

大多数 DMD 患者均于学龄前或学龄期起病，婴儿时期运动发育几乎正常，部分患儿可有轻微运动发育迟缓。起病后骨骼肌逐渐无力萎缩而影响肢体运动功能。3 岁以前以运动发育延迟为主，学龄前期主要表现为下肢肢体乏力，行走时不稳，容易跌倒，上楼梯及跳跃能力落后，随着年龄增长，病情呈进行性发展，渐有步态异常，上肢活动度受限等问题，7~13 岁时失去行走能力。由于严重的肢体功能障碍和长期卧床等原因，20 多岁时就可能由于心肌受累而引起心力衰竭，呼吸肌受累导致进行性肺功能下降及通气障碍，最终导致死亡。

(二)Gower 征

DMD 患者因近端的髋部肌肉无力导致典型的 Gower 征，属于特征性起立动作之一。具体表现为当孩子想要由仰卧位站起来，首先要翻身变成俯卧位，在双手支撑的基础上通过屈膝、髋关节变成俯跪位，再依靠伸直手和膝来支撑躯干，手足相互靠拢，逐渐转变重心至双腿，然后通过双手的交替位移由膝向上支持，帮助躯干由屈曲位转变为直立位，最终以腰前凸的姿态站立。

(三)假性腓肠肌肥大

随着病情的进展，患儿四肢近端肌群如骨盆带和大腿肌肉萎缩，四肢肌力低下，肌肉萎缩，腱反射减弱。双侧的腓肠肌、肱二头肌等因脂肪和胶原纤维增生，萎缩的肌纤维组织被脂肪填充，形成假性肥大，其中以腓肠肌假性肥大最为显著，部分可见舌肌假性肥大。

(四) 翼状肩胛

表现为斜方肌和前锯肌的麻痹乏力,不能固定肩胛内缘,冈下肌和三角肌也常出现整体一致性的肥大,当肩胛骨处于外展位时,其内侧缘距离胸壁较远,形成"翼状肩胛"的结构。

四、诊断

根据患儿的临床表现,结合家族史可进行针对性的辅助检查。其中,血清肌酸激酶(creatine kinase,CK)的测定和基因检测是首要检查。

(一) 血清肌酸激酶测定

CK 在肌细胞损害时释放入血。在疾病早期,患者症状尚不明显时 CK 便已增高,通常是正常值的 20~100 倍,但在疾病晚期,患者血清 CK 会明显下降。

(二) 基因检测

采用多重连接探针扩增技术、高通量测序技术等筛查基因是否突变,是进行 MD 诊断的金标准。

(三) 神经肌电图检查

主要是对患者的神经肌肉系统进行检查,通过测定患者神经肌肉电信号传递速度来判定患者是否存在神经肌肉损伤,检查发现患者存在肌源性损伤,但无失神经支配。

(四) 肌肉活检

肌肉组织表现为肌营养不良的病理特征,通过免疫荧光染色或免疫组化的方法,发现肌膜上的抗肌萎缩蛋白表达完全或部分缺失。适用于基因检测结果阴性或临床分型不明确的患者,可以直接用于定量检测肌肉细胞中抗肌营养不良蛋白。

(五) 功能障碍评估

评估和定时功能测试是门诊期间功能的基础临床评估。

1. 北极星评估试验(north star ambulatory assessment,NSAA) 量表共 17 项测试。评估需要在 15~20 分钟内完成(表 18-1)。

表 18-1 北极星评估量表

序号	项目	分数
1	站立	
2	步行(10 米计时)	
3	从椅子上站起	
4	单脚站立(R)	
5	单脚站立(L)	
6	爬楼梯(R)	
7	爬楼梯(L)	
8	下楼梯(R)	

续表

序号	项目	分数
9	下楼梯（L）	
10	从卧位坐起	
11	从地上站起（计时）	
12	抬头	
13	足跟站立	
14	跳跃	
15	单脚跳（R）	
16	单脚跳（L）	
17	跑（10 米）	

注：每项得分为 0~2 分，评分标准依次为 0 分：无法达到目标；1 分：在辅助或转变任务完成方式的情况下达到目标；2 分：正常状态，无显著异常活动，共计 34 分。分值越高，说明运动功能越趋于正常水平。

2. 6 分钟步行测试（6-minute walk test，6MWT）　被广泛用于评价肌营养不良患者的耐力，测定其疲劳指数。

3. 计时功能测试（time function test，TFT）　包括 9 米 /10 米步行时间测试（主要用于评估患者的运动爆发力），四阶梯试验时间测试作为运动能力受损的早期预后指标，可反映躯干、骨盆、膝盖和足部的活动情况。

4. 肌力测量　检查患者近、远端、臂部和腿部肌力。

五、康复治疗

MD 是呈进行性发展的遗传性疾病且尚不能治愈，但合理及时的康复治疗对于减缓肌无力的加重、改善患者的生活质量、延缓疾病进展，以及延长患者的生存时间至关重要。DMD 患者的康复治疗需在对患者病情进展情况、活动能力、肌肉力量、关节活动度及呼吸功能进行评估后，根据评估结果结合疾病进程，对患者进行个体化的康复治疗干预。

具体的治疗内容有以下几点。

（一）营养管理

患儿营养应当均衡，既要预防营养不良，也要避免肥胖，保持中等身材。及时补充钙、维生素 D 和矿物质。定时进行营养评估，制订适宜的饮食方案。

（二）避免挛缩、关节变形

儿童年龄不断增长，病情也随之发展，首先表现为髋关节、膝关节及跟腱的挛缩，随后累及肘部及躯干肌，椎旁肌乏力引起躯干无法控制时可有脊柱侧凸及坐姿异常的情况出现。

1. 牵伸训练　牵伸训练对于患儿来说至关重要。牵伸受累的骨盆带和肩胛带肌群可积极预防关节周围软组织的短缩和挛缩,牵伸跟腱可有效延缓跟腱挛缩的发展。

2. 主动活动　鼓励具备自主活动能力的患者进行主动活动。每天进行 2~3 小时的适龄运动可有助于预防挛缩及关节变形。避免跑或走下坡路、进行剧烈的活动及肌肉抗阻运动,以免造成过度疲劳从而增快肌肉挛缩进程。

3. 矫形支具及辅助器具　运动训练时可穿戴合适的矫形鞋,佩戴夜间踝足矫形器可预防足下垂,维持正常的关节对位对线,使肌肉维持正常长度,可避免关节周围软组织挛缩、变形且可延缓行走能力丧失的进程。可采用手牵伸器治疗手指关节挛缩。此外,还可使用适配的电动轮椅、站立架提高患者日常生活活动能力。

（三）肌力和耐力训练

适当的肌力和耐力训练可延缓患儿肌肉萎缩进程。学龄前期应以阻力训练为主,尽可能地减少离心耐力训练,可通过运动量较小的游戏以维持日常生活活动,避免高阻力的力量训练、过度劳累。

（四）姿势控制和平衡训练

通过维持良好的姿势,保持关节良好活动,可避免肌肉挛缩、关节变形及脊柱侧凸。

（五）脊柱侧凸的针对性治疗

大部分的患儿都会因肌肉力量不足、关节不对称受压、挛缩变形等原因导致进行性脊柱侧凸。脊柱侧凸可使肺扩张受限,从而导致呼吸功能不全。此外,脊柱侧凸与行走能力丧失时间上密切相关。为提高患者生存时间及日常生活活动质量,必须进行针对性的运动训练,增加核心肌群的肌力,预防及治疗脊柱侧凸。此外,可考虑通过手术矫治脊柱侧凸以延长患者步行能力维持时间。

（六）增强呼吸功能

呼吸衰竭是导致肌营养不良的病人死亡的常见病因。随着病情的不断发展,患儿的躯干肌和呼吸肌逐渐受累,影响其呼吸功能,可能出现肺部感染、咳嗽无力甚至呼吸衰竭危及生命。因此,需定期监测患儿呼吸功能,若患者尚不能自主维持通气功能,应使用呼吸机进行辅助呼吸。

呼吸治疗的主要原则是控制感染、改善通气功能、避免发生误吸。对于不能通过咳嗽自行将痰排出者,可使用呼吸训练器来提高呼吸肌耐力,减少呼吸肌的疲劳。

第三节　脊髓性肌萎缩综合征

一、定义及分型

脊髓性肌萎缩症（spinal muscular atrophy, SMA）属于一类遗传性疾病,主要与运动神经元（*SMN1*）*5q13* 基因发生突变或基因片段缺失有关,表现为肌肉萎缩、前角细胞发生变性。通常情况下 SMA 为常染色体隐性遗传病,在这类疾病中的占比超过了 95%,总携带率约为 1/54,发病率约为 1/11 000。男女患病率相等。

二、病因

SMA 是一种常染色体隐性神经肌肉疾病,是由于脊髓中 α- 运动神经元变性致使存活基因 SMN1 纯合缺失或突变,从而导致进行性近端肌肉无力和瘫痪。编码 *SMN1* 的蛋白质位于细胞质和细胞核内,在人体的各种细胞中脊髓运动神经元对其表达最高。因此,*SMN1* 基因突变将不同程度地影响脾脏、心脏、胰腺等多种器官,其中 SMA 患者主要是因脊髓前角细胞中 SMN 蛋白表达不足,造成脊髓前角运动神经元部分缺失,进而导致肌肉发生神经源性肌萎缩的情况。

三、分型及临床表现

SMA 的发病年龄相差很大,症状可在出生前至成年时发生。根据发病年龄、运动里程碑及疾病进展情况,SMA 主要分为以下五型。

0 型 SMA:指出现胎动次数减少的严重虚弱和肌张力过低的新生儿,大部分患儿仅可存活数月。该亚型在 SMA 中所占比例很少。患儿可出现双侧面部瘫痪、房间隔缺损、关节挛缩、反射消失等临床体征,且患儿无法正常呼吸,需使用呼吸机辅助呼吸,并可能伴有先天性心脏病。

1 型 SMA:亦称为急性婴儿型 SMA 或 Werdnig-Hoffmann 病,发病年龄 <6 个月,不能独坐,生存年龄一般 ≤2 岁。患儿全身松软,存在严重的肌张力低下及四肢无力的情况,可伴随吸吮能力减弱、吞咽减少及呼吸衰竭等延髓功能障碍的表现,存在面部表情肌、咀嚼肌及舌肌无力。运动脑神经均可受累,最多见于累及舌下神经,以舌肌萎缩和震颤为主要特征。但感觉功能和括约肌功能不受影响。肋间神经麻痹导致肋间肌无力,但膈肌运动功能正常,胸廓呈现钟型,会有呼吸困难、容易反复的呼吸道感染及呼吸衰竭的症状出现,并通过腹式呼吸代偿。

2 型 SMA:又名慢性婴儿型 SMA 或 Dubowitz 病,患儿发病年龄为出生后的 6~18 个月,能独坐,少数可在他人或辅具的帮助下站立,但不能独立行走,大部分患儿可生存至成年。患儿在婴幼儿时期即可出现缓慢进行性加重的全身肌张力低下和肌无力的表现。存在舌肌纤颤和肌束震颤的表现,且伸手可有特征性的手指微小姿势性震颤。可伴有腓肠肌假性肥大、关节挛缩变形、脊柱侧凸等肌肉骨骼变形、吞咽功能障碍及呼吸功能不全等表现。因进行性呼吸肌无力而产生的通气功能障碍是其常见的死亡原因。

3 型 SMA:又名慢性青少年型或 Kugelberg-Welander 病,发病为 18 个月至 10 岁,可独立行走,大多数患者寿命不缩短或轻度下降。患儿在出生 1 年内运动发育正常,儿童期逐渐出现缓慢进展的进行性近端肌肉无力及肌张力降低,下肢受累程度重于上肢,患儿早期可独立行走,但存在步态异常、反复跌倒、上下楼梯困难及运动技巧不良的表现,后期逐渐病情进展,可出现延髓功能障碍、关节劳损及脊柱侧凸等表现,逐渐丧失独立行走能力。

4 型 SMA:又名成人型,发病年龄为成年后,常于 20 岁或 30 岁之后发病,其中典型起病年龄为 35 岁左右,具有跑、跳等所有运动能力,仅有轻微的运动功能障碍,寿命一般不受影响,该亚型在 SMA 中所占比例较少。表现为以下肢为主的近端肢体乏力,且病程发展较慢,呼吸系统通常不受影响。

四、诊断

SMA 主要是根据遗传病病史,通过临床表现结合辅助检查进行诊断。

(一) 遗传

神经肌肉疾病病种繁多,应结合家族史进行诊断。SMA 是脊髓前角 α- 运动神经元退行性病变导致的常染色体隐性遗传性疾病。对于疑似 SMA 患者,应询问其家族遗传病病史结合诊断。

(二) 临床表现

SMA 患者不同分型表现稍有不同,其主要临床特征为肌无力和肌萎缩。且肌无力的部位常呈对称分布,一般位于躯干及肢体近端。存在肌束震颤、腱反射减弱或消失但智力正常。

(三) 基因检测

基因检测是诊断 SMA 最有效、最可靠的方法。常用多重连接探针扩增法、实时荧光定量 PCR、PCR 限制性酶切分析法和变性高效液相色谱用于检测 *SMN1* 基因突变。基因检测除用于 SMA 诊断外,还可用于致病基因携带者的检测和产前诊断,以帮助预防及更好的防治 SMA。

(四) 其他辅助检测

可采用血清学检查、肌电图检查及肌肉组织活体检测等方式辅助诊断。SMA 病人血清 CK 水平一般正常,少数呈轻、中度增高。肌电图显示存在广泛的神经源性损害。肌肉活检显示存在神经源性病理改变。

(五) 功能障碍的评估

SMA 患者通常每半年进行一次临床评估,如有突发状况可以对随访周期做出调整。

1. 肌力评定　多用徒手肌力测定(manual muscle testing,MMT)方法。MMT 分为 0~5 级。评定肌群通常包括双侧肩关节、肘关节、腕关节、髋关节、膝关节、踝关节伸肌和屈肌群,并使用医学研究学会百分比肌力(%MRC)记录评价结果,以便于分析患者整体肌力变化情况,计算公式为 %MRC= 被测群肌总级数 ×100/(被测肌群数 ×5)。

2. 步行能力评定　步行能力测试方法包括 6 分钟步行测试(six-minute walk test,6MWT)、10 米步行 / 跑步测试和起立 - 行走计时测验,其中 6MWT 是测定步行能力最常用、最有效、可靠的方法,可区分疾病的严重程度,在 SMA 临床试验中可作为关键结局指标。

3. 功能性量表　常用量表包括汉默史密斯运动功能扩展量表(Hammersmith Functional Motor Scale Expanded,HFMSE)、上肢模块测试修订版(Revised Upper Limb Module,RULM)、运动功能测试(Motor Function Measure,MFM)、费城儿童医院的神经肌肉疾病婴儿测试(the Children's Hospital of Philadelphia Infant Test of Neuromuscular Disorders,CHOP INTEND)和婴儿运动能力测试(the Test for Infant Motor Performance,TIMP)。

(六) 不同功能障碍程度的 SAM 病人的运动功能评估

1. 不能独坐的 SMA 患者　应进行姿势控制、脊柱侧凸、髋关节脱位、坐位耐受性、胸部畸形、ROM、肌力、功能量表(CHOP INTEND)和运动发育情况(the hammersmith infant neurological examination,HINE)的评估。

2. 能独坐的 SMA 患者 应进行姿势控制、足胸畸形、脊柱和骨盆倾斜度、髋关节脱位、ROM、功能量表（HFMSE、RULM、MFM）和肌肉无力（强度试验）的评估。

3. 能行走的 SMA 患者 应进行移动能力、姿势控制、定时测试、耐力测试（6MWT）、功能量表（HFMSE、RULM）、肌肉无力（强度试验）、ROM、脊柱侧凸和髋关节脱位的评估。

五、康复治疗

SMA 患者的康复目标应当根据其功能障碍表现不同，制订不同的目标。

（一）不能独坐的 SMA 患者

主要目标应为保持良好的体位支持，提高姿势控制能力。

（二）能独坐的 SMA 患者

主要目标应为预防肌肉骨骼挛缩变形，预防脊柱侧凸，提高移动能力。

（三）能行走的 SMA 患者

主要目标为提高肌肉力量、耐力及平衡功能，提高日常生活活动能力。

物理治疗：

1. 体位管理 不能独坐的 SMA 患者长时间处于卧位，易导致呼吸功能下降、关节挛缩等。可通过辅助器具辅助进行头部控制及提供躯干支持，促进抗重力体位的维持。在夜间可使用踝足矫形器预防足下垂及踝关节挛缩。此外，可使用枕头、定制床垫及辅助器具等进行肢体摆放，避免长时间处于固定的不良体位。

2. 牵伸 牵伸可维持正常肌肉长度，维持四肢关节的活动度，预防或减轻 SMA 患者的关节挛缩，牵伸对于 SMA 患者来说至关重要，建议至少牵伸 3~5 次 / 周。可以通过被动牵伸，主动 - 助力牵伸和矫形器辅助牵伸治疗。关节挛缩高发的髋、膝、踝、腕和手关节建议采用矫形器定期进行牵伸以预防或减轻关节挛缩。

3. 吞咽功能训练 吞咽功能障碍作为 SMA 患者常见的并发症之一，其主要表现为张口能力不同程度受限、进餐时间增加、咀嚼困难、吞咽无力、呛咳等，易导致营养不良、误吸、气道阻塞甚至窒息等情况出现。可通过改变食物稠度、调整体位等方式帮助进行吞咽及减少食物反流，提升患儿自主进食的安全性及效率。依据吞咽功能评估结果，制订个性化的吞咽功能康复治疗方案。常见的吞咽功能训练包括①感觉刺激：对口唇、舌部采用冰刺激、刷擦刺激和震动刺激等外周感觉刺激，增强感觉输入，增强吞咽反馈；②舌肌功能训练：舌活动度训练、舌肌力量训练、弹舌训练；③咀嚼肌功能训练：咬肌肌肉力量训练、鼓腮训练，避免长期食用软糯的食物。

4. 呼吸功能训练 SMA 患者最常见的致死原因为呼吸系统受累所导致的呼吸衰竭。积极的呼吸功能锻炼可延缓疾病进展，应尽早开展呼吸管理。睡眠低通气是 SMA 患者常见的呼吸系统问题，应根据呼吸功能评估结果，可对患者进行夜间无创通气以辅助通气，使呼吸肌得到充分休息，增加潮气量。SMA 患者常存在咳嗽无力的现象，导致下气道的分泌物不能被有效排出。可通过手法辅助咳嗽、胸部按压、肺内振动通气及体位引流等手段使患者气道中的分泌物能够及时排出。同时，借助于膈间肌牵伸运动，避免胸廓出现畸形。另外，可以采取吹气球和朗诵等方式训练患儿的肺功能。

5. 辅助器具 SMA 患者可能存在脊柱侧凸、关节挛缩变形，导致患者行动能力逐渐下降,影响日常生活活动质量。可根据患者情况配置合适的关节矫形器,使用辅助器具进行定期牵伸,预防关节挛缩。还可使用器具辅助移动及行走,进行环境改造以减少他人辅助程度,适宜患者进行日常生活活动。

(林 强)

第十九章

其他疾病的物理治疗

第一节 概　　述

儿童重症康复（children rehabilitation in intensive care unit，CRICU）是指针对危重症儿童在病情允许的范围内尽可能提高其身体、心理及社会功能所进行的康复。根据治疗区域不同，包括在医院重症监护病房（intensive care unit，ICU）内的康复干预，以及在康复医学科病房内的康复治疗。该理念强调在 ICU 救治的过程中，通过康复措施减轻儿童的功能障碍程度和并发症，使其从 ICU 转出后其功能与生活能力尽可能恢复到较高水平。

随着儿童重症监护抢救技术水平的提高，重症儿童存活率得到了显著提高，但绝大部分儿童会遗留各种功能障碍，这种情况得到了广大康复工作者的高度关注。越来越多的单位逐渐开始开展了儿童重症康复工作，在 ICU 早期开始介入康复治疗，重症康复的范围包括儿童呼吸系统重症康复、心血管系统重症康复、神经系统重症康复及新生儿重症康复等多学科专业病康复。

儿童神经重症康复基于早期康复理念，将儿童病情与儿童生长发育特点相结合进行功能评定，超早期进行规范化、系统化康复治疗，减少并发症的发生，促进功能恢复，降低残疾发生率。儿童重症康复需要多学科紧密合作，对康复工作者的专业性提出了更高的要求。目前，我国儿童重症康复处于起步阶段，儿童重症康复工作任重而道远。

第二节　先天性心脏病

一、概述

（一）定义

先天性心脏病（congenital heart disease，CHD）是指胚胎发育时期由于心脏及大血管的形成障碍或发育异常而引起的解剖结构异常，或出生应自动关闭的通道未能闭合（在胎儿属正常）所致的结构、形态和功能的异常。

（二）流行病学特征及病因

全球新生儿先天性心脏病患病率为 6‰~8‰，根据相关指南解读，全球每年约有 150 万新发先天性心脏病儿童,我国每年新发的先天性心脏病儿童超过 13 万。大多数学者认为先天性心脏病是由遗传因素和环境因素共同作用造成的。遗传因素主要包括基因遗传缺陷或染色体异常(如 13-三体综合征),环境因素包括孕妇孕期感染、接触有害物质、药物,以及紧张焦虑不良情绪、不良生活习惯等因素,这些因素大大增加了新生儿先天性心脏病的发生率。

（三）临床特点

1. 临床分型 ①左向右分流(潜在发绀型):血液从左侧体循环进入到右侧肺循环而不出现发绀,常见于室间隔缺损、房间隔缺损及动脉导管未闭等;②右向左分流(发绀型):右侧心血管腔大量静脉血注入体循环,故可见持续性发绀。常见的为肺动脉闭锁、法洛四联症、总动脉干和完全性大动脉转位等;③无分流组(非发绀型):心脏两侧无异常通路或动静脉之间无异常分流,因此不产生发绀。主要为瓣膜口狭窄,如主动脉瓣狭窄、肺动脉瓣狭窄、二尖瓣狭窄和三尖瓣狭窄等。

2. 临床表现 先天性心脏病主要症状有营养不良、生长发育落后;易反复上呼吸道及下呼吸道感染;喂养困难、吸吮无力、呛咳,平静状态下呼吸急促;口唇、甲床青紫,或哭闹活动后青紫;易疲劳、蹲踞;听诊可闻及心脏杂音等。

3. 诊断 结合病史、症状和体征,心电图和特异性超声心动图检测方法等即可诊断。目前,彩色多普勒血流显像技术已广泛应用,是诊断先天性心脏病的首先检查。对于复杂疑难的先天性心脏病,可采用多层螺旋 CT 与三维重建技术、心血管磁共振成像、心导管检查与心血管造影等手段进一步明确病变程度、类型及范围。

二、康复评定

对先天性心脏病的康复评定包括一般体征、生化指标、心脏彩超、心功能评定、生长发育评定及儿童各方面能力的评定。

（一）一般体征及生长发育

包括头围、心律、心率、血压、呼吸频率、身高、体重、骨龄等指标的评估。同时康复前应充分进行营养评估,营养状况差的儿童康复效果不佳。

（二）血生化指标

1. 血气分析 血气分析能够反映肺的换气功能。手术术后康复时出现呼吸困难、口周发绀等需要血气分析检查并及时处理。

2. 电解质 心脏手术后容易出现电解质紊乱引起的心律失常,因此要定期进行电解质监测。

3. 乳酸 血乳酸能够反映组织氧的运送、供应和消耗状态,因此可通过乳酸阈制订儿童治疗方案的强度。

4. 心肌酶 术后心肌酶的释放与心肌缺血时间存在相关性,当心肌酶降至正常范围 2 倍以内时应逐步增加康复治疗量。

5. 脑钠肽 先天性心脏病术后的脑钠肽升高时提示心功能不全甚至心力衰竭。应暂缓或暂停康复训练,重新评估儿童的心功能

（三）心脏彩超

心脏彩超是诊断先天性心脏病的首选检查。超声心动图成像能准确地评估心脏的结构

和功能、心瓣膜状况、测量血流速度、心内压力和射血分数，对心脏功能评估有重要意义。

（四）心功能评定

常见的其他评估方法有美国纽约心脏病学会（New York Heart Association，NYHA）心功能分级、此项评估方法适用于年龄≥3岁的儿童、心肺运动试验（包括踏车运动试验和平板运动试验），该方法适用于年龄较大或依从性较好的儿童、6MWT等，此方法简便易行，经济实用，不仅能反映心脏功能，还可反映先心病儿童的日常活动能力。

（五）儿童各方面能力的评定

患有心血管系统疾病的儿童如出现意识障碍、运动、智力、日常生活能力的落后，可采用国际和/或国内公认的评估量表进行专业评定。

1. 意识障碍评定　格拉斯哥昏迷量表和昏迷恢复量表（修订版）。

2. 运动功能评定　包括粗大运动功能分级系统、粗大运动功能评定、运动发育量表（PDMS），手功能分级系统和精细运动能力测试。

3. 智力评定　包括盖泽尔发育量表、韦氏儿童智力量表、韦氏儿童智力量表修订版（Wechsler Intelligence Scale for Children-Revised，WISC-R）和中国韦氏幼儿智力量表（Chinese Wechsler Intelligence Scale for Children，C-WYCSI）。

4. 日常生活能力评定　包括Katz指数分级法、MBI、PULSES ADL功能评定量表、功能独立性测量或儿童功能独立性测量、HD儿童生活质量问卷和儿童生活质量测定量表。

5. 综合能力评定　可采用儿童残疾评定量表、残疾儿童综合功能评定和国际功能、残疾和健康分类（儿童青少年版）。

三、康复治疗

（一）康复目标

术前运动耐量正常者，应提高其术后运动极限水平；对术前运动耐量低于正常者，应使其运动耐量达到正常水平；对术后仍有明显血流动力学改变者，应提供安全运动处方。对于有运动、智力、语言等发育迟缓或异常的术后儿童，应通过康复治疗，使其尽早赶上同龄儿发育水平，最终可生活自理/部分自理，直至回归/融入社会。

（二）手术治疗

对于临床症状明显，心脏扩大，出现心力衰竭或反复肺部感染者应尽快进行手术。开胸手术主要适用于各种简单先天性心脏病及复杂先天性心脏病。介入治疗主要适用于年龄体重较大的动脉导管未闭、房间隔缺损及部分室间隔缺损等儿童。

（三）运动治疗

康复治疗师在先天性心脏病介入手术后的数天或数周应关注儿童的良肢摆放位，预防肌肉失用性萎缩，促进末梢血液循环。术后生命体征平稳、心肺功能恢复良好后应立即开始治疗。训练前年龄较大儿童应进行运动试验、记录最大耗氧量，婴幼儿应进行超声检查确定EF>30%~40%，并确定运动量与心率的关系，测定基础血压。

婴幼儿进行的训练和锻炼应重点加强关键运动及行为，即功能所需的基本动作（抬头、翻身、坐、各种形式的移动、伸手抓握、操作物体等）。

较大儿童训练要充分考虑运动类型、强度、时间和频率等方面因素，记录每次运动过程中的心电图、血压的变化以便对训练计划进行随时调整，避免严重的心功能不全及心律失常等不良事件的发生。

1. 运动类型

（1）有氧运动：有氧运动是以有氧代谢为主的运动处方。有氧训练前应充分地热身和放松整理，在运动过程中逐渐增加训练量。有氧运动的推荐形式包括慢跑、步行、游泳等以提高全身耐力和心肺功能，改善机体代谢。在有监护的情况下进行活动平板及功率自行车训练，提高了训练的安全性。

1）活动平板：通过心电和血压监护，根据患者的现场训练反应调节电动锻炼设备的步行速度和坡度，以确定训练方案。

2）功率自行车：通过调节刹车阻力改变运动负荷，下肢功能障碍患者可以通过手摇功率自行车进行锻炼。

运动中可以稳定地检测心电图和血压，对不良事件有充分的预案，保证了训练的安全性。

（2）呼吸训练：先天性心脏病儿童常合并影响运动耐量的反复肺部感染、阻塞性肺疾病等器官功能障碍，对肺内分泌物可通过拍背、振荡、吸痰、体位引流等方法排出，并进行深呼吸训练以改善通气功能。儿童可采用以下呼吸训练方法。

1）腹式呼吸法：强调以膈肌呼吸为主改善异常的呼吸模式。可采用下胸带呼吸法和抬臀呼气法来诱导腹式呼吸。下胸带呼吸法是指患者坐于椅上，将宽布带缠在胸季肋部，两手握住带子两端，吸气时放松带子，呼气时缠紧带子，然后于立位进行。抬臀呼气法是呼气时抬高臀部，利用内脏的重量来推动膈肌向上。

2）缩唇呼气法：以鼻吸气、缩唇缓慢呼气。吸气与呼气的时间比为 1∶2 或 1∶3。

3）呼吸训练器：通过训练器的刻度指示和容量设置控制深吸气时的速度和容量，逐渐形成深慢吸气模式来提高有效通气量和肺泡摄氧能力。训练每次 3~5 分钟，每天 3~5 次，以增加吸气肌耐力。

（3）抗阻运动：抗阻训练要求肌力达到 4 级以上，阻力应由小到大逐渐加在受累关节的远端。与有氧运动不同，抗阻运动可以通过提高心内膜血供，使骨骼肌的耐力和力量提高，增强运动耐受力。

抗阻运动应该在有监护的有氧训练之后进行，临床应用中常使用徒手抗阻训练和器械抗阻训练如哑铃或杠铃、弹力带及运动器械等装置。

（4）柔韧性运动：柔韧性运动中，应把每个部位每次的拉伸时间控制在 6~15 秒，各部位循环进行，目标是在没有痛感的基础上有轻微牵拉肌肉的感觉，总时间应保持在 15 分钟左右，每周 2~3 次。

（5）平衡运动：在静态训练中从扩大支撑面提高稳定性到缩小支撑面，增加难度，逐步过渡到保持站立姿势和双下肢重心转移。在动态平衡过程中训练师双手置于患者骨盆上，调整患者的站立姿势，通过平衡板的摇动破坏身体平衡以诱发患者站立姿势。他动态平衡训练指在站立姿势下抵抗外力保持身体平衡的训练，如抛接球、踢球等。

（6）肌肉牵伸技术：先天性心脏病术后由多种原因造成大脑血液灌注不足引起的脑缺氧，可出现意识不清和肌张力异常情况，卧床引起运动功能受限，因此康复中应进行正确良肢位摆放、定时转换体位，减少长期卧床引起的肌肉挛缩、主动或被动关节活动范围减少。肌肉牵伸技术的主要作用是增加肌肉弹性，改善或维持关节周围软组织的长度和伸展性，增加关节活动范围或减缓软组织挛缩。牵伸时在一个关节上牵拉肌肉时需要稳定其他关节，然后维持被拉长的位置，治疗过程中注意不要过度关节活动，同时避免发生代偿运动。

2. 运动强度 运动强度应在先天性心脏病术后儿童身体适应范围内。一般建议左心排血量大于 30%~40% 开始治疗。建议运动开始阶段将目标心率控制在最大心率的 50%~60%。强度应控制在经皮氧饱和度＞90%、个体乳酸阈强度以内、心肌酶正常值 2 倍以内、EF＞30%、无严重心律失常出现、心电图无缺血性 ST-T 改变。

3. 运动时间和频率 CHD 儿童应遵循公共卫生建议的每日参与 60 分钟或更多适宜、愉悦的体育运动，但具有特殊病变或并发症的儿童需要咨询有关的预防措施和建议。不同康复项目其运动强度、频率、周期差异很大，多数训练项目的周期是 12 周，平均每周 3 次，运动强度则需根据峰值心率百分比制订。

心血管疾病患者在运动治疗过程中，治疗师应密切观察儿童的病情变化和生命体征，尤其注意其心律及心率的变化，一旦儿童出现不适，如口唇发绀、头晕、恶心、心慌、出汗等可及时处理；同时观察儿童康复训练的进度及对康复的需求，根据其病情调整运动处方。

（四）作业疗法

增强肌力和关节活动范围；促进手的精细活动、改善手的灵活性；改善中枢神经系统损伤者的运动模式、运动协调性与平衡能力、认知与知觉功能，提高日常生活活动能力。

（五）心理干预

CHD 儿童与其照顾者常存在不同程度的心理问题，影响康复的实施效果和成功率。通过语言、态度和行为在精神上给予儿童支持和鼓励，加强儿童的心理护理，出院后定期随访和复查，能够改善儿童心理行为状况及社会适应能力。

四、预后判断

先天性心脏病的预后与疾病的类型和复杂程度、手术时机和成功程度相关。术后均有新的并发症出现，如心肌功能障碍、心律失常等，且具有危及生命的潜在危险。术前心功能越好的儿童术后心功能恢复越快，越能承受较大强度的训练，康复效果越好。

对于先天性心脏病儿童生长发育落后的问题，儿童术前生长发育落后正常同龄儿越多，术后康复所需要的时间越长，预后越差。因此，先天性心脏病术后儿童的预测因素是多因素相关的。科学合理的康复运动对儿童的预后有积极的作用。

第三节 颅 脑 损 伤

一、概述

（一）定义

颅脑损伤是因暴力直接或间接作用于头部引起颅脑组织的损伤，是严重危害人类健康和生命的疾病之一。一旦头部遭受暴力冲击或打击时，将对人体的重要功能造成不同程度的伤害和影响，且恢复困难，是全世界儿童和青少年最常见的死亡原因和致残的主要原因。

颅脑损伤的救治,在创伤救治及康复医学领域中都占有重要的地位。

（二）流行病学特点及病因

1. 发病率　据文献报道,发达国家的颅脑损伤年发生率高达(150~250)/10 万人。我国颅脑损伤的年发生率为(100~200)/10 万人。最常见的损伤原因是车祸伤,其次是坠落伤。男女受伤比例是 5:1。超过 50% 的儿童在受伤 6 个月后出现不同程度的后遗症。

2. 病因　导致颅脑损伤的原因包括交通事故伤、摔伤、高处坠落伤、暴力打击伤、砍伤和火器伤等。颅脑损伤包括脑震荡、脑挫裂伤、弥漫性轴索损伤、原发性脑干损伤和下丘脑损伤。继发脑损伤主要包括脑水肿和颅内血肿。

（三）临床特点

1. 意识障碍　根据颅脑损伤的严重程度的不同可分为嗜睡、昏睡、微意识状态、植物状态及昏迷。

2. 头痛、呕吐　头部外伤后头痛可因头皮、颅骨的创伤而致,也可由蛛网膜下腔出血、颅内血肿、颅内压的高低或脑血管的异常舒缩而引起。频繁呕吐多因颅内压进行性增高所致。

3. 瞳孔　动眼神经原发损伤表现为一侧瞳孔立即散大,光反应消失,病人意识清醒;中脑受损表现为双侧瞳孔大小不等且多变;桥脑损伤表现为双侧瞳孔极度缩小,光反应消失;典型的小脑幕裂孔疝表现为一侧瞳孔先缩小,继而散大,光反应差,病人意识障碍加重;濒危状态时多表现为双侧瞳孔散大固定,光反应消失。

4. 生命体征　伤后出现呼吸减慢、脉搏浅弱,节律紊乱,血压下降或随后升高等一系列生命体征紊乱的表现。

5. 锥体束征　根据损伤部位的不同可出现面肌瘫痪、运动性失语、偏身运动或感觉障碍、四肢肌张力障碍、腱反射亢进、病理征阳性等。

（四）辅助检查

1. 影像学检查　对颅脑损伤来说,颅脑 CT 是诊断脑出血最重要的手段。MRI 对薄层血肿敏感度较高。

2. 神经电生理学检查

(1)脑电图检查:颅脑损伤后脑电图改变一般与脑实质损伤程度密切相关,对于植物状态的儿童,脑电图则可评估预后。当脑电图记录一直为低电压或脑电静息,则表示预后差。

(2)诱发电位检查:躯体感觉诱发电位(somatosensory evoked potential,SEP)、脑干听觉诱发电位(brainstem auditory evoked potential,BAEP)常作为提示临床预后的指标。颅脑损伤儿童 SEP 通常表现为峰间期延长或波幅明显降低。对于已经发展到植物状态的儿童,N20 波消失是预后差的指标,预示儿童结局不良。BAEP 在颅脑损伤儿童中主要用于对昏迷的评价,波形严重异常或消失是不良预后的稳定预测因子。

二、康复评定

（一）意识评定

1. 意识障碍评定　颅脑损伤后会发生各种异常意识状态。儿童可有持续数周的昏迷,表现为无意识运动、临床观察不到睁眼及自主行为反应,但可多在损伤后 2~4 周内脱离昏迷。昏迷恢复后儿童可能处于植物状态、微意识状态或更为罕见的闭锁综合征。

2. 颅脑损伤严重程度评定

(1) 格拉斯哥昏迷量表(Glasgow Coma Scale, GCS): 国际上普遍采用 GCS 评分来判断急性损伤期的意识状况。

(2) 昏迷恢复量表(修订版): 昏迷恢复量表(JFK coma recovery scale, CRS-R)为颅脑损伤后意识障碍的鉴别诊断、预后评估及制订合理治疗计划提供依据。

(二) 运动障碍评定

1. 肌张力评定 目前,临床上最广泛应用的肌张力评定方法是改良版 Ashworth 痉挛评定量表。通过对关节被动运动所感受到的阻力将肌张力分为 0~4 级进行评定。0 级为无肌张力的增加,4 级为挛缩。

2. 肌力评定 徒手肌力测试通常检查四肢关节周围肌群及躯干肌群,通过一定的姿势动作,分别对各个肌群的肌力做出评定。此外,还有等长肌力测试、等张肌力测试、等速肌力测试等肌力评定方法。

3. 共济运动评定 共济失调分为小脑性共济失调、大脑性共济失调和感觉性共济失调。测试主要包括指鼻试验、对指试验、轮替动作及跟 - 膝 - 胫试验等,在动作完成过程中评定有误、辨距不良、震颤或僵硬,增加速度或闭眼时有无异常。

(三) 语言及吞咽功能评定

1. 语言障碍评定 语言功能评定常采用汉语体系标准化的 S-S 语言发育迟缓检查法,构音障碍常采用 Frenchay 构音障碍评定法评定。

2. 吞咽功能评定 吞咽障碍的评定方法包括触摸吞咽动作、反复唾液吞咽试验、饮水试验、摄食 - 吞咽过程评定及吞咽造影检查等特殊技术检查。

(四) 认知功能评定

目前,儿童神经发育、认知和智力评定量表有 WISC-R、婴幼儿发展量表、WPPSI 及韦氏学龄儿童智力检查修订版等。

(五) 日常生活活动能力评定

常用的量表有 Barthel 指数(Barthel Index, BI)、MBI、儿童功能独立性评定(Wee-FIM)。

(六) ICF 评定

世界卫生组织颁布的《国际功能、残疾和健康分类》成为一种国际性的有关功能和残疾的分类体系,将功能评定分为身体功能和结构、活动、参与三个方面。ICF 适用于任何人群,包括颅脑外伤等病损者。

三、康复治疗

(一) 康复目标

促进儿童运动感觉功能、言语认知功能、生活自理功能等尽可能恢复到最大程度,促进其回归家庭和社会,从而提高儿童的生活质量。

(二) 急性期康复

1. 早期康复的时机 一般来说,一旦儿童病情(包括基础疾病、原发疾病、并发症等)稳定 48~72 小时后,颅内压持续 24 小时稳定在 2.7kPa(20mmHg)以内,即使儿童仍处于意识尚未恢复的状态,也应考虑康复介入。

2. 营养支持疗法 高蛋白、高热量饮食以提高机体免疫力,促进创伤及神经组织修复和功能重建。

3. 药物治疗　可适当选用改善脑细胞代谢及神经营养药物。伴蛛网膜下腔出血者可适当应用止血剂。因出血、脑水肿引起颅内压增高者,需应用脱水药物减轻脑水肿,如甘露醇、呋塞米等,必要时行手术减压。

4. 合理体位及预防并发症　让儿童处于感觉舒适、对抗痉挛模式、防止挛缩的体位。头的位置不宜过低,偏瘫侧上肢保持肩胛骨向前、肩前伸、肘伸展;下肢保持髋、膝微屈,踝关节中立位。要定时翻身、变化体位,预防压疮、肿胀和挛缩。可使用气垫床、充气垫圈,预防压疮、呼吸道感染、深部静脉血栓形成等发生。

一般的良肢位首选侧卧位,该体位可以去除重力作用,减少原始反射带来的不良影响,设置侧卧位时,保持头与躯干对线,双上肢位于中线位,使用小枕头把下肢分开,避免髋关节内收。设置仰卧位时应在儿童的肩胛后方放一薄垫,纠正肩胛内旋内收,肩稍外旋,伸肘伸腕,手指伸展,防止手指屈曲痉挛;下肢呈膝、髋自然屈曲;踝关节保持背屈。重症儿童的体位变换应每 2 小时进行一次。

5. 肌肉牵伸技术　颅脑损伤儿童意识不清、运动功能受限时,长期卧床引起肌力降低、肌肉挛缩、主动或被动关节活动范围减少。肌肉牵伸技术的主要作用增加肌肉弹性,改善或维持关节周围软组织的长度和伸展性,增加关节活动范围或减缓软组织挛缩。牵伸时儿童应处于舒适体位后进行,缓慢牵伸到肢体受限处,在关节可动范围内固定关节近端,牵伸远端,牵伸持续时间为每次 10~15 秒,牵伸后要休息 15 秒。牵伸后可给予冷敷,以减少软组织的疼痛。若牵伸后牵伸部位有肿胀及疼痛,应停止牵伸治疗,待肿胀及疼痛消失后再进行治疗。

6. 关节活动技术　关节活动技术可增加或维持关节活动范围、预防或减少关节挛缩。关节活动技术主要以被动活动为主。被动活动可由治疗师实施手法关节活动或借助器具进行关节活动,如关节功能牵引、持续性被动活动。治疗过程中注意不要过度活动关节,同时避免发生代偿运动。

儿童意识清醒后要在病情稳定的前提下尽早训练。可通过器械辅助进行训练,如悬吊训练将患侧肢体悬吊起来,肢体水平面上进行主动运动。对于肌力在 3 级以上的儿童,可进行抗重力训练,将患侧肢体抬高,训练时协助控制肢体的活动方向、速度和次数等。

7. 肺的康复管理　对于昏迷、植物状态及不能配合的儿童还可采用气道清洁、胸壁关节松动术、球囊扩张技术、气道廓清治疗等。意识清醒且能有效配合的儿童多采用抗阻呼吸训练、呼吸模式训练、咳嗽训练等。

(1)胸壁关节松动术:可采用仰卧位,吸气时可用双手置于腹部,吸气时双手随腹部膨隆而向外扩张;呼气时腹部塌陷,同时双手逐渐向腹部加压,促进横膈上移。也可将两手置放于肋弓,在呼气时加压以缩小胸廓,促进气体排出。

(2)诱发咳嗽训练:手法协助咳嗽适用于腹肌无力者。手法压迫腹部可协助产生较大的腹内压,进行强有力的咳嗽。患者仰卧位,治疗师一只手置于患者剑突远端的上腹区,另一只手压在前一只手上,手指张开或交叉;患者尽可能地深吸气后,治疗师在患者要咳嗽时给予手法帮助,向内、向上压迫腹部,将横膈往上推。或患者坐在椅子上,治疗师站在患者身后,在患者呼气时给予手法压迫。

(3)呼吸训练器:可通过调节阻力增加呼吸强度来锻炼呼吸肌,已达到促进肺功能康复的目的。

8. 吞咽治疗　对于有意识障碍儿童主要借助于神经肌肉电刺激刺激吞咽肌群恢复运动控制。对于意识已经恢复的儿童可采用口唇舌肌群训练、寒冷刺激训练及吞咽反射手法等提高吞咽肌群的协调性,改善吞咽功能。

9. 物理因子治疗

(1)高压氧治疗:颅脑损伤后,生命体征相对稳定的情况下,应尽早进行高压氧治疗。治疗前应排除活动性出血、出血性疾病、气胸和纵隔气胸等。

(2)电刺激治疗:对于生命体征稳定,颅内无活动性出血,无严重心血管疾病伴心功能不全,无外伤后频发癫痫伴有意识障碍儿童应尽早应用电刺激治疗方法,如正中神经电刺激(median nerves electrical stimulation,MNES)对意识障碍儿童的促醒有一定的治疗作用。

(3)经颅磁刺激:利用脉冲磁场作用与中枢神经系统,通过改善各运动皮层功能的神经可塑性,进而提高各项功能。如运动功能、认知功能、言语功能和吞咽功能等。

10. 胃管、尿管留置及膀胱功能训练　早期留置尿管可减少尿潴留和尿失禁的发生,通过液体量记录,可指导临床合理制订营养方案、饮水方案及治疗方案。

(三)恢复期康复治疗

1. 意识障碍的恢复　进入恢复期,对于仍存在意识障碍甚至进入持续性植物状态的儿童,常见的促醒治疗有药物治疗、高压氧治疗、多感官刺激和神经刺激促醒技术等。

2. 运动障碍的康复　运动发育的规律是抬头→翻身→坐起→坐位平衡→坐到站→立位平衡步行。颅脑损伤儿童运动功能的康复要遵循这一运动发育规律。运动障碍康复技术常规康复技术采用经典的 Bobath 疗法、Brunstorm 疗法、Rood、运动再学习技术等,根据儿童的功能状态制订个性化的治疗方案,如肢体负重训练、平衡训练、站立位训练、步态训练及精细动作训练等,改善关节活动度,纠正异常姿势,增强肌力及肌肉耐力。

3. 物理因子治疗　常用的方法有经颅磁刺激、蜡疗、水疗、功能性电刺激、肌电生物反馈和低中频电刺激等。

(1)水疗:水疗既是物理因子治疗,也是运动治疗。通过将流体力学和运动学相结合,利用水的浮力和水波的刺激,缓解痉挛,放松紧张的肌肉,改善关节活动。

(2)生物电治疗:当部分肌肉处于痉挛状态,肌张力高时可给予低频脉冲电治疗;局部血液循环差、肌力差、局部组织粘连等可给予中频脉冲电治疗。存在瘢痕粘连、血肿机化等,可给予超声波治疗。

(3)蜡疗:蜡疗的温热作用较深,可以促进温热向深部组织传递,有利于局部血液及淋巴循环、组织代谢的产物排出和对营养物质的吸收。

4. 中医康复治疗　针灸推拿疗法通过配穴、特殊针法通经活络,促进神经细胞修复与轴突再生、具有促醒作用。推拿手法理气活血,改善肌肉萎缩,促进肢体功能恢复。

5. 辅助器具的应用　矫形器可以纠正颅脑损伤儿童的异常姿势,辅具在颅脑损伤儿童康复治疗或生活、学习中都不可缺少,两者合理联合应用可以提高临床疗效,改善儿童运动功能和提高生活质量。

6. 日常生活活动能力　加强如穿衣、吃饭等日常生活自理能力的训练,必要时进行生活环境改造和辅具的配置。

同时,还应进行认知、知觉及行为障碍的康复、语言及吞咽障碍的康复、心理康复。

(四)后遗症期康复治疗

后遗症期的治疗除恢复期治疗外,还应进一步采用多种治疗手段解决运动功能障碍,提高认知和生活自理能力,减少并发症及功能残疾,促进儿童的功能恢复。

1. A 型肉毒毒素注射 A 型肉毒毒素注射通过高度选择性地与位于胆碱能神经末梢的糖蛋白结合,阻断乙酰胆碱能神经肌肉的传递,缓解局部肌肉肌张力,有助于改善儿童运动功能障碍促进肢体功能恢复。

2. 日常生活能力训练 可借助生活用品和辅具进行模拟训练。

3. 认知心理功能训练 常采用视听电脑虚拟现实技术、认知行为疗法、放松疗法及社会支持疗法等干预方法给予儿童良性刺激,同时包括教育和支持性干预等。

4. 家庭康复 由康复医师、康复治疗师对家属进行康复训练方法的培训,在居家生活中帮助儿童完成简单的康复训练项目,促进功能恢复,提高生活质量。

四、预后判断

颅脑损伤儿童的预后与损伤程度密切相关,也与早期康复治疗的介入、家庭的支持、儿童的体质及对康复治疗的配合等诸多因素有关。常采用格拉斯哥预后量表(Glasgow outcome scale,GOS)预测颅脑损伤的结局。

颅脑损伤可能会导致早期并发症和晚期后遗症,具体取决于其类型严重程度和受伤结构的位置。早期并发症可能包括呼吸道感染、泌尿系统感染、惊厥、心力衰竭、水电解质紊乱等。后遗症可能包括情绪障碍、行为异常,认知改变、运动或感觉障碍、继发性癫痫等。

另外,一些行为学量表评分、影像学检查结果、电生理检查结果亦可帮助判断预后,如 PVS 评分越低,预后越差;影像学显示有脑桥、中脑及基底神经节损伤者,预后不良;波谱分析 NAA/Cr 比值下降则预示预后不良;脑电图示低电压或脑电静息,脑干听觉诱发电位显示各波均消失,Ⅲ、Ⅴ波缺失,或Ⅳ、Ⅴ波缺失,躯体感觉诱发电位中 N20 波缺失均提示预后不佳。

(王春南)

参 考 文 献

1. 中国康复医学会儿童康复专业委员会, 中国残疾人康复协会小儿脑性瘫痪康复专业委员会, 中国医师协会康复医师分会儿童康复专业委员会, 等. 中国脑性瘫痪康复指南 (2022) 第四章: 康复治疗 (上). 中华实用儿科临床杂志, 2022, 37 (16): 1201-1229.

2. 中国康复医学会儿童康复专业委员会, 中国残疾人康复协会小儿脑性瘫痪康复专业委员会, 中国医师协会康复医师分会儿童康复专业委员会, 等. 中国脑性瘫痪康复指南 (2022) 第四章: 康复治疗 (下). 中华实用儿科临床杂志, 2022, 37 (17): 1281-1309.

3. NOVAK I, MORGAN C, ADDEL L, et al. Early, accurate diagnosis and early intervention in cerebral palsy: advances in diagnosis and treatment. JAMA Pediatr, 2017, 171 (9): 897-907.

4. NOVAK I, HONAN I. Effectiveness of paediatric occupational therapy for children with disabilities: a systematic review. Aust Occup Ther J, 2019, 66 (3): 258-273.

5. NOVAK I, MORGAN C, FAHEY M, et al. State of the evidence traffic lights 2019: systematic review of interventions for preventing and treating children with cerebral palsy. Curr Neurol Neurosci Rep, 2020, 20 (2): 3.

6. 梁玉琼, 李晓捷, 陈美慧.《国际功能、残疾和健康分类 (儿童和青少年版)》在儿童康复中的应用. 中国康复医学杂志, 2019, 34 (2): 224-228.

7. 郭津, 李晓捷, 曹建国, 等.《改善脑性瘫痪儿童和青少年身体功能的干预措施国际临床实践指南》中国专家解读. 中华实用儿科临床杂志, 2022, 37 (7): 502-509.

8. 黄小娜, 张悦, 冯围围, 等. 儿童心理行为发育问题预警征象筛查表的信度效度评估. 中华儿科杂志, 2017, 55 (6): 445-450.

9. JACKMAN M, SAKZEWSKI L, MORGAN C, et al. Interventions to improve physical function for children and young people with cerebral palsy: international clinical practice guideline. Dev Med Child Neurol, 2022, 64 (5): 536-549.

10. KENNEDY RA, CARROLL K, MCGINLEY JL, et al. Walking and weakness in children: a narrative review of gait and functional ambulation in paediatric neuromuscular disease. J Foot Ankle Res, 2020, 13 (1): 10.

11. GRIFFITHS A, TOOVWY R, MORGAN PE, et al. Psychometric properties of gross motor assessment tools for children: a systematic review. BMJ Open, 2018, 8 (10): e021734.

12. HULTEEN RM, BARNETT LM, TRUE L, et al. Validity and reliability evidence for motor competence assessments in children and adolescents: A systematic review. J Sports Sci, 2020, 38 (15): 1717-1798.

13. 燕铁斌, 章马兰, 于佳妮, 等. 国际功能、残疾和健康分类 (ICF) 专家共识. 中国康复医学杂志, 2021, 36 (01): 4-9.

14. 张心培, 刘楠, 周谋望. 肌张力评定方法的研究进展. 中国康复医学杂志, 2021, 36 (07): 873-880.

15. EUROPEAN PHYSICAL AND REHABILITATION MEDICINE BODIES Alli-ANCE. White book on physical and rehabilitation medicine (PRM) in Europe. Chapter 1. Definitions and concepts of PRM. Eur J Phys Rehabil Med, 2018, 54 (2): 156-165.

16. 王玉龙. 康复功能评定学. 3 版. 北京: 人民卫生出版社, 2018.

17. 励建安. 特殊儿童物理治疗. 南京: 南京师范大学出版社, 2015.

18. 燕铁斌. 物理治疗学. 3 版. 北京: 人民卫生出版社, 2018.

19. 李晓捷. 实用小儿脑性瘫痪康复治疗技术. 2 版. 北京: 人民卫生出版社, 2016.

20. 王天有, 申昆玲, 沈颖. 诸福棠实用儿科学. 9 版. 北京: 人民卫生出版社, 2022.

21. 王仪, 张跃. 痉挛型脑瘫神经肌肉功能对步态的影响及针对性干预的研究进展. 中国康复理论与实践, 2021, 27 (3): 310-315.

22. 杨洪友, 江汉宏, 庞超, 等. 轻度脑外伤后前庭功能障碍康复研究进展. 中国康复理论与实践, 2020, 26 (7): 780-783.

23. HOWELL, DAVID R, O'BRIEN, et al. Near point of convergence and gait deficits in adolescents after sport-related concussion. Clinical journal of sport medicine, 2018, 28 (3): 262-267.

24. 郭海滨, 周璇, 杜青. 下肢康复机器人对脑瘫患儿步行能力改善的研究进展. 中国康复, 2021, 36 (6): 376-379.

25. 吕延宝, 张璐, 单玲, 等. 任务导向性训练对痉挛性低龄脑瘫儿童下肢协调能力及平衡的影响研究. 中国妇幼保健, 2020, 35 (2): 265-267.

26. 张琦. 临床运动疗法学. 2 版. 北京: 华夏出版社, 2014.

27. 纪树荣. 运动疗法技术学. 2 版. 北京: 华夏出版社, 2014.

28. 张琦. 运动治疗技术. 北京: 人民卫生出版社, 2019.

29. BIERMAN JC, FRANJOINE MR, HAZZARD CM, et al. 神经发育疗法: 临床实践指南. 徐光青, 主译. 北京: 中国科学技术出版社, 2022.

30. KOEJ, SUNGIY, MOONHJ, et al. Effect of group-task-oriented training on gross and fine motor function, and activities of daily living in children with spastic cerebral palsy. Phys Occup Ther Pediatr, 2020, 40 (1): 18-30.

31. 励建安, 毕胜, 黄晓琳. 物理医学与康复医学. 5 版. 北京: 科学出版社, 2018.

32. 中华医学会儿科分学会康复组, 中国康复医学会物理治疗专委会. 儿童脑性瘫痪经颅磁刺激治疗专家共识. 中华实用儿科临床杂志, 2022, 37 (5): 333-337.

33. 中国康复医学会儿童康复专业委员会, 中国残疾人康复协会小儿脑性瘫痪康复专业委员会, 中国医师协会康复医师分会儿童康复专业委员会, 等. 中国脑性瘫痪康复指南 (2022) 第二章: 脑性瘫痪高危儿的评定与干预. 中华实用儿科临床杂志, 2022, 37 (13): 974-982.

34. 中华医学会儿科学分会康复学组. 2021 年 JAMA Pediatrics《0~2 岁脑性瘫痪及其高危儿的早期干预: 基于系统评价的国际临床实践指南》中国专家解读. 中华实用儿科临床杂志, 2021, 36 (19): 1446-1451.

35. MORGAN C, FETTERS L, ADDE L, et al. Early intervention for children aged 0 to 2 years with or at high risk of cerebral palsy: international clinical practice guideline based on systematic reviews. JAMA Pediatr, 2021, 175 (8): 846-858.

36. 廖华芳. 小儿物理治疗学. 台北: 禾枫书局, 2020.

37. HYUN C, KIM K, LEE S, et al. The short-term effects of hippotherapy and therapeutic horseback riding on spasticity in children with cerebral palsy: a meta-analysis. Pediatric Physical Therapy, 2022, 34 (2): 172-178.

38. AGARWAL E, BHAGAT A, SRIVASTAVA K, et al. Clinical and electrophysiological factors predicting prolonged recovery in children with guillain-barre syndrome. Indian journal of pediatrics, 2022 (5): 89.

39. 中国残疾人康复协会肢体残疾康复专业委员会脊柱裂学组. 脊柱裂诊治专家共识. 中国修复重建杂志, 2021, 35 (11): 1361-1367.

40. 樊云, 刘鹏, 刘杰, 等. 磁共振检查及其新技术在儿童发育性髋关节脱位中的应用进展. 现代医学, 2021, 49 (04): 480-483.

41. LOH B, WOOLLETT E. Update on the management of infant and toddler

42. 中华医学会医学遗传学分会遗传病临床实践指南撰写组. 杜氏进行性肌营养不良的临床实践指南. 中华医学遗传学杂志, 2020, 37 (3): 258-262.

43. 杨书婷. 进行性肌营养不良的最新诊疗与评估进展. 国际儿科学杂志, 2020, 47 (2): 87-90.

44. 曹延延, 程苗苗, 宋昉, 等. 脊髓性肌萎缩症 SMN1 基因 2+0 基因型携带者的家系研究. 遗传, 2021, 43 (2): 160-168.

45. 北京医学会罕见病分会, 北京医学会医学遗传学分会, 北京医学会神经病学分会神经肌肉病学组, 等. 脊髓性肌萎缩症多学科管理专家共识. 中华医学杂志, 2019, 99 (19): 1460-1467.

46. 黄美欢, 曹建国, 韩春锡, 等. 脊髓性肌萎缩症的诊断及多学科综合管理进展. 中华物理医学与康复杂志, 2020, 42 (7): 665-670.

47. 中华医学会医学遗传学分会遗传病临床实践指南撰写组. 脊髓性肌萎缩症的临床实践指南. 中华医学遗传学杂志, 2020, 37 (3): 263-268.

48. 中国医师协会儿科医师分会, 中国医师协会儿科医师分会儿童呼吸学组. 脊髓性肌萎缩症呼吸管理专家共识 (2022 版). 中华实用儿科临床杂志, 2022, 37 (6): 401-411.

49. 北京医学会医学遗传学分会, 北京罕见病诊疗与保障学会. 脊髓性肌萎缩症遗传学诊断专家共识. 中华医学杂志, 2020, 100 (40): 3130-3140.

50. BIRNKRANT DJ, BUSHBY K, BANN CM, et al. Diagnosis and management of Duchenne muscular dystrophy, part 1: diagnosis, and neuromuscular, rehabilitation, endocrine, and gastrointestinal and nutritional management. Lancet Neurol. 2018, 17 (3): 251-267.

51. MERCURI E, FINKEL RS, MUNTONI F, et al. Diagnosis and management of spinal muscular atrophy: part 1: recommendations for diagnosis, rehabilitation, orthopedic and nutritional care. Neuromuscul Disord. 2018, 28 (2): 103-115.

52. 周春明, 陈土容, 陈艺, 等. 脊髓性肌萎缩症的运动功能评估及临床研究进展. 中国儿童保健杂志, 2022, 30 (07): 741-745.

53. 利婧, 张成. 脊髓性肌萎缩症治疗临床研究进展. 中国现代神经疾病杂志, 2019, 19 (6): 385-392.

中英文名词对照索引